U0335954

外科临床思维与出科考核

WAIKE LINCHUANG SIWEI YU CHUKE KAOHE

主 编 白锡波 孙洪江 刘汝海

黑龙江科学技术出版社

图书在版编目（CIP）数据

外科临床思维与出科考核/白锡波，孙洪江，刘汝
海主编． --哈尔滨：黑龙江科学技术出版社，2021.3
　　ISBN 978 - 7 - 5719 - 0899 - 7

　　Ⅰ.①外… Ⅱ.①白… ②孙… ③刘… Ⅲ.①外科—
疾病—诊疗—资格考试—自学参考资料 Ⅳ.①R6

　　中国版本图书馆 CIP 数据核字（2021）第 053840 号

外科临床思维与出科考核

作　　　者	白锡波　孙洪江　刘汝海　主编
责 任 编 辑	赵春雁
封 面 设 计	梁彦英
出　　　版	黑龙江科学技术出版社
地　　　址	哈尔滨市南岗区公安街 70 - 2 号　邮编：150007
电　　　话	（0451）53642106　传真：（0451）53642143
网　　　址	www.lkcbs.cn　www.lkpub.cn
发　　　行	全国新华书店
印　　　刷	河北文盛印刷有限公司
开　　　本	787mm × 1092mm　1/16
印　　　张	28.25
字　　　数	653 千字
版　　　次	2021 年 3 月第 1 版
印　　　次	2021 年 3 月第 1 次印刷
书　　　号	ISBN 978 - 7 - 5719 - 0899 - 7
定　　　价	168.00 元

住院医师规范化培训丛书

总主编

徐泽升

《外科临床思维与出科考核》
编委会

主　编

白锡波　孙洪江　刘汝海

副主编

陈　亮　王　路　李宏志

宋　翔　姜红升

编　委

（按姓氏笔画排序）

王铁功　刘　畅　刘　彬

刘岩青　孙鹏宇　苏　航

李宏志　杨　明　宋　翔

张　楠　张文高　陈　亮

宗振峰　赵　晔　赵秀雷

郗艳国　姜红升　姜利宁

袁俊建　高书明　王　路

彭宁宁　董永良

秘　书

杨海萍　周彩凤

序

　　沧州市中心医院建院 120 周年之际，我院集各专业领域高精尖人才，同力协契编写了《住院医师规范化培训》丛书，谨作为行医之始的一份薄礼，献给全国正在培训的住院医师，旨在提高规培医师理论水平和临床思维，铭记学医之初心不忘，镌刻医路之任重道远，同时将我院"博施仁爱、善行天下"的惠民精神传播于众多业内明日之星，为日后成就一番专业领域的宏伟事业打下坚实的基础。

　　沧州市中心医院跨越 3 个世纪，历经逾百年风雨，韬养浩然院风正气，汇集各方顶尖精英，是住院医师不断汲取医学知识的坚强后盾。为了给规培医师提供更好的学习资源和学习环境，我们不断完善着规培管理制度，吸纳优秀医生进入雄厚的带教队伍，坚持以德为本，因材施教，培养规培医师"健康所系、性命相托"的使命感、"救死扶伤、悬壶济世"的责任感。随着国家医疗政策不断完善，对临床医生合理用药、规范诊疗要求越来越严格。为了在规范医疗行为、合理化治疗的漫漫长路中贡献自己的绵薄之力，我院极力而做此丛书。本书集权威的诊断标准、最新的临床真实病例及出科考核于一体，旨在培养规培医生规范的临床思维能力，更好地为人民服务，除百姓之病痛，铸健康之完美。

　　本丛书从筹备到出版历时 2 年，医院带教老师繁忙的工作之余又伏案编写这套教材，可谓呕心沥血、精益求精。谨此向为本书付出辛劳的编委们和黑龙江科学技术出版社的工作者们，表示诚挚的感谢。祝愿所有医疗之冉冉新星不负韶华，不忘初心，不遗余力地为医疗健康事业奋斗终生。

2020 年 9 月

前　言

　　住院医师规范培训是我国医学生毕业后接受系统化临床教育的重要组成部分，是培养规范化诊疗和临床思维的关键阶段。规范化培训有两层含义：对学员来讲要规矩，对老师来讲要师范。在这对"教"与"学"的矛盾中，教师是主要矛盾，教师水平的高低直接影响到学员的培训水平。我们抓住"教师"和"科室"这两个关键环节，落实整个培训过程的严肃性。我院的带教老师均由全院层层筛选产生，能够为每位规培生提供个性化的教学方案，提高临床兴趣和诊疗水平；所在科室能够为规培生提供丰富的医疗学习资源，提高动手能力。

　　我院是国家卫计委批准的首批规培基地，自承担教学任务以来，我们培养了一批又一批优秀的临床医师，同时也总结了大量的临床教学经验。为了更好地服务于规培医师，提高临床思维水平、规范诊疗，我们组织编写了《住院医师规范化培训》丛书。本丛书主要包括理论部分、典型病例分析和出科考核试题三部分。理论部分重点强调诊断标准，并将诊断标准条理化，便于规培医师迅速掌握；本书的典型病例均来源于我院的真实病例，涵盖了临床病例管理的思维过程，不断提高完善规培医师的临床思维水平；考核的试题部分与前两部分相呼应，以临床工作中经常出现的问题为出发点，巩固临床所学的知识。

　　本书注重过程的培养，希望规培医师更好地完成从医学生到临床医师的过渡，为医疗卫生事业奉献一份力量。我们在编写过程中可能会有不足之处，希望各位同行给予指正。

2020 年 9 月

目 录

第一章　普通外科

第一节　脓　肿

一、肝脓肿

【诊断标准】（《消化科疾病临床诊疗技术》2016）

1. 发病急，呈弛张型高热，伴寒战、多汗、右上腹持续性疼痛，部分患者甚至出现休克症状。可伴有食欲缺乏、恶心、呕吐，偶有黄疸。亦有临床表现隐匿者仅表现为低热和右上腹钝痛。

2. 肝大、有触痛，可伴有右上腹肌紧张，慢性脓肿可有脾大，病程长者可出现营养不良甚至恶病质。

3. 实验室检查　外周血白细胞增多，以中性粒细胞为主，血沉加快，可出现贫血。肝功能检查可有血胆红素、转氨酶及血清碱性磷酸酶升高。半数患者血培养可发现致病菌生长。

4. 胸部 X 线检查　常表现为右侧横膈抬高活动受限、右下肺炎或肺不张及右侧反应性胸腔积液。

5. B 超检查　可发现肝脏局限性低回声或无回声区，多为多发性，大小不一。

6. CT 检查　可探及 0.5cm 以上的肝脓肿，表现为边缘不太清楚的均匀低密度区。20% 病例增强后显示一"晕环"。诊断准确性和敏感性高，可精确地标出脓肿的位置及其与周围结构的关系。

7. 大多数肝脓液培养可分离出病原菌，多为混合感染，以大肠埃希菌和克雷伯杆菌最为常见。

二、肺脓肿

【诊断标准】（《内科疾病诊断标准》第 2 版，2007）

(一)急性肺脓肿

1. 可有口腔手术、全身麻醉、昏迷、异物吸入、齿槽溢脓、扁桃体炎、龋齿、肺炎或其他部位化脓性病灶的病史。

2. 可分以下几种：

(1)急性吸入性肺脓肿：起病急骤，寒战、高热，多呈弛张热型。胸痛、咳嗽、咳大量脓痰或脓血样痰，常有恶臭，少数患者可有咯血。

（2）血源性肺脓肿：多先有原发病灶，继有畏寒、高热、咳嗽、咳痰量不多、少有脓血等症状。

3. 病变范围小，且局限于深部可无体征，病变范围较大时，局部叩诊呈浊音，语音震颤增强，呼吸音减低或增强，可闻及支气管性呼吸音或湿性啰音。

4. 急性期白细胞总数及中性粒细胞增高。

5. 胸部 X 线检查　肺部可见大片浓密炎症阴影，其中有透亮区及液平。血源性肺脓肿则一肺或两肺见多个小片状阴影或球形阴影，其中可见小空洞及液面。

6. 痰培养及厌氧菌培养可培养出致病菌。

7. 需与细菌性肺炎、支气管扩张、空洞型肺结核、支气管癌继发感染等鉴别。

（二）慢性肺脓肿

1. 如果急性肺脓肿引流不畅或治疗不充分，病情迁延 3 个月以上而脓肿不吸收者。

2. 有不规则发热、贫血和消瘦。主要是咳脓痰和常有不等量咯血。

3. 部分患者出现杵状指（趾）。

4. 周围血白细胞一般无明显变化或略增高。

5. X 线胸片　显示厚壁空洞，空洞周围有纤维组织增生，可有多房性透光区。有时在病变部位可合并胸膜增厚，掩盖肺内的病变，只有加滤光板摄片或体层摄片才能显示脓肿。

【病例解析】

病例 1：肝脓肿

一、病史资料

患者，男性，70 岁，以"间断发热 2 个月余"为主诉入院。患者缘于 2 个月无明显诱因出现发热，伴寒战，最高达 39.9℃，无腹痛、腹胀，无恶心、呕吐，无头晕、头痛，曾就诊于庆云县及滨州市某医院，行腹部 CT 考虑肝脓肿，予以抗感染治疗（具体用药不详），反复出现发热。现患者为求进一步治疗来我院。

二、体格检查

T：38.5℃，P：100 次/分，R：25 次/分，BP：135/75mmHg。发育正常，营养中等，神志清楚，反应正常，自动体位，查体合作。全身皮肤黏膜无黄染，无肝掌、蜘蛛痣。皮肤弹性正常，未见皮疹、出血点等。周身浅表淋巴结未及肿大。头颅无畸形，眼睑无水肿，结膜无苍白，巩膜无黄染，双侧瞳孔正大等圆，对光反射灵敏。耳鼻无异常，双侧乳突区及鼻窦区无压痛。口唇红润，无苍白及发绀。伸舌居中，薄白苔。咽无充血，扁桃体不大。颈部对称，无颈静脉怒张及颈动脉异常搏动。颈软无抵抗，气管居中，甲状腺不大。胸廓无畸形，双侧对称，呼吸动度一致；双侧触觉语颤均等，无增强或减弱；双肺叩清音，肺肝相对浊音界于右侧锁骨中线第五肋间；双肺呼吸音清晰，未闻干湿性啰音及胸膜摩擦音。心前区无隆起，未及震颤，心尖冲动不弥散，心界不大，心率 100 次/分，律整，心音有力，A2＞P2，各瓣膜听诊区未闻及器质性杂音，无心包摩擦音及心包叩击音。周围血管征阴性。腹平坦，未见胃肠型及蠕动波，无腹壁静脉曲张；全腹无压痛、无反跳痛及肌紧张，肝脾未及，Murphy 征阴性；腹部叩鼓音，移动性浊音阴性，肝区、双肾区无叩击痛，肠鸣音正常存在。肛门及外生殖器未见异常。脊柱四肢无畸形，活动自如，双下肢无指凹性水肿。双侧肱二、肱三头肌腱及跟膝腱反射对称，无增强或减弱。双侧 Kernig 征、Babinski 征及 Hoffmann 征均未引出。专科情况：腹平坦，未见胃肠型及蠕动波，无腹壁静脉曲张；全腹无压痛、无反跳痛及肌紧张，肝脾未及，Murphy 征阴性；腹部叩鼓音，移动性浊音阴性，肝区、双肾区无叩击痛，肠鸣音正常存在。

三、辅助检查

血常规。白细胞（WBC）：$10.94 \times 10^9/L$，中性粒细胞百分数（N）：78%，血红蛋白（Hb）：121g/L，血小板（PLT）：$184 \times 10^9/L$。

生化检验：丙氨酸转氨酶（ALT）：84.1U/L，谷草转氨酶（AST）：56.8U/L，血糖：8.33mmol/L，总胆红素：25.4μmol/L。

腹部 CT。①肝右叶及肝左叶稍低密度影，肝内胆管扩张，建议 MRI 检查；②右侧腹腔内软组织结节，其内钙化；③左肾囊肿。

四、初步诊断

1. 肝脓肿。
2. 高血压病。
3. 2 型糖尿病。
4. 冠心病。

五、鉴别诊断

1. 右膈下脓肿　多继发于化脓性腹膜炎或上腹部大手术后。全身反应有寒战、发热等，局部体征常不如肝脓肿严重，但右肩部牵涉性痛较著，深吸气时尤重。X 线检查：右膈下常有气液面出现，右侧横膈升高，膈肌运动受限。

2. 肝癌　与脓肿相比，病程较慢，无急性感染表现。肝脏进行性肿大、坚硬，表面高低不平而无显示压痛。血清甲胎蛋白测定常呈阳性，超声波检查等有助于鉴别。但当肝癌并发高热或癌块坏死合并感染时，可导致误诊。

3. 阿米巴肝脓肿　其具体鉴别方法见下述表格（表 1－1）：

表 1－1　细菌性肝脓肿与阿米巴肝脓肿鉴别诊断

细菌性肝脓肿	阿米巴肝脓肿
继发于胆道或者其他化脓性感染	常继发于阿米巴痢疾
症状起病急，寒战高热，中毒症状明显	起病慢，病程长，可有高热或者不规则热
白细胞升高，中性粒细胞为主	白细胞计数可增加，血清阿米巴抗体检测阳性
脓液黄白色，涂片可培养出致病菌，脓肿较小，常多发	棕褐色或者巧克力色，无臭，镜检可见阿米巴滋养体，较大，多单发
抗革兰阴性及厌氧菌有效	抗阿米巴药物有效

六、诊治过程

患者以发热为主要表现，腹部 CT 提示：肝右叶及肝左叶低密度影，化验汇报提示感染及轻度肝功能损伤，诊断为肝脓肿。患者入院后完善凝血常规、血型、免疫八项、心电图等常规检查，经积极准备，并于超声引导下行肝脓肿穿刺引流术，患者恢复可，发热症状逐渐缓解，进食可，无腹痛、腹胀，无寒战、发热等不适，痊愈出院。

七、出院诊断

1. 肝脓肿。
2. 高血压病。
3. 2 型糖尿病。
4. 冠心病。

八、病例分析及诊治思路

患者以发热为主要表现，腹部 CT 提示：肝右叶及肝左叶低密度影。化验汇报提示：感染及轻度肝功能损伤。通常肝脓肿指的就是细菌性肝脓肿，它的发生通常有个前提：如一般状态较差，或者合并 2 型糖尿病等。其病菌的来源包含多条途径：如胆道系统疾病，胆囊结石、胆管结石、肝内胆管结石等；或者血液途径，如腹腔内部感染继发肝脓肿；或者来自周边脏器细菌的直接感染导致。

九、治疗经验

细菌性肝脓肿的细菌侵入途径除败血症外，可由腹腔内感染直接蔓延所引起，亦可因脐部感染经脐血管、门静脉而入肝脏，胆道蛔虫亦可为引起细菌性肝脓肿的诱因。常见的细菌有金黄色葡萄球菌、链球菌等。此外，在开放性肝损伤时，细菌可随致伤异物或从创口直接侵入引起肝脓肿；细菌也可来自破裂的小胆管。有一些原因不明的肝脓肿，称隐源性肝脓肿，可能与肝内已存在的隐匿病变有关。这种隐匿病变在机体抵抗力减弱时，病原菌在肝内繁殖，可发生肝脓肿。有人指出，隐源性肝脓肿中 25% 伴有糖尿病。

临床表现：不规则的脓毒性发热，尤以细菌性肝脓肿更显著。肝区持续性疼痛，随深呼吸及体位移动而剧增。由于脓肿所在部位不同，可以产生相应的呼吸系统、腹部症状。患者常有腹泻病史，肝脏多有肿大，多数在肋间隙相当于脓肿处有局限性水肿及明显压痛；部分病人可出现黄疸。如果患者有脓肿穿破至胸腔即出现脓胸，肺脓肿或穿破至腹腔发生腹膜炎。

治疗方法：①抗生素：对于急性期肝局限性炎症，脓肿尚未形成或多发性小脓肿，应给予积极的内科保守治疗。在治疗原发病灶的同时，使用大剂量抗生素和全身支持疗法，控制炎症，促进炎症的吸收。②抗生素＋经皮穿刺引流：在全身使用抗生素的同时，对于单个较大的肝脓肿可在 B 超引导下穿刺吸脓，尽可能吸尽脓液后注入抗生素至脓腔内，可以隔数日反复穿刺吸脓，也可置管引流脓液，同时并冲洗脓腔并注入抗生素，待脓肿缩小，无脓液引出后再拔出引流管。③抗生素＋外科引流：对于较大的肝脓肿，估计有穿破可能或已穿破并引起腹膜炎、脓胸及胆源性肝脓肿或慢性肝脓肿的患者，在进行全身应用抗生素治疗的同时，还应积极进行脓肿外科切开引流术。④抗生素＋外科切除：对于慢性厚壁肝脓肿和肝脓肿切开引流后脓肿壁不塌陷、留有无效腔或窦道长期流脓不愈合及肝内胆管结石合并左外叶多发性肝脓肿，且肝叶已严重破坏、失去正常功能者，可行肝叶切除术。

病例 2：肺脓肿

例 1：

一、病史资料

患者，女性，48 岁，主因"咳嗽、咳黄痰 1 个月，间断发热 3 天"入院。患者缘于 1 个月前"感冒"后出现咳嗽、咳黄痰，偶有痰中带血，无头痛、头晕，无胸痛、恶心，3 天前出现间断发热，体温最高达 39.0℃，无寒战，自诉服用"感冒药"（具体不详）后症状无缓解，现为求进一步诊治入我院。患者自发病以来神清，精神可，睡眠、饮食欠佳，二便正常，体重无明显减轻。既往否认"高血压、冠心病及糖尿病"病史，否认"肝炎、结核"病史，无吸烟、饮酒史，无药物过敏史。

二、体格检查

神清，口唇无发绀，双肺呼吸音低，右肺为著，未闻及明显干湿性啰音，心率 78 次/分，律齐，无明显杂音，腹平软，无压痛、反跳痛及肌紧张，双下肢无水肿。

三、辅助检查

1. 胸部 CT（2016 年 12 月 12 日我院门诊）　示：右肺中叶团块状阴影伴中心空洞。

2. 血气分析　Ca^{2+}：1.053mmol/L，红细胞比容（HCT）：36.1%，K^+：3.15mmol/L，O_2Hb：94.1%，PO_2：74.3mmHg。

3. 血常规　嗜酸性细胞绝对值：$0.01×10^9$/L，红细胞比容：29.6%，血红蛋白：97g/L，幼稚粒细胞计数：0.06/L，淋巴细胞比例：6.9%，成熟淋巴细胞比例：6.8%，中性粒细胞绝对值：$13.34×10^9$/L，成熟中性粒细胞计数：$13.34×10^3$/μl，中性粒细胞比例：86.3%，成熟中性粒细胞比例：86.3%，血小板比容：0.38%，血小板：$388×10^9$/L，白细胞：$15.44×10^9$/L；生化：白蛋白：27.9g/L，直接胆红素：6.9μmol/L，球蛋白：38.7g/L，钠：134.0mmol/L。

四、初步诊断

肺部阴影待查　肺脓肿？

五、鉴别诊断

1. **肺癌**　多见于老年人，表现憋气、胸痛、咯血，听诊肺部可闻及干啰音，CT 见新生团块状高密度阴影，肿瘤标志物升高。

2. **肺真菌感染**　患者多有接触或吸入发霉物质，表现喘憋、咳嗽、咳痰、咯血等，CT 示肺部单发或多发各种形态改变，如出现空洞会有新月征，痰液可查见真菌，经抗真菌治疗可缓解。

六、诊治经过

入院后给予哌拉西林他唑巴坦 + 左氧氟沙星抗感染、溴己新化痰、胸腺五肽提高免疫力等综合治疗。完善相关检查，血气分析：Ca^{2+}：1.053mmol/L，HCT：36.1%，K^+：3.15mmol/L，O_2Hb（氧合血红蛋白比例）：94.1%，PO_2：74.3mmHg；血常规：嗜酸性细胞绝对值：0.01×10⁹/L，红细胞比容：29.6%，血红蛋白：97g/L，幼稚粒细胞计数：0.06/L，淋巴细胞比例：6.9%，成熟淋巴细胞比例：6.8%，中性粒细胞绝对值：13.34×10⁹/L，成熟中性粒细胞计数：13.34×10³/μl，中性粒细胞比例：86.3%，成熟中性粒细胞比例：86.3%，血小板比容：0.38%，血小板：388×10⁹/L，白细胞：15.44×10⁹/L；生化：白蛋白：27.9g/L，直接胆红素：6.9μmol/L，球蛋白：38.7g/L，钠：134.0mmol/L；（2016年12月13日）血沉：40mm/h。肺、胸腔、纵隔彩超：右侧肺局部病变、左侧胸膜腔内未见异常。复查胸部平扫：①右肺下叶较大不规则厚壁空洞同前，空洞下方炎性渗出较前吸收好转。建议增强CT检查，必要时穿刺活检，右肺中叶炎症部分实变较前有进展。②右肺门及纵隔多发轻度增大淋巴结同前。③右侧胸膜局部增厚同前。复查考虑产酶耐药菌重度感染，其他抗生素无效，加亚胺培南西司他丁钠（泰能），应用泰能后患者出现恶心、呕吐不良反应，遂应用阿米卡星联合左氧氟沙星抗感染治疗，患者病情好转出院。

七、出院诊断

1. 肺脓肿。

2. 低蛋白血症。

八、病例分析及诊治思路

患者中年女性，既往体健，急性起病，此次以"咳嗽、咳黄痰伴高热"入院，查体双肺呼吸音低，右肺为著，未闻及明显干湿性啰音，查胸部CT（2016年12月12日我院门诊）示：右肺中叶团块状阴影伴中心空洞。血常规示白细胞升高，生化示白蛋白降低，综合分析病情，诊断为肺脓肿低蛋白血症。

1. 肺脓肿临床诊断依据

（1）依据"口腔手术、昏迷呕吐、异物吸入，急性发作的畏寒、高热、咳嗽和咳大量脓臭痰"等病史，结合白细胞总数和中性粒细胞显著增高，肺野大片浓密炎性阴影中有脓腔及液平面的X线征象，可做出诊断。血、痰培养，包括厌氧菌培养，分离细菌，有助于做出病原诊断。有皮肤创伤感染，疖、痈等化脓性病灶，发热不退并有咳嗽、咳痰等症状，胸部X线检查示有两肺多发性小脓肿，可诊断为血源性肺脓肿。

（2）周围血象：血液白细胞计数及中性粒细胞均显著增加，中性粒细胞在80%～90%。慢性肺脓肿患者的白细胞无明显改变，但可有轻度贫血。

（3）痰和血的病原体检查：痰液涂片革兰染色检查、痰液培养（包括厌氧菌培养和细菌药物敏感试验），有助于确定病原体和选择有效的抗生素治疗。血源性肺脓肿患者的血培养可发现致病菌。

（4）胸部影像学检查：胸部X线检查是肺脓肿的主要诊断方法。由于脓肿有向不同叶蔓延的特点，可波及多叶甚至全肺；CT检查断层（包括CT）可更好地了解病变范围、部位、空腔情况。少数脓肿内脓液未排出，表现为圆形块影，但可见小空洞，真正呈实块的不多，易误为肿瘤。纤维化明显的肺体积缩小，支气管完全闭塞可有肺不张，可见叶间胸膜增厚。脓肿破向胸腔形成脓胸或脓气胸，片上有相应改变。

上呼吸道、口腔的感染灶必须加以根治。口腔手术时，应将分泌物尽量吸出。昏迷或全身麻醉患者，应加强护理，预防肺部感染。早期和彻底治疗是根治肺脓肿的关键。

2. 治疗原则为抗感染和引流

（1）抗生素治疗：急性肺脓肿的感染细菌包括绝大多数的厌氧菌都对青霉素敏感，疗效较佳，故最常用。剂量根据病情而定，一般急性肺脓肿经过青霉素治疗均可获得痊愈。脆性类杆菌对青霉素不敏感，可用林可霉素肌内注射；病情严重者可用静脉滴注，或口服氯林可霉素，或口服甲硝唑。嗜肺军团杆菌所致的肺脓肿，红霉素治疗有良效。在全身用药的基础上，加用局部治疗，如环甲膜穿刺、鼻导管气管内或纤维支气管镜滴药，常用青霉素。滴药后按脓肿部位采取适当体位，静卧1个小时。

血源性肺脓肿为脓毒血症的并发症，应按脓毒血症治疗。

（2）痰液引流：祛痰药口服，可使痰液易咳出。痰浓稠者，可用气道湿化如蒸气吸入、超声雾化吸入等，以利痰液的引流。患者一般情况较好、发热不高者，体位引流可助脓液的排出，使脓肿部位处于高位，在患部轻拍，如有明显痰液阻塞征象，可经纤维支气管镜冲洗并吸引。

（3）外科治疗：支气管阻塞疑为支气管癌者；慢性肺脓肿经内科治疗3个月，脓腔仍不缩小，感染不能控制者；或并发支气管扩张、脓胸、支气管胸膜瘘者；大咯血有危及生命之虞时，需做外科治疗。

九、治疗经验

早期和彻底治疗是根治肺脓肿的关键，治疗原则为抗感染和引流。

例2：

一、病史资料

患者，54岁，中年男性，主因"咳嗽、咳痰半月伴痰中带血1天"入院。患者于半月前无明显原因出现咳嗽、咳痰，为阵发性顿咳，白天明显，无金属及犬吠样改变，痰为黄色黏痰，可咳出，无腥臭味。给予口服药物治疗后，咳嗽、咳痰略好转；发热一次，体温最高达38.5℃，无寒战，无恶心、呕吐，无腹痛、腹泻，给予肌内注射药物后体温降至正常。近1天患者出现痰中带血，为浅黑色血丝，量少，无头痛、头晕，患者为求进一步治疗，今来我院就诊，收入我科。自发病以来，患者精神、饮食及睡眠可，大小便正常，近来体重未见明显变化。既往有"糖尿病"病史5年，空腹血糖为7~8mmol/L，未予治疗；否认"冠心病、高血压"等病史，否认"肝炎、结核、伤寒、疟疾"等传染病史。

二、体格检查

患者神清、语利，口唇无发绀，双肺呼吸粗，未闻及干湿性啰音。腹软，无压痛、反跳痛、肌紧张，双下肢无水肿。

三、辅助检查

院外胸部CT（2017年2月13日）示：①考虑右肺上叶后段及下叶背段处炎性改变；②气管隆突下部分淋巴结钙化；③左肾内微小结石；④冠状动脉血管管壁钙化，建议结合CTA检查。

血常规示：白细胞：13.39×10^9/L↑，中性粒细胞百分比：75.8%↑，血沉：69.8mm/h↑，C-反应蛋白：73.15mg/L↑，超敏CRP：>10.00mg/L↑。

胸部 CT(2017 年 3 月 4 日)：右肺上叶脓肿较前略有吸收，左肺下叶炎症吸收。

四、初步诊断

1. 肺阴影性质待查　肺脓肿？肺部肿瘤？肺结核？

2. 2 型糖尿病。

五、鉴别诊断

1. 支气管扩张　患者出现慢性咳嗽，咳脓痰，反复咯血等症状，肺部闻及固定且持续存在的湿性啰音，普通胸片无明显异常或在反复肺部同一部位感染时可以不诊断支气管扩张。胸部 HRCT 具有明确诊断价值。

2. 肺栓塞　多有诱发因素，可有呼吸困难、胸痛、咯血、晕厥等症状，血 D－二聚体可升高，动脉血氧分压降低，典型心电图可表现为 SIQ Ⅲ T Ⅲ 征，可行肺动脉造影、肺通气灌注扫描以确诊。

六、诊治过程

入院后完善相关检查，结果提示：白蛋白：34.6g/L，血糖：16.4mmol/L，超敏 C－反应蛋白：40.3mg/L，尿酸：86μmol/L；痰培养：粪产碱杆菌；呼吸支气管镜：支气管黏膜炎性改变；胸部平扫：考虑右肺上叶及下叶散在炎症实变，脓腔形成。建议积极抗感染治疗后复查。肾上腺平扫、肾上腺增强 CT：左侧肾上腺结节，考虑腺瘤，请结合临床，给予哌拉西林他唑巴坦、莫西沙星、依替米星、法罗培南、头孢哌酮舒巴坦等抗感染，溴己新祛痰及门冬胰岛素联合甘精胰岛素降糖治疗。复查胸部 CT：①右肺上叶脓肿较前略有吸收，原左肺下叶炎症吸收；②左侧肾上腺小结节，考虑小腺瘤可能性大；③左肾盏微小结石。患者病情好转出院。

七、出院诊断

1. 右肺脓肿。

2. 左侧肾上腺腺瘤。

3. 2 型糖尿病。

八、病例分析及诊治思路

患者中年男性，既往有糖尿病病史，主因"咳嗽、咳痰半月，伴痰中带血 1 天"入院，查体双肺呼吸音粗，未闻及干湿性啰音。胸部 CT(2017 年 2 月 13 日)示：①考虑右肺上叶后段及下叶背段处炎性改变。后复查胸部 CT(2017 年 3 月 4 日)：右肺上叶脓肿较前略有吸收，左肺下叶炎症吸收。综合分析病情，诊断为肺脓肿。②2 型糖尿病。

1. 肺脓肿临床诊断依据

(1)依据口腔手术、昏迷、呕吐、异物吸入，急性发作的畏寒、高热、咳嗽和咳大量脓臭痰等病史，结合白细胞总数和中性粒细胞显著增高，肺野大片浓密炎性阴影中有脓腔及液平面的 X 线征象，可做出诊断。血、痰培养，包括厌氧菌培养，分离细菌，有助于做出病原诊断。有皮肤创伤感染，疖、痈等化脓性病灶，发热不退并有咳嗽、咳痰等症状，胸部 X 线检查示有两肺多发性小脓肿，可诊断为血源性肺脓肿。

(2)周围血象：血液白细胞计数及中性粒细胞均显著增加，中性粒细胞为 80% ～

90%。慢性肺脓肿患者的白细胞无明显改变，但可有轻度贫血。

（3）痰和血的病原体检查：痰液涂片革兰染色检查、痰液培养（包括厌氧菌培养和细菌药物敏感试验），有助于确定病原体和选择有效的抗生素治疗。血源性肺脓肿患者的血培养可发现致病菌。

（4）胸部影像学检查：胸部 X 线检查是肺脓肿的主要诊断方法。由于脓肿有向不同叶蔓延的特点，可波及多叶甚至全肺；CT 检查断层（包括 CT）可更好地了解病变范围、部位、空腔情况。少数脓肿内脓液未排出，表现为圆形块影，但在可见内有小空洞，真正呈实块的不多，易误为肿瘤。纤维化明显的肺体积缩小，支气管完全闭塞可有肺不张，可见叶间胸膜增厚。脓肿破向胸腔形成脓胸或脓气胸，片上有相应的改变。

上呼吸道、口腔的感染灶必须加以根治。口腔手术时，应将分泌物尽量吸出。昏迷或全身麻醉患者，应加强护理，预防肺部感染。早期和彻底治疗是根治肺脓肿的关键。

2. 治疗原则为抗感染和引流

（1）抗生素治疗：急性肺脓肿的感染细菌包括绝大多数的厌氧菌，厌氧菌都对青霉素敏感，疗效较佳，故最常用。剂量根据病情而定，一般急性肺脓肿经青霉素治疗均可获痊愈。脆性类杆菌对青霉素不敏感，可用林可霉素肌内注射；病情严重者可用静脉滴注，或氯林可霉素口服，或甲硝唑口服。嗜肺军团杆菌所致的肺脓肿，红霉素治疗有良效。在全身用药的基础上，加用局部治疗，如环甲膜穿刺、鼻导管气管内或纤维支气管镜滴药，常用青霉素。滴药后按脓肿部位采取适当体位，静卧 1 个小时。

血源性肺脓肿为脓毒血症的并发症，应按脓毒血症治疗。

（2）痰液引流：祛痰药口服，可使痰液易咳出。痰浓稠者，可用气道湿化如蒸气吸入、超声雾化吸入等以利痰液的引流。患者一般情况较好，发热不高者，体位引流可助脓液的排出。使脓肿部位处于高位，在患部轻拍，有明显痰液阻塞征象，可经纤维支气管镜冲洗并吸引。

（3）外科治疗：支气管阻塞疑为支气管癌者；慢性肺脓肿经内科治疗 3 个月，脓腔仍不缩小，感染不能控制者；或并发支气管扩张、脓胸、支气管胸膜瘘者；大咯血有危及生命之虞时，需做外科治疗。

九、治疗经验

早期和彻底治疗是根治肺脓肿的关键。治疗原则为抗感染和引流。

第二节 内痔、外痔

一、内痔

【诊断标准】（中华中医药学会肛肠专业委员会《痔诊断暂行标准》，2002 年）

目前，国内外通常是按照痔的部位来分类的。一般以齿状线为界，划分为内痔、外痔、混合痔 3 大类。

Ⅰ期：便时带血、滴血或喷射状出血，便后出血可自行停止，无肛内肿物脱出。肛门镜检：齿状线上方黏膜呈结节状隆起，表面色淡红。

Ⅱ期：常有便血，色鲜红，排便时有肿物脱出肛外，便后可自行还纳。肛门镜检：肛门齿状线上方黏膜隆起，充血明显，色暗红。

Ⅲ期：偶有便血；排便或久站、咳嗽、劳累、负重时肛内肿物脱出，需用手还纳。肛门镜检：齿状线上方黏膜隆起，充血，表面多有纤维化。

Ⅳ期：偶有便血；肛内肿物脱出不能还纳，发生绞窄、嵌顿，疼痛剧烈。

二、外痔

【诊断标准】（中华人民共和国中医药行业标准《中医内科病证诊断疗效标准》ZY/T001.1-94）

外痔系发生于齿线以下的静脉曲张团块或赘皮。

1. 肛缘皮肤损伤或感染，呈红肿或破溃成脓，疼痛明显。多见于炎性外痔。

2. 肛缘皮下突发青紫色肿块，局部皮肤水肿，肿块初起尚软，疼痛剧烈，渐变硬，可活动，触痛明显。多见于血栓性外痔。

3. 排便时或久蹲，肛缘皮有柔软青紫色团块隆起（静脉曲张团），可伴有坠胀感，团块按压后可消失。多见于静脉曲张性外痔。

【病例解析】

病例1：内痔

一、病史资料

患者，男，29岁，主因"肛门肿物脱出1年余，加重1周抽搐2次"入院。患者1年余前无明显诱因出现肛门肿物脱出，偶伴疼痛，便后时有擦血，量少，色鲜红。无里急后重，无畏寒发热。一周前肛门肿物突然肿大，患者自用马应龙痔疮膏治疗，自觉症状略缓解，现来我院就诊，诊断为"内痔"，建议手术治疗。现患者肛门肿物脱出不能用手还纳，饮食尚可，大小便正常。

二、体格检查

T：36.7℃，R：22次/分，P：100次/分，BP：99/69mmHg。神志清楚，精神反应欠佳，全身皮肤无出血点、瘀斑、瘀点，浅表淋巴结无肿大；腹部：腹平软，全腹无压痛及反跳痛，未触及包块，肝、脾无肿大；双肾区无叩击痛，墨菲征（-），麦氏点无压痛。

肛门及外生殖器：外阴及生殖器未见异常，肛门部见专科情况。

专科检查：视诊：截石位肛缘7点位结缔组织增生，与黏膜相连，局部皮肤完整，色泽暗红。指诊：肛门收缩情况可，无狭窄，肛内7cm内未触及其他硬性肿物及压痛，指套无血。镜检：齿线上3点、7点、11点处黏膜隆起，7点处黏膜破溃，有出血点，直肠黏膜无松弛。

三、辅助检查

血常规：白细胞：6.02×10⁹/L，中性粒细胞百分数：61.6%，淋巴细胞百分数：29.3%，血红蛋白：145g/L，血小板：305×10⁹/L。血生化：肌钙蛋白-I：0.094μg/L，乳酸：1.58mmol/L，血氨：64μmol/L，乳酸：1.58mmol/L，钠：136.9mmol/L，钾：3.23mmol/L，氯：105.6mmol/L，二氧化碳：17.9mmol/L，阴离子间隙：13.4mmol/L，钙：2.27mmol/L，离子钙：1.01mmol/L，葡萄糖：7.32mmol/L。

四、初步诊断

内痔。

五、鉴别诊断

1. 直肠脱垂　多见于老年人及儿童，脱出的直肠黏膜或直肠呈圆柱状，不能分开，有环形沟，表面为正常黏膜，光滑柔软，很少有出血，分泌黏液多。

2. 肛乳头肥大（肛乳头状纤维瘤）　肛内肿物隆起或脱出，呈三角形或锥形，位于齿状线部，上覆上皮，色灰白，质硬，轻触痛，无出血，可还纳，常与内痔并存。

3. 低位直肠息肉　多见于儿童，以便血为主或脱出肛外。息肉隆起于直肠黏膜面，多有蒂、质坚实，单个为主。多发息肉则呈颗粒状突起，常有家族史。

六、诊治过程

1. 肛肠科护理常规，Ⅱ级护理。
2. 向上级医师汇报病情。
3. 完善术前常规检查　如血常规、尿常规、便常规；肝肾功能；血糖、血脂；心电图；胸片；腹部超声；PT＋APTT 及术前检查。
4. 肛肠洗剂外洗 1 次/日；普济痔疮栓 1 枚，纳肛 1 次/日。
5. 择期手术，行内痔注射硬化术。
6. 术后抗感染及常规换药，对症处理。

七、出院诊断

内痔。

八、病例分析及诊治思路

患者男性，主因"肛门肿物脱出 1 年余，加重 1 周抽搐 2 次"入院。检查：白细胞：6.02×10^9/L，中性粒细胞百分数：61.6%，淋巴细胞百分数：29.3%，血红蛋白：145g/L，血小板：305×10^9/L。治疗：肛肠洗剂外洗 1 次/日；普济痔疮栓 1 枚，纳肛 1 次/日。择期手术，行内痔注射硬化术。

九、治疗经验

1. 内痔分期　分 4 期。

一期内痔：主要症状就是便血。

二期内痔：在排便的时候有肉粒样的肿物（痔核）脱出到肛门外，排便后会自行还纳。

三期内痔：痔核脱出后不能自行还纳，需用手或休息后托回。

四期内痔：在行走或咳嗽时也会造成痔核的脱出。

2. 治疗方式　一、二期的内痔可以用马应龙痔疮栓塞在肛门内，每晚睡觉时上药。三、四期的内痔则需要手术治疗。

3. 治疗方针　无症状的痔不需治疗；有症状的痔无须根治，以非手术治疗为主。保守治疗无效，痔脱出严重，较大纤维化内痔，经注射等治疗不佳，并合并肛裂、肛瘘等的患者，应采用手术治疗。

4. 一般治疗　适用于绝大部分的痔，包括血栓性和嵌顿性痔的初期。改变不良的排便习惯，保持大便通畅，必要时服用缓泻剂，便后清洗肛门。对于脱垂型痔，注意用手轻轻托回痔块，阻止再脱出。

5. 物理疗法　激光治疗、冷冻疗法、直流电疗法和铜离子电化学疗法、微波热凝疗法、红外线凝固治疗，较少用。

6. 胶圈套扎　套扎痔根部，阻断其血供以使痔脱落坏死；适用于Ⅱ、Ⅲ度内痔，对于巨大的内痔及纤维化内痔更适合。

7. 手术治疗　①手术指征：保守治疗无效，痔脱出严重，较大纤维化内痔，注射等治疗不佳，合并肛裂、肛瘘等的患者；②手术原则：通过手术使脱垂肛垫复位，尽可能保留肛垫的结构，从而使术后尽可能少地影响精细控便能力。

8. 药物治疗　局部用药治疗已被广泛采用，药物包括栓剂、膏剂和洗剂，多数含有中药成分。①口服药物治疗：一般采用治疗静脉曲张的药物；②注射疗法：对Ⅰ、Ⅱ度出血性内痔效果较好；将硬化剂注射于黏膜下层静脉丛周围，使引起炎症反应及纤维化，从而压闭曲张的静脉；1个月后可重复治疗，避免将硬化剂注入黏膜层造成坏死。

9. 日常护理

（1）避免久坐久立，常做提肛运动；积极参加体育锻炼。

（2）养成定时排便的习惯，预防便秘。

（3）保持肛门周围清洁，注意孕产期保健，注意下身保暖。

（4）自我按摩，睡前用温热水（可含高锰酸钾）坐浴等。

（5）及时用药。

10. 饮食护理

（1）手术当日宜进流食，如牛奶、蛋汤、米汤等，但不宜喝鸡汤等含油脂较多的汤汁，应使患者在术后第1~2天排便。

（2）术后第2~4天，宜进少渣的半流质食物，如稀饭、面条、馄饨及水果等，并鼓励患者按时排便，避免正常的排便反射消失，引起便秘。

（3）术后第5天起开始普食，宜食高营养滋补食物，多吃蔬菜水果。但在术后第7~10天不宜多吃含纤维的食品。

病例2：外痔

一、病史资料

患者，6岁，男孩，主因"反复便后肛门突出肿物2年，再发加重伴疼痛3天"入院。患者与2年前无明显诱因出现便后肛门突出一肿物，伴疼痛，推之不可回纳，伴便后滴血，无黏液脓血便，无里急后重，无畏寒发热，无黑便，无腹胀，无头晕。曾于当地医院就诊（具体诊疗不详），症状未见缓解。2年来，该肿物逐渐增大伴间断疼痛，无便后滴血，3天前疼痛再次出现，现来我院就诊。门诊以"外痔"收入我科，进一步诊治。起病以来，患者精神一般，睡眠可，小便正常，近期体重无明显减轻。

二、体格检查

T:36.7℃，R:22 次／分，P:100 次／分，BP:99/69mmHg。神志清楚，精神反应欠佳，全身皮肤无出血点、瘀斑、瘀点，浅表淋巴结无肿大；肛门位置正常，闭合好，1 点、3 点、5 点、8 点、11 点肛缘皮肤隆起，柔软，局部无分泌物。指诊：肛门括约肌功能良好，1 点、3 点、5 点、8 点、11 点触及质软包块达黏膜区，直肠内未触及硬性肿物及条索状物，指套无染血。

三、辅助检查

血常规：血红蛋白：168g/L，白细胞：7.1×10^9/L，中性粒细胞百分比：56.6%，淋巴细胞百分比：37.7%。

四、初步诊断

外痔。

五、鉴别诊断

1. 血栓外痔　多发生于肛门左右两侧，先有静脉曲张性外痔，突然肿起，形如葡萄，初起暗红，渐变青紫，按之较硬、光滑，疼痛剧烈。

2. 静脉曲张性外痔　齿线下肛管静脉曲张，触之柔软，色紫暗，肿物呈椭圆形。当腹压增大时，肿物可稍增大变硬，局部按摩时肿物可变小柔软。

六、诊治过程

入院后完善相关检验检查，患者肛门位置正常，闭合好，1 点、3 点、5 点、8 点、11 点肛缘皮肤隆起，柔软，局部无分泌物。指诊：肛门括约肌功能良好，1 点、3 点、5 点、8 点、11 点触及质软包块达黏膜区，实验室检查未见明显异常，无手术禁忌，术中、术后有关问题已向家属及患者讲清楚，并签过手术同意书。手术区备皮、清洁灌肠后行外痔血管外剥术。术中注意事项及术后处理：术中充分结扎活动出血点，以防止术后出血。术后予以抗感染、补液等治疗，同时予以生理盐水冲洗创面，纱布外敷，定期换药。患者病情恢复良好，肉芽组织生长良好，嘱患者进食蔬菜、水果等易消化食物，痊愈出院。

七、出院诊断

血栓性外痔。

八、病例分析及诊治思路

患者为 6 岁男孩，主因"反复便后肛门突出肿物 2 年，再发加重伴疼痛 3 天"入院。患者于 2 年前无明显诱因出现便后肛门突出一肿物，伴疼痛，推之不可回纳，伴便后滴血，无黏液脓血便，无里急后重，无畏寒发热，无黑便，无腹胀，无头晕。门诊以"外痔"收入我科，进一步诊治。经过检查，诊断为"外痔"。治疗：手术区备皮、清洁灌肠后行外痔血管外剥术。

九、治疗经验

1. 外痔的症状　外痔位于齿线以下，以疼痛、肿块为主要症状，肛门周围长有大小不等、形状不一的皮赘。根据其病理特点不同，又可分静脉曲张性、结缔组织性、血栓性及炎性四种。其中以炎性外痔最多见，主要表现为肛缘皮肤皱襞突起，红肿热痛、水肿、充血明显，有压痛，排便时疼痛加重，并有少量分泌物，有的可伴有全身不适和发热。

2. 外痔的治疗

（1）一般是采用外用药物涂抹的方法，若患者发现肛门口有较硬的肿物、排便困难、进行性消瘦的症状，应及时去医院检查。对于久治不愈的外痔疮来说，痔核大出现梗阻或反复出血时，应及时使用药物治疗痔疮，外痔症状十分严重的患者可以考虑手术治疗，但是手术治疗也有复发的可能，而且会切除部分肛垫，导致术后有大小便失禁的情况。手术目前以环切为多，原理是环形切除痔疮上端的一段直肠黏膜，通过向上牵拉使痔疮变小。该手术主要适用于内痔，对合并外痔的患者同样需要手术切除。术后应防止出血、直肠狭窄等。临床应严格控制好该手术的适应证。

（2）注射疗法：该疗法是通过药物的局部作用使病灶坏死脱落或硬化萎缩，而起到治疗的作用。目前国内使用的注射药物以坏死和硬化为主，对不严重的内痔有较好的效果。但在使用时要注意安全问题，要注意防止注射后出现大出血、直肠狭窄等不良反应。目前在国内外被广泛使用。

（3）栓剂：指肛门局部给药的方法。此种方法比口服药物疗效更好，由于直肠局部给药直接作用于痔局部，发挥作用快、效果好，药物经直肠吸收后，可直接进入大循环而不经过肝脏解毒。这样既减少了肝脏对药物的破坏，又减少了药物对肝脏的刺激。同时，直肠直接给药可避免胃酸和消化道酶对药物的破坏，也避免了药物对胃黏膜的刺激。因此，栓剂的应用正日趋广泛。常用的栓剂有很多种，如洗必泰痔疮栓、马应龙痔疮栓、化痔栓、红霉素栓、消炎痛栓等，以上栓剂各药店均有出售。

（4）扩肛疗法：各期内痔均可采用，对内痔合并绞窄引起疼痛、出血者效果较好。肛门失禁者、老人、产妇、腹泻及用过硬化剂疗法者不宜采用。该疗法的不良反应主要有扩肛不当而引起肛门括约肌失禁、黏膜撕裂、黏膜下血肿及黏膜脱垂。因此，目前对该疗法尚有争议。

第三节　急性淋巴管炎、急性淋巴结炎

【诊断标准】（《外科诊疗常规》，2004）

一、急性淋巴管炎

1. 为溶血性链球菌、葡萄球菌或厌氧菌等致病菌侵入皮下、筋膜下、肌间隙或深部疏松结缔组织，而引起的急性化脓性弥漫性炎症，常向四周迅速扩散。

2. 可有皮肤软组织损伤、药物注射不当或异物存留于软组织的病史。

3. 浅表的急性蜂窝织炎　病变区皮肤出现明显的红、肿、热、痛，局部病变呈暗红色，与周围皮肤界限不清。病变区中央常因缺血而发生坏死。深在的急性蜂窝组织炎常只有局部水肿和深在压痛。

4. 病变向周围蔓延较迅速，可形成脓肿，破溃流脓，常并发淋巴管炎和淋巴结炎。

5. 可伴有畏寒、发热、头痛、乏力、食欲缺乏等全身症状，严重者可有脓毒症症状。

6. 可见血白细胞及中性粒细胞计数增多。

二、急性淋巴结炎

1. 化脓性病灶沿淋巴管扩散至区域淋巴结，或急性淋巴管炎蔓延至局部淋巴结而引起的急性化脓性炎症。

2. 多见于颈部、颌下、腋窝及腹股沟区。

3. 早期受累淋巴结肿大、疼痛、压痛，尚可推动；后期多个受累淋巴结粘连成硬块，不易推动。可伴有皮肤潮红、水肿，局部皮肤温度升高，压痛明显，可形成脓肿。

4. 重者可有畏寒、发热、食欲缺乏等全身症状。

5. 可出现血白细胞及中性粒细胞增多。

【病例解析】

一、病史资料

患者，女性，31 岁，主因"右侧下肢红肿热痛 20 余天"入院。患者 20 余天前无明显诱因出现右下肢足踝区红肿，伴疼痛，为持续胀痛，红肿范围渐渐扩大，皮温升高，无发热、寒战，无腹痛、腹胀，无恶心、呕吐，无咳嗽、咳痰等不适，于当地接受输液抗感染等治疗（具体不详），效果欠佳，为求进一步治疗来我院，门诊以"右下肢丹毒"收入我科。

二、体格查体

T：36.7℃，R：22 次/分，P：80 次/分，BP：132/71mmHg。发育正常，营养中等，神志清楚，反应正常，自动体位，查体合作。全身皮肤黏膜无黄染，无肝掌、蜘蛛痣。皮肤弹性正常，未见皮疹、出血点等。周身浅表淋巴结未及肿大。头颅无畸形，眼睑无水肿，结膜无苍白，巩膜无黄染，双侧瞳孔正大等圆，对光反射灵敏。耳鼻无异常，双侧乳突区及鼻窦区无压痛。口唇红润，无苍白及发绀。伸舌居中，被薄白苔。咽无充血，扁桃体不大。颈部对称，无颈静脉怒张及颈动脉异常搏动。颈软无抵抗，气管居中，甲状腺不大。胸廓无畸形，双侧对称，呼吸动度一致；双侧触觉语颤均等，无增强或减弱；双肺叩清音，肺肝相对浊音界于右侧锁骨中线第五肋间；双肺呼吸音清晰，未闻干湿性啰音及胸膜摩擦音。心前区无隆起，未及震颤，心尖冲动不弥散，心界不大，心率 80 次/分，律整，心音有力，A2 > P2，各瓣膜听诊区未闻及器质性杂音，无心包摩擦音及心包叩击音。周围血管征阴性。腹平坦，未见胃肠型及蠕动波，无腹壁静脉曲张；全腹无压痛、无反跳痛及肌紧张，肝脾未及，Murphy 征阴性；腹部叩鼓音，移动性浊音阴性，肝区、双肾区无叩击痛，肠鸣音正常存在。肛门及外生殖器未见异常。脊柱四肢无畸形，活动自如，双下肢无指凹性水肿。双侧肱二、肱三头肌腱及跟膝腱反射对称，无增强或减弱。双侧 Kernig 征、Babinski 征及 Hoffmann 征均未引出。专科检查：双下肢等长无畸形，右下肢红肿，足踝区为著，边界清晰，皮肤无色素沉着，无皮肤破溃，患肢皮温升高，伴压痛；腓肠肌挤压痛阴性。右侧腹股沟区可触及肿大的淋巴结，压痛明显。双下肢动脉搏动正常。肌力及肌张力正常。

三、辅助检查

1. 实验室检查　血常规及生化检验无异常。
2. 下肢深浅静脉超声　示双下肢深静脉及浅静脉结构及血流未见明显异常。

四、初步诊断

右下肢急性淋巴管炎、淋巴结炎。

五、鉴别诊断

本病诊断一般不难，但深部淋巴管炎需要与急性静脉炎鉴别。后者也有皮下索条状触痛，沿静脉走行分布，常与血管内长期留置导管或者输注刺激性药物有关。

六、诊治经过

患者入院后予以流食，完善凝血常规、生化、血型、免疫八项、心电图等常规检查，治疗上予以抗生素、下肢抬高等对症支持治疗，患者下肢肿胀范围迅速缩小，痊愈出院。

七、出院诊断

右下肢急性淋巴管炎。

八、病例分析及诊治思路

患者为 31 岁女性，主因"右侧下肢红肿热痛 20 余天"入院。患者 20 余天前无明显诱因出现右下肢足踝区红肿，伴疼痛，为持续胀痛。经过检查诊断为"右下肢急性淋巴管炎、淋巴结炎"。治疗上予以抗生素、下肢抬高等对症支持治疗。

九、治疗经验

急性淋巴管炎通常由乙型溶血性链球菌、金黄色葡萄球菌等，从皮肤黏膜破损处或者其他感染病灶侵入淋巴管，导致淋巴管与淋巴结急性炎症。一般属于非化脓性感染，病变时皮下淋巴管内淋巴回流受阻渗出，沿淋巴管周围组织产生炎症反应。

急性淋巴管炎应着重治疗原发感染灶。未形成脓肿的急性淋巴管炎，如原发感染如疖、痈、急性蜂窝织炎、丹毒等，应积极治疗原发感染灶，淋巴结炎多数在原发病灶控制后即可消退。若已经形成脓肿，除应用抗生素之外，还需要切开引流。少数急性淋巴管炎没有得到及时有效治疗者，可以转变为慢性炎症而迁延不愈。

第四节　急性阑尾炎

【诊断标准】（《外科疾病诊断与疗效标准》，2006）

1. 临床症状　转移性右下腹痛是急性阑尾炎的特征，伴恶心、呕吐、食欲缺乏。
2. 体征　体温升高，右下腹麦氏点压痛、反跳痛及肌紧张。
3. 特殊检查　间接压痛，Rovsing 征阳性；腰大肌试验阳性；闭孔内肌试验阳性；直肠指诊，盆腔位阑尾时，直肠前壁有触痛。

4. 化验 白细胞总数及中性粒细胞增高。

5. 超声检查 有助于估计阑尾炎的严重程度。

6. 诊断性腹腔穿刺 可用于难以和其他急腹症区别的急性化脓性阑尾炎。

【病例解析】

一、病史资料

患者，男性，46 岁，主因"右下腹疼痛 1 天"入院。患者缘于 1 天前无明显诱因出现腹部疼痛，性质胀痛，初期以上腹部，逐渐转移并固定于右下腹，呈持续阵发性加重，伴发热，最高温度至 39℃，伴轻度恶心，无呕吐，为求进一步诊治收入院。患者既往体健，饮食及大小便正常。否认过敏史、无外伤及手术史。

二、体格检查

腹部平坦，无胃肠型及逆蠕动波，腹肌轻度紧张，右下腹部(麦氏点)局限固定压痛、反跳痛及肌紧张，肝脾肋下未触及，Murphy 征阴性，肝肾区无叩击痛，叩诊无移动性浊音，肠鸣音正常，3～5 次/分，未闻及气过水音及血管杂音。

三、辅助检查

1. 血常规 白细胞：$19.29 \times 10^9/L$，中性粒细胞百分比：89.2%。90% 的急性阑尾炎患者白细胞增高，为临床诊断的重要依据。

2. 腹部超声 阑尾充血水肿渗出，在超声中显示低回声管状结构，直径 >7mm。通过超声可排除输尿管结石、卵巢囊肿、异位妊娠、肠系膜淋巴结肿大等。

3. 腹部 CT(图 1-1) 阑尾增粗(或伴周围渗出，或阑尾腔内高密度影合并粪石表现)。

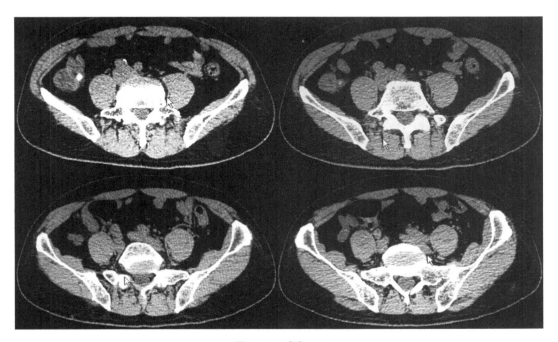

图 1-1 腹部 CT

四、初步诊断

阑尾炎。

五、鉴别诊断

以病史为基础，综合考虑，阑尾炎症状不典型时，极易与以下腹部急腹症相混淆，如上消化道穿孔、胆囊炎、胆石症、右侧输尿管结石、宫外孕破裂、黄体破裂、卵巢囊肿、蒂扭转、急性肠梗阻、急性胃炎、急性胃肠炎等。

六、诊治过程

急症手术下行腹腔镜下行阑尾切除术，术中见阑尾明显肿胀增粗，表面覆脓苔，阑尾体尾部与小肠系膜粘连，周围可见脓性渗出，手术顺利，安返病房，术后恢复良好，术后3天顺利出院。术后病理：蜂窝织炎性阑尾炎伴浆膜系膜化脓性炎，局灶坏疽。

七、出院诊断

阑尾炎。

八、病例分析及诊疗思路

患者主因"右下腹疼痛1天"入院。初期以上腹部，逐渐转移并固定于右下腹，呈持续阵发性加重，伴发热，最高温度至39℃，伴轻度恶心，无呕吐。

结合转移性右下腹疼痛伴发热病史，入院血常规提示白细胞高。查体：右下腹局限性腹膜炎体征。腹部CT显示：阑尾增粗，周围炎症或伴有渗出。

九、治疗经验

1. 非手术治疗　炎症早期或诊断不明确，患者全身情况或客观条件不允许，已形成炎性肿块，可采用非手术治疗（包括禁食水、补液、抗感染、对症治疗），非手术治疗的近期效果尚好，但远期复发率较高。

2. 手术治疗指征

（1）临床上诊断明确的急性阑尾炎，反复性阑尾炎发作，或慢性阑尾炎。

（2）急性阑尾炎穿孔伴弥漫性腹膜炎。

（3）非手术治疗无效的早期阑尾炎。

（4）急性阑尾炎非手术治疗后形成回盲部肿块。

（5）阑尾周围脓肿引流术后。

3. 特别注意　一些特殊类型阑尾炎如下：

（1）小儿急性阑尾炎：中毒症状重，体征症状不典型，易穿孔，炎症易扩散，应积极手术。

（2）老年急性阑尾炎：发病率低，症状轻微，易漏诊。

（3）妊娠期急性阑尾炎：压痛点上移，体征不典型，炎症易扩散，可致流产，危及生命。

第五节　急性乳腺炎

【诊断标准】(《普通外科学高级医师进阶》, 2016)

1. 哺乳期妇女出现高热、乳房疼痛, 伴有局部炎症表现, 应考虑急性乳腺炎可能。

2. 对于体征不明显的患者, 可行超声检查了解有无脓肿形成, 穿刺抽出脓液可以明确诊断。

【病例解析】

一、病史资料

患者, 女性, 27 岁, 主因"发现右乳红肿胀痛 2 天"入院。缘于 2 天前无意中发现右侧乳腺体积增大, 局部变硬, 皮肤发红, 伴高热、寒战。入门诊检查, 血常规示: 白细胞 10.5×10^9/L; 查乳腺超声示: 右乳外下象限可见大小约 $4cm \times 3cm$ 大小的液性暗区, 右侧腋窝淋巴结肿大。以"右侧急性乳腺炎伴乳腺脓肿"收入院。自发病以来精神好, 大小便无异常。既往史: 10 天前曾乳头皲裂, 现处于哺乳期。否认过敏史、传染病史、毒物接触史等。

二、体格检查

T: 38.8℃, R: 20 次/分, P: 80 次/分, BP: 120/82mmHg。神志清楚, 精神佳, 全身皮肤无出血点、瘀斑、瘀点。右侧乳腺体积增大, 皮肤变红、皮温增高, 外下象限变硬并可扪及大小约 $4cm \times 3cm$ 变软区域, 有压痛及搏动性痛; 左侧乳腺未触及明显肿物, 右侧腋下可触及明显肿大淋巴结, 质韧, 可活动。双侧锁骨上未及明显肿大淋巴结。腹软, 肝脾肋下未触及, 肠鸣音正常存在; 四肢肌力肌张力正常, 双膝腱反射正常存在, 双侧巴氏征阴性, 布氏征、克氏征阴性。

三、辅助检查

1. 血常规　白细胞: 10.5×10^9/L, 中性粒细胞百分比: 85%。

2. 乳腺彩超(图 1-2)　右侧乳腺皮下层及腺体层可见一范围约 $80mm \times 27mm$ 的低回声包块, 可见液动征, 周边血流丰富, 余腺体内部回声欠均匀, 腺体呈中等强度的光点、光斑, 导管未见扩张, 其内回声未见异常。CDFI: 未探及异常血流信号。右侧腋下可探及淋巴结声像, 较大者 $33mm \times 19mm$ 形态饱满, 髓核偏移。

四、初步诊断

1. 右侧乳腺炎。

2. 右侧乳腺脓肿。

五、鉴别诊断

1. 炎性乳腺癌　本病是一种特殊类型的乳腺癌, 多发生于年轻妇女, 尤其在妊娠期与哺乳期。由于癌细胞迅速浸润整个乳腺, 迅速在乳腺皮肤淋巴网内扩散, 因而引起炎症征象。然而炎性乳腺癌的皮肤病变范围一般较为广泛，往往累及整个乳腺的 1/3 或 1/2 以上，尤以乳腺下半部为甚，其皮肤颜色为一种特殊的暗红或紫红色。皮肤肿胀，呈橘皮样。患者的乳腺一般并无明显的疼痛和压痛，全身炎症反应如体温升高、白细胞计数增加及感染中毒症状也较轻微，或完全阙如。相反，在乳腺内有时可触及不具压痛的肿块，特别是同侧腋窝的淋巴结常有明显转移性肿大。

2. 晚期乳腺癌　因皮下淋巴管被癌细胞阻塞可有皮肤水肿现象，癌组织坏死后将近破溃时，其表面皮肤也常有红肿现象，有时可被误诊为低度感染的乳腺脓肿。然而，晚期乳癌一般并不发生在哺乳期，除了皮肤红肿和皮下硬结以外别无其他局部炎症表现，尤其没有乳腺炎的全身反应。相反，晚期乳腺癌的局部表现往往非常突出，如皮肤粘连、乳头凹陷和方向改变等，都不是急性乳腺炎的表现，腋窝淋巴结的转移性肿大，也较急性乳腺炎的腋窝淋巴结肿大更为突出。

不管是炎性乳腺癌还是晚期乳腺癌，鉴别的关键在于病理活检。为了避免治疗上的原则性错误，可切取小块组织或脓肿壁做病理活检即可明确诊断。

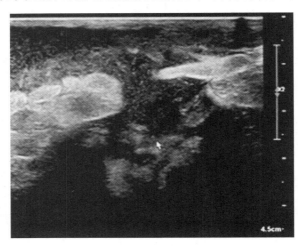

图 1 - 2　乳腺彩超

六、诊治过程

患者处于哺乳期，发现右乳红肿胀痛 2 天，10 天前有乳头皲裂，体温 38.8℃，查体同前。辅助检查：白细胞：10.5×10^9/L，中性粒细胞百分比：85%。乳腺彩超：右侧乳腺皮下层及腺体层可见一范围约 80mm × 27mm 的低回声包块，可见液动征，周边血流丰富。右侧腋下可探及淋巴结声像，较大者体积达 33mm × 19mm，形态饱满，髓核偏移。

初步诊断：

1. 右侧乳腺炎。

2. 右侧乳腺脓肿。

嘱患者患侧乳腺停止哺乳，并以吸乳器吸净乳汁，乳腺以乳罩托起。给予头孢替唑静脉滴注。于有波动感的区域表面切开清创引流，同时取小量炎性组织送病理，每日换药。于 7 日后，患者体温正常，乳腺红肿消退，切口处干燥无渗液。病理回报：乳腺炎性改变，复查血常规正常，乳腺超声未见炎性改变及液动征。创口愈合后出院。

七、出院诊断

1. 右侧乳腺炎。
2. 右侧乳腺脓肿。

八、病例分析及诊治思路

本例患者为哺乳期年轻女性，以右侧乳房红肿胀痛及发热为主要表现，既往体健。入院后查体发现：右侧乳腺体积增大，皮肤变红、皮温增高，外下象限变硬并可扪及大小约 4cm×3cm 变软区域，有压痛及搏动性痛；左侧乳腺未触及明显肿物，右侧腋下可触及明显肿大淋巴结，质韧，可活动。双侧锁骨上未及明显肿大淋巴结。需考虑乳腺炎及乳腺肿瘤的可能：①急性乳腺炎；②炎性乳腺癌；③乳腺癌晚期。

查血常规，白细胞明显增高，乳腺彩超可见炎性改变及液动征，结合患者处于哺乳期及有乳头皲裂病史，初步诊断：①右侧乳腺炎；②右侧乳腺脓肿。嘱患侧乳腺停止哺乳，并以吸乳器吸净乳汁，乳腺以乳罩托起，应当努力设法使乳管再通，排空乳腺内积乳。给予足量及有效的抗生素。已有脓肿形成者，需行切开引流，最好同时切取小量活组织送病理，避免遗漏炎性乳癌及哺乳期乳腺癌的诊断，避免原则性的错误。

九、治疗经验

首先，本病的预防非常重要。妊娠期尤其要注意保持乳头清洁。养成良好的哺乳习惯，定时哺乳，每次吸净乳汁，如已有乳头破损或皲裂，应停止哺乳，用吸奶器吸出乳汁，并可局部应用抗生素软膏，待伤口愈合后再哺乳。

治疗上，患侧乳腺应停止哺乳，并以吸乳器吸净乳汁，乳腺以乳罩托起，应当努力设法使乳管再通，排空乳腺内积乳。全身给予足量及有效的抗生素，这样往往可以使炎症及早消退，不至于迁延到化脓阶段。另外，在炎症早期，注射含有 100 万 U 青霉素的等渗盐水 10～20ml 于炎症周围，每 4～6 小时一次，能促进炎症消退。已有脓肿形成者，应及时切开引流，深部脓肿波动感不明显者，需用较粗大的针头在压痛明显处试行穿刺，确定其存在和部位后再行切开，也可在超声引导下切开。乳腺脓肿切开引流的方法主要根据脓肿的位置而定。

1. 乳晕范围内的脓肿大多比较表浅，在局部麻醉下沿乳晕与皮肤的交界线做半球状切口，可不伤及乳头下的大乳管。

2. 较深的乳腺脓肿，最好在浅度的全身麻醉下，于波动感与压痛最明显处，以乳头为中心做放射状切口，可不伤及其他正常组织。通常在脓肿切开脓液排出以后，最好再用手指探查脓腔，如脓腔内有坏死组织阻塞，应将坏死组织挖出，以利引流；如发现脓壁上有洞孔，应特别注意其邻接的腺叶内是否有其他脓腔的存在，多发脓腔有纤维间隔应将其挖通，如间隔比较坚实者，则不宜钝性分离，只可做另一个皮肤切口，以便对口引流。

3. 如脓肿在乳腺深面，特别在乳腺下部，则切口最好做在乳腺和胸壁形成的褶皱上，然后沿着胸大肌筋膜面上向前探查，极易到达脓腔部位。此切口引流通畅，愈合后也无明显瘢痕。

乳腺炎是理疗的适应证之一。所用的物理品种繁多，有超短波、直流电离子导入法、红外线、超声磁疗等。关键在于消除炎症局部的乳汁淤积问题。

第六节　甲状腺瘤或结节性甲状腺肿

【诊断标准】(《内分泌学高级医师进阶》，2016)

发现甲状腺结节并不困难。绝大多数甲状腺结节患者没有临床症状，查体时可触摸到甲状腺结节，甲状腺超声检查时甚至能发现直径仅有几毫米的甲状腺结节。如何判断甲状腺结节的性质、如何在众多的甲状腺结节中发现甲状腺恶性病变，有赖于详细的病史采集、全面的体格检查、必要的实验检查及辅助检查。甲状腺细针穿刺活检的开展显著提高了甲状腺结节良、恶性的诊断率。结节病因的诊断过程，无论是症状、体征还是实验室和辅助检查都将围绕着良、恶性鉴别核心进行。

【病例解析：结节性甲状腺肿】

一、病史资料

患者，女性，70 岁，主"因颈部肿物半年"入院。缘于半年前无意中发现颈部增粗，行颈部彩超时发现右侧甲状腺肿物，无声嘶呛咳，无呼吸困难，半年来自觉肿物体积明显增大，遂来我院求诊。门诊遂以"甲状腺肿物"收入我科，拟行手术治疗。患者自发病以来，精神、饮食可，大小便正常，睡眠良好。既往高血压病史多年，口服卡托普利、阿司匹林等药物治疗。自诉青霉素过敏，否认有"冠心病及糖尿病"史；否认有"肝炎、结核、伤寒、疟疾"等传染病史；无手术、外伤及输血史；预防接种史不详，系统回顾无特殊。

二、体格检查

T：36.4℃，P：80 次/分，R：19 次/分，BP：120/80mmHg。发育正常，营养中等，神志清楚，反应正常，自动体位，查体合作。全身皮肤黏膜无黄染，无肝掌、蜘蛛痣。皮肤弹性正常，未见皮疹、出血点等，周身浅表淋巴结未扪及肿大。颈部欠对称，气管偏向左侧，未见颈静脉怒张及颈动脉异常搏动。于右侧甲状腺内可及大小约 2cm×3cm 的肿物，质韧，表面光滑，边界清，随吞咽动作上下移动度好（图 1-3），于左侧甲状腺未扪及肿物，未扪及颈部肿大淋巴结。两肺呼吸音粗，心率 80 次/分，律齐，心音有力；腹软，肝脾肋下未触及，肠鸣音正常存在；四肢肌力肌张力正常，双膝腱反射正常，双侧巴氏征阴性，布氏征、克氏征阴性。

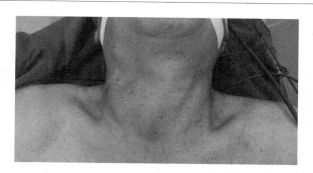

图 1 - 3 结节性甲状腺肿

三、辅助检查

1. 胸部 X 线检查（图 1-4） 两肺纹理清晰，未见明显渗出及肿块影，双肺门结构及大小未见明显异常，上部气管略受压左移，纵隔影未见增宽、移位；主动脉结条形钙化。心影大小形态未见明显异常；双膈面光滑；双肋膈角锐利。左侧位显示双侧肺门结构正常，未见明显增大，未见明显斑片及肿块影，前后肋膈角锐利。

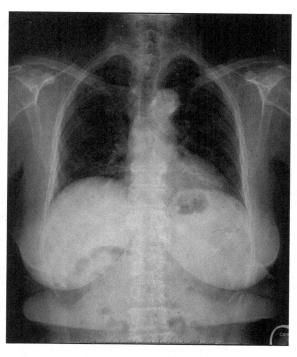

图 1 - 4 胸部 X 线检查

2. 甲状腺彩超（图 1-5） 患者仰卧位颈部多切面探查示：甲状腺右叶：形态饱满，体积增大，左右径 30mm、前后径 27mm、上下径 50mm。甲状腺左叶：形态规整，体积正常，左右径 13mm、前后径 13mm、上下径 41mm。峡部：厚约 2mm。右叶内可见一 31mm ×25mm 的囊肿回声，透声可；左叶内可见数枚小囊样结节，较大者 3.7mm ×3mm，内见强回声结晶；余甲状腺实质回声均匀，血流信号未见异常。双侧颈部未探及肿大淋巴结。

诊断：甲状腺右叶囊肿甲状腺左叶囊样结节。

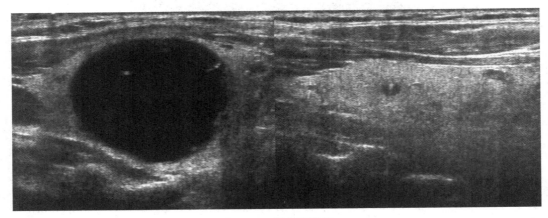

图 1-5　甲状腺彩超

3. 心脏彩超（图 1-6）　左房前后径 26mm，左室前后径 37mm，室间隔厚 8mm，左室后壁厚 9mm，右室前后径 19mm，主动脉瓣环径 20mm，主动脉窦径 28mm，升主动脉径 26mm，主肺动脉径 18mm。瓣口正向流速：二尖瓣：0.8m/s，主动脉瓣：1.0m/s，三尖瓣：0.6m/s，肺动脉瓣：1.1m/s。左室收缩功能测定：舒张末容积：54ml，收缩末容积：18ml，射血分数（EF 值）：66%。心脏方位正常，各房室径在正常范围，主动脉不宽，主肺动脉未见扩张，室间隔及左室后壁不厚，呈逆向运动，运动未见异常，各瓣膜结构及活动度未见异常，房室间隔延续，心包腔内未见异常。彩色多普勒及频谱探测：流入道呈红色血流束，流出道呈蓝色血流束，各瓣口均呈层流。结论：二尖瓣舒张期血流频谱 A ＞E 峰，左室舒张功能减低。

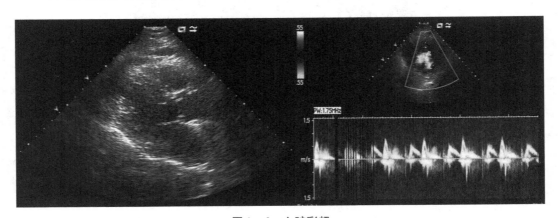

图 1-6　心脏彩超

4. 血常规、生化全项、免疫八项及甲状腺功能七项均正常。

四、初步诊断

1. 右侧结节性甲状腺肿。

2. 高血压。

五、鉴别诊断

1. 甲状腺癌　一般肿物质地硬而固定、表面不平；腺体在吞咽时上下移动度小；颈部常常可扪及肿大淋巴结；晚期可产生声音嘶哑、吞咽困难及 Horner 综合征。

2. 桥本甲状腺肿　是一种自身免疫性疾病，多见于 30 ~ 50 岁女性，常合并甲状腺功能减退。

3. 亚急性甲状腺炎　常发生于病毒性上呼吸道感染之后，多见于女性，多表现为甲状腺突然肿胀、发硬、疼痛，并向患侧耳颞处放射。抗生素治疗无效，泼尼松治疗有效。

六、诊治过程

患者入院后行全面检查及评估。胸部 X 线检查：两肺纹理清晰，未见明显渗出及肿块影，双肺门结构及大小未见明显异常，上部气管略受压左移，纵隔影未见增宽、移位；主动脉结条形钙化。心影大小形态未见明显异常，双膈面光滑，双肋膈角锐利。左侧位显示双侧肺门结构正常，未见明显增大，未见明显斑片及肿块影，前后肋膈角锐利。甲状腺彩超：右叶内可见一 31mm × 25mm 的囊肿回声，透声可；左叶内可见数枚小囊样结节，较大者 3.7mm × 3mm，内见强回声结晶；余甲状腺实质回声均匀，血流信号未见异常。心脏彩超：左室收缩功能测定：舒张末容积：54ml，收缩末容积：18ml，射血分数（EF 值）：66%。心脏方位正常，各房室径在正常范围，主动脉不宽，主肺动脉未见扩张，室间隔及左室后壁不厚，呈逆向运动，运动未见异常，各瓣膜结构及活动度未见异常，房室间隔延续，心包腔内未见异常。彩色多普勒及频谱探测：流入道呈红色血流束，流出道呈蓝色血流束，各瓣口均呈层流。结论：二尖瓣舒张期血流频谱 A > E 峰，左室舒张功能减低。既往高血压病史，目前血压控制稳定，无明显手术禁忌证。在全麻下行右侧甲状腺巨大肿物切除术 + 左侧甲状腺肿物切除术，术中保护喉返神经、喉上神经及甲状旁腺。术后 4 天拔除引流管，患者恢复良好，痊愈出院。

术后病理：（左甲状腺）结节性甲状腺肿，间质局灶慢性炎细胞浸润（右甲状腺）结节性甲状腺肿囊性变，局灶滤泡上皮乳头状增生，囊壁急慢性炎细胞浸润（图 1 - 7）。

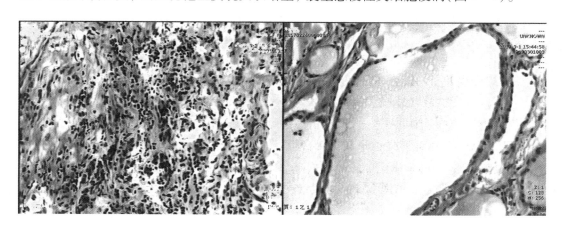

图 1 - 7　术后病理

七、出院诊断

1. 右侧结节性甲状腺肿。
2. 高血压。

八、病例分析及诊治思路

患者为老年女性，既往高血压病史。甲状腺肿物较大，气管受压移位、管腔变窄。手术治疗前需考虑以下因素：①由于甲状腺肿物较大，气管受压移位、管腔变窄，可造成术中麻醉插管困难；②高龄患者多存在某些慢性疾病，如高血压等；③切开的选择应以充分显露腺体及肿物为原则；④腺体表面的血管往往增粗，并有许多大小不等的分支，容易出现大量出血；⑤甲状腺肿较大之后，神经往往受压移位，术中容易损伤，造成声音嘶哑及呛咳；⑥手术时出现甲状旁腺误切、受损及缺血的风险很大。术中注意甲状旁腺的保护。本患者的治疗难度在于手术麻醉及手术的过程。

九、治疗经验

结节性甲状腺肿是一种常见甲状腺良性疾病，多见于中年女性。由于体内甲状腺激素相对不足致使垂体 TSH 分泌增多，导致甲状腺反复增生，伴有各种退行性病变，最终形成结节。最后诊断应依靠病理检查才能明确甲状腺肿物的性质。临床上检查甲状腺彩超可以明确甲状腺结节为实质性或囊肿性，诊断率达 95%。对于结节性甲状腺肿而言，有以下情况需要尽快手术治疗：①有压迫症状；②怀疑有癌变；③伴有甲亢；④胸骨后甲状腺肿。

第七节　静脉炎

【诊断标准】（中国中西医结合学会周围血管疾病专业委员会制订标准，2015）

一、急性期

1. 发病急骤，患肢胀痛或剧痛，股三角区或小腿有明显压痛。
2. 患肢广泛性肿胀。
3. 患肢皮肤呈暗红色，温度升高。
4. 患肢广泛性浅静脉怒张。
5. Homans 征、Neuhof 征阳性。

二、慢性期（深静脉血栓形成后综合征）

慢性期具有下肢静脉回流障碍和后期静脉血液逆流，浅静脉怒张和曲张，活动后肢体凹陷性肿胀、胀痛，出现营养障碍改变；皮肤色素沉着、淤血性皮炎、淤血性溃疡等。

三、排除其他疾病

排除急性动脉栓塞、急性淋巴管炎、丹毒、原发性盆腔肿瘤、小腿损伤性血肿、小腿纤维组织等疾病。

【病例解析】

一、病史资料

患者，女性，28 岁，以"发现左下肢蚓状屈曲肿物 7 年，并发肿痛半年，加重 20 余天"为主诉入院。缘于 7 年前妊娠期发现左下肢蚓状屈曲肿物，无红肿、疼痛、瘙痒及出血等不适。于当地医院诊断为"静脉曲张"，未给予治疗。半年前突发疼痛，伴红肿，无瘙痒，无出血及发热等不适，走路不受影响。20 天前疼痛加重，为求进一步诊治，收入院。

二、体格检查

T：37.0℃，P：76 次/分，R：18 次/分，BP：130/80mmHg。发育正常，营养中等，神志清楚，反应正常，自动体位，查体合作。全身皮肤黏膜无黄染，无肝掌、蜘蛛痣。皮肤弹性正常，未见皮疹、出血点等。周身浅表淋巴结未及肿大。头颅无畸形，眼睑无水肿，结膜无苍白，巩膜无黄染，双侧瞳孔正大等圆，对光反射灵敏。耳鼻无异常，双侧乳突区及鼻窦区无压痛。口唇红润，无苍白及发绀。伸舌居中，被薄白苔。咽无充血，扁桃体不大。颈部对称，无颈静脉怒张及颈动脉异常搏动。颈软无抵抗，气管居中，甲状腺不大。胸廓无畸形，双侧对称，呼吸动度一致；双侧触觉语颤均等，无增强或减弱；双肺叩清音，肺肝相对浊音界于右侧锁骨中线第五肋间；双肺呼吸音清晰，未闻干湿性啰音及胸膜摩擦音。心前区无隆起，未及震颤，心尖冲动不弥散，心界不大，心率 85 次/分，律整，心音有力，A2＞P2，各瓣膜听诊区未闻及器质性杂音，无心包摩擦音及心包叩击音。周围血管征阴性。腹平坦，下腹部可见一长约 10cm 线性瘢痕，未见胃肠型及蠕动波，无腹壁静脉曲张；全腹无压痛、无反跳痛及肌紧张，肝脾未及，Murphy 征阴性；腹部叩鼓音，移动性浊音阴性，肝区、双肾区无叩击痛，肠鸣音正常存在。肛门及外生殖器未见异常。脊柱无畸形，活动自如，双下肢无指凹性水肿。双侧肱二、肱三头肌腱及跟膝腱反射对称，无增强或减弱。双侧 Kernig 征（－），Babinski 征（－），Hoffmann 征（－）。专科检查：双下肢等长，左下肢明显较粗，小腿内侧区见蚓状屈曲肿物，可触及质硬血栓，压痛明显，局部红肿，大隐静脉行径未发现曲张血管。

三、辅助检查

血常规及血生化未见明显异常。心电图示窦性心律，正常心电图。下肢静脉超声提示：浅静脉内血栓形成及浅静脉曲张。

四、初步诊断

1. 左下肢浅静脉曲张。

2. 浅静脉炎。

五、鉴别诊断

需注意丹毒等急性皮肤感染相鉴别，丹毒等也可有类似表现。但较之静脉炎，前者皮肤红肿、发热等局部炎症反应更重，也多伴全身反应，影像学也无明显血栓形成表现。

六、诊治过程

患者入院后予以流食，完善凝血常规、生化、血型、免疫八项、心电图等常规检查。

择期在硬膜外麻醉下行左下肢浅静脉高位结扎剥脱术。术中顺利，术后恢复满意。痊愈出院。

七、出院诊断

1. 左下肢浅静脉曲张。
2. 浅静脉炎。

八、病例分析及诊治思路

该患者在妊娠期间出现左下肢浅表静脉曲张，合并静脉内血栓形成，近期加重。体格检查及超声均证实为浅静脉曲张及静脉内血栓形成。该患者静脉炎的主要病因为静脉曲张，通过手术行静脉剥脱，效果良好。

九、治疗经验

静脉炎（全称血栓性静脉炎）是指静脉血管的急性无菌性炎症。根据病变部位不同，静脉炎可分为浅静脉炎和深静脉炎。少数病人可有发热、白细胞总数增高等，患者常常诉疼痛肿胀。引起静脉血栓形成的病因很多，如创伤、手术、妊娠、分娩、心脏病、恶性肿瘤、口服避孕药及长期站立、下蹲、久坐、久卧等，较常见的是外科手术后引发本病。主要表现如下：①四肢血栓性浅静脉炎：表现为患肢局部红肿、疼痛，可触及痛性索状硬条或串珠样结节。累及深静脉，出现患肢凹陷性肿胀，行走时肿痛加重，静卧后减轻，皮肤呈暗红色，有广泛的静脉曲张及毛细血管扩张；后期出现局部营养障碍性改变，伴有淤积性皮炎、色素沉着或浅表性溃疡；②游走性血栓浅静脉炎：浅静脉炎症发生部位不定，具有间歇性、游走性和全身各处交替发作的特点，是人体浅静脉炎中的一种特殊类型，多合并女性生殖器官及胰腺肿瘤；③胸腹壁血栓性浅静脉炎：胸壁、乳房、两肋缘及上腹壁浅静脉血栓形成，并同时有炎性病理改变，亦称 Mondor 病。

1. 一般治疗　去除导致静脉炎的病因，如静脉导管等。如合并细菌感染，可酌情予以抗生素。下肢病变在急性期需抬高患肢，避免久站、久坐等，同时可加用医用弹力袜，促进静脉血液回流。局部可采用热敷、物理治疗等促进炎症吸收，止痛。

2. 药物治疗　外用类肝素软膏、抗炎药物软膏，内服促进静脉回流等活血化淤药物。对于位于大腿根部及膝关节周围的病变，需要采用低分子肝素或普通肝素抗凝治疗。对合并细菌感染者，需根据感染细菌类型对应使用抗生素。

3. 手术治疗　局部血栓性静脉炎可在炎症期消退后，如仍有条索状硬物伴疼痛，可考虑手术切除。如下肢静脉曲张合并血栓形成浅静脉炎，可于炎症消退后行手术治疗。

在本病预防方面，佩戴弹力袜改善下肢静脉曲张。对于血液高凝状态的患者在积极纠正基础疾病的同时，应注意避免四肢、躯干等好发部位的外伤。此外，静脉穿刺过程中避免同一部位反复穿刺及使用强刺激性药物。同时严格无菌操作，防止静脉植入物造成的感染。

第八节　胃肠肿瘤

一、胃癌(《中华人民共和国卫生行业标准 WS316 – 2010 胃癌诊断标准》)

（一）诊断依据

1. 临床表现

（1）症状

1）胃癌缺少特异性临床症状。

2）早期胃癌常无症状，上腹不适、呕吐、呕血或黑便、腹泻、便秘、发热、腹部出现肿块等症状。

（2）体征

1）胃癌缺少特异性体征。

2）早期胃癌常无明显的体征，晚期胃癌或存在远处转移病灶时有可能出现上腹部肿块、直肠前方触及肿物、锁骨上淋巴结肿大等体征。

2. 纤维胃镜检查

（1）纤维胃镜检查诊断胃癌的敏感性高。通过纤维胃镜检查可以准确定位肿瘤的位置，可以同时获得组织标本以完成病理活检。几乎所有经上消化道造影检查诊断为胃癌的患者，都需要再接受纤维胃镜检查和病理活检以确诊。因此，宜直接选择胃镜代替上消化道造影作为诊断胃癌的首选检查方法。

（2）纤维胃镜检查诊断胃癌无 X 线辐射，操作成功率高，并发症发生率很低，操作相关死亡率仅约为 1/10 000，严重并发症发生率约为 1/1000，轻微并发症（如咽痛）见于约 10%的患者。

3. 上消化道造影　该项检查安全、无创，无须镇静并且应用广泛。但对于胃癌（特别是早期胃癌）诊断的敏感性低于纤维胃镜检查。宜在不能开展纤维胃镜检查的医疗机构或对无法耐受胃镜检查的患者选择作为胃癌的检查方法。

4. 组织病理学诊断　该项检查是胃癌的确定诊断依据，在实施各种肿瘤治疗手段之前，应尽可能获得病理学诊断依据。

5. 计算机体层扫描（CT）　在评价胃癌的病变范围、局部淋巴结转移情况和远近转移状况等方面具有价值，宜作为胃癌术前分期的首选检查方法。

6. 超声内镜检查　应用超声内镜检查评价胃癌浸润深度、黏膜下扩散状况和淋巴结转移状况的准确率为 80%左右，可作为胃癌术前评价的补充。

7. 超声检查　对评价胃癌局部淋巴结转移情况和判断远处转移方面有一定参考价值，可作为术前分期的初步检查方法。

8. 腹腔镜　怀疑肿瘤累及胃壁全层或侵犯至周围组织脏器的患者，可考虑行腹腔镜检查。

9. 肿瘤标志物　癌胚抗原(CEA)在40%～50%的胃癌病例中升高,在随访而不是普查和诊断中有一定意义。其他肿瘤标志物(CA19-9、CA125、CA247)等,均有可能在部分胃癌病例中出现不同程度的升高,但均无筛查或诊断价值。

(二)诊断

胃癌的诊断无法单纯依靠病史、症状和体征等临床资料得以确立。临床上常规应用上消化道造影和显微胃镜检查等方法确立胃癌的临床诊断,应以后者作为诊断胃癌的首选方法。胃癌的确诊依据是组织病理学检查结果。

(三)分期

胃癌的病理分期诊断标准应参照美国癌症联合委员会(AJCC)颁布的国际TNM分期标准(最新版)。TNM分期标准中,原发肿瘤状况(T)依据肿瘤浸润深度划分,淋巴结转移状况(N)按照转移淋巴结的数目划分,远处转移状况(M)以是否有远处脏器转移而定。

胃癌国际TNM分期标准如下:

1. 原发肿瘤(T)

T_x:原发肿瘤无法评价。

T_0:切除标本中未发现肿瘤。

T_{is}:原位癌:肿瘤位于上皮内,未侵犯黏膜固有层。

T_1:肿瘤侵犯黏膜固有层或黏膜下层。

T_{2a}:肿瘤侵犯肌层。

T_{2b}:肿瘤侵犯浆膜下层,未穿透脏层腹膜。

T_3:肿瘤侵犯穿透浆膜(脏层腹膜),未侵及周围结构。

T_4:肿瘤侵犯邻近组织结构。

2. 区域淋巴结(N)

N_x:区域淋巴结无法评价。

N_0:区域淋巴结无转移。

N_1:区域转移淋巴结转移数量为1～6枚。

N_2:区域转移淋巴结转移数量为7～15枚。

N_3:区域转移淋巴结转移数量为大于15枚。

3. 远处转移(M)

T_{is}:无法评价是否有远处转移。

M_0:无远处转移。

M_1:存在远处转移。

4. 分期系统

0期　$T_{is}N_0M_0$。

ⅠA期　$T_1N_0M_0$。

ⅠB期　$T_1N_1M_0$、$T_2N_0M_0$。

Ⅱ期　$T_1N_2M_0$、$T_2N_1M_0$、$T_3N_0M_0$。

ⅢA期　$T_2N_2M_0$、$T_3N_1M_0$、$T_4N_0M_0$。

ⅢB期　$T_3N_2M_0$。

Ⅳ期　$T_4N_1 \sim 3M_0$、$T_{1\sim3}N_3M_0$、任何T任何NM_1。

二、胃淋巴瘤

【诊断标准】（《血液系统恶性肿瘤非手术治疗》，2015）

1. 病史　详细询问发病时间、病程、以往检查结果及治疗经过，有无上腹痛、疼痛性质和程度；有无上腹饱胀、食欲下降、消瘦、乏力、恶心、嗳气、反酸，有无呕血、黑便，出血量多少，上腹部有无肿块发现及变化情况，有无发热，家族中有无同类疾病发生。

2. 体格检查　注意全身营养情况，有无贫血貌；浅表淋巴结有无增大；上腹部有无压痛，有无肿块。注意肿块部位、大小、形状、质地、边界、与附近器官关系及活动度；肝、脾是否肿大；有无腹水征；有无振水音。通常恶性淋巴瘤患者贫血或恶病质征象不明显，约1/4患者上腹部能触及较大肿块。

3. 实验室检查　查血常规，了解有无贫血及贫血程度；粪便隐血试验是否阳性。

三、胃肠道间质瘤（《放射医学高级医师进阶》，2016）

【诊断标准】

1. 依据患者消化道出血病史，无明显肠梗阻表现。

2. 影像检查显示腔内和腔内外边界较清晰的肿块，强化较明显，可对大多数胃肠道间质瘤做出诊断出。

【病例解析】

病例1：胃癌

一、病史资料

患者，男性，52岁，主因"上腹部隐痛不适2个月"入院。2个月前开始出现上腹部隐痛不适，进食后明显，伴饱胀感，食欲逐渐下降，无明显恶心、呕吐及呕血，当地医院按"胃炎"进行治疗，稍好转。近半月自觉乏力，体重较2个月前下降3kg。近日大便色黑，来我院就诊，门诊查2次大便潜血（＋），查血红蛋白为90g/L，为进一步诊治收入院。既往：吸烟20年，10支/天，其兄死于"消化道肿瘤"。

二、体格查体

T：36.6℃，R：20次/分，P：87次/分，BP：118/76mmHg。一般状况尚可，浅表淋巴结未及肿大，皮肤无黄染，结膜甲床略苍白，心肺未见异常，腹平坦，未见胃肠型及蠕动波，腹软，肝脾未及，腹部未扪及包块，剑突下深压痛，无肌紧张，移动性浊音（－），肠鸣音正常，直肠指检未及异常。

三、辅助检查

1. 实验室检查　血常规：血红蛋白：87g/L、癌胚抗原：160μg/L、大便潜血（＋）。

2. 上消化道造影　示：胃窦小弯侧似见约2cm大小龛影，位于胃轮廓内，周围黏膜僵硬粗糙。

3. 纤维胃镜　示：胃窦处隆起样病变，表面黏膜触之出血，取活检组织 3 块。病理回报：胃窦腺癌。

四、初步诊断

胃癌。

五、鉴别诊断

1. 胃溃疡　上腹部疼痛病史，节律性疼痛，进食后缓解，伴反酸、烧心不适。行上消化道造影可见龛影，黏膜尚光滑，纤维胃镜可见溃疡性病变，予以鉴别诊断。

2. 急性胃炎　上腹部疼痛症状，可见有非甾体抗感染药服用史，严重疾病或大量饮酒者，伴有恶心呕吐，呕吐后腹痛缓解，完善纤维胃镜检查，显示胃黏膜充血水肿、糜烂、出血等，予以鉴别诊断。

六、诊治经过

患者入院后予以流食，完善凝血常规、生化、血型、免疫八项、心电图等常规检查，行胸部腹部平扫加强化 CT，评估无腹腔周围淋巴结及远处脏器转移，经积极准备，限期于全麻下行胃癌根治术，术后予以胃肠减压、预防感染、抑酸、营养支持、补液对症治疗，术后病理回报，胃窦中分化腺癌，无淋巴结转移。患者术后恢复可，无腹痛腹胀，无恶心、呕吐，无寒战、发热，进食可，间断排气排便，腹部切口愈合良好，全腹部无压痛，痊愈出院。

七、出院诊断

胃窦中分化腺癌。

八、病例分析及诊治思路

患者为中年男性，慢性起病，以腹部隐痛、乏力、食欲缺乏、上腹饱胀，伴体重下降为主要临床表现。查体可见甲床苍白等贫血外观，剑突下深压痛，结合门诊实验室相关检查血红蛋白（Hb）下降，大便潜血阳性，故诊断胃癌可能性大。入院后肿瘤标志物 CEA 升高，完善上消化道造影、纤维胃镜进一步明确诊断。

九、治疗经验

全球胃癌的治疗最佳临床证据表明，胃癌的预后直接与诊断时的分期有关，迄今为止手术仍然是胃癌的最主要主治手段，早诊断早治疗显得尤为重要。对于分期较晚的患者，可予以新辅助化疗，待肿瘤缩小，以便赢得手术机会。当然，化学疗法对于晚期胃癌及术后患者也是十分重要的，综合抗肿瘤治疗，定期复查，为患者尽量解除痛苦。

病例 2：胃淋巴瘤

一、病史资料

患者，女性，60 岁，以"上腹隐痛半年伴间断发热 1 个月"为主诉入院。半年前无诱因出现上腹部疼痛，疼痛为持续性隐痛，间断低热，无寒战，伴反酸、嗳气等症。自行服用抑酸药物治疗，具体量及药名不详，服药后症状可部分缓解，伴黏液便，有时有黑便，无里急后重。4 天前在当地医院就诊，行腹部平扫加强化 CT 示：胃壁弥漫性均匀增厚，无明显僵硬感，增强轻度强化，未见明确相邻肿大淋巴结，以及组织、器官受侵。今日患者为进一步诊治来我院，门诊以"胃占位？"收住入院。发病来，神志清，精神可，饮食睡眠正常，体重下降约 2kg。大便如上述，小便正常。既往史无殊，无食物药物过敏史。

二、体格检查

T：37.0℃，P：76 次／分，R：18 次／分，BP：130／80mmHg。神志清、精神一般，慢性病容，营养稍差，轻度贫血貌，自主体位、查体合作，全身皮肤黏膜无黄染，浅表淋巴结未触及肿大；头颅无畸形，双睑无水肿，结膜无充血，双侧瞳孔等大等圆，对光反射灵敏，耳鼻无异常，唇无发绀；颈无抵抗，气管居中，甲状腺无肿大；胸廓对称，无畸形，呼吸动度两侧均等，两肺叩诊呈清音，双肺呼吸音清，未闻及干湿啰音；心前区无隆起，未触及震颤，叩诊心界无扩大，心率 76 次／分，律齐，各瓣膜听诊区未闻及病理性杂音；腹平软，剑突下深压痛，无反跳痛，未触及明显肿块，肝、脾肋下未及，移动性浊音（－），肠鸣音 4 次／分；肾区无叩击痛，脊柱、四肢活动自如，无畸形；神经系统检查无异常。

三、辅助检查

1. 血常规　白细胞：10.2×10^9/L，中性粒细胞百分数：74.6%，淋巴细胞百分数：11.3%，血红蛋白：92g/L，血小板：230×10^9/L，C － 反应蛋白：1.0mg/L。

2. 血生化　未见明显异常。

3. 心电图　示窦性心律，正常心电图。

4. 胃镜检查　如下图所示（图 1 － 8）：胃窦、胃体弥漫性增厚水肿，胃黏膜尚完整，巨大的胃黏膜皱襞，多发息肉样结节。

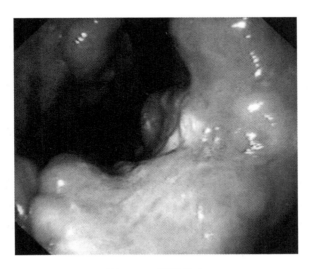

图 1 － 8　胃镜检查

四、初步诊断

胃占位　胃淋巴瘤？胃癌？

五、鉴别诊断

多发性胃淋巴瘤的临床症状常与胃癌或胃溃疡相似，须注意鉴别诊断。

1. 胃癌　除病理以外，临床上原发性胃淋巴瘤与胃癌的鉴别确有一定的困难，但前者主要特点为：①平均发病年龄较胃癌轻；②病程较长而全身情况尚好；③梗阻、贫血和恶病质较少见；④肿瘤质地较软；⑤肿瘤表面黏膜完整或未完全破坏。

2. 假性淋巴瘤　组织学上应注意与良性的假性淋巴瘤区别，两者的临床症状、X 线表现均极为相似。在组织学上，淋巴网状细胞的肿块中呈现一混合的感染浸润，成熟的淋巴细胞及其他各种感染细胞同时出现在滤泡组织内，并且与普遍存在的瘢痕组织交错混合在一起。仔细寻找真正的生发中心有重要意义，常可借此与淋巴细胞肉瘤区别。

六、诊治过程

患者入院后予以流食，完善凝血常规、生化、血型、免疫八项、心电图等常规检查，结合胸部腹部平扫加强化 CT，评估无腹腔周围淋巴结及远处脏器转移，经积极准备，于全麻下行胃大部切除，术后予以胃肠减压、抗感染、抑酸、营养支持、补液对症治疗，术后病理回报，胃非霍奇金淋巴瘤，无淋巴结转移。患者术后恢复可，无腹痛、腹胀，无恶心、呕吐，无寒战、发热，进食可，间断排气排便，腹部切口愈合良好，全腹部无压痛，术后恢复可，予以放化疗抗肿瘤综合治疗。患者术后可顺利出院，嘱患者按时规律放化疗抗肿瘤治疗，3~6 个月复查，不适随诊。

七、出院诊断

胃非霍奇金淋巴瘤。

八、病例分析及诊治思路

患者老年女性，病史较长，腹痛不明显伴低热，贫血伴体重下降，病史不典型。原发性胃淋巴瘤由于较少见，其病史和症状又缺乏特征性，因此诊断颇为困难，一旦诊断明确时病变常已较大。原发性胃淋巴瘤患者从发病到诊断明确的时间通常较长。有文献报道，约50%的患者超过 6 个月，约25%的患者超过 12 个月。虽然诊断较困难，只要通过仔细地检查和分析，还是有可能及时做出正确诊断的。目前胃淋巴瘤诊断的主要检查方法如下：

1. X 线钡剂检查　是诊断胃淋巴瘤的主要方法。虽然 X 线检查常不能提供明确的恶性淋巴瘤诊断但对于80%以上的胃部病变，可通过此项检查而被诊断为恶性病变从而做出进一步检查。

胃恶性淋巴瘤在 X 线钡剂检查下的表现常常是非特异性的，常累及胃的大部分，且呈弥漫型和浸润型生长，多伴有溃疡形成，如 X 线所见：有多数不规则圆形的充盈缺损似鹅卵石样改变，则有较肯定的诊断价值。此外，若见到以下迹象也应考虑胃淋巴瘤可能：多发性恶性溃疡；位于胃后壁、小弯侧大而浅的溃疡；充盈缺损或龛影周围出现十分肥大的黏膜皱襞；胃壁增厚僵硬，但蠕动尚能通过；肿块较大，胃外形变化不明显亦不引起梗阻；肿瘤扩展越过幽门累及十二指肠。

2. 纤维内镜检查　为了在术前明确淋巴瘤的诊断，纤维胃镜检查被越来越广泛地应用。胃镜所观察到的胃淋巴瘤的大体类型常与胃癌相似，因而不易从这些肿瘤的大体表现做出诊断,确诊仍须依靠活组织检查。如果是黏膜下病变,就难于从黏膜下方的肿瘤获得阳性的组织标本,故其活检的阳性率常不如胃癌高。胃镜下可见胃恶性淋巴瘤有黏膜皱襞肥大及水肿,或多发性表浅的溃疡,须与肥厚性胃炎及凹陷性早期胃癌相鉴别。有时某些溃疡型的恶性淋巴瘤可暂时愈合,而与胃溃疡病难以区别。如恶性淋巴瘤表现为溃疡性病变,则可通过直视下的细胞刷法或直接钳取肿瘤组织做活检获得确诊。

3. 超声内镜检查 通过超声内镜可清楚显示胃壁各层组织,从而可见胃淋巴瘤之浸润情况。该技术对上消化道恶性肿瘤的检查可达83%的敏感率及87%的阳性率,同时可明确胃周淋巴结转移情况。

4. 灰阶超声和 CT 检查 可见胃壁呈结节状增厚,可确定病变的部位范围及对治疗的反应。表现为腹部肿块的胃淋巴瘤,超声检查可助诊断。

九、治疗经验

原发性胃淋巴瘤的手术切除率和术后 5 年生存率均优于胃癌,并且对放射治疗和化学治疗均有良好的反应,故对原发性胃淋巴瘤应采用以手术切除为主的综合治疗。

由于原发性胃淋巴瘤缺乏特异性,临床征象术前诊断和术中判断的正确率较低,主要通过手术探查时活检明确诊断,并按病变大小及扩展范围确定其临床分期,以进一步选择合理的、适当的治疗方案。

1. 手术治疗 手术原则基本上与胃癌相似。大多数学者对切除胃淋巴瘤的原发病灶持积极态度。

对于 Ⅰ 期和 Ⅱ 期的病变,因病灶较局限,以手术治疗为主,尽可能地根治性切除原发病灶及邻近的区域淋巴结,术后辅以化疗或放疗达到治愈的目的。Ⅲ 期及 Ⅳ 期的患者则以联合化疗与放疗为主,若患者情况许可,应尽可能切除原发病灶,以提高术后化疗或放疗的效果,并可避免由此引起的出血或穿孔等并发症。

胃淋巴瘤的胃切除范围应根据病变大小、部位大体形态特征而定。一般对局限于胃壁的息肉或结节状肿块行胃次全切除术。有时局限的淋巴瘤的边界,可能难于辨认,因此需要术中将切除标本的远端和近端边缘做冰冻切片检查,如活检有肿瘤则需做更广泛的切除。若肿瘤浸润或扩展范围过广,边界不清或胃壁内有多个病灶时,应行全胃切除术。对于术前或术中怀疑恶性淋巴瘤时,即使瘤体较大或周围有粘连也不应该轻易放弃手术,可在术中做活组织检查,如确是恶性淋巴瘤,则应力争切除。因不仅在技术上是可能的,而且常可获得较好的疗效,甚至肿瘤较大须做全胃切除的术后 5 年生存率仍可达 50%。

胃恶性淋巴瘤可引起较严重的并发症,如梗阻出血及穿孔等。若不能根治切除,也应争取做姑息性切除;对不能根治病例的姑息性切除成功率约为 50%。姑息性切除术不但有助于防止或解除并发症,而且其残留的转移瘤有自然消退的可能,亦有报道在姑息性切除术后辅以放疗,部分病例仍可获长期生存。因此,对胃恶性淋巴瘤的姑息切除手术,应较胃癌更为积极。对已不能施行姑息切除的病例,术中可将肿瘤定位后,予以术后放疗也常获得一定的疗效。淋巴结清除范围:淋巴结转移是胃淋巴瘤的主要转移途径约占 50%。因此,在根治手术中应注意对应区域淋巴结的清除。

2. 放射治疗 鉴于淋巴瘤对放射的敏感性,通常将放疗作为手术切除后的辅助治疗，或作为对晚期病变不能切除时的治疗。关于手术后放射治疗的价值，人们意见不一。有些作者主张放射治疗只限于不能切除的病变及术后残留或复发的肿瘤；而另一些作者则坚持认为，不论肿瘤或淋巴结转移与否，都应接受术后放射治疗，理由是外科医生术中不可能正确估计淋巴结有无转移或淋巴结转移的程度。总之，放疗成功的前提是需要精确的病灶定位及分期。一般照射剂量为40～45Gy，肿瘤侵犯的邻近区域照射剂量为30～40Gy。

3. 化学治疗　原发性胃淋巴瘤有别于胃癌，其化疗之敏感性已众所周知，化学治疗可作为术后辅助治疗的一种手段，以进一步巩固和提高疗效。通常对恶性淋巴瘤采用联合化疗的方法，较常用且有效的联合化疗有 MOPP、COPP 及 CHOP 等方案。近年来，临床或临床实验性治疗所启用的联合化疗方案亦相当多，除 MOPP 等方案外，主要有 AB-VD、CVB、SCABVABCDM – BACOD 等。据报道，均获较高的 5 年生存率。

病例 3：胃肠道间质瘤

一、病史资料

患者，男性，42 岁，主因"上腹部隐痛不适间断黑便 1 个月"入院。1 个月前无明显诱因出现上腹部胀满不适，无明显疼痛，食欲逐渐下降，无明显恶心、呕吐及呕血。当地医院按"胃炎"进行治疗，无明显缓解。间断出血大便色黑，无鲜血便，来我院就诊，门诊查腹部彩超示左上腹脾内侧、左肾上方可见最大径 5.0～6.0cm 的不均质回声区，形态较规则，近球形，边界比较清楚，部分可见包膜，内部可见中等回声、低回声区及无回声区，后方无明显回声增强效应。回声区与脾、左肾均可见明显的分界。胃镜检查发现于胃底处可见一约 3cm×4cm 的隆起性病灶，病灶表面有出血。大便潜血（+），查血红蛋白为 90g/L，为进一步诊治收入院。既往体健。

二、体格查体

T：36.7℃，R：22 次/分，P：80 次/分，BP：132/71mmHg。一般状况尚可，浅表淋巴结未及肿大，皮肤无黄染，无贫血外观，心肺未见异常，腹平坦，未见胃肠型及蠕动波，腹软，肝脾未及，腹部未及包块，无压痛，无反跳痛，无肌紧张，移动性浊音（－），肠鸣音正常，直肠指检未及异常。

三、辅助检查

1. 实验室检查　查血常规：血红蛋白：80g/L，癌胚抗原：7μg/L，大便潜血（+）。

2. 上消化道造影　示：胃体侧似见约 3cm×4cm 大小隆起样占位，位于胃腔内，周围黏膜尚光滑。

3. 纤维胃镜　示：胃体隆起性病灶，病灶表面有出血。

4. 行腹部 CT　示：胃占位性病变。

相关检查如下图所示（图 1 – 9）：

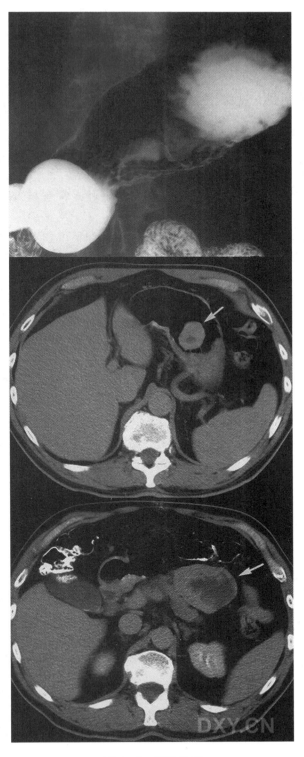

图 1-9　辅助检查

四、初步诊断

胃占位性病变　胃间质瘤？

五、鉴别诊断

胃肠间质瘤的确诊最终需病理切片及免疫组化的结果。典型的胃肠间质瘤免疫组化表型为 CD117 和 CD34 阳性。近 30% 病例中 SMA 阳性，少部分病例 S－100 和 Desmin 肌间蛋白阳性。但少数病例（＜5%）CD117 阴性，且存在一些 CD117 阳性的非胃肠间质瘤肿瘤。因此，胃肠间质瘤的免疫组化诊断也并非绝对的，尚需结合临床和一般病理结果，有时需通过免疫组化排除其他肿瘤。

胃肠间质瘤常需与下列肿瘤鉴别，这些胃肠道肿瘤常有与胃肠间质瘤类似的临床表现。

1. 胃肠道平滑肌瘤/肉瘤　胃肠间质瘤大多 CD117 和 CD34 弥漫性阳性表达，SMA 不表达或为局灶性表达，而平滑肌瘤/肉瘤 CD117 和 CD34 阴性表达，SMA 弥漫性阳性表达。

2. 胃肠道神经鞘瘤　胃肠间质瘤中只有少部分病例中有 S－100 表达，而胃肠道神经鞘瘤 S－100 弥漫性阳性表达，CD117 和 CD34 阴性表达。

3. 胃肠道自主神经瘤　CD117、CD34、S－100、SMA 和 Desmin 均阴性表达，电镜下可见神经分泌颗粒。

六、诊治经过

患者入院后予以流食，完善凝血常规、生化、血型、免疫八项、心电图等常规检查，经积极准备，限期于全麻下剖腹探查，行胃大部分切除术，术后予以胃肠减压、预防感染、抑酸、营养支持、补液等对症治疗。术后病理回报，胃间质瘤，肿瘤直径 5cm，核分裂（2/5），CD117 和 CD34 阳性。近 30% 病例中 SMA 阳性。患者术后恢复可，无腹痛腹胀，无恶心、呕吐，无寒战、发热，进食可，间断排气排便，腹部切口愈合良好，全腹部无压痛，痊愈出院。

七、出院诊断

胃间质瘤。

八、病例分析及诊治思路

患者为中年男性，慢性起病，以腹部隐痛、乏力、食欲缺乏、黑便为主要临床表现，查体可见甲床苍白等贫血外观，结合门诊实验室相关检查显示血红蛋白下降，大便潜血阳性。胃镜示胃隆起性病变，结合腹部 CT 示胃腔内凸出占位，故诊断胃间质瘤可能性大，最终诊断需病理支持，患者具备酪氨酸手术指征，遂行剖腹探查，胃部分切除术，术后病理最终确诊为胃间质瘤。

九、治疗经验

1. 手术治疗　由于胃肠间质瘤的潜在恶性，对临床怀疑胃肠间质瘤均应按恶性肿瘤手术原则进行，由于胃肠间质瘤往往质地脆，血供丰富，且通过血液及腹膜转移，手术时应特别注意避免肿瘤破溃及挤压，对肠道胃肠间质瘤应先结扎供应和回流血管。术中对可疑病例也不应切取活检，除非肿瘤不能根治。胃肠间质瘤一般不宜肿瘤摘除，胃的胃肠间质瘤直径 <3cm 的可行局部切除或行楔形切除，切缘距肿瘤至少 3cm；3~5cm 宜行楔形切除或胃大部切除术，切缘距肿瘤至少 5cm；直径 >5cm 的应按胃癌清扫范围手术。小肠胃肠间质瘤因报道的淋巴结转移率达 7~14%，故主张常规行淋巴清扫，肠段切除至少距肿瘤 10cm。对于直肠胃肠间质瘤，特别是下段胃肠间质瘤，有时手术处理十分困难，由于术前难以判断其恶性程度，对于直径 <3cm，可考虑尽量保肛；对于直径 > 5cm 或术后复发者，应在术前充分征求患者意愿前提下，在保肛与扩大手术中做出抉择。对于有局部浸润或远端转移的患者应在可根治前提下行联合脏器切除术。

2. 靶向治疗 首选伊马替尼（imatinib）靶向治疗。伊马替尼是酪氨酸激酶活性抑制药，除了极低危险程度的胃肠道间质瘤，其他类型建议予以口服伊马替尼抗肿瘤综合治疗。伊马替尼耐药后还有二线靶向药物。

胃肠道间质瘤总的 5 年生存率为 35%，肿瘤完全切除 5 年生存率 50%~65%，不能切除者生存期 <12 个月。肿瘤位置、大小、核分裂数和年龄均与预后有关。食道间质瘤预后最佳，而小肠间质瘤预后最差。

第九节　腹外疝

一、腹股沟疝

【诊断标准】（中华医学会外科学分会疝和腹壁外科学组，2003）

腹股沟疝的形成受多种因素影响，除先天性因素外，常与腹内压增高有关。除嵌顿疝外，以常见发病部位的可复性肿物为诊断依据。成人疝是不可能自愈的，手术是唯一有效的治疗方法。一百多年来，腹股沟疝修补术经历了漫长的历史，出现了 Bassini 手术、McVay 手术、Halsted 手术和 Shouldice 手术等。近 20 年来，无张力修补手术在发达国家已经成为治疗腹股沟疝的主要手术。为此，对腹股沟疝、股疝的手术治疗提出下列建议：分型：根据疝发生的原因、部位、内容物的临床表现等对腹股沟疝进行分型，有利于实施疝手术的个体化方案，并有助于对不同病变使用不同手术方法的效果做出判断。根据疝环缺损大小、疝环周围腹横筋膜的坚实程度和腹股沟管后壁的完整性，腹股沟疝分成 Ⅰ 型、Ⅱ 型、Ⅲ 型、Ⅳ 型。

Ⅰ 型：疝环缺损 ≤1.5cm（约 1 个指尖），疝环周围腹横筋膜有张力，腹股沟管后壁完整。

Ⅱ 型：疝环缺损最大直径 1.5~3.0cm（约 2 个指尖），疝环周围腹横筋膜存在，但薄且张力降低，腹股沟管后壁不完整。

Ⅲ 型：疝环缺损 ≥3.0cm（>2 指），疝环周围腹横筋膜或薄而无张力或已萎缩，腹股沟管后壁缺损。

Ⅳ型：复发疝。

腹横肌腱弓下缘和腹股沟韧带上缘之间，即耻骨肌孔的上半侧内无腱膜及肌肉组织，则视其为腹股沟管后壁结构缺损。

二、股疝

【诊断标准】（《临床普通外科疾病诊断与处理》，2014）

1. 腹股沟韧带下卵圆窝处出现一半球形肿块。老年妇女多见，肥胖患者易被忽视。

2. 肿块突出后局部有胀痛、下坠感。

3. 肿块嵌顿后有恶心、呕吐和腹痛等消化道症状。

【病例解析】

病例1：腹股沟疝

例1：

一、病史资料

患者，男性，57岁，主因"发现左侧腹股沟区肿物2年"入院，患者2年前无明显诱因在腹股沟区出现可复性体表肿物，多于咳嗽或久立后出现，平卧后可自行还纳，无腹痛、腹胀，无恶心、呕吐等不适，一直未引起重视。6个月前上述症状加重，伴下腹部坠胀感，来我院门诊查彩超提示腹股沟疝。患者既往体健，饮食及大小便正常。否认过敏史，无外伤及手术史。

二、体格检查

腹部平坦，无胃肠型，无压痛，无肌紧张及反跳痛，右侧腹股沟区可见可复性肿物，椭圆形肿物，质地软，无压痛，外环松弛，指压外环，嘱其咳嗽，可有冲击感，指压内环处肿物不再凸出，肝脾肋下未触及，Murphy征阴性，肝肾区无叩击痛，叩诊无移动性浊音，肠鸣音正常，3~5次/分，未闻及气过水音及血管杂音。

三、辅助检查

腹股沟疝常规检查为腹部彩超，（正规疝气专科医院采用专门疝气超导可视检查）诊断疝气病情包括疝气类型、大小、缺损疝环口大小等，然后由医师制定具体治疗方案。

疝气超导可视检查就是运用多普勒高频超声波对血管腔或心腔内血流检查的新方法，可从体外测出血流的速度和方向，从而得出患处血流分布情况，并且能将病变情况打印成高清彩色图像，显示更直观。

四、初步诊断

腹股沟疝。

五、鉴别诊断

1. 睾丸鞘膜积液鉴别点为　①肿块位居阴囊内不能还纳；②无柄蒂入腹腔，可及上缘；③弹性囊性感强；④透光试验阳性；⑤睾丸不能触及。

2. 精索鞘膜积液鉴别要点　①肿物位于睾丸上方，不变形，无还纳；②界缘清晰，囊性感强；③牵拉睾丸时，可上下移动；④透光试验阳性；⑤咳嗽时无冲击感。

3. 交通性鞘膜积液鉴别要点 ①透光试验阳性；②囊性感强；③站立或平卧改变体位时，肿块逐渐变化(增大或缩小)而非突然变化，挤压时亦可逐渐缩小。

4. 睾丸下降不全 又称隐睾，鉴别要点：①该侧阴囊无睾丸；②肿块较小，边缘清晰，不回纳腹腔；③压迫时有特殊胀痛感。

5. 其他病变 如髂窝部寒性脓肿、腹股沟区肿瘤、精索静脉曲张等。

六、诊治过程

完善术前检查后，行腹股沟疝修补术。

七、出院诊断

腹股沟疝。

八、病例分析及诊疗思路

既往有体表肿物病史，查体出现可复性肿物，根据查体体征鉴别直疝或斜疝。

九、治疗经验

非手术治疗：1 周岁以内的婴儿可暂不手术，通常用压迫捆绑法堵压内环，防止疝块突出。嵌顿疝原则上应急症手术治疗；除嵌顿时间少于 6 小时，容易复位。手术治疗：成人疝是不能自愈的，是成年人疝的基本治疗方法。

例 2：

一、病史资料

患者，男性，22 岁，以"右侧腹股沟区可复性包块半年"为主诉入院。半年前无诱因发现右侧腹股沟区肿物，起始约鸽卵大小，渐增大，现在约拳头大小，站立及行走时凸出，平卧时消失，不伴疼痛，无腹痛、腹胀、黑便、血便、寒战发热等不适。患病以来，患者未在意，未予以特殊治疗，现患者为求诊治而来我院，门诊以"右侧腹股沟疝"收入院。

二、体格检查

T：36.5℃，P：76 次/分，R：18 次/分，BP：130/80mmHg。神志清、精神佳，自主体位、查体合作，浅表淋巴结未触及肿大；头颅无畸形，双睑无水肿，结膜无充血，双侧瞳孔等大等圆，对光反射灵敏，耳鼻无异常，唇无发绀；颈无抵抗，气管居中，甲状腺无肿大；胸廓对称，无畸形，呼吸动度两侧均等，两肺叩诊呈清音，双肺呼吸音清，未闻及干湿啰音；心前区无隆起，未触及震颤，叩诊心界无扩大，心率76 次/分，律齐，各瓣膜听诊区未闻及病理性杂音；腹平软，全腹无压痛、无肌紧张，无反跳痛，肝、脾肋下未及，移动性浊音(－)，肠鸣音 4 次/分；右侧腹股沟可见局部皮肤隆起，无皮肤红肿，可触及一约 4cm×6cm 大小肿物，质软，无触痛，站立及行走时凸出，平卧时消失，肿物可坠入同侧阴囊，指压外环处，嘱患者咳嗽可触及冲击感，压住内环处肿物不再凸出。

三、初步诊断

右侧腹股沟疝。

四、鉴别诊断

1. 腹股沟区脂肪瘤 不伴疼痛，大小不随体位变化而变化，查体可触及质软肿物，边界清晰，活动度可，与周围组织界限清，行体表肿物彩超可资鉴别。

2. 睾丸鞘膜积液　鞘膜积液所呈现的肿块完全局限在阴囊内，其上界小于等于用透光试验检查肿块的大小，鞘膜积液多为透光（阳性），而疝块则不能透光。应该注意的是，幼儿的疝块，因组织菲薄，常能透光，勿与鞘膜积液混淆。腹股沟斜疝时，可在肿块后方触及实质感的睾丸；鞘膜积液时，睾丸在积液中间，故肿块各方均呈囊性而不能触及实质感的睾丸。

3. 交通性鞘膜积液　肿块的外形与睾丸鞘膜积液相似。于每日起床后或站立活动时肿块缓慢地出现并增大。平卧或睡觉后肿块逐渐缩小，挤压肿块，其体积也可逐渐缩小。透光试验为阳性。

五、辅助检查

1. 血常规　白细胞：$5.2 \times 10^9/L$，中性粒细胞百分数：68.6%，淋巴细胞百分数：10.3%，血红蛋白：$145g/L$，血小板：$280 \times 10^9/L$，肝、肾功能未见异常。

2. 体表肿物 B 超　示：右侧腹股沟区内可见囊状回声，上端与腹腔相同，可见肠管样回声，部分可见肠蠕动。

六、诊治过程

患者右侧腹股沟区可见可复性包块，考虑腹股沟疝。腹股沟直疝，多为半球样肿物，由海氏三角凸出，肿物多不坠入阴囊。此患者肿物成梨样，肿物坠入同侧阴囊，指压内环处肿物不再凸出，诊断右侧腹股沟斜疝。患者入院完善凝血常规、血型、免疫八项、心电图等常规检查，经积极准备，择期于腰麻下行右侧腹股沟无张力疝修补术，患者术后恢复可，切口愈合良好，切口无红肿，进食可，无腹痛腹胀，无寒战发热等不适，痊愈出院。

七、出院诊断

右侧腹股沟斜疝。

八、病例分析及诊治思路

此患者有典型的腹股沟疝临床表现，绝大多数的腹股沟疝患者可以根据患者的临床症状及查体确诊。如果疝比较小，表现不典型，通过 B 超检查就基本可以确诊。斜疝与直疝鉴别诊断如下（表 1-2）：

表 1-2　斜疝与直疝鉴别诊断

	斜疝	直疝
患者年龄	多见于儿童及青壮年	多见于老年人
突出途径	经腹股沟管突出，可进阴囊	由直疝三角突出，不进阴囊
疝块外形	椭圆或梨形，上部呈蒂柄状	半球形，基底较宽
回纳疝块后压住内环	疝块不再突出	疝块仍可突出
精索与疝囊的关系	精索在疝囊后方	精索在疝囊前外方
疝囊颈与腹壁下动脉的关系	疝囊颈在腹壁下动脉外侧	疝囊颈在腹壁下动脉内侧
嵌顿机会	较多	极少

九、治疗经验

腹股沟疝的治疗包括保守治疗和手术治疗。腹股沟疝一旦不能回纳形成嵌顿可导致肠梗阻，甚至肠坏死、穿孔，严重者可造成死亡。

1. 保守治疗 方法包括疝带、疝托、中医中药等，这些方法可以缓解症状或延缓疾病的发展，但不能治愈，一些不当的保守疗法还会加重病情。此法仅适用于 2 岁以下婴儿、年老体弱或伴有严重疾病者，常用特制疝带压住疝环，缓解症状。

2. 手术治疗 手术是治疗成人腹股沟疝的唯一可靠方法，较少复发。易复性疝可进行择期手术治疗，难复性疝则应限制在短期内手术，嵌顿性疝和绞窄性疝必须采取急诊手术治疗，以免造成严重的后果。手术治疗又分为传统组织对组织张力缝合修补和无张力疝修补技术。目前，国际公认的是无张力疝修补技术，包括开放术式和腹腔镜式。

病例 2：股疝

一、病史资料

患者，女性，70 岁，以"左侧腹股沟肿物伴疼痛 4 小时"为主诉入院。4 小时前如厕蹲便后出现左侧腹股沟区肿物，约蛋黄大小，伴持续性疼痛，不能自行缓解，无其他部位放射痛，伴恶心，无呕吐，无腹痛、腹胀、黑便、血便、寒战发热等不适。病程以来，患者急来我院，急诊以"左侧股疝"为诊断收入院。

二、体格检查

T：36.6℃，P：79 次/分，R：18 次/分，BP：130/80mmHg。神志清、精神佳，自主体位、查体合作，浅表淋巴结未触及肿大；头颅无畸形，双睑无水肿，结膜无充血，双侧瞳孔等大等圆，对光反射灵敏，耳鼻无异常，唇无发绀；颈无抵抗，气管居中，甲状腺无肿大；胸廓对称，无畸形，呼吸动度两侧均等，两肺叩诊呈清音，双肺呼吸音清，未闻及干湿啰音；心前区无隆起，未触及震颤，叩诊心界无扩大，心率 79 次/分，律齐，各瓣膜听诊区未闻及病理性杂音；腹平软，全腹无压痛、无肌紧张，无反跳痛，肝、脾肋下未及，移动性浊音（−），肠鸣音 6 次/分；左侧腹股沟下方可见局部皮肤隆起，无皮肤红肿，可触及一约 3cm×4cm 大小肿物，质韧，伴触痛，肿物不能还纳至腹腔。

三、辅助检查

血常规：白细胞：$11.2×10^9$/L，中性粒细胞百分数：76.6%，淋巴细胞百分数：10.3%，血红蛋白：125g/L，血小板：$200×10^9$/L。体表肿物 B 超示：脂肪组织回声表现。

四、初步诊断

左侧股疝。

五、鉴别诊断

1. 腹股沟斜疝 位于腹股沟韧带的上内方，股疝则位于腹股沟韧带的下外方，一般不难鉴别诊断。应注意的是，较大的股疝除疝块的一部分位于腹股沟韧带下方以外，一部分有可能在皮下伸展至腹股沟韧带上方。用手指探查外环是否扩大，有助于两者的鉴别。

2. 脂肪瘤股疝 疝囊外常有一增厚的脂肪组织层，在疝内容物回纳后，局部肿块不一定完全消失。这种脂肪组织有被误诊为脂肪瘤的可能。两者的不同在于脂肪瘤的基底并不固定，活动度较大，股疝基底固定而不能被推动。

3. 肿大的淋巴结嵌顿性股疝　常误诊为腹股沟区淋巴结炎。

4. 大隐静脉曲张　结节样膨大卵圆窝处结节样膨大的大隐静脉在站立或咳嗽时增大，平卧时消失，可能被误诊为易复性股疝。压迫股静脉近心端可使结节样膨大增大。此外，下肢其他部分同时有静脉曲张，对鉴别诊断有重要意义。

六、诊治过程

患者老年女性，蹲便腹内压增加等诱因，致左侧腹股沟区下方肿物伴疼痛，不能还纳至腹腔，诊断左侧股疝不难，考虑股疝嵌顿，时间较短，具备手术指征，患者入院后予完善凝血常规、血型、免疫八项、心电图等常规检查，急诊于连续硬膜外麻醉下行右侧股疝修补术，患者术后恢复可，切口愈合良好，切口无红肿，进食可，无腹痛、腹胀，无寒战、发热等不适，痊愈出院。

七、出院诊断

左侧股疝伴嵌顿。

八、病例分析及诊治思路

患者老年女性，女性骨盆较宽阔，联合肌腱及陷窝韧带常发育不全或变薄，导致股环宽大松弛，加上腹内压增高的诱因，使下坠的腹腔内脏经股环进入股管，自卵圆窝突出，故女性多见。疝内容物多为小肠和大网膜，由于股管几乎是垂直向下的，疝内容物似直线状下坠，但一出卵圆窝，却突转向前，形成一锐角，加上股环本身狭小，周围韧带坚韧，因此容易发生嵌顿和绞窄。妊娠是腹内压增高的主要原因。股疝因腹内压增高和股环松弛引起，疝块往往不大。常在腹股沟韧带下方卵圆窝处表现为一半球形的突起。平卧回纳内容物后，疝块有时并不完全消失，这是因为疝囊外有很多脂肪堆积的缘故。由于囊颈较狭小，咳嗽冲击感也不明显。易复性股疝的症状较轻，常不为患者所注意，尤其肥胖者更易疏忽。一部分患者可在久站或咳嗽时感到患处胀痛，并有可复性包块。

股疝如发生嵌顿，除引起局部明显疼痛外，也常伴有较明显的急性机械性肠梗阻，严重者甚至可以掩盖股疝的局部症状。股疝的疝块通常不大，主要表现为卵圆窝处有一半球形隆起，大小通常像一枚核桃，质地柔软，为可复性。约半数病例，发生嵌顿，引起局部明显疼痛，出现急性肠梗阻疝状时才来就诊。故对急性肠梗阻患者，尤其是中年妇女，应注意检查有无股疝，以免漏诊。

诊断标准：①腹股沟下方半球状隆起，平时易忽视，患处可有胀痛；②股部卵圆窝处触及指头大小包块，平卧回纳后肿块消失或变小。大网膜嵌顿形成粘连后，按压肿块不能变小或消失。嵌顿时肿块触痛明显，可有急性肠梗阻的临床表现。

九、治疗经验

避免便秘等引起腹内压增高的因素。在腹外疝中，股疝的预后比较差，主要原因是与易于忽略诊断和绞窄率高有关。股疝一旦发生嵌顿后，易迅速发展为绞窄，危及患者生命。因此，股疝一经诊断即应早行手术，预防嵌顿。

1. 疝气初发，应引起足够重视，需加以妥善有效的维护。随着日常行走、活动，形成习惯性下坠，一旦卡在环口处不能复位，会造成肠坏死，要防微杜渐。

2. 坚持适宜、适量、适时的锻炼，增强体质，提高抗病能力，切莫做蹦跳、抻、拉、持重等剧烈活动。

3. 注意饮食调理。宜食温、熟、软的食物，忌食生、冷、硬的食物。少食多餐，防止过饱，选择富有营养、易于消化吸收的食物，减少肠胃负担亦是对疝体减轻压力。

4. 防止便秘，保持大便畅通，是防疝护疝的关键。老年腹壁薄弱，由于便秘排便用力，加大腹内压，促使疝体下行，须尽量避免。

第十节　乳腺癌

【诊断标准】[美国癌症联合研究会(ATCCC)，2002年]

1. 确定肿瘤大小　查体或乳腺 X 线、超声等影像学手段测量原发肿瘤(T)的大小是临床分期的一项最为确切的指标。病理学上所指的肿瘤大小(T)仅指肿瘤浸润成分的大小，例如，肿瘤有 4cm 为导管内癌成分，0.3cm 为浸润成分，该肿瘤应归为 T_{1a}。原发肿瘤体积的任何组织被取走用于特殊研究之前，如测雌激素受体，对已接受多次针吸活检的患者，测量残存的癌灶体积会明显降低 T 分级，造成肿瘤的分期相对较低。对于这样的病例，原发肿瘤的大小应在结合影像学和所有组织学检查的基础上予以综合判断。

2. T_{is} 分级　原位癌是指只在原位生长，而不向周围浸润的癌肿，用 T_{is} 表示，包含提示类型的亚分级。T_{is}(DCIS)包括导管原位癌及同时具有导管原位癌和小叶原位癌表现的肿瘤。尽管有证据表明小叶原位癌只是偶尔发展使用性小叶癌，但是越来越多的人认为小叶原位癌是乳腺癌发生的高危因素。由于 LCIS 病例常伴有严重的细胞不典型增生(多形性)，即使在分化良好的 LCIS 也常伴有广泛和局限的恶性细胞分布，所以它也可能发展为浸润性小叶癌。在国家疾病统计数据库中，LCIS 已按恶性肿瘤予以登记，在此分期系统中需表示为 T_{is}(LCIS)。乳腺任何部位(临床)或有浸润性成分(病理)的 Paget 病按其肿块大小和浸润成分的大小进行分期。

3. 乳腺癌微浸润　微浸润是指癌细胞突破基底膜进入邻近组织的最大直径不超过 0.1cm。多灶微浸润时，应以直径最大的微浸润灶作为分期的依据(切记不要用各浸润点直径的总和作为指标)。应该像对待多灶浸润癌一样，重视多灶微浸润，并对其进行量化研究。

4. 同时性同侧多发癌　下列方案适用于同时性同侧多发癌(具有浸润性，肉眼可见)的分期，该标准不适用于一个肉眼可见的癌结节伴多个孤立镜下癌灶的情况。更保守地说，这里所指的原发癌仅限于独立发生，同时位于乳腺的不同象限的情况。

(1)用最大的原发癌来进行 T 分级，不要对较小的癌灶进行单独 T 分级。

(2)同时性同侧多发应单独记录，其结果应予单独分析。

5. 双侧同时乳癌　每个肿块按独立的原发癌予以分期。

6. 炎性乳癌　是临床和病理的集合体，它的特征是乳腺充血水肿(橘皮样变)，通常触不到肿块,这些临床改变常累及大部分的乳腺皮肤,一般来说,受影响后的乳腺皮肤很快就起了变化。因此,"炎性乳癌"这个词并不是指晚期乳腺癌的皮肤表现。影像学资料可能有肿块和整个乳腺皮肤增厚的特征,橘皮样的临床表现是癌栓栓塞真皮的淋巴管造成的,但在皮肤活检时可能明显或不明显,炎性乳癌分级为 T_{4d},一定要记住炎性乳癌只是一个临床诊断,缺乏临床表现,只见到真皮淋巴管有癌细胞不能称为炎性乳癌。炎性乳癌的分期除了要具有临床影像学资料,同时必须要有活检证实癌肿存在,无论是在真皮淋巴管或在乳腺实质中。

7. 乳腺皮肤　除外在 T_{4b} 和 T_{4d} 中所描述的皮肤改变,橘皮样皮肤、乳头回缩或其他任何皮肤变化,在 T_1、T_2 或 T_3 中也可能出现,不会改变肿瘤的分期。

【病例解析:乳腺癌】

一、病史资料

患者,女性,47 岁。主因"发现右乳肿物 10 天"入院。缘于 10 天前无意中发现右侧乳腺外上象限肿物,无明显疼痛不适。门诊查乳腺 MRI 示:右乳外上象限及中央区多发结节,均为 BI - RADS - MRI5 类。右侧腋窝淋巴结肿大。以"右侧乳腺癌"入住我院。自发病以来精神好,大小便无异常。既往体健,否认过敏、癫痫家族史。生长发育史无异常。

二、体格检查

T:36.5℃,R:20 次/分,P:78 次/分,BP:125/85mmHg。神志清楚,精神佳,全身皮肤无出血点、瘀斑、瘀点。右侧乳腺外上象限大小约 7cm×6cm 肿物,质硬、边界欠清、活动度差、乳房皮肤无改变、无乳头溢液;左侧乳腺未触及明显肿物,右侧腋下可触及明显肿大淋巴结,质硬,可活动。双侧锁骨上未及明显肿大淋巴结。腹软,肝脾肋下未触及,肠鸣音正常存在;四肢肌力肌张力正常,双膝腱反射正常存在,双侧巴氏征阴性,布氏征、克氏征阴性。

三、辅助检查

1. 双侧乳腺 MRI(图 1 - 10)　右乳外上象限及中央区多发结节,均为 BI - RADS - MRI 5 类。右侧腋窝淋巴结肿大。

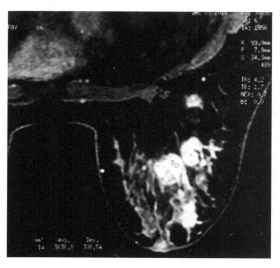

图 1 - 10　乳腺 MRI

2. 双侧乳腺钼靶(图 1 - 11)　右乳腺外上象限一肿物影, 约 69mm×37mm, 其内可见多数细小多形性钙化影, BI - RADS 4C 类。

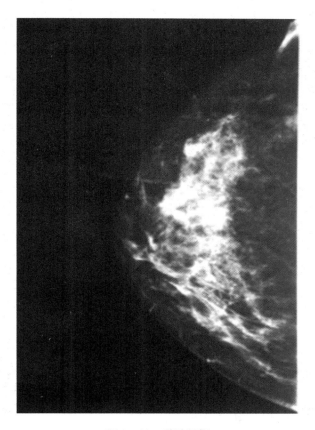

图 1 - 11　乳腺钼靶

3. 乳腺彩超(图 1 - 12)　右侧乳腺: 11 点钟处可见一 21mm×14mm 的低回声结节, 11 点钟处还可见一 17mm×10mm 的低回声结节, 10 点半钟处可见一 22mm×16mm 的低回声结节, 9 点半钟处可见一 21mm×19mm 的低回声结节, 均形态不规则, 边界欠清, 内部回声不均, 血流信号不丰富。左侧乳腺: 12 点半钟处可见一 9.4mm×5.4mm 低回声结节, 边界清晰, 形态规则。右侧腋下可见一 12mm×11mm 的淋巴结声像, 形态不规则, 髓核偏移; 左侧腋下未探及肿大淋巴结。结论: 右乳多发结节, BI - RADS 5 类。右腋下淋巴结肿大, 左乳良性结节。

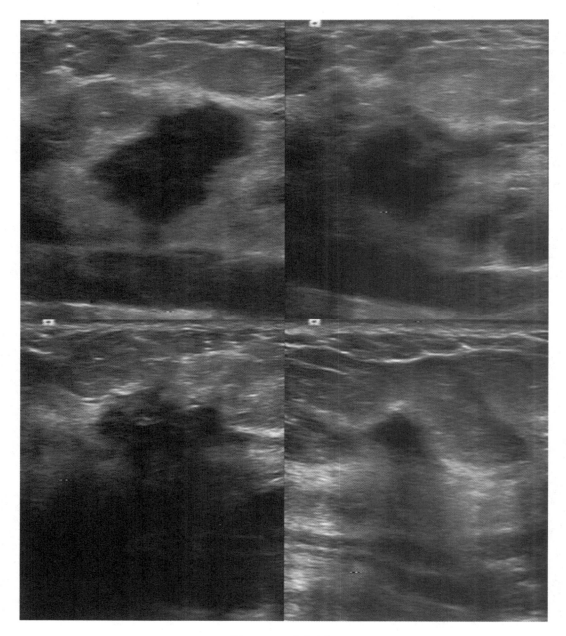

图 1 – 12 乳腺彩超

4. 头部 + 胸部 + 全腹部 + 盆腔强化 CT（图 1 – 13） 符合右侧乳腺癌，右侧腋窝淋巴结肿大，考虑转移可能。头部、肺部及肝脏等其他部位未见明确转移。

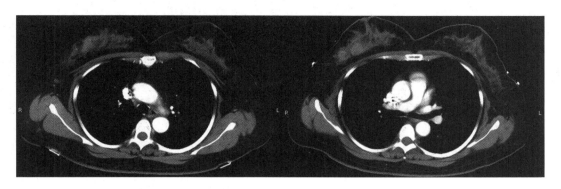

图 1 – 13　头部 + 胸部 + 全腹部 + 盆腔强化 CT

5. 全身骨扫描(图 1 – 14)　可见第 4 腰椎上示踪剂分布异常浓聚,全身其余部分骨骼上示踪剂分布均匀、对称,未见骨骼上有示踪剂分布稀疏缺损区。

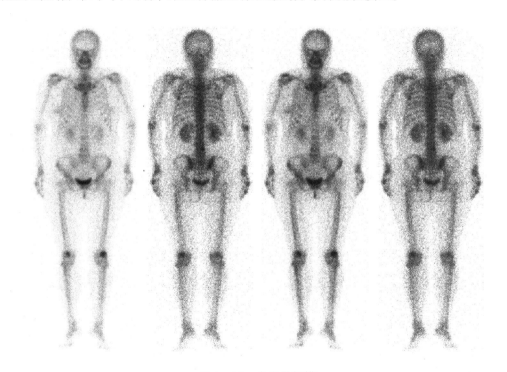

图 1 – 14　全身骨扫描

6. 腰椎 MRI(图 1 – 15)　①腰椎骨质增生,腰$_{2/3\sim4/5}$双侧椎小关节间隙少量积液;②腰$_{4/5}$椎间盘膨出并后突出;③腰$_{3\sim5}$椎体终板炎。

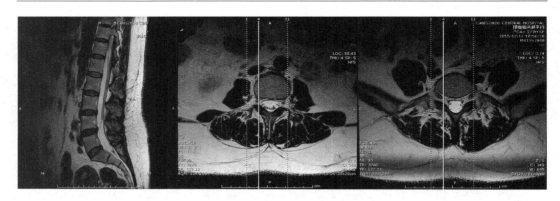

图 1-15　腰椎 MRI

四、初步诊断

1. 右侧乳腺癌。

2. 左乳腺纤维瘤。

五、鉴别诊断

1. 乳腺纤维瘤　两者均可见到无痛性乳房肿块，多为单发。乳腺纤维腺瘤的乳房肿块呈圆形或卵圆形，质地韧实，表面光滑，边界清楚，活动度大，肿块生长缓慢，同侧腋窝淋巴结无肿大，发病年龄以 30 岁以下者为多见。乳腺癌的乳房肿块可呈圆形或卵圆形，亦可呈不规则形，质地坚硬如石，肿块表面欠光滑，活动度差，易与皮肤及周围组织发生粘连，肿块可迅速生长，可呈无限制地生长而长至很大，同侧腋窝淋巴结常有肿大。乳房钼靶 X 线摄片，纤维腺瘤可见圆形或卵圆形密度均匀的阴影及其周围的环行透明晕，而乳腺癌可见肿块影、细小钙化点、异常血管影及毛刺等。

2. 浆细胞性乳腺炎　本病为乳腺组织的无菌性炎症，炎性细胞中以浆细胞为主。临床上 60% 呈急性炎症表现，肿块大时皮肤可呈橘皮样改变。40% 患者开始即为慢性炎症，表现为乳晕旁肿块，边界不清，可有皮肤粘连和乳头凹陷。急性期应予抗感染治疗，炎症消退后若肿块仍存在，则须手术切除，包括周围部分正常乳腺组织的肿块切除术。

3. 乳腺结核　本病是由结核杆菌所致乳腺组织的慢性炎症，好发于中青年女性。病程较长，发展较缓慢。局部表现为乳房内肿块，肿块质硬偏韧，部分区域可有囊性感。肿块境界有时不清楚，活动度可受限。可有疼痛，但无周期性。治疗包括全身性抗结核治疗及局部治疗，可做包括周围正常乳腺组织在内的乳腺区段切除。

六、诊治过程

患者入院后行乳腺相关检查。乳腺 MRI：右乳外上象限及中央区多发结节，均为 BI-RADS-MRI 5 类。右侧腋窝淋巴结肿大。乳腺钼靶：右乳腺外上象限一肿物影，约 69mm×37mm，其内可见多数细小多形性钙化影，BI-RADS 4C 类。乳腺彩超右乳多发结节，BI-RADS 5 类。右腋下淋巴结肿大，左乳良性结节。头部+胸部+全腹部+盆腔强化 CT 示：①符合右侧乳腺癌，右侧腋窝淋巴结肿大，考虑转移可能；②头部、肺部及肝脏等其他部位未见明确转移。

首先行右侧乳腺肿物及腋下淋巴结穿刺:(右乳腺最长径肿块):浸润性癌,部分为导管癌。免疫组化:ER(20% ~ 30% 弱 +),PR(50% ~ 70% +),C - erbB - 2(3 +),Ki - 67(60% +),P53(20% 弱 +);右侧腋下淋巴结:浸润性癌。明确诊断为:右侧乳腺癌 Luminal B 型(C - erbB - 2 阳性)。对于 HER - 2 阳性乳腺癌的新辅助化疗应同时包括紫杉类和蒽环类药物,并用抗 HER - 2 的药物(曲妥珠单抗、帕妥珠单抗)。曲妥珠单抗加帕妥珠单抗联合化疗能显著提高 HER - 2 阳性乳腺癌的 pCR 率及改善总生存,是目前最好的新辅助化疗推荐。其中,曲妥珠单抗过于昂贵,经过与家属及患者沟通同意应用。另一种 HER - 2 药物帕妥珠单抗尚未在国内上市,无法应用。经过 AC - TH 化疗 8 个周期之后,肿瘤由 81mm 降至 5.4mm,虽未完全达到 pCR,但总体化疗效果相当显著。2016 年 6 月 16 日,在全麻下行右侧乳腺癌改良根治术 + 左乳腺纤维瘤切除术。术后继续曲妥珠单抗维持治疗 1 年,局部放射治疗及内分泌治疗 5 年。患者定期复查 4 个月一次,目前病情稳定。

七、出院诊断

1. 右侧乳腺癌。
2. 左乳腺纤维瘤。

八、病例分析及诊治思路

80% 的乳腺癌患者以乳腺肿块首诊。患者常无意中发现乳腺肿块,多为单发,质硬,边缘不规则,表面欠光滑。大多数乳腺癌为无痛性肿块,仅少数伴有不同程度的隐痛或刺痛。本患者既往体健,无意中发现右侧乳腺外上象限肿物,无明显疼痛不适。需考虑乳腺肿瘤的可能:①乳腺癌;②浆细胞性乳腺炎;③乳腺纤维瘤;④乳腺结核;⑤乳腺淋巴瘤。辅助检查:乳腺 MRI、乳腺钼靶及乳腺彩超均考虑乳腺癌可能性最大,支持乳腺癌诊断。目前诊断为乳腺癌的金标准是:空针穿刺活检。右侧乳腺肿物及腋下淋巴结穿刺:(右乳腺最长径肿块):浸润性癌,部分为导管癌。免疫组化:ER(20% ~ 30% 弱 +),PR(50% ~ 70% +),C - erbB - 2(3 +),Ki - 67(60% +),P53(20% 弱 +)。右侧腋下淋巴结:浸润性癌。病理诊断为:右侧乳腺癌 Luminal B 型(HER - 2 阳性)。

病理明确乳腺癌之后的治疗需要考虑以下几点:①根据乳腺彩超:为多灶性乳腺癌,原发灶的最长径为 22mm。TNM 分期考虑为 $mcT2N_1M_0$ ⅡB 期;②多个肿块最长径之和为 21 + 17 + 22 + 21 = 81mm 右侧腋下淋巴结直径 12mm;③是先行乳腺癌改良根治术还是先行新辅助化疗? 手术能否保证切缘阴性? ④新辅助化疗是否合适? 根据中国抗癌协会乳腺癌诊治指南与规范(2015 版),新辅助化疗的适宜人群包括:①临床分期为 ⅢA(不含 T_3、N_1、M_0)、ⅢB、ⅢC 期;②临床分期为 ⅡA、ⅡB、ⅢA(仅 T_3、N_1、M_0)期,对希望缩小肿块、降期保乳的患者,也可考虑新辅助化疗。本病例 TNM 分期为 $mcT2N_1M_0$ ⅡB 期。新辅助化疗可以使肿瘤降期以利于手术,或变不能手术为能手术;若能达到 pCR,则预示较好的远期效果。首先行新辅助化疗是正确的,但化疗的方案如何选择又是一个棘手的问题。本病例病理诊断为:右侧乳腺癌 Luminal B 型(HER - 2 阳性)。对于 her - 2 阳性乳腺癌的新辅助化疗应同时包括紫杉类和蒽环类药物并加用抗 her - 2 的药物(曲妥珠单抗、帕妥珠单抗)。曲妥珠单抗加帕妥珠单抗联合化疗能显著提高 her - 2 阳性乳腺癌的 pCR 率及改善总生存，是目前最好的新辅助化疗推荐。其中，曲妥珠单抗过于昂贵，经过与家属及患者沟通同意应用。另一种抗 her-2 药物帕妥珠单抗尚未在国内上市，无法应用。经过 AC-TH 化疗 8 个周期之后，肿瘤由 81mm 降至 5.4mm，虽未完全达到 pCR，但总体化疗效果相当显著。2016 年 6 月 16 日，在全麻下行右侧乳腺癌改良根治术+左乳纤维瘤切除术。术后继续曲妥珠单抗维持治疗 1 年，局部放射治疗及内分泌治疗 5 年。而内分泌治疗又分为两种情况：一种是单纯应用他莫昔芬 10mg，口服，2次/日；一种是应用 OFS+来曲唑联合内分泌治疗。根据 TEXT 及 SOFT 试验的联合分析对于高复发风险的患者，卵巢去势联合第三代芳香化酶抑制剂优于卵巢去势联合他莫昔芬。因此，本患者最终应用醋酸戈舍瑞林联合来曲唑内分泌治疗。患者应该定期复查，4个月一次，目前病情稳定。

九、治疗经验

按照乳腺癌固有的基因类型，目前可以分为 4 个类型：Luminal A 型、Luminal B 型、HER-2 阳性型和基底样乳腺癌。但在实际工作中，多数专家认为可以根据免疫组化检测的 ER、PR、HER-2 和 Ki-67 的结果，将乳腺癌同样划分为 4 个类型，以作为近似替代，包括 Luminal A 型、Luminal B 型、HER-2 阳性和三阴性乳腺癌。Luminal A 型 Ki-67 和 HER-2 均为低表达；Luminal B 型可分为两种，一为 Ki-67 为任何水平但 HER2 阳性；另一种为 Ki-67 指数增高亚型。三阴性乳腺癌和基底样乳腺癌有近 80% 的重合。ER、PR 和 HER-2 的检测已有相应的指南或规定以及需要注意的事项，而 Ki-67 的检测指南尚在制订中。乳腺癌的分子分型与乳腺癌的疾病转归、患者预后和治疗反应密切相关。不同亚型的乳腺癌在总生存期和无复发生存期上存在显著差异，其中 Luminal A型的预后较好，而基底样乳腺癌的预后较差。三阴性乳腺癌患者的总生存期劣于非三阴性乳腺癌患者。三阴性乳腺癌患者无论淋巴结状态如何，均更易出现早期复发。三阴性乳腺癌的复发高峰出现于最初 3 年，并且尽管三阴性乳腺癌组有更多患者接受了化疗，无论是入组至随访阶段，还是随访的最初 5 年内，其远处转移、死亡、乳腺癌特异死亡风险都显著高于非三阴性乳腺癌患者，但在 5 年后差异不明显。基底样乳腺癌（三阴性居多）相对于其他亚型，对含蒽环类的 AC 方案的近期疗效较好，但并没有转化为总生存期获益。

最新公布的 St Gallen 共识将辅助化疗的适应证定义为：高 Ki-67 指数、三阴性乳腺癌、激素受体阴性、HER2 阳性、组织学分级为 3 级。各分子分型应采取不同的辅助治疗策略。通常，Luminal A 型乳腺癌应采取辅助内分泌治疗，而不宜积极化疗；Luminal B 型中 HER-2 阴性、Ki-67 指数高者选用辅助内分泌治疗±细胞毒治疗，而 HER-2 阳性（不论 Ki-67 指数如何）患者选用细胞毒治疗+内分泌治疗+抗 HER-2 治疗；HER-2 阳性者采用细胞毒治疗+抗 HER2 治疗；基底样乳腺癌采用细胞毒治疗。对三阴性乳腺癌患者可考虑剂量密集型化疗，化疗方案应包括含蒽环类和紫杉类药物已成共识。

第十一节　乳腺增生

【诊断标准】(《外科学》第8版，2013)

1. 临床表现　一侧或双侧乳房胀痛和肿块是本病的主要表现，部分患者具有周期性。乳房胀痛一般于月经前明显，月经后减轻，严重者整个月经周期都有疼痛。体检发现一侧或双侧乳房内可有大小不一、质韧的单个或为多个的结节，可有触痛，与周围分界不清，亦可表现为弥漫性增厚。少数患者可有乳头溢液，多为浆液性或浆液血性液体。本病病程较长，发展缓慢。

2. 根据以上临床表现，本病的诊断并不困难，但要特别注意乳腺癌与本病有同时存在的可能，应嘱患者每隔3~6个月复查一次。

3. 当局限性乳腺增生肿块明显时，要与乳腺癌相区别。后者肿块更明确，质地偏硬。与周围乳腺有较明显区别，有时伴腋窝淋巴结肿大，钼靶和超声检查有助于两者的鉴别。

【病例解析】

一、病史资料

患者，男性，45岁。主因"发现右侧乳晕区肿物半年"入院。缘于半年前发现右侧乳晕区肿物，有轻压痛，无发热等其他不适。入门诊，查体：右乳晕下方可触及肿物，质韧、边界清，有触痛。乳腺彩超：右侧乳晕区乳腺增生；乳腺钼靶：可见右侧乳晕区腺体样增生。以"右侧男性乳腺增生症"收入院。自发病以来精神好，大小便无异常。既往体健，否认过敏史、传染病史、毒物接触史等。

二、体格检查

T：35.8℃，R：20次/分，P：75次/分，BP：118/76mmHg。神志清楚，精神佳，全身皮肤无出血点、瘀斑、瘀点。双侧乳腺对称，体积正常，皮肤无红肿，右乳晕下方可触及肿物，质韧、边界清，有触痛，双侧腋下未触及明显肿大淋巴结。双侧锁骨上未及明显肿大淋巴结。腹软，肝脾肋下未触及，肠鸣音正常存在；四肢肌力、肌张力正常，双膝腱反射正常存在，双侧巴氏征阴性，布氏征、克氏征阴性。

三、辅助检查

1. 乳腺彩超　右侧乳晕区可见发育腺体，范围约30mm×40mm。CDFI：未探及异常血流信号。

2. 乳腺钼靶　右侧乳晕区可见腺体样回声。

四、初步诊断

右侧男性乳腺增生症。

五、鉴别诊断

本病临床诊断容易，但单侧乳房增生应与男性乳腺癌鉴别，后者乳晕下肿物质地坚硬，形状不规则，边界不清，常无明显压痛，早期可出现皮肤粘连和腋窝淋巴结肿大。

六、诊治过程

患者为男性，发现右乳晕肿物半年，结合查体。乳腺彩超：右侧乳晕区可见发育腺体，范围约 30mm×40mm。乳腺钼靶：右侧乳晕区可见腺体样回声。初步诊断：右侧男性乳腺增生症。考虑患者为中老年男性，局麻下行右侧保留乳头乳晕的皮下腺体切除术，术中切除肿物送快速冰冻病理，回报为增生腺体，每日换药。于 3 日后，切口愈合可，石蜡病理回报：右侧乳腺增生，准予出院。

七、出院诊断

右侧男性乳腺增生症。

八、病例分析及诊治思路

本例患者为中老年男性，以发现右侧乳晕区皮下肿物为主要临床表现，既往体健，入院后查体发现：双侧乳腺对称，体积正常，皮肤无红肿，右乳晕下方可触及肿物，质韧、边界清，有触痛，双侧腋下未触及明显肿大淋巴结，双侧锁骨上未及明显肿大淋巴结，需考虑男性乳腺增生症及乳腺肿瘤的可能：①男性乳腺增生症；②男性乳腺癌。查乳腺彩超及乳腺钼靶均考虑为增生样腺体，初步诊断：右侧男性乳腺增生症。局麻下行保留右侧乳头乳晕的皮下腺体切除术，术中切除肿物必须送快速冰冻病理，以除外男性乳腺癌可能，如为男性乳腺癌，则改行右乳癌改良根治术。

九、治疗经验

在男性乳腺异常发育中乳腺增生性疾病较为常见。男性在 12～17 岁的青春期，相当一部分人会出现短暂性轻度的乳腺增生，以后逐渐消失而不被察觉。偶尔这种增生比较明显，乳腺有轻度增大，即称青春期男性乳腺发育症。除生理性男性乳腺增生外，其他类型的男性乳腺增生症常伴有其他器官系统的疾病，如睾丸疾病、假两性畸形及其他内分泌性疾病、慢性肝病，以及长期应用螺内酯、异烟肼、洋地黄等治疗的疾病。

生理性的男性乳腺发育多为暂时性的，可自行消退，一般无须治疗。对于除此之外的男性乳腺增生，应根据病因采取针对性的治疗措施。

1. 病因治疗 药物引起的男性乳腺增生应停用有关药物，其他疾病引起的应积极治疗原发病。

2. 药物治疗 对性激素治疗应采取慎重态度，仅限于临床症状比较明显的，可用甲睾酮。他莫昔芬对多数患者有效，减轻疼痛甚至肿块消失。

3. 手术治疗 对于疼痛明显、药物治疗后临床表现改善不明显、明显影响外观和心理压力过大的，应采取手术治疗。一般采取保留乳头的皮下腺体切除。

诊断患者为乳腺增生性疾病前，一定要明确患者是否合并有乳腺肿物并明确性质，乳腺增生的患者进行非手术治疗的同时，一定要嘱咐患者定期复查，以尽早发现患者可能出现的癌变和可疑病灶。

第十二节　胆囊结石

【诊断标准】(《外科学》第 8 版,2013)

1. 临床典型的绞痛病史是诊断的重要依据。

2. 影像学检查可帮助确诊。首选超声检查,其诊断胆囊结石的准确率接近 100%。超声检查发现胆囊内有强回声团、随体位改变而移动、其后有声影即可确诊为胆囊结石。有 10%～15% 的患者结石含钙量超过 10%,这时腹部 X 线也可看到,有助确诊,侧位照片可与右肾结石区别。CT、MRI 也可显示胆囊结石,不作为常规检查。

【病例解析:胆囊结石】

一、病史资料

患者,女性,43 岁,主因"间断性右上腹疼痛 2 年"入院。该患缘于 2 年前无明显诱因开始出现右上腹部隐痛,伴右胸背部放散痛,无肩部放散痛,腹痛呈间断性发作,曾予以抗感染治疗(具体药名及剂量不详)后腹痛可缓解。于 2010 年 1 月 14 日在社区门诊行超声检查,提示:胆囊多发结石,但未经治疗,今为进一步治疗来我院,门诊以胆囊结石收入院。病程中无寒战、高热,无反酸、嗳气,无恶心、呕吐,无呕血、黑便,无黄染。患病以来,睡眠不良,食欲缺乏,大小便正常。

二、体格检查

腹部平坦,无胃肠型及逆蠕动波,腹肌软,全腹无压痛、反跳痛及肌紧张,肝脾肋下未触及,麦氏点无压痛,Murphy 征阳性,肝肾区无叩击痛,叩诊无移动性浊音,肠鸣音正常,3～5 次/分,未闻及气过水音及血管杂音。

三、辅助检查

胆囊彩超(图 1－16):胆囊形态规整,体积大小正常,约 67mm×24mm,囊壁厚 3.2mm 不光滑,囊液透声差,囊内可见多个强回声团块,较大者 13mm×15mm。

腹部 CT(图 1－17):胆囊内可见高密度影,壁稍厚,肝内外胆管未见扩张。

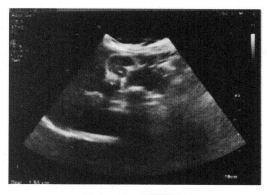

图 1－16　胆囊彩超

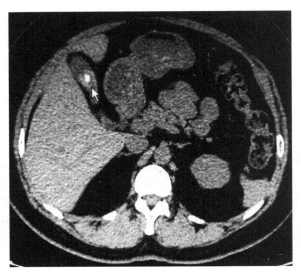

图 1-17　腹部 CT

四、初步诊断

胆囊结石。

五、鉴别诊断（以病史为基础，综合考虑）

1. 胃十二指肠溃疡急性发作或穿孔。
2. 急性胰腺炎。
3. 泌尿系结石、急性阑尾炎。

六、诊治过程

入院完善相关检查，无手术禁忌，于全麻下行腹腔镜下胆囊切除术。术后恢复良好，顺利出院。

七、出院诊断

胆囊结石。

八、病例分析及诊疗思路

间断右上腹部疼痛症状，查体墨菲征阳性，辅以相关检查。

九、治疗经验

1. 病史采集
（1）腹痛的位置、性质及诱因，疼痛有无向其他部位放射。
（2）有无黄疸、寒战、发热、恶心、呕吐及消化不良等症状。
（3）过去有无类似发作史。

2. 体格检查
（1）全身检查。
（2）腹部压痛部位及程度：有无肌紧张及反跳痛、能否触及肿大的胆囊、有无弥漫性腹膜炎征象。

第十三节　肠梗阻

【诊断标准】(《消化科疾病临床诊疗技术》, 2016)

1. 有腹痛, 腹胀, 呕吐, 停止排便、排气等临床表现。
2. 既往有手术史。
3. 有气液平、肠道扩张等典型的 X 线征象。

【病例解析: 肠梗阻】

一、病史资料

患者, 女性, 27 岁, 主因"腹痛 5 小时"入院。患者缘于 5 小时前出现腹部疼痛, 为持续性胀痛, 阵发性加重, 不能自行缓解, 伴恶心, 无呕吐, 无寒战发热, 于当地医院查腹部彩超示肠管扩张, 为行进一步诊疗入院。患者既往一年前肠梗阻行手术治疗病史。

二、体格检查

腹部稍膨隆, 无胃肠型及逆蠕动波, 右腹部压痛、伴反跳痛及肌紧张, 肝脾肋下未触及, Murphy 征阳性, 肝肾区无叩击痛, 叩诊无移动性浊音, 肠鸣音亢进, 6~8 次/分, 闻及气过水音, 未闻及血管杂音。

三、辅助检查

1. 血常规　白细胞: 13.29×10^9/L, 中性粒细胞百分比: 85.2%。
2. 腹部 X 线检查　发现阶梯状液气平, 肠管扩张积气肠襻。
3. 腹部 CT　显示小肠近端部分扩张伴积液, 无腹腔积液或渗出。

四、初步诊断

肠梗阻。

五、鉴别诊断

以病史为基础, 综合考虑主要鉴别是单纯性还是绞窄性肠梗阻。除辅助检查外, 还可辅助胃肠减压抽出液, 腹腔穿刺液。

六、诊治过程

1. 基础保守治疗　包括禁食水、胃肠减压、补液、抗感染、抑酸、营养支持, 生长抑素抑制肠道分泌, 解痉镇痛对症治疗。
2. 经保守治疗 48 小时后无缓解, 予以剖腹探查, 行肠黏粘连分解, 部分肠管切除肠吻合术。

七、出院诊断

肠梗阻。

八、病例分析及诊疗思路

患者既往腹部手术病史，查体腹部暂无腹膜炎体征，考虑粘连性肠梗阻可能性大，治疗中出现腹痛加重，并伴有腹膜炎体征，不除外绞窄情况出现，遂行手术治疗。

九、治疗经验

首先鉴别区分肠梗阻原因及类型，是否有梗阻，高位或低位，机械性或动力性，单纯性或绞窄性，完全性或不完全性，结合既往有无手术病史。

新生儿以肠道畸形为多，2岁以内多为肠套叠，老年人以粪块、肿瘤为最常见原因。

第十四节　破伤风

一、新生儿破伤风

【诊断标准】[新生儿破伤风诊断标准及处理原则(GB 16393－1996)]

新生儿破伤风是破伤风杆菌由脐部，偶可由新生儿外伤处侵入而引起的急性感染性疾病。新生儿破伤风是发展中国家的严重卫生问题。1989年5月，第42届世界卫生大会通过了到1995年消除该病的决议。在1990年世界儿童问题高级首脑会议上，我国政府对此做了承诺。为了适应防治工作的需要，特制定本标准。

1. 有分娩时的接生过程及脐部处理消毒不严史，或新生儿出生后有外伤局部未经消毒处理史。

2. 临床表现　出生后4~6日，少数早至2日迟至14日以上发病。早期牙关紧闭、吸乳困难，继之面肌痉挛呈苦笑面容。四肢肌肉阵发性强直性痉挛，腹直肌痉挛强直如板状，颈项强直呈角弓反张。呼吸肌、喉肌痉挛可致窒息、呼吸衰竭、心力衰竭。

3. 脐部或伤口处分泌物做厌氧菌培养，部分病例30%左右可获得破伤风杆菌阳性。

二、外伤性破伤风

【诊断标准】(《计划免疫工作指南》)

同时符合以下条件可诊断为外伤性破伤风。

1. 病史　近来有创伤史，特别是深刺创伤。

2. 症状与体征　牙关紧闭，苦笑面容、颈肌强直、角弓反张、阵发性强直性痉挛(刺激后尤易发生)、吞咽困难(潜伏期愈短，症状愈重)。

【病例解析】

一、病史资料

患者，男性，40岁，以"反复抽搐2天，持续抽搐4小时"为主诉入院。2天前无明显诱因下出现抽搐发作，呈间歇性，为张口困难，牙关紧闭，双上肢握拳，双下肢背伸，每次可持续5~10分钟，抽搐过后患者清醒，无恶心、呕吐、发热等症。当地村医用葡萄糖酸钙等治疗后（具体不详），好转回家。入院前 4 小时出现持续抽搐，经补充钙剂、镇静等治疗后无好转，遂转入我院。患者回顾半月前被锈钉刺伤左足，当时未做清创处理，未注射破伤风抗毒素，目前伤口完全愈合。

二、体格检查

T：36.5℃，P：120 次/分，R：18 次/分，BP：140/80mmHg。神志尚清，精神一般，能正确对答，言语含糊，表情淡漠，板状面容。双侧瞳孔等大，直径约 0.4mm，光反射灵敏，眼球活动好。牙关紧闭，无口角抽搐，有吞咽动作。颈强直、硬。呼吸费力，无三凹征。呼吸音对称，无啰音。心音有力，心率 120 次/分，无杂音。板状腹，双上肢紧握拳，抽搐，双下肢背伸。左足内侧见一陈旧性伤疤，生理征存在，病理征未引出。

三、辅助检查

实验室检查：白细胞计数、中性粒细胞比值、C－反应蛋白（CRP）、肌酸激酶（CK）及血钙均正常。脑脊液检查均正常。

心电图示：窦性心动过速，心率约 120 次/分。

脑电图示：正常脑电图。

四、初步诊断

破伤风。

五、鉴别诊断

1. 化脓性脑膜炎 与破伤风一样出现颈项强直、角弓反张等表现，但化脓性脑膜炎无阵发性抽搐，还有剧烈头痛、高热、喷射性呕吐，易嗜睡昏迷。脑脊液检查有大量白细胞。

2. 狂犬病 有被犬、猫咬伤皮肉的病史，但狂犬病患者呈兴奋、恐惧状，看见或听到水声，便发生吞咽肌痉挛，称"恐水病"。可因膈肌收缩产生大声呕逆，如犬吠声。

六、诊治过程

破伤风症状比较典型，其诊断主要依据临床表现和有无外伤史，此患者有"半月前左足锈钉刺伤"病史，并且伴有肌痉挛等临床典型表现，诊断破伤风较容易。确诊后，予以中和游离毒素、控制感染、控制痉挛，保持呼吸道通畅，维持营养和水、电解质、酸碱平衡等对症治疗，经治疗后，患者症状缓解，经观察后无肌痉挛发作，顺利出院。

七、出院诊断

破伤风。

八、病例分析及诊治思路

破伤风症状比较典型，其诊断主要依据临床表现和有无外伤史，此患者半月前左足锈钉刺伤病史，且肌痉挛等临床表现典型，诊断破伤风较易。对于此疾病需早期诊断，因此凡有外伤史，不论伤口大小、深浅，如果伤后出现肌紧张、扯痛、张口困难、颈部发硬、反射亢进等，均应考虑此病的可能性。伤口分泌物培养阴性亦不能排除本病。对怀疑破伤风的患者，可采用被动血凝分析测定血清中破伤风抗毒素抗体水平，抗毒素滴定度超过 0.01U/ml 者可排除破伤风。需注意与其他引起肌痉挛的疾病，如各种化脓性脑膜炎、脑炎、手足搐搦症相鉴别。

九、治疗经验

破伤风是一种极为严重的疾病，死亡率高，为此要采取积极的综合治疗措施，包括清除毒素来源、中和游离毒素、控制和解除痉挛、保持呼吸道通畅和防治并发症等。治疗措施主要有以下方法：

1. 伤口处理　伤口内的一切坏死组织、异物等均须清除，应在抗毒素治疗后，在良好麻醉、控制痉挛下进行伤口处理，彻底清创、充分引流，局部可用3%过氧化氢溶液冲洗，清创后伤口不必缝合包扎。有的伤口看上去已愈合，应仔细检查痂下有无窦道或无效腔。

2. 抗毒素的应用　目的是中和游离的毒素，所以只在早期有效，毒素已与神经组织结合，则难收效。但由于抗毒素有高达5%～30%的过敏率，故用药前须做皮内过敏试验。破伤风人体免疫球蛋白在早期应用有效，一般只用一次。

3. 控制痉挛　患者入院后，应住隔离病室，避免光、声等刺激；避免骚扰患者，减少痉挛发作。根据情况可交替使用镇静、解痉药物，以减少患者的痉挛和痛苦。可供选用的药物有：地西泮(可阻断神经元间传导，松弛肌肉)，肌内注射或静脉滴注，类似药物还有劳拉西泮和咪达唑仑；氯丙嗪(可抑制中枢神经系统，减轻肌痉挛)，肌内注射或静脉滴注，与地西泮交替使用，但低血容量时忌用；苯巴比妥(镇静作用)每8～12小时肌内注射一次；10%水合氯醛(适合于痉挛严重者)口服或保留灌肠。痉挛发作频繁不易控制者，可用硫喷妥钠缓慢静脉滴注，但要警惕发生喉头痉挛和呼吸抑制，用于已作气管切开者比较安全。但新生儿破伤风要慎用镇静解痉药物，可酌情用洛贝林、尼可刹米(可拉明)等。

4. 注意防治并发症　主要并发症在呼吸道，如窒息、肺不张、肺部感染，因此对抽搐频繁、药物又不易控制的严重患者，应尽早进行气管切开，以便改善通气；应及时清除呼吸道分泌物，勤翻身、拍背，预防坠积性肺炎；气管切开患者应注意做好呼吸道管理，包括气道雾化、湿化、冲洗等。必要时专人护理，防止意外；严格无菌技术，防止交叉感染。已并发肺部感染者，根据菌种选用抗生素。采用留置导尿管改善尿潴留，安置肛管改善腹胀。

5. 营养支持　由于患者不断阵发痉挛、出大汗等，故每日消耗热量和水分丢失较多。因此，要十分注意营养(高热量、高蛋白、高维生素)补充和水与电解质平衡的调整，必要时可采用中心静脉肠外营养。

6. 抗生素治疗　抗生素可选用青霉素肌内注射，或大剂量静脉滴注，可抑制破伤风梭菌。也可给甲硝唑，分次口服或静脉滴注，持续7～10天。如伤口有混合感染，则相应选用抗菌药物。

第十五节　全身急性化脓性感染

一、败血症

【诊断标准】（《传染病学》第 5 版，2001）

1. 急性高热患者白细胞及中性粒细胞明显升高，而不局限于某一系统感染时。

2. 有肠道、胆道、泌尿道感染，毒血症症状严重但不能用局部感染解释。

3. 有皮肤感染、外伤，特别是有疖、痈挤压史者。

4. 有皮下脓肿、肺脓肿、肝脓肿、化脓性关节炎、骨髓炎等可疑迁徙性病灶的患者，应考虑败血症的可能。

5. 血或骨髓培养阳性可确诊败血症。

二、脓毒血症

【诊断标准】（2001 年 SCCM/ESICM/ACCP/ATS/SIS 指南的标准）

明确感染或可疑感染加上以下指标：

1. 全身情况

（1）发热（>38.3℃）或低体温（<36℃）。

（2）心率增快（每分钟>90 次）或>年龄正常值之上 2 个标准差。

（3）呼吸增快。

（4）意识改变。

（5）明显水肿或液体正平衡>20ml/kg，持续时间超过 24 小时。

（6）高血糖症（血糖>7.7mmol/L）而无糖尿病史。

2. 炎症指标

（1）白细胞增多（$>12 \times 10^9$/L）或白细胞减少（$<4 \times 10^9$/L）或白细胞正常但不成熟细胞>10%。

（2）血浆 C-反应蛋白>正常值 2 个标准差。

（3）血浆降钙素原>正常值 2 个标准差。

3. 血流动力学指标

（1）低血压（收缩压<90mmHg，平均动脉压<70mmHg 或成年人收缩压下降>40mmHg，或低于年龄正常值之下 2 个标准差）。

（2）静脉血氧饱和度（SVO_2）>70%。

（3）心脏指数（CI）>3.5L/（min·m²）。

4. 器官功能障碍参数

（1）氧合指数（PaO_2/FiO_2）<300；急性少尿［尿量<0.5ml/（kg·h），至少 2 小时］。

（2）肌酐增加≥44.2tlmol/L。

（3）凝血功能异常（国际标准化比值＞1.5或活化部分凝血活酶时间＞60s）。

（4）肠麻痹：肠鸣音消失。

（5）血小板减少（＜100×10⁹/L）。

（6）高胆红素血症（总胆红素＞70μmol/L）。

5. 组织灌注参数

（1）高乳酸血症（＞1mmol/L）。

（2）毛细血管再充盈时间延长或皮肤出现花斑。

【病例解析】

一、病史资料

患者，男性，63岁，主因"右背部皮肤肿块伴畏寒、发热5天"入院。

患者于5天前感觉右背部疼痛不适，触及约3cm直径皮肤硬块，未予处理，逐渐增大，疼痛加重，伴有畏寒、发热、食欲缺乏和全身不适。2天前家人发现肿块表面有小脓点，曾间断服用"消炎药"，无明显效果。患糖尿病10余年，服药治疗，但已半年未就医检查，否认药物过敏史。实验室检查提示：白细胞：16.5×10⁹/L、中性粒细胞百分比：93.8%、血红蛋白：116g/L、血小板：97×10⁹/L，急诊以"发热原因待查"收入院。自发病以来精神欠佳，大小便无异常。平素体健，否认过敏史。既往史糖尿病病史10余年，婚育史无异常。

二、体格检查

T：39℃，P：84次/分，R：20次/分，BP：135/90mmHg。患者深而大呼吸，皮肤潮红，意识障碍，全身皮肤黏膜无黄染。双肺叩清音，双肺呼吸音清，未闻及干湿性啰音。心界不大，律齐，未闻及杂音。腹软，无压痛和反跳痛，未扪及包块。右背上方，肩胛骨内侧可见约6cm×5cm椭圆形皮肤隆起肿块，色暗红，表面有数个脓点，个别脓头破溃，有浅黄色脓液流出。右腋可及淋巴结数枚，最大者约2cm×1.5cm，轻度触痛。

三、辅助检查

1. 血常规　白细胞：16.5×10⁹/L、中性粒细胞百分比：93.8%、血红蛋白：116g/L、血小板：97×10⁹/L。

2. 血生化　乳酸：1.58mmol/L、钠：134.9mmol/L、钾：3.23mmol/L、氯：105.6mmol/L、二氧化碳：17.9mmol/L、阴离子间隙：13.4、钙：2.27mmol/L、离子钙：1.01mmol/L、葡萄糖：16.32mmol/L、尿酮体：＋＋＋、血PH：＜7.26、阴离子间隙：＞31mmol/L、NaHCO₃：＜16mmol/L。

四、初步诊断

初步诊断：①背痈；②2型糖尿病。

诊断依据：①老年男性，急性病程；②肩背部肿块，伴畏寒、发热等全身中毒症状5天；③既往糖尿病史10年；④查体：体温39℃，右背上方肩胛骨内侧见椭圆形隆起肿块，红、肿、热、痛并有多个脓头，伴局部淋巴结肿大；⑤血白细胞计数上升，中性粒细胞比例增高。

五、鉴别诊断

1. 疖病　多发疖肿虽然可能发生在一个区域内，但不会这样集中在一个类圆形的范围内，邻接相连，同时发生感染。

2. 急性蜂窝织炎　也有红、肿、热、痛等局部炎症表现及全身感染中毒症状，但其病变扩散较快，红肿边缘界限不清楚，没有多个毛囊同时发生感染的表现。

六、诊治过程

患者入院后血糖偏高，伴有体温低，深而大呼吸，皮肤潮红，血压下降，休克，意识障碍，结合实验室检查：葡萄糖：16.32mmol/L、尿酮体：＋＋＋、血 PH：＜7.26、阴离子间隙：＞31mmol/L，NaHCO₃：＜16mmol/L。考虑糖尿病合并酮症酸中毒，血糖长期控制不佳引发背部痈。①予以缓慢静点胰岛素，平稳控制血糖；②同时检测电解质指标，预防低钾血症等情况；③加强补液，促进机体代谢；④取背部感染组织行细菌培养，选用敏感抗生素。此后患者血糖逐渐正常，酮症酸中毒症状缓解，背部痈经抗感染治疗后红肿边缘局限，全身感染情况环境缓解。

七、出院诊断

1. 背痈。
2. 2 型糖尿病。
3. 酮症酸中毒。

八、病例分析及诊治思路

患者于 5 天前感觉右背部疼痛不适，触及约 3cm 直径皮肤硬块，未予处理，逐渐增大，疼痛加重，伴有畏寒、发热、食欲缺乏和全身不适。检查：白细胞：$16.5×10^9$/L、中性粒细胞百分比：93.8%、血红蛋白：116g/L、血小板：$97×10^9$/L。治疗：①予以缓慢静点胰岛素；②取背部感染组织行细菌培养，选用敏感抗生素。

九、治疗经验

1. 治疗原则

（1）抗菌药物应及时应用，若必要可再根据细菌培养和药物敏感试验结果选用抗生素。

（2）局部处理，如理疗、药物湿敷、切开引流等，根据病情决定。

（3）改善全身情况，如糖尿病患者需控制血糖；低蛋白血症者应予补充等。

2. 进一步检查

（1）血、尿常规有无白细胞计数上升、核左移；尿糖是否阳性等。

（2）血生化、肝肾功能、血糖测定等。

（3）伤口分泌物或脓液细菌培养和药物敏感试验。

第十六节　肛瘘、肛乳头炎、肛门周围感染

一、肛瘘

【诊断标准】（中华中医药学会肛肠分会，2002）

1. 低位肛瘘

（1）低位单纯性肛瘘：内口在肛门隐窝，仅有一个管道并通过外括约肌深层以下者。

（2）低位复杂性肛瘘：有两个以上外口，有两个或两个以上的管道与内口相连，肛瘘管道在外括约肌深层以下者。

2. 高位肛瘘

（1）高位单纯性肛瘘：内口在肛门隐窝，仅有一个管道，走行在外括约肌深层以上，侵犯耻骨直肠肌/肛提肌以上者。

（2）高位复杂性肛瘘：有两个以上外口。有两个以上管道与内相连或并有支管空腔，其主管通过外括约肌深层以上。侵犯耻骨直肠肌/肛提肌以上者。

二、肛乳头炎

【诊断标准】（《肛肠病防治简明教程》，2015）

1. 肛门不适和隐痛。

2. 肛门潮湿和瘙痒，很少出血。

3. 排便时肥大的乳头可脱出肛门外，为色白质硬的结节。

4. 指肛检查可触到变硬的乳头，触痛明显。

5. 肛门镜检查可见齿线处乳头充血水肿。

三、肛门周围感染

【诊断标准】（《实用老年消化病诊疗学》，2004）

1. 肛门烧灼痛或跳痛，排便或行走时加重，少数有排尿困难。

2. 肛门周围有硬结或肿块，局部温度增高、压痛或有波动。位于肛提肌以上的脓肿，直肠指检可触及压痛性肿块，直肠内穿刺可抽出脓液。

3. 可伴有发冷、发热、全身不适等症状。

4. B超可测及脓腔。

5. 血白细胞及中性粒细胞计数增多。

【病例解析】

病例1：低位肛瘘

一、病史资料

患者，男性，46岁，主因"反复右侧肛门部流脓3个月"入院。患者自述于入院3个月前年前无明显原因开始出现肛周流液体、压痛、无肛门坠胀，无尿频，无尿急，无排便

困难，当时未重视，越来越加重，今日为求根治，缓解症状来我院就诊，诊断为肛瘘，收住我科。病程中患者神志清，呈嗜睡状，精神差，大小便正常，睡眠良好，无明显体重减轻。

二、体格检查

T：36.7℃，R：22 次/分，P：100 次/分，BP：99/69mmHg。神志清楚，精神反应欠佳，肛门外观无畸形，蹲位努挣时肛门部门不可见环形脱出的痔块，呈花瓣状，有分割带。质软，无触痛，可回纳。肛门指诊，未触及异常包块，指套未见血染。膀胱截石位肛门缘 5 点位见，1.5cm 处可见外口，可见少许黄色脓液渗出，肛内指诊未触及包块，明显有压痛。

三、辅助检查

传染五项、血常规、尿常规、便常规、肝肾功能、心电图等辅助检查结果未见异常。

四、初步诊断

肛瘘。

五、鉴别诊断

1. 肛旁脓肿　患者可出现肛门周围肿胀、疼痛、排便困难等。查体：肛周可有红肿，触痛明显。可能触及波动感。据上述依据，可排除本病。

2. 直肠脱垂　肛门外观无畸形。蹲位努挣时肛门部可见椭圆形肿物，呈粉红色，表面可见呈同心圆排列的黏膜皱襞，质软，无触痛，可回纳。肛门指诊：未触及异常包块。指套未见血染。

六、诊治过程

1. 诊断依据

（1）症状：反复右侧肛门部流脓 3 个月。

（2）体征：膀胱截石位肛门缘 5 点位见，1.5cm 处可见外口，可见少许黄色脓液渗出，肛内指诊未触及包块，明显有压痛。肛门未见异常。

（3）辅助检查：传染五项、血常规、尿常规、便常规、肝肾功能、心电图等辅助检查结果未见异常。

2. 诊治过程　患者入院当日，病史结合体征，初步诊断为肛瘘。经上级医师指示拟于今日行痔切除术。术中术后可能发生麻醉意外、出血、感染、复发、肛门狭窄、失禁、疼痛、尿潴留等并发后遗症，经向患者及其家属交代病情后，患者及其家属同意手术并签字。依据患者病情拟行手术方式：肛瘘挂线术，术程顺利，术后安返病房，予以二级护理、暂禁食、平卧、抗感染、静脉营养支持等治疗，同时定期换药及温水坐浴治疗，此后患者恢复可，顺利出院。

七、出院诊断

肛瘘。

八、病例分析及诊治思路

患者自述于入院 3 个月前年前无明显原因开始出现肛周流液体、压痛、无肛门坠胀，无尿频，无尿急，无排便困难，当时未重视，越来越加重。通过病史及相关检查，诊断为肛瘘。行痔切除术。

九、治疗经验

1. **急性感染发作期** 应用抗菌药物，局部理疗，热水坐浴，脓肿形成应切开引流。

2. **瘘管切开术** 适用低位单纯性肛瘘、内外括约肌之间的外瘘，切开瘘管仅损伤部分内括约肌，外括约肌皮下部及浅部，不会引起术后肛门失禁。一般在鞍麻下，用探针由外口插入，通透瘘管的内口穿出，沿探针方向切开瘘管，将腐烂肉芽组织搜刮干净，为保证瘘管从底部向外生长，可将切口两侧皮肤剪去少许，呈底小口大的"V"形伤口，同时注意有无分支管道，也应一一切开。

3. **挂线疗法** 适用高位单纯性肛瘘，即内口在肛管直肠环平面上方，手术切断可引起肛门失禁。采用瘘管挂线，使要扎断的括约肌与四周组织先产生粘连，因结扎后局部缺血，坏死，经 10～14 天后自行断裂，此时不发生收缩失禁，瘘管敞开成创面，达到逐渐愈合。方法：将探针从外口经瘘管在内口穿出，探针引导一无菌粗丝线或橡皮筋，将此线从内口经瘘管而在外口引出，然后扎紧丝线。挂线时须注意：①找到内口的确切位置，不可造成假道，免手术失败；②收紧丝线或橡皮筋前，要切开皮肤及括约肌皮下部，以减轻术后疼痛，缩短脱线日期；③结扎要适当收紧，过松不易勒断瘘管。术后热水坐浴，经 3～5 天再拉紧一次，一般在 2 周可完全断裂。

4. **肛瘘切除术** 适用低位单纯性肛瘘，与切开不同之处在于将瘘管及周围组织分开并切除，直至显露健康组织创面内小外大，一般不缝合，术后坐浴，换药，直至愈合。高位或复杂性肛瘘在手术中要注意保护肛管直肠环，避免术后大便失禁。

病例 2：肛乳头炎

一、病史资料

患者，女性，68 岁，主因"反复肛门坠胀不适 5 个月余"入院。5 个月前无明显原因出现肛门坠胀不适感，呈持续性，心情烦躁时明显，大便日解 1～3 次，质地软，无黏液血便，无肛门肿物脱出，睡眠欠佳，饮食、精神尚可，小便正常。肠镜：慢性直肠炎。曾就诊于福建省人民医院，于灌肠治疗，中医药治疗，无明显好转（具体不详）。

二、体格检查

T：36.7℃，R：22 次/分，P：100 次/分，BP：99/69mmHg。神志清楚，精神反应欠佳，肛门外观周围皮肤无潮湿，肛门镜下见原发位黏膜充血，指诊：指套无染血，未触及肿物。

三、初步诊断

肛乳头炎。

四、辅助检查

血常规：白细胞：10.2×10^9/L，中性粒细胞百分数：86.6%，淋巴细胞百分数：11.3%，血红蛋白：145g/L，血小板：305×10^9/L，C-反应蛋白：1.0mg/L。

五、鉴别诊断

1. 肛乳头肥大　由于肛窦的两旁肛乳头，所肛窦发炎后首先波及肛乳头，引起肛乳头发炎，肿胀肥大。

2. 肛乳头增生　是肛乳头因缓慢炎症刺激所致纤维结缔组织增生，是一种肛门疾病常见的肿瘤。

3. 肛窦炎　又称肛隐窝炎，常是肛管直肠部位感染性疾病的发源病灶。

六、诊治过程

患者入院当日，病史结合体征，初步诊断为肛乳头炎。经上级医师指示行肛乳头结扎切除术。术中术后可能发生麻醉意外、出血、感染、复发、肛门狭窄、失禁、疼痛、尿潴留等并发后遗症，经向患者及其家属交代病情后，患者及其家属同意手术并签字。依据患者病情拟行手术方式：肛乳头结扎切除术，术程顺利，术后安返病房，予以二级护理、暂禁食、平卧、抗感染、静脉营养支持等治疗，同时定期换药及温水坐浴治疗，此后患者恢复可，顺利出院。

七、出院诊断

肛乳头炎。

八、病例分析及诊治思路

患者5个月前无明显原因出现肛门坠胀不适感，呈持续性，心情烦躁时明显，大便日解1~3次，质地软，无黏液血便，无肛门肿物脱出，睡眠欠佳。肠镜：慢性直肠炎。通过病史及相关辅助检查，诊断为"肛乳头炎"。行肛乳头结扎切除术。

九、治疗经验

1. 抗生素　甲硝唑是首选药，次为庆大霉素、先锋霉素、阿莫西林、诺氟沙星（氟哌酸）等。经肛门给药，效果更好、更快。

2. 肛门栓剂　吲哚美辛（消炎痛）栓，对急性发作期患者有明显抗感染、抗渗出、止痛作用；慢性期可选用氯己定（洗必泰）栓。

3. 手术治疗　手术是本病的根治疗法，应根据病变选用适合的术式。

（1）肛窦切开扩创术：先用钩形探针钩探加深的肛隐窝，然后沿探针切开肛隐窝到内括约肌，切断部分内括约肌，切除病窦及结节，做梭形切口至皮肤，创面修整，使引流通畅。可有切口上方黏膜缝合一针以止血。注意切除不可过深以防术后出血，本术式可彻底根治肛窦炎。

（2）肛乳头结扎切除术：患者取侧卧位，肛周备皮，肛门内外常规消毒，盖以消毒孔巾，以0.5%利多卡因溶液1~5ml局部浸润麻醉，然后于肛乳头基底部施行贯穿结扎，切除顶部，纳入吲哚美辛栓1枚，消毒纱布包扎。每次可结扎1~3枚肥大的肛乳头，术后当日勿大便，次日大便后坐浴，不拆线，待7天左右自行脱落。对肥大性乳头基底部粗大者，应剪开基底部皮肤至近齿状线处，结扎时边松止血钳边紧线，将线结扎在齿状线处，可减轻术后疼痛，缩短疗程。本法操作简单，根治效果可靠。

（3）电灼术：对小的三角形乳头可选用电刀或电灼器烧灼至基底部，术后纳入吲哚美辛栓，便后坐浴。

病例 3：肛门周围感染

一、病史资料

患者，女性，32 岁，主因"肛门部红肿热痛 20 天"入院。患者平素喜食辛辣之物，临厕久蹲努挣。20 天前无明显诱因肛门部出现一包块，色红，肤温高，疼痛明显，行走坐卧不便，无畏寒发热，无黏液脓血便，后包块破溃见少量脓液溢出，脓液溢出后疼痛无缓解，自用"马应龙痔疮膏"外用后疼痛稍见缓解，偶见肛周有脓性分泌物。20 天来上症反复发作，未行系统检查及治疗。今日为求彻底治疗到我科求治而收住。入院时症见：肛门后正中隐痛不适，偶见肛周有脓性分泌物，行走坐卧不便，无畏寒发热，无黏液脓血便，大便每日一行，质干，小便黄赤，饮食可，睡眠差。平素体健，否认结核、肝炎、伤寒等传染病史，否认手术、外伤、输血史及中毒史。预防接种史不详。

二、体格检查

T：36.3℃，P：78 次/分，R：18 次/分，BP：110/75mmHg。一般情况可，神志清楚，发育正常，营养中等，自动体位，查体合作，对答切题，全身皮肤黏膜及巩膜无黄染，浅表淋巴结无肿大，头颅五官正常，双侧瞳孔等大等圆，对光及调节反射存在，气管居中，双侧甲状腺无肿大。颈静脉无怒张，胸廓正常，双肺呼吸动度一致，肺触觉语颤正常，双肺叩诊清音，双肺呼吸音清，未闻及干、湿啰音，无胸膜摩擦音。心前区无隆起，心尖冲动位置正常，心界正常，心率 78 次/分，节律整齐，心音有力，未闻及杂音。腹部平软、左右对称，无胃肠蠕动波，无皮疹、色素、条纹及瘢痕，无局部隆起，腹壁松弛，无压痛、反跳痛及肌紧张，无液波震颤，未触及异常包块，肝脾未触及，胆囊无肿大，各输尿管点无压痛，肝胆区无叩痛，肾区无叩痛，无移动性浊音，肠鸣音正常，约 4 次/分，未闻及金属音及气过水声。脊柱四肢无畸形，肛门外生殖器未见异常。生理反射存在，病理反射未引出。

专科情况：肛缘 6 点位可见约 1cm×2cm 大小的肿块突起，皮肤微红，触痛，质软，无波动感，肛内 6 点位齿线附近可触及一硬结，明显触压痛，可见少许黄色脓液溢出，肛内指诊未触及包块，肛内齿线上 1 点、3 点、5 点、7 点、9 点、11 点位各见 1.5cm×1.5cm 大小痔核突起。

三、辅助检查

1. 血液分析　红细胞：$4.00×10^{12}/L$，血红蛋白：135g/L，白细胞：$5.4×10^9/L$，血小板：$191×10^9/L$。血型：A 型，Rh（＋）。

2. 尿液分析　正常。

3. 感染两项　正常。

4. 生化全套　谷丙转氨酶：9U/L，总胆固醇：5.86mmol/L，三酰甘油：1.91mmol/L，低密度脂蛋白：4.45mmol/L，尿素氮：6.7mmol/L，氯：115mmol/L，钙：2.07mmol/L，磷：0.78mmol/L，余项正常。

5. 心电图　正常心电图。

6. DR 胸部正侧位片　示双肺纹理稍增多、紊乱，肺实质未见明显活动性病灶。心、膈未见明显异常 X 线征象。

四、初步诊断

1. 肛周脓肿。
2. 环状混合痔。

五、鉴别诊断

1. 化脓性汗腺炎　多在肛门周围与臀部皮下，脓肿浅在而病变范围广泛，皮肤增厚变硬，急性小脓肿与慢性窦道并存，脓液黏稠呈白粉粥样，有特殊臭味。窦道不与肛门直肠相通。

2. 肛周毛囊炎和疖肿　好发于尾骨及肛周皮下，肿胀略突出，有溢脓外口，外口内有脓栓。指诊病变与肛门直肠无关。

3. 骶骨前畸胎瘤　伴有感染时与直肠后部脓肿相似。肛门指诊直肠后肿块光滑，无明显压痛，有囊性感。多为先天性，应追问病史。X 线检查可见骶前肿物将直肠向前推移，可有散在钙化阴影。病理检查可确诊。

4. 肛门直肠肿瘤　良性肿瘤多局限，可移动，局部症状较轻，一般不溃破；恶性肿瘤坚硬固着，表面溃烂，凹凸不平，常有脓血分泌物，恶臭污秽。

六、诊治过程

用入院后完善相关检查，患者未见明显手术禁忌，且肛周脓肿诊断明确，行局麻下肛周脓肿切开引流术，在波动最明显处做放射状切口，凡士林纱条放入脓腔做引流，保证引流通畅，患者肛周疼痛逐渐缓解，定期切口换药，现拆除凡士林纱布引流条，顺利出院。

七、出院诊断

1. 肛周脓肿。
2. 环状混合痔。

八、病例分析及诊治思路

患者 20 天前无明显诱因肛门部出现一包块，色红，肤温高，疼痛明显，行走坐卧不便，无畏寒发热，无黏液脓血便，后包块破溃见少量脓液溢出，脓液溢出后疼痛无缓解。通过病史及相关辅助检查，诊断为"肛周脓肿、环状混合痔"。行局麻下肛周脓肿切开引流术。

九、治疗经验

少数肛周脓肿用抗生素、甲硝唑是首选药，次为庆大霉素、先锋霉素、阿莫西林、诺氟沙星（氟哌酸）等。

大多数肛周脓肿起源于肛腺导管的阻塞伴细菌繁殖和脓肿形成，缺乏波动感时不应延迟引流。治疗目的应包括脓肿的切开引流和防止切口假愈合而导致急性复发。切口宜适当，置管引流或挂线。肛瘘术前常用挂线控制局部感染。尽管很多肛周脓肿在门诊容易治疗，复杂性感染需在麻醉下检查以确保适当的引流。重症感染，尤其是免疫力受损的患者，需要住院治疗。少数肛周脓肿用抗生素，高危患者，如免疫抑制、糖尿病、弥漫性蜂窝组织炎或有假体植入，应考虑使用抗生素。另外，对人工心脏瓣膜、细菌性心内膜炎、复杂性先天性心脏病、先天性心脏畸形、获得性心瓣膜病变(如风湿性心脏病)、肥厚性心肌病及左房室瓣脱垂伴瓣膜性回流和(或)瓣膜尖肥厚的脓肿患者在切开和引流术前应使用抗生素。热水坐浴及局部理疗等可以消散，但多数需要手术治疗，手术方式是肛门周围脓肿切开引流。

1. 肛门周围脓肿　切开引流术在局麻下就可进行，在波动最明显处做放射状切口，保证引流通畅。

2. 坐骨肛管间隙脓肿　要在腰麻或骶麻下进行，在压痛最明显处用粗针头穿刺，抽出脓液后，在该处做一平行于肛缘的弧形切口，避免损伤括约肌，探查脓腔使引流通畅后，置管或油纱条引流。

3. 骨盆直肠间隙脓肿　切开引流术要在腰麻或骶麻下进行，切开部位因脓肿来源不同而不同。如脓肿向肠腔突出，手指在直肠内可触及波动，应在肛镜下行相应部位直肠壁切开引流；如脓肿源于经括约肌肛瘘感染者，引流方式与坐骨肛管间隙脓肿相似。

肛周脓肿切开引流后，绝大多数形成肛瘘。近年来有采用脓肿切开引流加一期挂线术的报道，可避免肛瘘的形成。

试题与答案

【单选题】

1. 原发性肺脓肿多发生于右肺最主要原因是( )

A. 右支气管较粗

B. 右支气管较短

C. 右主支气管与气管夹角较大

D. 右主支气管周围淋巴结多

E. 右主支气管较长

2. 血源性肺脓肿好发部位最多见于( )

A. 右上叶后段

B. 左下叶背段

C. 右下叶背段

D. 下叶基底段

E. 两肺外周部

3. 急性肺脓肿的致病细菌多属( )

A. 金黄色葡萄球菌为主

B. 支原体为主

C. 厌氧菌为主

D. 肺炎球菌为主

E. 真菌为主

4. 关于吸入性肺脓肿，下列哪一项是不正确的( )

A. 多属厌氧菌为主的混合感染

B. 好发于右上叶后段和右或左下叶背段

C. 空洞内壁凹凸不平，为偏中心的空洞

D. 病后 10 天咳大量脓痰，且常有恶臭味

E. 有效抗生素治疗，不应少于 8 周

5. 有关原发性肺脓肿下列哪项是不正确的( )

A. 常系吸入口咽分泌物随带的细菌感染所致

B. 为多种化脓性细菌的混合感染

C. 多数为厌氧菌感染

D. 急性病例常有杵状指或肥大性肺性骨关节病

E. 慢性肺脓肿易出现大咯血

6. 血源性肺脓肿最常见的病原菌是( )

A. 大肠杆菌

B. 产气杆菌

C. 肺炎杆菌

D. 金黄色葡萄球菌

E. 化脓性链球菌

7. 肺脓肿早期最易与下列哪种疾病混淆( )

A. 细菌性肺炎

B. 支气管扩张

C. 空洞型肺结核

D. 肺囊肿并感染

E. 肺梗死

8. 不是肺脓肿手术指征的是( )

A. 急性肺脓肿

B. 反复大咯血

C. 支气管胸膜瘘

D. 合并支气管扩张者

E. 内科积极治疗无效的慢性肺脓肿

9. 诊断急性肺脓肿最有价值的是( )

A. 畏寒发热

B. 咳大量脓臭痰

C. 白细胞总数及中性粒细胞增高

D. 痰普通细菌培养阳性

E. 大咯血

10. 急性肺脓肿的治疗原则是( )

A. 止咳,祛痰,抗感染

B. 改善通气,纠正酸碱平衡,抗感染

C. 支持疗法,祛痰,抗感染

D. 积极抗感染,辅以体位引流

E. 中西医结合,全身用药及局部用药相结合

11. 急性肺脓肿抗菌治疗的疗程是( )

A. 4~6周

B. 6~8周

C. 8~12周

D. 12~16周

E. 16~20周

12. 在有效抗生素治疗下,影响肺脓肿疗效的主要原因是( )

A. 脓肿的部位

B. 脓液引流不畅,痰液不易排出

C. 细菌的种类

D. 没有输血

E. 没有长期卧床休息

13. 下列肺脓肿的描述,哪一项属于慢性期表现( )

A. 右肺大片致密影,密度均匀边缘模糊

B. 右肺大片致密影,中心空洞及液平面,外周广泛炎性浸润

C. 右肺结节影像,周围炎性浸润

D. 右肺大片致密影,多个空洞并有液平面

E. 右肺内见有蜂窝状,伴大量纤维化影

14. 肺脓肿患者住院治疗3个月,经静脉滴注足量抗生素后,仍咳痰、咯血。下一步治疗应首先考虑( )

A. 加大抗生素剂量

B. 加强体位引流

C. 加用支气管内滴注抗生素

D. 手术治疗

E. 人工气腹

15. 某患者 3 周前突然发冷，发热体温 39℃，按肺炎治疗未愈，1 周前开始咳大量脓臭痰，痰培养为脆弱类杆菌。胸片示右上肺大片致密影及大空洞，不可选用的抗生素是（　）

    A. 甲硝唑

    B. 氯林可霉素

    C. 青霉素

    D. 洁霉素

    E. 替硝唑

16. 某患者诊断急性原发性肺脓肿，根据痰细菌学检查结果，给予足量青霉素、链霉素，积极支持疗法，治疗 2 周，痰量减少，但高热不退，白细胞持续增高。此时治疗应增加采取（　）

    A. 气管内滴注抗生素

    B. 体位引流排痰

    C. 纤维支气管镜吸引并滴注抗菌药

    D. 更换抗生素

    E. 雾化吸入抗生素

17. 某患者慢性咳嗽、咳脓痰，反复咯血 10 多年，胸透多次无异常。近两周来高热，脓痰量增多，味臭。胸片右下肺大片致密阴影，中有空洞及液平，白细胞 18×10^9/L，诊断是（　）

    A. 右下肺炎球菌肺炎

    B. 金黄色葡萄球菌肺炎

    C. 支气管扩张，继发肺脓肿

    D. 阿米巴肺脓肿

    E. 肺结核继发肺脓肿

18. 患者，女，56 岁。10 天来咳嗽、发热 38℃，自服感冒药不见好转。黄痰逐渐增多，30～50ml/d，偶尔有脓血痰，白细胞 19×10^9/L。胸片见右肺有大片模糊阴影，其中有一带液平面的薄壁空洞。门诊首先考虑（　）

    A. 肺结核

    B. 中央型肺癌

    C. 支气管肺炎

    D. 肺脓肿

    E. 周围型肺癌

19. 患者，女性，49 岁。平素健康，突然发冷发热，咳嗽。用青霉素热不退。10 天后，咳大量脓臭痰。诊断可能为（　）

    A. 肺结核

    B. 支气管扩张症

    C. 肺炎球菌肺炎

    D. 急性肺脓肿

    E. 支气管胸膜瘘

20. 患者，男性，38 岁，半月前拔牙，次晨畏寒发热，咳嗽，痰量逐渐增多。呈脓性有臭味，胸片示左下大片阴影，有空洞。最可能的诊断是（　）

    A. 左下肺炎

    B. 左下肺脓肿

    C. 左下肺结核

    D. 肺癌

    E. 左下肺支气管扩张症

21. 患者，男性，70 岁。腹部疼痛 6 天，以右下腹为重，伴呕吐。检查：急性病容，右下腹饱满压痛，肌紧张，白细胞 14.5×10^9/L，腹部透视可见少量气液平面。最可能的诊断为（　）

    A. 阑尾周围脓肿

    B. 急性肠梗阻

    C. 急性胰腺炎

    D. 急性胆囊炎

    E. 急性化脓性胆管炎

22. 关于急性阑尾炎临床表现描述正确的是（　）

    A. 都有转移性腹痛

    B. 肝下区阑尾炎可刺激泌尿系统引起血尿

    C. 坏疽性阑尾炎呈持续性腹痛

D. 阑尾穿孔后腹痛可暂时减轻，体温下降

E. 出现轻度黄疸表明同时合并胆管结石

23. 阑尾解剖位置的体表投影应当是（　）

A. 通过脐横线与右锁骨中线的交点

B. 右髂前上棘至脐连线中内 1/3 处

C. 右腹股沟中点与脐连线的中外 1/3 处

D. 右髂前上棘至脐连线的中外 1/3 处

E. 位置不定，经常变异

24. 支配阑尾的神经是交感神经腹腔丛和（　）

A. 内脏小神经

B. 第 10 胸神经

C. 第 12 胸神经

D. 内脏大神经

E. 第 1 腰神经

25. 阑尾最常发生的肿瘤是（　）

A. 淋巴瘤

B. 平滑肌瘤

C. 类癌

D. 腺癌

E. 纤维肉瘤

26. 导致阑尾穿孔最主要的因素是（　）

A. 阑尾腔阻塞

B. 阑尾壁受粪石压迫缺血

C. 细菌毒力

D. 淋巴管阻塞

E. 免疫力低

27. 患者，男性，70 岁。腹部疼痛 6 天，以右下腹为重，伴呕吐。检查：急性病容，右下腹饱满压痛，肌紧张，白细胞 14.5×10⁹/L，腹部透视可见少量气液平面。最可能的诊断为（　）

A. 阑尾周围脓肿

B. 急性肠梗阻

C. 急性胰腺炎

D. 急性胆囊炎

E. 急性化脓性胆管炎

28. 急性阑尾炎常见的最典型临床表现是（　）

A. 阵发性右下腹痛

B. 腰大肌试验阳性

C. 发热

D. 转移性腹痛

E. 恶心呕吐

29. 急性阑尾炎最主要的症状是（　）

A. 畏寒、发热

B. 恶心呕吐

C. 腹泻或便秘

D. 转移性右下腹痛

E. 食欲下降

30. 患者，男性，29 岁。转移性右下腹痛伴发热 36 小时入院，诊断为急性阑尾炎。医生查体时，让患者仰卧，使右髋和右大腿屈曲，然后医生向内旋其下肢，引起患者右下腹疼痛，提示其阑尾位置（　）

A. 位于右上腹部

B. 在右下腹麦氏点深面

C. 靠近闭孔内肌

D. 位于腰大肌前方

E. 靠近脐部

31. 入院后腹痛加重，伴有寒战，体温 40℃，巩膜轻度黄染，剑突下压痛，右下腹肌紧张，右下腹明显压痛、反跳痛，最可能的诊断是（　）

A. 急性阑尾穿孔

B. 阑尾炎合并胃穿孔

C. 腹膜炎引起溶血性黄疸

D. 门静脉炎

E. 阑尾与结肠形成内瘘

32. 急症行阑尾切除术,并大剂量抗生素治疗,术后 5 天,体温 38.5℃,患者出现下腹坠痛,里急后重,首选的检查方法是( )

    A. 腹部 B 超

    B. 盆腔 CT

    C. 直肠镜

    D. 钡剂灌肠

    E. 直肠指检

33. 急性阑尾炎的体征中最有诊断意义的是( )

    A. 右腹肌紧张

    B. 转移性腹痛和右下腹部压痛

    C. 右腹 Murphy 征阳性

    D. 腰大肌试验阳性

    E. 闭孔内肌试验阳性

34. 急性乳房炎早期治疗那一项是错误的( )

    A. 切开引流

    B. 局部热敷

    C. 停止喂乳

    D. 吸尽乳汁

35. 急性乳腺炎最常见的病因是( )

    A. 乳汁淤积

    B. 雌激素分泌增加

    C. 雄激素分泌增加

    D. 卵巢内分泌功能失调

    E. 性激素的改变与紊乱

36. 急性乳腺炎多发于( )

    A. 青年产妇

    B. 中年产妇

    C. 任何哺乳期的妇女

    D. 产后哺乳期的经产妇

    E. 产后哺乳期的初产妇

37. 急性乳腺炎形成脓肿后主要治疗方法是( )

    A. 消炎

    B. 理疗

    C. 停乳

    D. 切开引流

    E. 局部封闭注射

38. 下列急性乳腺炎的预防措施,错误的是( )

    A. 孕妇经常擦洗乳头

    B. 产前矫正乳头内陷

    C. 每次哺乳排净乳汁

    D. 哺乳避免乳头破损

    E. 哺乳期应用抗生素

39. 除哪条外,下列都是急性乳腺炎的临床表现( )

    A. 出现寒战、发热

    B. 患侧腋窝淋巴结肿大、压痛

    C. 白细胞计数明显增高

    D. 乳房皮肤红肿、增厚、粗糙

    E. 乳房疼痛,局部红肿、发热

40. 下列有关急性乳腺炎正确的有( )

①急性乳腺炎多发于初产妇

②急性乳腺炎早期即应切开引流,否则易形成脓肿

③患侧乳腺应停止哺乳,以吸奶器吸尽乳汁

④急性乳腺炎是乳汁淤积引起的非化脓性感染

    A. ①②③

    B. ①③

    C. ②④

    D. ②

    E. ①②③④

41. 除哪条外,下列都是浆细胞性乳腺炎的临床表现( )

    A. 出现寒战、发热

    B. 好发于 30 ~ 40 岁的非哺乳期女性

    C. 白细胞计数一般不增高

    D. 多以乳头溢液为首发症状

E. 急性期可出现腋下淋巴结肿大

42. 引起急性乳腺炎的常见细菌（　）
A. 金黄色葡萄球菌
B. 链球菌
C. 绿脓杆菌
D. 厌氧菌
E. 大肠杆菌

43. 关于结节性甲状腺肿，下列描述正确的是（　）
A. 结节具有完整的包膜
B. 结节对周围甲状腺组织均有明显压迫作用
C. 滤泡上皮有乳头状增生者可发生癌变
D. 结节内不伴常有出血、坏死、囊性变
E. 从弥漫性甲状腺肿发展为结节性甲状腺肿

44. 下列哪一项不是结节性甲状腺肿的手术适应证（　）
A. 有压迫症状
B. 怀疑有癌变
C. 病史较长者
D. 伴有甲亢
E. 胸骨后甲状腺肿

45. 导致甲状腺肿大最常见的原因是（　）
A. 垂体肿瘤
B. 缺碘
C. 自身免疫反应
D. 先天性疾患
E. 药物

46. 关于单纯性甲状腺肿，下列的记述哪一项是正确的（　）
A. 男性显著多于女性
B. 年龄越大发病者越多
C. 甲状腺多呈结节性肿大

D. 一般不伴有功能亢进或功能低下
E. 从病变性质来说，可以看成是良性肿瘤

47. 有关甲状腺肿的病因，下列哪项是错误的（　）
A. 碘缺乏
B. 碘摄取过多
C. 甲状腺素需求量增高
D. 食物中含有抗甲状腺素物质

48. 一侧喉返神经损伤会引起哪种并发症（　）
A. 呛咳
B. 抽搐
C. 呼吸困难
D. 霍纳综合征
E. 声音嘶哑

49. 一侧喉上神经损伤会引起哪种并发症（　）
A. 呛咳
B. 抽搐
C. 呼吸困难
D. 霍纳综合征
E. 声音嘶哑

50. 一侧交感神经链损伤会引起哪种并发症（　）
A. 呛咳
B. 抽搐
C. 呼吸困难
D. 霍纳综合征
E. 声音嘶哑

51. 甲状腺手术后出现面部麻木、双手抽搐的可能的原因（　）
A. 喉返神经损伤
B. 喉上神经损伤
C. 交感神经链损伤
D. 迷走神经损伤

E. 甲状旁腺损伤、缺血或误切

52. 双侧喉返神经损伤会引起哪种并发症（　）
- A. 呛咳
- B. 抽搐
- C. 窒息
- D. 霍纳综合征
- E. 声音嘶哑

53. 术中鉴别直疝与斜疝最可靠的依据是（　）
- A. 精索与疝囊的关系
- B. 疝囊颈与腹壁下动脉的关系
- C. 疝块与内环的关系
- D. 疝块是否进入阴囊
- E. 疝块是否产生嵌顿

54. 最容易引起嵌顿的疝是（　）
- A. 切口疝
- B. 股疝
- C. 脐疝
- D. 腹股沟直疝
- E. 腹股的斜疝

55. 嵌顿性疝与绞窄性疝的根本区别是（　）
- A. 肠壁动脉血流障碍
- B. 肠壁静脉血流障碍
- C. 疝囊内有渗液积累
- D. 疝块迅速增大
- E. 发生急性机械性肠梗阻

56. 最常见的腹外疝是（　）
- A. 股疝
- B. 腹壁切口疝
- C. 腹股沟斜疝
- D. 脐疝
- E. 腹股沟直疝

57. 腹外疝最重要的发病原因是（　）
- A. 慢性咳嗽

B. 长期便秘
C. 排尿困难
D. 腹壁有薄弱点或腹壁缺损
E. 经常从事导致腹受苦内压增高的工作

58. 疝囊内容物只能部分回纳入腹腔，肠壁无血循环障碍的腹外疝是（　）
- A. 易复性疝
- B. 难复性疝
- C. 可复性疝
- D. 嵌顿性疝
- E. 绞窄性疝

59. 关于胃癌根治术，下列哪项是错误的？（　）
- A. D_0 胃癌根治术是指未切除胃周淋巴结
- B. D_1 胃癌根治术是指第一站淋巴结全部清扫
- C. D_2 胃癌根治术是指第二站淋巴结全部清扫
- D. D_3 胃癌根治术是指第三站淋巴结全部清扫
- E. 全胃切除并非目前推荐的根治方法

60. 关于胃癌根治性切除，下列哪项是错误的？（　）
- A. 全胃切除可以明显提高 5 年生存率
- B. 切除域应距肿块边缘 6cm 以上
- C. 彻底清除胃和区段淋巴结
- D. 必要时作附近脏器联合切除
- E. 胃远端切除距幽门口前方 5cm

61. 关于胃癌,下列叙述哪项不正确？（　）
- A. 早期胃癌是指局限在黏膜和黏膜下层的胃癌
- B. 小胃癌是指病灶 0.6 ~ 1.0cm 的胃癌
- C. 早期胃癌均无淋巴结转移
- D. 微小胃癌是指直径≤0.5cm 的胃癌

E. 小胃癌和微小胃癌根治后 5 年存活率几乎达 100%

62. 胃大部切除术后营养性并发症不包括下列哪项？（　）

A. 营养不足，体重减轻

B. 脂肪泻

C. 骨质疏松

D. 缺铁性贫血或巨幼红细胞性贫血

E. 低蛋白血症

63. 迷走神经切断术后并发症不包括下列哪项？（　）

A. 胃潴留

B. 溃疡复发

C. 吞咽困难

D. 胃小弯坏死穿孔

E. 胆汁反流性胃炎

64. 男，38 岁，毕Ⅱ式胃大部切除术后第 2 天突起右上腹剧痛。体查：腹肌紧张，全腹压痛，以右上腹为甚，该病人最可能的诊断是（　）

A. 绞窄性肠梗阻

B. 急性胆囊炎并穿孔

C. 十二指肠残端破裂

D. 输入段肠襻梗阻

E. 内疝

65. 关于高选择性胃迷走神经切断术，下列哪项是错误的？（　）

A. 不会引起胃滞留

B. 减少胆汁反流

C. 减少了倾倒综合征等并发症

D. 对胃溃疡的疗效不如胃大部切除术

E. 手术较胃大部切除术简单安全

66. 关于胃大部切除术后并发症，下列哪项是错误的？（　）

A. 输入段综合征是指毕Ⅱ式输入段对小弯的慢性不全性输入段梗阻

B. 输入段综合征是指毕Ⅱ式输入段对在弯的慢性不全性输入段梗阻

C. 输入段综合征呕吐物含大量胆汁

D. 输入段综合征可观察一段时间后再决定是否手术

E. 急性完全性输入端梗阻需尽快手术

67. 胃癌的癌前期状态不包括（　）

A. 胃息肉

B. 胃平滑肌瘤

C. 慢性萎缩性胃炎

D. 胃酸缺乏症

E. 恶性贫血者

68. 胃十二指肠瘢痕性幽门梗阻患者需进行充分的术前准备，术前准备中，下列哪项是错误的？（　）

A. 纠正贫血和低蛋白

B. 做胃液分析

C. 无须胃肠减压

D. 用温生理盐水洗胃

E. 纠正失水和碱中毒

69. 关于胃十二指肠溃疡病，下列哪种情况不需外科手术治疗？（　）

A. 胃十二指肠瘢痕性幽门梗阻

B. 胃十二指肠溃疡急性穿孔，腹腔污染严重

C. 溃疡恶变

D. 36 岁的男性患者，因十二指肠溃疡引起剧烈腹痛

E. 复合溃疡，经正规内科治疗无效

70. 早期胃癌的概念是（　）

A. 局部在位窦内

B. 局限在黏膜或黏膜下层

C. 直径在 2cm 以内

D. 无淋巴结转移

71. 胃癌最主要的转移方式是（　）

A. 直接浸润

B. 血行转移

C. 淋巴转移

D. 腹腔种植转移

E. 卵巢种植转移

72. 破伤风最可靠的预防方法是( )

A. 注射破伤风类毒素

B. 及时彻底清创

C. 3% 过氧化氢清洗伤口

D. 注射大剂量青霉素

E. 注射人体破伤风免疫球蛋白

73. 根据 2010 年 ASCO/CAP 评分系统,乳腺癌的分子分型中,ER、PR 阳性判定的标准是( )

A. 阳性细胞数所占比例≥1%

B. 阳性细胞数所占比例≥2%

C. 阳性细胞数所占比例≥10%

D. 阳性细胞数所占比例≥15%

E. 阳性细胞数所占比例≥20%

74. 以下乳腺癌类型中,属于 Luminal A 型乳腺癌的是( )

A. ER(-)、PR(-)、HER - 2(-)、Ki - 67 30%

B. ER(+)40%、PR(-)、HER - 2(3 +)、Ki - 67 60%

C. ER(+)75%、PR(+)80%、HER - 2(-)、Ki - 67 10%

D. ER(+)75%、PR(+)80%、HER - 2(3 +)、Ki - 67 10%

E. ER(+)75%、PR(+)80%、HER - 2(-)、Ki - 67 80%

75. 以下乳腺恶性肿瘤病理类型中恶性度最低的是( )

A. 浸润性导管癌

B. 浸润性小叶癌

C. 浸润性微小乳头状癌

D. 小管癌

E. 乳腺恶性淋巴瘤

76. 判断乳腺癌无病生存的疗效指标是( )

A. OS

B. DFS

C. PFS

D. TTP

E. ORR

77. 适合绝经前乳腺癌内分泌治疗的口服药物有( )

A. 他莫昔芬

B. 阿那曲唑

C. 来曲唑

D. 依西美坦

E. 氟维司群

78. 以下化疗药物中有明显心脏毒性的是( )

A. 紫杉醇

B. 环磷酰胺

C. 多柔比星

D. 多西他赛

E. 长春瑞滨

79. 目前 HER - 2 阳性乳腺癌的首选靶向药物是( )。

A. 阿帕替尼

B. 拉帕替尼

C. 曲妥珠单抗

D. T - DM1

E. 帕妥珠单抗

80. 诊断乳腺癌的金标准( )

A. 乳腺钼靶

B. 乳腺 MRI

C. 乳腺彩超

D. 乳腺 CT

E. 乳腺空心针穿刺活检

答案

1 - 5：C、E、C、C、D

6-10：D、A、A、B、D

11-15：C、B、E、C、C

16-20：C、C、D、D、B

21-25：A、A、D、A、C

26-30：A、A、D、D、B

31-35：A、B、B、A、A

36-40：E、D、E、D、B

41-45：A、A、E、C、B

46-50：D、B、E、A、B

51-55：E、C、B、B、A

56-60：C、D、B、A、E

61-65：C、E、E、C、A

66-70：B、E、C、D、B

71-75：C、A、A、C、D

76-80：B、A、C、C、E

【多选题】

1. 以下哪一项可认为达到绝经状态（　）

A. 双侧卵巢切除术后。

B. 年龄≥60岁。

C. 年龄＜60岁，自然停经≥12个月，在近一年内未接受化疗、三苯氧胺、托瑞米芬或卵巢去势的情况下，FSH和雌二醇水平在绝经范围内。

D. 年龄＜60岁，正在服用三苯氧胺或托瑞米芬的患者，FSH和雌二醇水平连续2次在绝经范围内。

E. 年龄≥55岁。

2. 乳腺癌的分子分型包括（　）

A. Luminal A型

B. Luminal B型

C. 三阴型

D. HER-2阳性型

E. 三阳型

3. 以下对于破伤风治疗正确的是（　）

A. 早期彻底清创，敞开引流。

B. 中和游离的毒素。

C. 应住在向阳的病房。

D. 保持气道通畅。

E. 可使用镇静、解痉药物。

4. 腹股沟疝的分型（　）

A. Ⅰ型

B. Ⅱ型

C. Ⅲ型

D. Ⅳ型

E. Ⅴ型

5. 胃癌扩散转移的方式有（　）

A. 淋巴转移

B. 脑转移

C. 腹膜种植转移

D. 血行转移

E. 直接浸润蔓延

6. 以下关于急性阑尾炎的治疗正确的是（　）

A. 所有急性阑尾炎均需立即手术治疗。

B. 早期急性单纯性阑尾炎，经适当药物治疗多能奏效，炎症可吸收消退。

C. 患者全身情况差或合并严重的心肺功能障碍，也可先行非手术治疗。

D. 当病情被延误超过48小时，形成炎性包块，表明病情已有改善，也应采用非手术治疗，促进肿块吸收，再考虑择期手术。

E. 阑尾炎绝大多数属于单纯感染，采用青霉素治疗，效果满意。

7. 以下关于急性阑尾炎的病因正确的是（　）

A. 粪石梗阻。

B. 阑尾系膜过短，阑尾扭曲，引起部分梗阻。

C. 蛔虫阻塞。

D. 阑尾黏膜下层淋巴组织增大。

E. 阑尾先天畸形。

8. 肛周皮下脓肿治疗原则正确的是( )

A. 脓肿尚未形成时, 卧床休息, 应用抗生素。

B. 温水坐浴或局部理疗。

C. 脓肿一旦形成, 应尽早切开引流。

D. 内口不需要特殊处理, 观察即可。

E. 脓肿切开后, 需要应用探针探查内口。

9. 肛瘘的 Parks 分类法, 分为以下几类( )

A. 括约肌间肛瘘

B. 括约肌下肛瘘

C. 经括约肌肛瘘

D. 括约肌上肛瘘

E. 括约肌外肛瘘

10. 内痔的分期( )

A. 一期: 排便时出血, 鲜血; 或有滴血及喷射状出血。痔块不脱出肛门外。

B. 二期: 间歇性排便带血, 但排便时痔块脱出肛门外, 便后痔块自行还纳。

C. 三期: 排便时出血量减少, 但痔块脱出后不能自行还纳, 需用手拖回。

D. 四期: 内痔长期脱出肛门外, 不能还纳或还纳后又立即脱出。

E. 五期: 内痔长期脱出肛门外, 不能还纳且常常发生疼痛。

11. 腹腔镜胆囊切除术的适应证包括( )

A. 有症状的慢性胆囊炎、胆囊结石。

B. 无结石的胆囊外并发症。

C. 无严重的胆囊萎缩性病变。

D. 需要实行胆囊切除的胆囊息肉样病变。

E. 病人的全身状态良好。

12. 以下对于腹股沟疝描述错误的是( )

A. 腹股沟斜疝多见于老年人。

B. 腹股沟直疝外形呈椭圆形, 上部呈柄状。

C. 腹股沟斜疝回纳后疝块不再突出。

D. 腹股沟直疝嵌顿的机会较多。

E. 腹股沟斜疝囊颈在腹壁下动脉外侧。

13. 结肠癌形态学上的分类包括( )

A. 肿块型

B. 缩窄型

C. 隆起型

D. 浸润型

E. 溃疡型

14. 以下对于急性肠梗阻描述正确的是( )

A. 胃肠减压是治疗肠梗阻的措施之一。

B. 纠正水、电解质与酸碱失衡。

C. 肠梗阻患者应给予抗菌药物以预防或治疗腹部感染。

D. 为减轻胃肠道膨胀可给予生长抑素以减少胃肠液的分泌。

E. 大多数肠梗阻通过保守治疗能够恢复。

15. 粘连性肠梗阻分为以下( )

A. 外伤性肠梗阻

B. 先天性肠梗阻

C. 炎症后肠梗阻

D. 异物性肠梗阻

E. 手术后肠梗阻

16. 根据 2019 年 CSCO 乳腺癌诊疗指南, 绝经后激素受体阳性晚期乳腺癌患者一线内分泌治疗的一级推荐药物有( )

A. AI

B. TAM

C. 氟维司群

D. 依维莫司

E. CDK4/6 抑制剂

17. 胃淋巴结的分组正确的是( )

A. No. 1 贲门（右）

B. No. 2 贲门（左）

C. No. 3 胃小弯

D. No. 4 幽门（上）

E. No. 5 幽门（下）

18. 右侧结肠癌的诊断要点（　）

A. 不明原因的贫血和乏力

B. 消化不良

C. 结肠镜检查看到具有特征性的病变

D. 发现左侧腹部肿块

E. 粪便隐血试验阳性

19. 结节性甲状腺肿手术后的相关并发症有（　）

A. 喉上神经损伤

B. 喉返神经损伤

C. 手足抽搐

D. 甲状腺功能减退

E. 甲状腺危象

20. 甲状腺癌的病理分类（　）

A. 乳头状腺癌

B. 滤泡状腺癌

C. 髓样癌

D. 未分化癌

E. 恶性淋巴瘤

答案

1～5：ABCD、ABCD、ABDE、ABCD、ACDE

6～10：BCD、ABCDE、ABDE、ACDE、ABCD

11～15：ABCDE、ABD、CDE、ABCD、BCE

16～20：AC、ABC、ABCE、ABCD、ABCD

附：基本操作技术

一、消毒与无菌技术

（一）消毒

1. 物理灭菌法　一般的器械和敷料均可采用物理灭菌法。

（1）一般蒸气法：蒸锅法。仅用于无其他消毒条件的基层地区。将器械和敷料包好后（不宜太大），放在屉上蒸，水煮沸后蒸 1 小时以上，取出晒干后使用，一般这种方法尽量不用。

（2）煮沸灭菌：可用于一般金属类器械消毒，煮沸后在 20 分钟以上。

（3）火焰灭菌：急需应用的金属器械，可用酒精燃烧，达到灭菌的目的。

（4）高压蒸气：应用广泛，利用高压高温达到杀灭所有的细菌和芽孢的目的。高压消毒锅有立式、卧式和手提式三大类。其结构是由一个能耐高压、密闭的双层锅组成，装有气压表、温度计、气体活门、进气管、排气管和安全活门等。

高压蒸气产生的气温可达 130℃以上，气压每平方寸可达 20 磅（1.41kg/cm^2）以上。适用于布类、棉花、一般金属器械、搪瓷、橡胶、药液等物品的消毒。

每次高压消毒时，敷料中心和外表应放置灭菌效果指示剂，过去多用升华硫黄粉末，现用一种胶条指示剂。

2. 光照消毒法

(1)紫外线消毒法：紫外线照射后，细菌体内蛋白变性，其内氨基酸、核酸、酶等均被破坏，同时还可以使空气中的氧气变成臭氧而加强杀菌作用。紫外线对杆菌杀伤力比球菌强，对真菌更弱，芽孢的抵抗力更强。紫外线杀菌作用和距离有关，3米内有效。多用于空气及物体表面消毒。

(2)γ射线灭菌法：利用同位素^{60}钴发射的高能γ射线，作用于细菌的DNA产生光电反应，具有较强的杀菌作用，因设备要求高，不能推广。

3. 化学灭菌法　利用化学药物破坏菌体蛋白、干扰酶的活性，损害细菌细胞膜的作用，破坏细菌的生理功能，达到灭菌目的。

(1)酒精浸泡法：70%～75%酒精用于金属器械、缝线等的消毒，时间为30分钟，不宜过长防生锈。

(2)消毒器械溶液：由苯扎溴铵1g，亚硝酸钠5～10g加水到1000ml，浸泡器械或导管缝线等物品，浸泡20～30分钟。

(3)洗必泰溶液：1‰洗必泰溶液浸泡器械，时间为30分钟。

(4)甲醛：10%溶液可浸泡金属及棉线、肠线，各种内镜和导管等，时间为15～30分钟。

(5)甲醛熏蒸法：将各种物品置于架子上，下面放40%甲醛熏蒸1小时，可达消毒目的。适于不能高压蒸气消毒和不宜浸泡消毒的物品。

(6)环氧乙烷气体密闭灭菌法：为一广谱杀菌剂，对细菌、芽孢、真菌和病毒均有杀灭作用，穿透性强，使用方便，目前单个包装的宫内节育器均用此法消毒。

(二)无菌技术

1. 基本概念

(1)无菌技术：是指在医疗护理操作过程中，防止一切微生物侵入人体和防止无菌物品、无菌区域被污染的技术。

(2)无菌物品：指通过物理或化学方法灭菌后保持无菌状态的物品。

(3)无菌区：是指经灭菌处理且未被污染的区域。

(4)非无菌区：是指未经灭菌处理或经灭菌处理后又被污染的区域。

2. 无菌技术操作原则　医护人员只有本着无菌技术操作原则，去严格实施各项无菌技术的操作过程，才能杜绝污染，防患于未然。

(1)环境清洁宽敞：无菌操作环境应清洁、宽敞，定期消毒；物品布局合理；无菌操作前半小时应停止清扫工作，减少走动，避免尘埃飞扬。

(2)戴好帽子口罩修剪指甲：无菌操作前，工作人员要戴好帽子和口罩，修剪指甲并洗手，必要时穿无菌衣、戴无菌手套。

(3)明确概念明显标志：进行无菌操作时，应首先明确无菌技术操作、无菌区、非无菌区、无菌物品等基本概念。无菌物品必须与非无菌物品分开放置，并且有明显标志；无菌物品不可暴露于空气中，应存放于无菌包或无菌容器中；无菌包外需标明物品的名称、灭菌日期，并按失效期先后顺序摆放。

(4)保持距离勿跨越：进行无菌操作时，操作者身体应与无菌区保持一定距离；取放无菌物品时，应面向无菌区；取用无菌物品时应使用无菌持物钳；手臂应保持在腰部或治疗台面以上，不可跨越无菌区，手不可接触无菌物品；未经消毒的物品不可触及无菌物品，非无菌物品应远离无菌区。

（5）疑有污染必更换：无菌物品一经取出，即使未使用，也不可放回无菌容器内；避免面对无菌区谈笑、咳嗽、打喷嚏；如怀疑物品被污染，或已被污染，应予以更换为有效期内的相应无菌物品，并将原物品进行重新灭菌处理。

（6）一套无菌物品只供一位患者使用一次。

3. 无菌技术操作流程

（1）选择清洁、干燥、宽阔的场所进行操作。

（2）解开无菌包系带卷放在包布下边。

（3）用拇指和示指先揭左右两角，最后揭开内角，注意手不可触及包布的内面。用无菌钳（镊）取出一块无菌巾放于治疗盘内，剩余部分按原折痕包起扎好，并注明开包时间。

（4）铺无菌盘

1）单巾铺盘：双手拇、示指捏住治疗巾两上角外面，轻轻抖开，双折铺于治疗盘上，内面为无菌区，盖的半幅成扇形折到对面无菌盘上，开口边向外，放入无菌物品后，边缘对齐盖好。将开口处向上翻折两次，两侧边缘向下翻一次，以保持无菌。

2）双巾铺盘：双手捏住无菌巾的左右两上角的外面，轻轻抖开，由远向近铺于治疗盘上，无菌面向上，放入无菌物品。依上法夹取另一块无菌巾，由近侧向对侧覆盖于治疗盘内上，边缘多余部分反折，不应暴露无菌区。

（5）打开无菌容器盖，必须把盖的无菌面（内面）向上，放在稳妥处，夹取所需物品放入无菌盘内后立即盖严。

（6）倒无菌溶液，仔细检查核对溶液后，面对瓶签两拇指将橡皮塞向上翻转，再用一拇、示指将橡皮塞拉出，用食、中指套住橡皮塞，另一手（或同一只手）握住瓶签倒出少许溶液冲净瓶口，再由原处倒出所需溶液于无菌容器中，套上瓶塞并消毒翻转部分与瓶颈（从非污染处到污染处）后立即盖好，并注明开瓶时间。

（7）打开无菌盘上层无菌巾一部分，核对无菌手套袋上所注明的手套号码、灭菌日期和消毒指示胶带，然后将手套袋摊开，取出滑石粉包，将粉擦于手掌、手背和指间，以一手掀起手套内袋开口处，另一手捏住手套翻折部分（手套内面）取出手套，使手套的两拇指相对，一手伸入手套内戴好，再以戴好手套的手伸入另一手套的反折部分，依法戴好另一手套，将反折部分翻转套在工作服衣袖外面，揭开无菌盘进行无菌操作。

（8）持无菌容器时应托住底部，不可触及容器内面及边缘。

（9）开包递送无菌物品时，一手托起无菌包，另一手打开无菌包一角，将带子卷起夹在托包的手指缝内，另一手依次打开其他三角并抓住递送或稳妥地将包内物品放入无菌容器中（无菌区域内）。

（10）操作完毕，从手套口翻转向下脱去手套，整理用物。

二、腹腔穿刺术

腹腔穿刺术是通过穿刺针或导管直接从腹前壁刺入腹膜腔抽取腹腔积液，用以协助诊断和治疗疾病的一项技术。该技术是确定有无腹水及鉴别腹水性质的简易方法，分为诊断性腹腔穿刺和治疗性腹腔穿刺。

（一）适应证

1. 诊断性穿刺

（1）新发腹水：腹水检验可以协助明确病因，鉴别渗出液和漏出液，检测癌细胞等。

（2）怀疑自发性或继发性细菌性腹膜炎。

2. 治疗性穿刺

（1）大量腹水引发的呼吸困难。

（2）腹腔积液引发的腹痛和腹压增高。

（3）感染性及癌性腹水。

（4）无感染的肝硬化大量或顽固性腹水。

（二）禁忌证

1. 绝对禁忌证　昏迷、休克及严重电解质紊乱者。

2. 相对禁忌证

（1）有明显出血倾向者，如严重的血小板减少症。对严重血小板减少症患者行腹腔穿刺术前，需输注血小板；对凝血功能严重异常者需输新鲜冷冻血浆，上述指标纠正后方可行腹腔穿刺术。

（2）有肝性脑病先兆者。

（3）妊娠者。

（4）尿潴留，未行导尿者。

（5）严重肠管扩张者，如肠麻痹。

（6）腹壁蜂窝织炎患者。

（7）腹腔内广泛粘连者。

（三）术前准备

1. 术前指导

（1）核对患者信息，向患者及其家属解释操作的目的、必要性、可能的风险和需配合的事项，安慰患者，消除其紧张情绪。

（2）对有严重血小板减少或凝血功能异常的患者，需输血小板或新鲜血浆，纠正后再行穿刺。

（3）穿刺前排空尿，以免穿刺时损伤膀胱。腹腔穿刺一般无特殊不良反应。

（4）穿刺时根据患者情况采取适当体位，如坐位、半坐卧位、平卧位、侧卧位，根据体位选择适宜穿刺点。

（5）向患者解释一次放液量过多可导致水盐代谢紊乱及诱发肝性脑病。大量放液后需束以多头腹带，以防腹压骤降，内脏血管扩张而引起休克。放液前后遵医嘱测体重、量腹围，以便观察病情变化。

（6）在操作过程中若感头晕、恶心、心悸、呼吸困难，应及时告知医护人员，以便及时处理。

2. 操作者准备 戴口罩、帽，规范洗手。

3. 物品准备

(1)血压计、皮尺。

(2)一次性胸腹腔穿刺包。

(3)2%利多卡因5ml×1支。

(4)无菌手套两对。

(5)一次性口罩、帽子。

(6)消毒物品：棉棒、碘伏。

(7)消毒性止血钳一把。

(8)无菌方纱一块(用来打开利卡因用)。

(9)如要进行诊断性穿刺的，需要准备试管和空瓶(送腹水常规、生化及病理等用)。

(10)容器(装剩余的腹水)。

(11)腹围。

(12)急救物品(输液装置、吸氧装置、肾上腺素、阿托品、可拉明、洛贝林、阿拉明等)。

(四)手术方法

1. 部位选择

(1)下腹部正中旁穿刺点：脐与耻骨联合上缘间连线的中点上方1cm、偏左或右1~2cm，此处无重要器官，穿刺较安全，且容易愈合。

(2)左下腹部穿刺点：脐与左髂前上棘连线的中1/3与外1/3交界处，此处可避免损伤腹壁下动脉，肠管较游离不易损伤。

(3)侧卧位穿刺点：脐平面与腋前线或腋中线交点处。此处穿刺多适于腹膜腔内少量积液的诊断性穿刺。

2. 体位参考 根据病情和需要可取坐位、半卧位、平卧位，并尽量使患者舒服，以便能够耐受较长的操作时间。

3. 穿刺术

(1)消毒、铺巾。

(2)局部麻醉。

(3)穿刺：术者左手固定穿刺部皮肤，右手持针经麻醉处垂直刺入腹壁，待针锋抵抗感突然消失时，示针尖已穿过腹膜壁层，助手戴手套后，用消毒血管钳协助固定针头，术者抽取腹水，并留样送检。

(五)注意事项

1. 术中密切观察患者，如有头晕、心悸、恶心、气短、脉搏增快及面色苍白等，应立即停止操作，并进行适当处理。

2. 放液不宜过快、过多，肝硬化患者一次放液一般不超过3000ml，过多放液可诱发肝性脑病和电解质紊乱。放液过程中要注意腹水的颜色变化。

3. 放腹水时若流出不畅，可将穿刺针稍作移动或稍变换体位。

4. 术后嘱患者平卧，并使穿刺孔位于上方以免腹水继续漏出。

5. 注意无菌操作，以防止腹腔感染。

6. 放液前后均应测量腹围、脉搏、血压、检查腹部体征，以观察病情变化。

7. 腹水为血性者于取得标本后，应停止抽吸或放液。

（六）术后护理

嘱患者平卧休息 8～12 小时，继续观察患者有无不良反应，穿刺点有无溢液，同时警惕诱发肝性脑病。术后穿刺处如有腹水外溢，可用火棉胶涂抹，及时更换敷料，防止伤口感染。

三、针吸活检术

针吸活检是最简单的一种方法，容易操作，损伤小，通常不需要镇静，但这种方法的诊断价值相对较低。

方法：

1. 使用 22 号或 20 号针头与 5ml 针管，将针头刺入肿块内。

2. 回拉活塞，使注射器内形成负压，抽取组织块。

3. 拔出注射器，取下针头。

4. 继续抽取少量空气，更换针头，将吸取的液体及细胞吹至载玻片上。重复抽吸几次获得具有代表性的样本。

第二章 骨 科

第一节 创伤骨科

一、踝关节骨折/脱位

【诊断标准】(《外科学》第 8 版,2013)

1. 踝部肿胀明显,瘀斑,内翻或外翻畸形,活动障碍。

2. 检查可在骨折处扪到局限性压痛。

3. 踝关节正位、侧位 X 线平片可明确骨折的部位、类型、移位方向。

4. 对第Ⅲ型骨折,需检查腓骨全长,若腓骨近端有压痛,应补充摄 X 线平片,以明确腓骨近端有无骨折。

二、肩关节脱位

【诊断标准】(《外科学》第 8 版,2013)

1. 有上肢外展外旋或后伸着地的受伤史。

2. 肩部疼痛、肿胀、肩关节活动障碍。

3. 患者有以健手托住患侧前臂、头向患侧倾斜的特殊姿势,即应考虑有肩关节脱位的可能。

4. 检查可发现患肩呈方肩畸形,肩胛盂处有空虚感,上肢有弹性固定。

5. Dugas 征阳性 即将患侧肘部紧贴胸壁时,手掌搭不到健侧肩部,或手掌搭在健侧肩部时,肘部无法贴近胸壁。

6. X 线正位、侧位片及穿胸位片可确定肩关节脱位的类型、移位方向及有无撕脱骨折。

7. 目前对怀疑有肱骨头骨折者临床可行 CT 扫描。

三、锁骨骨折

【诊断标准】(《现代临床创伤骨科诊疗学》,2011)

锁骨骨折按部位分 3 类。

1. Ⅰ型 为锁骨中 1/3 骨折,占锁骨骨折的 80%。锁骨在此处从管状渐变为扁平,另外该处骨质相对薄弱,易发生骨折。97%的Ⅰ型骨折有中度移位,可采用非手术治疗,3%患者有完全移位和短缩,占Ⅰ型骨折不愈合的 90%,需手术治疗。

2. Ⅱ型　为锁骨外 1/3 骨折,占锁骨骨折的 12% ~21% 。根据骨折和喙锁韧带的不同损伤程度,Ⅱ型骨折分 5 个亚型:①Ⅰ型:发生于喙锁韧带外侧,占外 1/3 骨折的大部分,因喙锁韧带仍与锁骨连接维持其位置,此型多无移位;②Ⅱ型:发生于喙锁韧带内侧,近骨折段失去牵拉固定而容易向上错位,而上肢重量和肌肉牵拉使远骨折段下移;③Ⅲ型:为外侧端包括肩锁关节面的骨折,该型骨折几乎全能愈合但易引起肩锁关节退行性关节炎;④Ⅳ型:见于儿童喙锁韧带与骨膜相连而骨折近段移位;⑤Ⅴ型:为粉碎骨折,喙锁韧带附着骨折与远近骨折端分离。

3. Ⅲ型　为锁骨内侧 1/3 骨折,此型多无错位,内侧 1/3 骨折仅占锁骨骨折的 3% ~6% ,该处骨折可能累及锁骨内侧生长板。

四、肱骨外科颈骨折

【诊断标准】

1. **无移位骨折**　无移位的肱骨外科颈骨折有两种情况,一是裂纹骨折,二是嵌插骨折。一般情况下,直接暴力常导致裂纹骨折;间接暴力由手掌向上传递,常导致嵌插骨折。

受伤后肩部疼痛、肿胀、瘀斑,肩关节活动受限,肱骨近端明显压痛,叩击肘部在近端引起疼痛,应怀疑骨折的存在。在肩部摄正位、腋间位 X 线片,可明确诊断。

不需进行手法复位治疗。用三角巾悬吊上肢 3 ~4 周即可进行功能锻炼。

2. **外展型骨折**　伤后肩部疼痛,肿胀畸形,瘀斑,上肢活动障碍。检查可发现局部明显压痛及轴向叩击痛。X 线片可证实骨折的存在及移位情况。常见到骨折近端呈内收位,肱骨大结节与肩峰的间隙增宽,肱骨头旋转;远折端肱骨的外侧皮质插入近端髓腔,呈外展位成角畸形;也可能远折端向内上移位而呈重叠移位。无论哪种移位,均可能合并向内、向前的侧方移位和成角移位。

3. **内收型骨折**　受伤后肩部肿胀、疼痛、皮下瘀斑,上臂呈内收位畸形,活动障碍。检查可发现肱骨上端明显压痛,常可触及骨折断端。X 线片可见骨折远折端位于肱骨头的外侧,大结节与肩峰的间隙变小,肱骨头有旋转,可产生向前、外方的成角畸形或侧方移位。

4. **粉碎型骨折**　与内收型和外展型骨折一样,损伤局部疼痛、肿胀、瘀斑,其程度较内收型、外展型骨折更重,肢体不能活动。X 线片可发现骨折块的数量、大小、位置等。可有以下几种情况:

(1)外科颈骨折合并大结节或小结节骨折。

(2)外科颈骨折合并肱骨头碎裂骨折。

(3)外科颈骨折合并肱骨头脱位。

(4)外科颈骨折端有碎裂骨片。

五、股骨转子间骨折

【诊断标准】(《骨与关节创伤》2015)

1. **常规 X 线检查**　X 线片在两个平面上(前后位,即骨盆前后位图像和患侧髋关节轴位图像)几乎可以准确地诊断出每一个病例(98%)。

2. **计算机断层扫描(CT)**　若临床表现和局部疼痛点指向髋关节病变,但 X 线片不能显示明确的骨折,那么冠状位及矢状位 CT 片子可以用来排除任一种骨损伤。

3. 磁共振成像（MRI，MRT） MRI 不是检查骨折的常规方法。但是对于明确鉴别诊断病理性骨折和疲劳骨折来说，MRI 是有用的放射性检查工具。

六、股骨颈骨折

【诊断标准】（《创伤骨科基础与临床治疗》2015）

1. 有明确外伤史，老年人多为跌倒致伤，而年轻人多为强大暴力致伤，如交通事故或高处坠下等。

2. 错位型骨折伤后患髋疼痛，不能站立及行走，患肢呈内收、外旋和短缩畸形，大粗隆上移。股三角区压痛，纵轴叩击痛，屈伸障碍。而对于不完全骨折和嵌插型骨折则往往容易漏诊，由于症状轻，无畸形，患者往往仍可步行，常被诊为软组织扭伤。尤其对于嵌插型骨折，往往由于漏诊而造成移位导致不愈合或股骨头坏死。

3. 因此对老年人跌伤并髋部疼痛、步行不利者，应考虑到股骨颈骨折的可能，拍 X 线片以排除。X 线片阴性而临床高度怀疑者亦应卧床 2 周，待折线显露后再拍摄 X 线片或行 CT、MRI 检查证实。

4. 当怀疑骨折时应常规拍摄 X 线片以排除骨折，并进一步明确骨折。

七、胫骨平台骨折（《骨科疾病临床诊疗技术》，2016）

【诊断标准】

1. 临床表现 患膝疼痛肿胀，活动障碍。

2. 影像学表现

（1）单纯的外翻或内翻应力引起的损伤是外侧或内侧胫骨近端平台的骨折。表现为局部骨小梁断裂、重叠。嵌入的压缩性骨折，可伴关节面的断裂或劈裂骨折。有时还可出现腓骨小头的骨折。

（2）垂直、外翻的复合暴力所致的胫骨平台骨折通常较严重，可产生胫骨外侧或双侧的骨折，骨折线可为横行、倒"T"形或倒"Y"形，亦可表现为多条透亮与致密交错的骨折线，多有明显的压缩、嵌插、变形。

八、胫腓骨骨折

【诊断标准】（《急诊科常见症状处理程序》，2015）

1. 临床特点 腓骨干骨折常有局部疼痛，不能活动，功能障碍。胫骨干骨折则有疼痛、肿胀和畸形、功能障碍。查体有骨擦音或骨擦感、反常活动，纵向叩击痛阳性。尽管此类损伤不常合并神经血管损伤，但一定要注意观察远端动脉的搏动情况以及腓神经的功能（趾的背屈和跖屈），防止骨筋膜室综合征的发生。严重的创伤亦可导致神经血管结构完全或部分撕裂。

2. X 线检查 正位和侧位片足以定位骨折片的位置。

九、髌骨骨折

【诊断标准】（《骨科疾病临床诊疗技术》，2016）

1. 外伤史 间接或直接暴力。

2. 肿胀疼痛 不全骨折和裂纹骨折的症状不明显，仅有局部疼痛、压痛、轻度肿胀；如为完全性骨折，关节内可有大量积血、疼痛、压痛且膝部肿胀明显，皮下瘀斑，伸膝功能丧失。

3. X 线检查　可确定骨折的类型，对不全骨折有时常规 X 线片不能确定诊断，必要时可摄膝关节的切线片。可显示：①骨折部位撕裂和骨折片移位情况；②观察股四头肌腱，髌韧带有无断裂。

十、跟骨骨折

【诊断标准】（《骨科实用框架固定学》，2016）

1. 临床表现　患者多有典型的外伤史，骨折多发生于高处坠落或交通事故，男性青壮年多见。伤后足在数小时内迅速肿胀，皮肤可出现水疱或血疱。如疼痛剧烈，局部肿胀和皮下淤血明显，足感觉障碍，承重困难，被动伸趾引起剧烈疼痛时，应注意足骨筋膜室综合征可能。足跟部疼痛，严重者可见足后跟的高度变低，横径增宽及外踝下部的正常凹陷消失，距下关节活动受限。但跟骨周边骨折则仅有局部肿胀和疼痛，距下关节活动多不受限。跟骨骨折常合并脊柱等部骨折，亦应注意全身其他合并损伤。故应注意检查，以免漏诊。

2. X 线检查　跟骨的侧位及轴位 X 线片可以明确诊断及骨折类型。

足前后位可见骨折是否波及跟骰关节。侧位可显示跟骨结节角（Boiler 角）和交叉角（Gissane 角）变化，跟骨高度降低。跟骨轴位可显示跟骨宽度变化及跟骨内、外翻。Broden 位是一常用的斜位，可在术前、术中了解距下关节面损伤及复位情况。投照时，伤足内旋 40°，X 线球管对准外踝并向头侧分别倾斜 10°、20°、30°、40°。

3. 关节内骨折应常规 CT 检查，以了解关节面损伤情况。

【病例解析】

病例 1：内踝骨折

一、病史资料

患者，女性，35 岁，入院前 3 小时因不慎扭伤左侧脚踝，随即出现踝关节剧烈疼痛，并逐步出现局部肿胀及左足活动功能受限表现，为求进一步治疗急送我院。

二、体格检查

生命体征平稳，神志清楚，查体合作，左侧踝关节肿胀明显，踝关节内侧压痛明显，踝关节因肿痛影响活动轻度受限，左足各趾感觉运动良好。

三、辅助检查

左侧踝关节 X 线如图 2 - 1 所示。

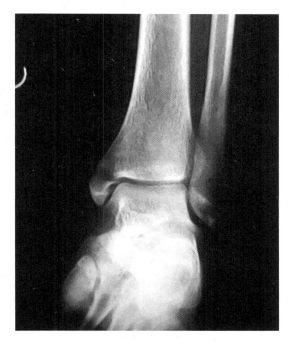

图 2 - 1　左侧踝关节 X 线

四、初步诊断

左侧内踝骨折。

五、鉴别诊断

1. 骨质疏松性骨折　多见于老年患者，轻度外力或未受外力情况下可发生骨折，常见于髋关节周围、桡骨远端、肱骨近端及脊柱。

2. 病理性骨折　常见于溶骨性的原发或转移性骨肿瘤对于骨组织破坏后发生的骨折，多在轻度外力情况下即可发生，患者常有肿瘤病史。

六、诊治过程

入院后完善相关辅助检查，行左侧内踝切开复位空心钉内固定术。

七、出院诊断

左侧内踝骨折。

八、病例分析及诊治思路

手术指征：①对踝关节要求较高的无移位内踝骨折，行内固定以促进骨折愈合及康复；②有移位的内踝骨折；③有移位的陈旧性骨折；④合并外踝骨折。

九、治疗经验

1. 石膏后托固定踝关节于中立位，并抬高患肢。

2. 术后早期活动脚趾，2 天后开始练习踝关节活动，6 周内限制负重，如果骨折愈合较好，6 周后开始部分负重，完全负重一般在 12 周以后。

3. 踝关节主动活动后，是否去掉石膏决定于内固定的牢固程度、患者的活动情况及康复计划。

病例2：外踝骨折

一、病史资料

患者，女性，40 岁，入院前 6 小时因不慎扭伤右侧脚踝，随即出现踝关节剧烈疼痛，并逐步出现局部肿胀及右足活动功能受限表现，为求进一步治疗急送我院。

二、体格检查

生命体征平稳，神志清楚，查体合作，右侧踝关节肿胀明显，踝关节外侧压痛明显，踝关节因肿痛影响活动轻度受限，右足各趾感觉运动良好。

三、辅助检查

右侧踝关节 X 线如图 2 - 2 所示。

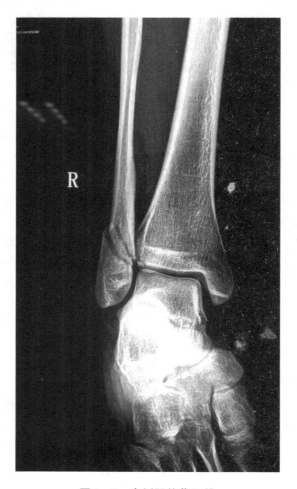

图 2 - 2　右侧踝关节 X 线

四、初步诊断

右侧外踝骨折。

五、鉴别诊断

1. 骨质疏松性骨折 多见于老年患者，轻度外力或未受外力情况下可发生骨折，常见于髋关节周围、桡骨远端、肱骨近端及脊柱。

2. 病理性骨折 常见于溶骨性的原发或转移性骨肿瘤对于骨组织破坏后发生的骨折，多在轻度外力情况下即可发生，患者常有肿瘤病史。

六、诊治过程

入院后完善相关辅助检查，行右侧外踝切开复位钢板内固定术。

七、出院诊断

右侧外踝骨折。

八、病例分析及诊治思路

手术指征：①对踝关节要求较高的无移位外踝骨折，行内固定以促进骨折愈合及康复。②有移位的外踝骨折，手法复位失败。③外踝骨折合并下胫腓关节分离。④有移位的陈旧性骨折。⑤合并内踝骨折。

九、治疗经验

1. 石膏后托固定踝关节于中立位，并抬高患肢。

2. 术后早期活动脚趾，2 天后开始练习踝关节活动，6 周内限制负重，如果骨折愈合较好，6 周后开始部分负重，完全负重一般在 12 周以后。

3. 踝关节主动活动后，是否去掉石膏决定于内固定的牢固程度、患者的活动情况及康复计划。

病例 3：肩关节脱位

一、病史资料

患者，男性，50 岁，入院前 2 小时骑自行车时不慎摔伤右侧肩膀，随即出现右侧肩关节剧烈疼痛，并出现局部肿胀及右上肢活动功能受限表现，为求进一步治疗急送我院。

二、体格检查

生命体征平稳，神志清楚，查体合作，右侧肩关节肿胀明显，右侧三角肌处触诊空虚感明显，右侧肩关节活动受限，右上肢远端感觉运动良好。

三、辅助检查

右侧肩关节 X 线如图 2 - 3 所示。

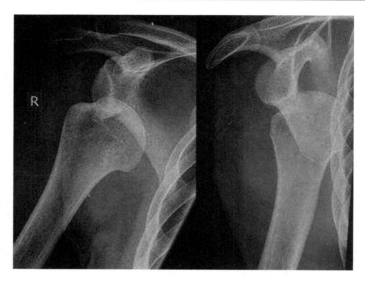

图 2 - 3　右侧肩关节 X 线

四、初步诊断

右侧肩关节脱位。

五、鉴别诊断

1. 肩周炎　与肩关节脱位均有肩部的剧烈疼痛和肩关节功能明显受限。但肩周炎是一种慢性的肩部软组织的退行性炎症,早期以剧烈疼痛为主,中晚期以功能障碍为主。而肩关节脱位则多有急性损伤史,如过力或突发暴力的牵拉及冲撞,跌倒时手掌和肘部着地,由于突然的暴力沿肱骨向上冲击,使肱骨头脱离关节盂。

2. 肩关节脱位类型　脱位后根据肱骨头的位置可分为 3 型:①盂下型:肱骨头位于关节盂下方,此类少见;②冈下型:肱骨头位于肩胛冈下,此类亦少见;③肩峰下型:肱骨头仍位于肩峰下,但关节面朝后,位于肩胛盂后方,此类最常见。

六、诊治过程

入院后完善相关辅助检查,于静脉麻醉下行右侧肩关节脱位手法复位。

七、出院诊断

右侧肩关节脱位。

八、病例分析及诊治思路

手术指征:①肩关节前脱位并发肱二头肌长头肌腱向后滑脱阻碍手法复位者;②肱骨大结节撕脱骨折,骨折片卡在肱骨头与关节盂之间影响复位者;③合并肱骨外科颈骨折,手法不能整复者;④合并喙突、肩峰或肩关节盂骨折,移位明显者;⑤合并腋部大血管损伤者。

九、治疗经验

1. 如患者清醒状态下 1 ~ 2 次手法复位困难,则需在静脉麻醉下手法复位。

2. 复位后上肢悬吊 3 ~ 4 周。

3. 术前尽量完善 CT 及 MRI 检查，如无条件，术后尽早复查肩关节 CT 及 MRI 检查，以确定是否合并关节盂骨折及肩袖损伤，以便确定未来患者治疗及康复计划。

病例 4：锁骨骨折

一、病史资料

患者，男性，21 岁，入院前 2 小时骑摩托车时不慎摔伤右侧肩部，当时右侧肩部疼痛剧烈，并因疼痛影响右上肢及右侧肩关节活动受限，为求进一步治疗急送我院。

二、体格检查

T：36.7℃，R：22 次/分，P：100 次/分，BP：135/75mmHg。神志清楚，查体合作，右侧肩部肿胀明显，右侧锁骨中份处压痛明显，并伴有异常活动及骨擦音、骨擦感，右手感觉运动良好，余肢体活动自如。

三、辅助检查

右侧肩关节正位 X 线如图 2 -4 所示。

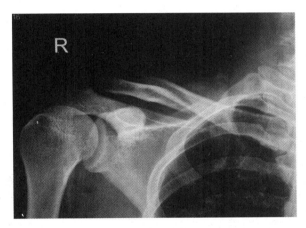

图 2 -4　右侧肩关节正位 X 线

四、初步诊断

右侧锁骨骨折。

五、鉴别诊断

1. 骨质疏松性骨折　多见于老年患者，轻度外力或未受外力情况下可发生骨折，常见于髋关节周围、桡骨远端、肱骨近端及脊柱。

2. 病理性骨折　常见于溶骨性的原发或转移性骨肿瘤对于骨组织破坏后发生的骨折，多在轻度外力情况下即可发生，患者常有肿瘤病史。

六、诊治过程

入院后完善相关辅助检查，未见手术禁忌，在颈丛麻醉下行右侧锁骨骨折切开复位内固定术。

七、出院诊断

右侧锁骨骨折。

八、病例分析及诊治思路

手术指征：①骨折不愈合。②神经血管受累。③成人锁骨远端骨折合并喙肩韧带撕裂。④软组织嵌入，骨折断端之间有较宽的分离。⑤锁骨骨折同时伴有肩胛骨外科颈骨折形成的漂浮肩。

九、治疗经验

术后处理：①患侧上臂应用悬吊带保护 2～4 周。②骨折愈合前，上臂不能抬过头。③骨折愈合以后取出内固定器械。

病例5：肱骨外科颈骨折

一、病史资料

患者，女性，58 岁，入院前 3 小时不慎摔伤左侧肩部，当时左侧肩部疼痛剧烈，并因疼痛影响左上肢及左侧肩关节活动受限，为求进一步治疗急送我院。

二、体格检查

T：36.7℃，R：22 次/分，P：100 次/分，BP：135/75mmHg。神志清楚，查体合作，左侧肩部肿胀明显，左侧肩部外侧及左侧上臂近端前方压痛明显，左侧肩关节主被动活动受限，左侧肘关节及腕关节活动良好，左手感觉运动良好，余肢体活动自如。

三、辅助检查

左侧上肢正位 X 线如图 2-5 所示。

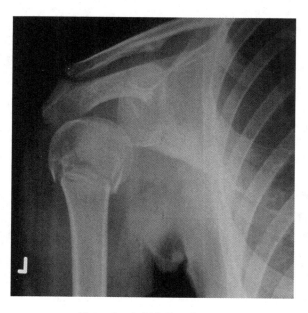

图 2-5　左侧上肢正位 X 线

四、初步诊断

左侧肱骨近端骨折。

五、鉴别诊断

1. **骨质疏松性骨折** 多见于老年患者，轻度外力或未受外力情况下可发生骨折，常见于髋关节周围、桡骨远端、肱骨近端及脊柱。

2. **病理性骨折** 常见于溶骨性的原发或转移性骨肿瘤对于骨组织破坏后发生的骨折，多在轻度外力情况下即可发生，患者常有肿瘤病史。

六、诊治过程

入院后完善相关辅助检查，行三角巾悬吊处理。

七、出院诊断

左侧肱骨外科颈骨折。

八、病例分析及诊治思路

手术指征：①外科颈骨折后明显移位；②不稳定性肱骨外科颈骨折；③因软组织嵌入等原因导致闭合复位失败；④骨折伴有脱位、血管神经损伤者。

九、治疗经验

术后处理：①三角巾悬吊 6～8 周；②早期练习前臂和腕关节功能；③悬吊 6 周后主动练习肩关节功能。

病例 6：股骨转子间骨折

一、病史资料

患者，男性，75 岁，入院前 6 小时不慎摔倒，右侧髋部着地，随即出现右侧髋部剧烈疼痛，并逐步出现局部肿胀及右下肢活动功能受限表现，为求进一步治疗急送我院。

二、体格检查

生命体征平稳，神志清楚，查体合作，右侧髋部肿胀明显，右侧髋部外侧及前内侧压痛明显，右下肢被动外旋位，右侧髋关节活动受限，右下肢远端感觉运动良好，余肢体感觉运动良好。

三、辅助检查

骨盆正位 X 线如图 2-6 所示。

四、初步诊断

右侧股骨转子间颈骨折。

五、鉴别诊断

1. **骨质疏松性骨折** 多见于老年患者，轻度外力或未受外力情况下可发生骨折，常见于髋关节周围、桡骨远端、肱骨近端及脊柱。

2. **病理性骨折** 常见于溶骨性的原发或转移性骨肿瘤对于骨组织破坏后发生的骨折，多在轻度外力情况下即可发生，患者常有肿瘤病史。

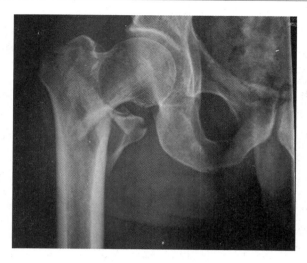

图 2-6 骨盆正位 X 线

六、诊治过程

入院后完善相关辅助检查,行右侧股骨转子间骨折闭合复位内固定术。

七、出院诊断

右侧股骨转子间骨折。

八、病例分析及诊治思路

只要诊断明确的转子间骨折,均有手术指征。

九、治疗经验

1. 滑动加压髋螺钉系统

(1)术后第 1 天患者可坐起,进行上肢和下肢的主动功能锻炼。

(2)使用助行器和扶拐使患肢部分负重。

(3)3~5 个月愈合后可完全负重。

2. 股骨近端带锁髓内针系统 对稳定性的转子周围骨折(内侧支撑皮质及小转子完整)术后第 1 天即可活动,在可以耐受的情况下可以完全负重。

病例 7:股骨颈骨折

一、病史资料

患者,男性,80 岁,入院前 1 周不慎摔倒,左侧髋部着地,随即出现左侧髋部剧烈疼痛,并逐步出现局部肿胀及左下肢活动功能受限表现,为求进一步治疗急送我院。

二、体格检查

生命体征平稳,神志清楚,查体合作,左侧髋部肿胀明显,左侧髋部外侧及前内侧压痛明显,左下肢短缩畸形伴被动外旋位,左下肢远端感觉运动良好,余肢体感觉运动良好。

三、辅助检查

骨盆正位 X 线如图 2 - 7 所示。

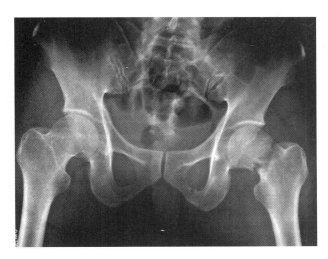

图 2 - 7 骨盆正位 X 线

四、初步诊断

左侧股骨颈骨折。

五、鉴别诊断

1. 骨质疏松性骨折　多见于老年患者，轻度外力或未受外力情况下可发生骨折，常见于髋关节周围、桡骨远端、肱骨近端及脊柱。

2. 病理性骨折　常见于溶骨性的原发或转移性骨肿瘤对于骨组织破坏后发生的骨折，多在轻度外力情况下即可发生，患者常有肿瘤病史。

六、诊治过程

入院后完善相关辅助检查，行左侧人工股骨头置换术。

七、出院诊断

左侧股骨颈骨折。

八、病例分析及诊治思路

手术指征为：①内收型骨折和有移位的骨折。②青壮年及儿童的股骨颈骨折要求达到解剖复位。③老年股骨颈骨折，保守治疗风险高者。

九、治疗经验

1. 内固定治疗

（1）术后第一天患者即可坐起，应尽快让患者扶助行器行走，是否负重取决于骨折结构的稳定性。

（2）如固定满意，大多数患者允许术后立刻在保护下部分负重。

（3）术后6~8周鼓励患者完全负重。

2. 人工关节置换治疗

（1）术后去除伤口引流后，可尽早下肢负重行走。

（2）注意预防下肢静脉血栓治疗。

病例8：胫骨平台骨折

一、病史资料

患者，男性，40岁，入院前6小时因车祸外伤左侧膝关节受到剧烈撞击，当时出现左侧膝关节剧烈疼痛，并出现肿胀及左膝关节活动功能受限表现，为求进一步治疗急送我院。

二、体格检查

生命体征平稳；神志清楚，查体合作，左侧膝关节肿胀明显，膝关节活动受限明显，被动屈曲位，左侧膝关节外侧压痛明显，左下肢远端感觉运动良好。

三、辅助检查

左侧膝关节正侧位X线如图2-8所示。

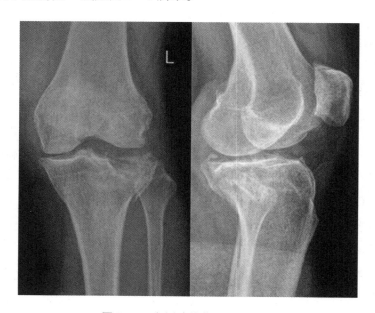

图2-8 左侧膝关节正侧位X线

四、初步诊断

左侧胫骨平台骨折。

五、鉴别诊断

1. 骨质疏松性骨折 多见于老年患者，轻度外力或未受外力情况下可发生骨折，常见于髋关节周围、桡骨远端、肱骨近端及脊柱。

2. 病理性骨折　常见于溶骨性的原发或转移性骨肿瘤对于骨组织破坏后发生的骨折，多在轻度外力情况下即可发生，患者常有肿瘤病史。

六、诊治过程

入院后完善相关辅助检查，于椎管内麻醉下行左侧胫骨近端骨折切开复位内固定术。

七、出院诊断

左侧胫骨平台骨折。

八、病例分析及诊治思路

手术适应证：平台骨折的关节面塌陷超过2mm，侧向移位超过5mm；合并有膝关节韧带损伤及有膝内翻或膝外翻超过5°。

九、治疗经验

1. 非手术治疗

（1）适应证：胫骨平台骨折无移位或者骨折塌陷＜2mm，劈裂移位＜5mm，粉碎骨折或不易手术切开复位骨折。

（2）牵引方法：跟骨牵引，重量3~3.5kg，并做关节穿刺，抽吸关节血肿，牵引期4~6周。依靠牵引力使膝关节韧带及关节紧张，间接牵拉整复部分骨折移位，纠膝内翻或外翻成角，在牵引期间积极锻炼膝关节活动，能使膝屈曲活动达90°，并使关节塑型。

（3）关节镜下辅助复位及固定：关节镜下辅助复位及固定技术正在开始使用，关节镜下手术的软组织损伤少，提供较好关节面显露，并能诊断及治疗并发的半月板损伤。首先将患肢置于股部固定架上，上气囊止血带，关节镜入口位于膝关节前外侧，并在膝关节间隙上方约2cm处，然后灌洗膝关节，抽出关节内积血，去除游离骨及软骨碎片，如果外侧半月板嵌入骨折部位，可用钩将其钩出，半月板撕裂通常可修复，评估骨折块塌陷及劈裂情况。对劈裂骨折采用大巾钳向关节中部挤压劈裂骨折片，将之复位，待关节镜下证实复位满意后，经皮拧入6.5mm松质骨螺丝钉固定。塌陷骨折，在其下方开一骨窗，插入克氏针入骨块内，然后通过带套管的挤压器打入，将其抬高，待关节镜观察复位满意后，拔除克氏针及套管挤压器，所形成骨腔用自体骨及骨水泥充填，最后经皮拧入6.5mm松质骨螺丝钉。术后早期开始CPM被动活动锻炼功能。

2. 手术治疗

（1）适应证：平台骨折的关节面塌陷超过2mm，侧向移位超过5mm；合并有膝关节韧带损伤及有膝内翻或膝外翻超过5°。

（2）手术入路：外侧或内侧平台骨折用相应的前外侧或前内侧纵向入路，内外两侧平台骨折用前正中或"Y"形切口；尽量减少皮下组织分离，以免影响皮瓣血运；尽量保护半月板，对塌陷骨折，劈裂骨折，双髁骨折，在半月板下方分离；对内、外两侧平台骨折，必要时行髌腱切断或胫骨结节截骨，以显露关节面。

（3）外侧平台骨折显露：外侧显露自膝外侧副韧带前开始，沿关节线向前内做切口，经髌腱外缘处拐向下达胫骨粗隆外缘。切开后，将胫前肌起点骨膜下向下外翻开，显露胫骨上外侧及外髁。沿半月板下切开关节囊，向上牵开之，探查胫骨外侧平台，关节面

（4）内侧平台骨折显露：在膝内侧，自膝关节线上 1cm 侧副韧带后起，向下前达胫骨粗隆内缘做弧形切口，切开皮肤、皮下，分开鹅足腱。骨膜下显露胫骨内髁骨折线，关节的显露方法及骨折块复位，同外侧显露。

（5）两侧平台骨折显露：膝前"Y"形切口，向上翻髌腱显露双髁。沿膝前关节线做横弧向下的切口，切口两端在侧副韧带前，再于此切口中点向下做纵切口，使之成"Y"形，切开皮肤、皮下组织同前法，骨膜下显露胫骨内外髁及胫骨结节，将髌腱止点连同胫骨块凿下，将其向上翻开，半月板下方横切开关节囊，前角止点可以切开，但前交叉韧带止点必须保留于原位，将半月板向上牵开，则胫骨内外髁关节面及骨折移位情况完全显露，探查胫骨平台下陷情况，复位骨折，也可用膝正中纵切口及髌腱"Z"形切开延长方法。

（6）胫骨平台骨折内固定：①劈裂骨折（Ⅰ型）：先整复骨折远端，再做由后向前上推挤整复骨折近端，用克氏针暂固定，骨折近端用拉力松质骨螺钉沿平台关节面软骨下至内侧皮质固定，骨折远端，可用拉力皮质骨螺钉穿内侧皮质骨固定；②塌陷骨折（Ⅱ型）：在胫骨上端的前外侧皮质骨，用骨凿形成骨洞，用骨冲击器，由骨孔插入，向上至塌陷骨折片下面，抬起骨折块，在塌陷区空腔植骨，可不用内固定或用一枚松质骨螺丝钉由外向内，沿塌陷骨块的软骨下皮质骨固定；③劈裂塌陷型骨折（Ⅲ型）：先将劈裂骨折向外翻转，显露塌陷骨折片，用骨膜起子抬起塌陷骨折片复位，塌陷空腔植骨，再将劈裂骨折复位，用两枚螺丝钉固定，对老年骨质疏松者亦可用"L"形和"T"形的支撑钢板固定；④内外髁的"T"形和"Y"形骨折（Ⅳ型）：复位操作方法用整复一侧平台劈裂，塌陷及劈裂塌陷折片相似，但先整复较重移位侧平台的主要的骨折面，后整复较轻移位侧平台的主要骨折片及其他较大的碎骨片，尽可能恢复平整的平台关节面。在移位重侧用"T"形和"L"形钢板固定，移位轻的一侧用短钢板固定。

（7）用外固定架治疗复杂胫骨平台骨折：使用外固定架治疗复杂的胫骨平台骨折，能较好地维持关节复位及轴向对线，并允许早期治疗，但其条件必须施以有限的手术，如塌陷骨折开骨窗行植骨垫高；劈裂骨折行空心螺丝钉固定，使关节面平整，才能进一步使用外固定架，另外外固定架的针必须尽量在关节面下 1.5cm 的关节囊外，以免置针感染进入关节。

（8）合并韧带损伤的平台骨折治疗：胫骨平台骨折并发侧韧带损伤，如果未予治疗，尽管胫骨平台骨折愈合良好，仍可出现关节不稳且晚期结果较差。Bennett 和 Browner 报道，骨折合并半月板损伤为 20%，20% 有侧副韧带损伤，10% 有前交叉韧带损伤，3% 有外侧韧带损伤，3% 有腓总神经损伤。内侧副韧带损伤最常见于胫骨平台Ⅱ型骨折，而半月板损伤常见Ⅳ型骨折，如果胫骨髁间隆突骨折并移位，可通过骨性隧道将其用钢丝固定，前交叉韧带中部断裂给予缝合，半月板完全断裂给予切除，边缘游离，行缝合。

病例 9：右侧胫腓骨骨折

一、病史资料

患者，男性，30 岁，入院前 3 小时因车祸外伤致右侧小腿受到剧烈撞击，随即出现右侧小腿剧烈疼痛，并逐步出现局部肿胀及右下肢活动功能受限表现，为求进一步治疗急送我院。

二、体格检查

生命体征平稳，神志清楚，查体合作，右侧小腿肿胀明显，局部压痛明显，右侧小腿中份可见异常活动，局部骨擦音及骨擦感阳性，右下肢远端感觉运动良好，足背动脉可触及，余肢体感觉运动良好。

三、辅助检查

右胫腓骨正侧位 X 线如图 2 - 9 所示。

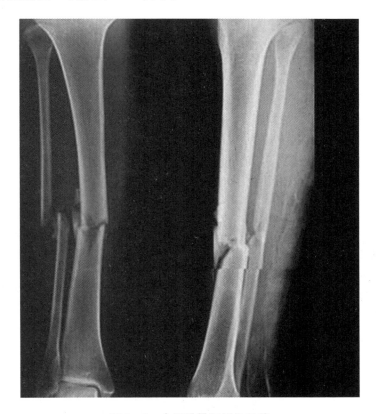

图 2 - 9　右胫腓骨正侧位 X 线

四、初步诊断

右侧胫腓骨骨折。

五、鉴别诊断

1. 骨质疏松性骨折　多见于老年患者，轻度外力或未受外力情况下可发生骨折，常见于髋关节周围、桡骨远端、肱骨近端及脊柱。

2. 病理性骨折　常见于溶骨性的原发或转移性骨肿瘤对于骨组织破坏后发生的骨折，多在轻度外力情况下即可发生，患者常有肿瘤病史。

六、诊治过程

入院后完善相关辅助检查，行右侧胫骨骨折切开复位髓内针内固定术。

七、出院诊断

右侧胫腓骨骨折。

八、病例分析及诊治思路

手术指征：①不稳定性、粉碎性骨折；②维持骨折对线困难的骨折，如果反复复位未获成功，则需手术切开复位固定；③骨折合并血管损伤；④骨折合并骨筋膜室综合征；⑤开放性骨折；⑥骨折合并严重的闭合性软组织损伤；⑦骨折致骨缺损严重者。

九、治疗经验

1. 大直径髓内钉固定且轴向稳定的骨折，允许术后即刻负重。

2. 在早期骨痂出现前应限制负重（4～6 周），然后依据耐受情况再逐渐增加负重锻炼。

3. 取钉不作为常规，对于突出的钉引起的疼痛，为缓解疼痛可将钉取出，取钉通常以术后 12～18 个月为宜，当骨折线消失，骨皮质充分塑形后取出。

4. 动力加压钢板固定如果稳定可靠，患肢可用拆卸式后侧夹板固定，术后第 2 天即开始早期活动，6 周内保持最轻微的负重，术后 6～12 周逐渐增加负重。

病例 10：髌骨骨折

一、病史资料

患者，女性，45 岁，入院前 3 小时不慎摔倒，右侧膝关节前方着地，随即出现右膝关节剧烈疼痛，并逐步出现关节肿胀及活动功能受限表现，为求进一步治疗急送我院。

二、体格检查

生命体征平稳，神志清楚，查体合作，右侧膝关节肿胀明显，局部压痛明显，右侧髌骨前方触诊可有空虚感，右下肢远端感觉运动良好，右侧浮髌试验阳性，余肢体感觉运动良好。

三、辅助检查

右膝关节正侧位 X 线如图 2－10 所示。

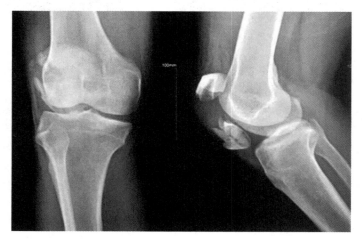

图 2－10 右膝关节正侧位 X 线

四、初步诊断

右侧髌骨骨折。

五、鉴别诊断

1. 骨质疏松性骨折　多见于老年患者，轻度外力或未受外力情况下可发生骨折，常见于髋关节周围、桡骨远端、肱骨近端及脊柱。

2. 病理性骨折　常见于溶骨性的原发或转移性骨肿瘤对于骨组织破坏后发生的骨折，多在轻度外力情况下即可发生，患者常有肿瘤病史。

六、诊治过程

入院后完善相关辅助检查，行右侧髌骨骨折切开复位张力带钢丝内固定术。

七、出院诊断

右侧髌骨骨折。

八、病例分析及诊治思路

手术指征：①合并伸肌支持带断裂的骨折；②开放性骨折；③超过 2～3mm 移位或者关节面不平的骨折。

九、治疗经验

1. 如用保守治疗方案，用大腿石膏托或者支具将患肢伸直位固定。

2. 术后第一天，即可下床活动，并根据患者的耐受情况决定患肢的负重程度，鼓励患者进行下肢肌肉舒缩锻炼。

3. 术后 2～3 周，伤口愈合后，开始进行主动的关节活动练习。

4. 术后 4～6 周，如果 X 线证实骨折已经愈合，去除支具并逐渐开始抗阻力练习。

5. 术后 18～24 周，股四头肌肌力完全恢复，活动即可不受限制。

6. 如果固定失败，骨折块发生 3～4mm 的分离，关节面台阶超过 2mm，则需再行手术治疗。

7. 去除内固定物平均时间为 1 年。

病例 11：跟骨骨折

一、病史资料

患者，男性，25 岁，入院前 6 小时因不慎从高度坠落，右侧足跟着地，当时出现右侧足跟剧烈疼痛，并出现肿胀及右侧踝关节活动功能受限表现，为求进一步治疗急送我院。

二、体格检查

生命体征平稳；神志清楚，查体合作，右侧足跟肿胀明显，踝关节因疼痛影响轻度活动受限明显，右足各趾感觉运动良好。

三、辅助检查

右侧跟骨侧位 X 线如图 2－11 所示。

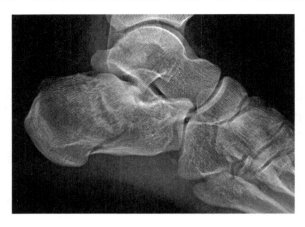

图 2-11 右侧跟骨侧位 X 线

四、初步诊断

右侧跟骨骨折。

五、鉴别诊断

1. 骨质疏松性骨折 多见于老年患者，轻度外力或未受外力情况下可发生骨折，常见于髋关节周围、桡骨远端、肱骨近端及脊柱。

2. 病理性骨折 常见于溶骨性的原发或转移性骨肿瘤对于骨组织破坏后发生的骨折，多在轻度外力情况下即可发生，患者常有肿瘤病史。

六、诊治过程

入院后完善相关辅助检查，于椎管内麻醉下行右侧跟骨骨折切开复位内固定术。

七、出院诊断

右侧跟骨骨折。

八、病例分析及诊治思路

手术适应证：①跟骨舌状骨折、跟骨体横形骨折波及关节并有移位者：可在麻醉下用骨圆针撬拨复位，再用小腿石膏固定于轻度跖屈位 4~6 周。②有移位的跟骨横形骨折、舌状骨折以及跟骨后结节骨折：应行切开复位，加压螺丝钉内固定。术后石膏固定于功能位 4~6 周。③青壮年的跟骨压缩骨折甚至粉碎性骨折：有人主张早期即行切开复位并植骨，以恢复跟骨的大体形态及足纵弓。视情况用或不用内固定。术后用小腿石膏固定 6~8 周。④跟骨严重粉碎性骨折：有人主张早期行关节融合术，包括跟距、跟骰关节。但多数人主张先行功能疗法，以促进水肿消退，预防肌腱、关节粘连。待后期出现并发症时，再行足三关节融合术。

九、治疗经验

非手术治疗：①无移位跟骨骨折：包括骨折线通向关节者，用小腿石膏托制动 4~6 周。待临床愈合后即拆除石膏，用弹性绷带包扎，促进肿胀消退，同时做功能锻炼。但下地行走不宜过早，一般在伤后 12 周以后。②有移位的骨折：如跟骨纵行裂开，跟骨结节撕脱骨折和跟骨载距突骨折等。可在麻醉下行手法复位,然后用小腿石膏固定于功能位 4~6 周。后结节骨折需固定于跖屈位。③60 岁以上老年人的严重压缩粉碎性骨折:采用功能 疗法。即休息 3~5 天后用弹性绷带包扎局部,再作功能锻炼,同时辅以理疗按摩等。

第二节　关节与矫形外科

一、骨关节炎

（一）膝骨关节炎

【诊断标准】（美国风湿病学会）

1. 临床诊断标准

（1）前 1 个月大多数时间有膝痛。

（2）关节活动时有骨响声。

（3）晨僵 <30 分钟。

（4）年龄大于或等于 38 岁。

（5）膝检查有骨性肥大。

满足（1）+（2）+（3）+（4），或（1）+（2）+（5）或（1）+（4）+（5）者,可诊断为膝骨关节炎。

2. 临床及放射学

（1）前 1 个月大多数时间有膝痛。

（2）X 线示关节边缘骨赘。

（3）关节液实验室检查符合骨关节炎。

（4）年龄大于或等于 40 岁。

（5）晨僵 <30 分钟。

（6）关节活动时有骨响声。

满足（1）+（2）或（1）+（3）+（5）+（6），或（1）+（4）+（5）+（6）者,可诊断膝骨关节炎。

（二）手骨关节炎

【诊断标准】（美国风湿病学会）

1. 前 1 个月大多数时间有手痛、发酸、发僵。

2. 10 个指定手关节中 2 个以上硬性组织肥大。

3. 掌指关节肿胀小于 2 个。

4. 远端指间关节硬性组织肥大在 1 个以上。

5. 10 个指定关节中有 1 个或 1 个以上畸形。

注:10 个指定关节含双侧第 2、第 3 指远端指间关节及近端指间关节,和第 1 腕掌关节。

满足 1+2+3+4 或 1+2+3+5,可诊断为手骨关节炎。

（三）髋骨关节炎

【诊断标准】（美国风湿病学会）

1. 临床诊断标准

（1）前 1 个月大多数时间有髋痛。

（2）髋内旋 <15°。

（3）髋内旋 >15°。

（4）血沉 <45mm/h。

（5）髋晨僵 <60 分钟。

（6）髋屈曲 <115°。

（7）年龄 >50 岁。

满足（1）+（2）+（4）或（1）+（2）+（5），或（1）+（3）+（6）+（7）者，可诊断髋骨关节炎。

2. 临床及放射学

（1）前 1 个月大多数时间有髋痛。

（2）血沉 <20mm/h。

（3）X 线片股骨和（或）髋臼有骨赘。

（4）X 线片髋关节间隙狭窄。

满足（1）+（2）+（3）或（1）+（2）+（4）或（1）+（3）+（4）者；可诊断髋骨关节炎。

二、类风湿关节炎

【诊断标准】（美国风湿病学会）

1. 临床诊断标准

（1）晨僵或（和）关节疼痛：持续时间一个关节 ≥3 个月，两个以上多关节 >16 周。

（2）关节肿胀：持续时间一个关节 ≥3 个月，两个以上多关节 ≥6 周。

（3）四肢：至少有一个关节肿胀加上颈椎、胸锁或肩锁、胸肋、胸骨、颞颌任何一个关节过去或目前有肿胀和（或）疼痛。

（4）血沉：持续增快 ≥3 个月；或经抗风湿治疗 ≥2 周仍增快者。

（5）类风湿因子：阳性。

（6）滑液：类风湿因子阳性或有疏松易碎的蛋白凝块。

（7）X 线：至少有明显骨质疏松，或局限性骨质侵蚀破坏。

（8）病理：至少有滑膜表层细胞增生和绒毛增生、肥大，或淋巴样小结形成；或者皮下结节中心有纤维蛋白样坏死灶及其周围有呈栅栏状排列的细胞浸润。

具备上述标准 8 条中之 5 条者，可初步诊断为类风湿关节炎。

具备 8 条中之 5 条并能排除痢疾、结核和泌尿系统、呼吸系统、肠道感染等引起的感染过敏性关节炎、结核及胶原病关节炎者；或具备 6~8 条；或有典型类风湿关节炎手或类风湿关节炎足者，即可确诊为类风湿关节炎。

2. 流行病学（人群调查）诊断标准

（1）具备上述临床诊断标准 8 条中之 5 条者。

（2）典型类风湿关节炎手。

（3）典型类风湿关节炎足。

以上诊断标准经过长期临床观察，适合我国的实际情况，而且可作为小儿和成人共同的诊断标准。

三、强直性脊柱炎

【诊断标准】（AS 纽约标准）

近年来较多用 1984 年修订的 AS 纽约标准。对一些暂时不符合上述标准者，可参考有关脊柱关节病（SpA）的诊断标准，主要包括 Amor、欧洲脊柱关节病研究组（ESSG）和 2009 年 ASAS 推荐的中轴型 SpA 的分类标准，后两者分述如下。

1. 1984 年修订的 AS 纽约标准　①下腰背痛持续至少 3 个月，疼痛随活动改善，但休息不减轻；②腰椎在前后和侧屈方向活动受限；③胸廓扩展范围小于同年龄和性别的正常值；④双侧骶髂关节炎 Ⅱ ~ Ⅳ级，或单侧骶髂关节炎 Ⅲ ~ Ⅳ级。如患者具备④并分别附加①~③条中的任何 1 条可确诊为 AS。

2. ESSG 诊断标准　炎性脊柱痛或非对称性以下肢关节为主的滑膜炎，并附加以下任何 1 项，即：①阳性家族史；②银屑病；③炎性肠病；④关节炎前 1 个月内的尿道炎、宫颈炎或急性腹泻；⑤双侧臀部交替疼痛；⑥肌膜端病；⑦骶髂关节炎。符合者可列入此类进行诊断和治疗，并随访观察。

3. 2009 年 ASAS 推荐的中轴型 SpA 的分类标准　起病年龄 <45 岁和腰背痛≥3 个月的患者，加上符合下述中 1 种标准：①影像学提示骶髂关节炎加上≥1 个下述的 SpA 特征；②HLA - B27 阳性加上≥2 个下述的其他 SpA 特征。其中影像学提示骶髂关节炎指的是：①MRI 提示骶髂关节活动性（急性）炎症，高度提示与 SpA 相关的骶髂关节炎；②明确的骶髂关节炎影像学改变（根据 1984 年修订的纽约标准）。

SpA 特征包括：①炎性背痛；②关节炎；③起止点炎（跟腱）；④眼葡萄膜炎；⑤指（趾）炎；⑥银屑病；⑦克罗恩病/溃疡性结肠炎；⑧对非甾体抗炎药（NSAIDs）反应良好；⑨SpA 家族史；⑩HLA - B27 阳性；⑪CRP 升高。

四、创伤后关节炎

【诊断标准】（《外科疾病诊断标准》，2001）

1. 疼痛　是创伤性关节炎的早期症状，最初并不严重，在活动多时发生，休息后好转。严重时休息时亦痛，可受寒冷、潮湿的影响而加重。

2. 僵硬　以髋关节骨关节炎表现明显，其特点是，僵硬感常出现在清晨起床后或是白天，在一段时间内不活动之后，故称之为"晨僵"。髋关节骨关节炎晨僵持续时间短，一般不超过 15 分钟，活动后可缓解。

3. 关节反复肿胀　常见于膝关节及踝关节，积液多于不严重的外伤或轻度扭伤后引起，关节肿胀积液、疼痛、关节周围压痛、膝关节肌肉痉挛。休息 1 ~ 2 个月，症状可以自然消退。可以很长时间没有症状，但可因轻微外伤而反复发作。

早期关节炎可以没有特殊体征，晚期或严重的创伤性骨关节炎可以有关节畸形，如严重的髋关节炎出现屈曲、外旋和内翻或外翻畸形。关节的主动及被动活动的范围逐步减少，此外，髋关节可以牵扯膝部的疼痛等。

4. X线检查　早期X线片常为无特殊改变，以后可见关节间隙狭窄，软骨下骨板致密，关节面不规则、不光滑并有断裂现象。在髋关节可见股骨头变扁，股骨颈变短，股骨头颈处有骨赘形成，而使股骨头呈蕈状。髋臼顶部可见骨质密度增高，其外上缘有骨赘形成。髋臼顶部和股骨头可出现单个或多个大小不等的囊性改变，囊性变周边有骨质硬化现象。在膝关节处可见髌骨上下缘有小骨刺增生，关节边缘及髁间嵴骨刺增生，软骨下有时可见小的囊性改变，多为圆形，囊壁骨致密。

五、股骨头无菌性坏死

【诊断标准】(《临床骨科手册》, 2001)

1. 疼痛　主要是患侧髋关节部疼痛，可放射到膝关节。起初疼痛较轻，站立行走后加重，休息后减轻；可突然加重以致必须卧床，无论发作为急性或缓起均可变为间歇痛。随着病情发展，症状逐渐加重，疼痛持续不能缓解，关节活动随之受限。

2. 跛行　随着病情发展，由于疼痛导致肌肉痉挛，关节活动受限，内外旋受限比屈伸受限更早，最后可致屈曲挛缩，终致跛行，甚至髋关节畸形。

3. X线检查　诊断主要依赖于X线片。早期股骨头轮廓正常，但在侧位片可见关节软骨下有透亮区，密度减低，逐渐出现坏死区内骨小梁增粗的浓密区，呈骨硬化带。以后关节软骨面塌陷，表面不规则，呈蘑菇头状。

4. 放射性核素^{99m}Tc骨扫描　可以早期显示骨坏死区内的核素聚集较少，从而有助于早期诊断。CT、MRI检查也有助于早期诊断。

六、髋及膝关节置换术后

人工股骨头置换术后疼痛的发生率较高。一般认为疼痛的原因为：①人工股骨头直径过大，头臼不匹配，头和髋臼之间形成不正常的摩擦而引起疼痛；②假体颈过长，造成关节间隙相对变窄，引起疼痛；③假体松动；④髋关节周围肌群挛缩。

为预防人工股骨头置换术后发生疼痛，应严格掌握手术适应证，选择合适的假体。如果保守治疗疼痛不缓解，应考虑行翻修术。

七、发育性髋关节脱位

【诊断标准】(《外科学》2013)

1. 本病主要依靠临床特点、体格检查和X线检查及测量确诊。

2. 开始行走后，步态异常，容易引起注意。

八、拇外翻或其他足部畸形

【诊断标准】

1. 拇外翻(《疼痛皮肤骨关节病的临床防治》, 2009)

(1)患者常合并有平足症，部分有家族史或长久站立工作或经常穿尖头鞋史。

(2)足拇趾外翻、旋转畸形，局部疼痛，行走困难。

(3)第二趾锤状趾，第二、第三跖骨头跖面形成胼胝，第一跖趾关节突出部形成足拇囊炎。

(4)X线摄片：①第一、第二跖骨夹角＞10°；②各跖骨头张开，第一跖骨头跖面的子骨向外移位；③第一跖趾关节内侧关节附近处可有骨赘形成，严重者可产生骨性关节炎；④足拇的跖趾关节轻度脱位。

2. 扁平足(《医疗机构医务人员三基训练指南 外科》，2005)

(1)部分患者有家族史或先天性足骨畸形或外伤史。

(2)久站或行走时足部疼痛或不适，跟外翻足扁平，前足外翻，舟骨结节处肿胀和压痛，休息可减轻或消失。晚期为痉挛性平足，经较长时间休息，症状亦难改善。

(3)站立位 X 线足正侧位片：可见舟骨结节完全塌陷，与载距突的距离增加。这也是扁平足的诊断标准之一。自跟骨结节底部至第一距骨头底部作连线，并从舟骨结节至此连线作垂直线，其长度多小于 1cm。

3. 足外翻(《中华外科护理"三基"训练手册》2006)

(1)足外翻的外观畸形：足外翻的发生可以是单侧或双侧，患者的足部前端变宽，足跟窄小，足前部内收内翻，外踝偏前突出，内踝偏后且不明显，并伴有足弓高。

(2)足外翻的走路姿势：行走站立时以足内侧缘着地持重，负重处有滑囊和胼胝。单侧足外翻走路跛行，双侧足外翻走路摇摆。

(3)外翻足的 X 线摄片：距骨与第一跖骨纵轴线交叉成角 >15°，跟骨跖面和距骨纵轴线夹角 <30°。

九、足部肌腱炎或滑囊炎

1. 临床表现　常见表现为晨起跟腱处疼痛、僵硬，在足部活动、跟腱受力后症状加剧。在运动后的一天常常还有剧烈的疼痛。出现肌腱增厚表现及跟部出现肿胀，在日间活动或运动后加剧。

2. 辅助检查

(1)体格检查：常见跟部有明显肿胀，触诊时可发现跟腱肿大、增粗，在跟腱于跟骨的止点处或有骨赘处压痛明显。如果为非止点处的跟腱炎，则在跟腱中部有压痛，踝关节的活动明显受限，并且有运动痛。

(2)X 线检查：为常规检查，可以见到足跟部骨赘或跟腱中部有钙化、骨化表现。

(3)MRI 检查：并非特异性检查，但可以显示跟腱内部较明显的断裂及跟腱增粗。

十、足踝部关节炎

【诊断标准】

1. 骨性关节炎(《骨科疾病临床诊疗技术》2016)　该病没有严格的诊断标准和特异性试验，其诊断主要依据临床表现放射学检查。在临床上符合下列情况者，可诊断膝骨性关节炎：符合下列(1)、(2)、(3)、(4)或(1)、(2)、(3)、(5)者，临床表现可诊断为膝骨性关节炎。

(1)近 1 个月内经常反复膝关节疼痛。

(2)活动时有摩擦音。

(3)膝关节晨僵≤30 分钟。

(4)中老年者(1 >40 岁)。

2. 类风湿关节炎(《现代诊断病理学手册》第 2 版，2015)　是以关节受累为主的慢性自身免疫性疾病。分为中心性和周边性，前者累及脊柱、骶髂关节和髋关节，亦称强直性脊柱炎；后者累及手、足小关节。青壮年女性好发。

（1）基本特点是非特异性慢性炎、关节炎症性破坏粘连，以及多量淋巴细胞、浆细胞增生浸润，可有淋巴滤泡形成。

（2）早期病变可见滑膜充血、水肿，被覆细胞呈绒毛状增生，表面纤维素样物质沉着，深部及血管周围浆细胞及淋巴细胞浸润，可形成淋巴滤泡，血管内皮增生肿胀，管腔狭窄，偶有血栓形成。此外富于血管的肉芽组织向关节软骨延伸形成血管翳，从而破坏软骨及软骨下骨板，形成死骨。

（3）晚期可见纤维素性渗出物及坏死组织机化，使关节面粘连形成纤维性或骨性强直。

（4）部分患者在关节周围的皮下组织中可出现类风湿结节，表现为中心纤维素样坏死，周围为栅栏状排列的组织细胞及套袖样分布的慢性炎症细胞。

【病例解析】

病例1：关节骨性关节炎

一、病史资料

患者，女性，65岁。主因"双膝疼痛、行走受限3年"入院。既往务农，行走及负重后症状明显，骑车或休息可缓解，口服非甾体类消炎药镇痛作用明显，近一个月症状加重，我院门诊检查双膝正侧位X线片（站立位摄片）。提示双膝关节骨性关节炎，为进一步治疗入院。

二、体格检查

T：37.8℃，P：80次/分，R：20次/分，BP：120/80mmHg。神志清、查体合作，步态跛行，脊柱无畸形、活动自如，双膝内翻15°，无红肿，活动良好，远端无肿胀。双膝内侧间隙压痛明显，双膝主被动屈伸活动范围15°～120°，膝内、外侧应力试验阴性，抽屉试验阴性，浮髌试验阴性，麦氏征阴性，髌股关节面研磨疼痛阳性，双下肢皮肤感觉未见明显减弱，肌力5级，四肢腱反射无增强及减弱，病理征未引出。

三、辅助检查

膝关节正侧位片（图2－12）。

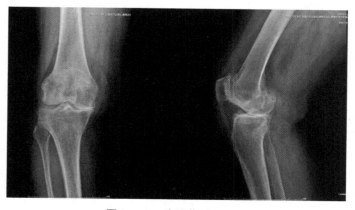

图2－12　膝关节正侧位片

四、初步诊断

双膝骨性关节炎。

五、鉴别诊断

1. 类风湿性膝关节炎 多以炎性滑膜炎为主的系统性疾病，多侵犯小关节，手指关节对称性发病，类风湿因子升高。

2. 半月板损伤 多以半月板撕裂伤导致的绞锁（疼痛、活动受限）症状，麦氏试验阳性，MRI 可见半月板损伤征象。

六、诊治经过

患者入院后完善血常规、生化全项、血沉及 C - 反应蛋白检查，根据 X 线片设计截骨范围，完善术前检查，腰麻下行双膝关节表面置换术，手术以膝关节前正中切口，外翻髌骨，切除骨赘及炎性滑膜，膝关节内侧松解，按术前测量予股骨远端及胫骨近端适量截骨，安装匹配假体及垫片。手术顺利，术后抗感染抗凝治疗，指导功能锻炼。

七、出院诊断

双膝骨性关节炎。

八、病例分析及诊治思路

膝关节骨性关节炎多见于高龄女性（劳动及绝经后骨质疏松），初期以关节内侧疼痛多见，伴随疾病进展继发膝关节内翻畸形。确诊后以关节磨损程度及患者需求制定保守治疗（口服药、封闭及功能锻炼）、截骨或关节置换等治疗方案。

九、治疗经验

膝关节骨性关节炎为膝关节常见疾病，发病初期应及时干预，肥胖患者控制体重，口服关节软骨保护药物、功能锻炼。保守治疗效果欠佳应行胫骨截骨或单髁置换手术改善下肢力线，延缓疾病进展。关节磨损及内翻严重考虑行膝关节表面或全膝关节置换手术治疗。

病例2：左膝关节化脓性关节炎

一、病史资料

患者，女性，64 岁。缘于 10 天前无诱因出现左膝关节肿胀、疼痛，活动受限，近 1 周出现发热，于当地静点抗生素治疗 3 天无明显好转，就诊于我院。膝关节 MRI："膝关节积液、滑膜水肿"，门诊以"左膝关节肿痛原因待查"收入院。

二、体格检查

T：38.3℃，P：80 次/分，R：20 次/分，BP：120/75mmHg。周身浅表淋巴结未及肿大。左膝关节红肿，皮温增高，压痛，关节屈伸活动疼痛受限，浮髌试验阳性。

三、辅助检查

膝关节 MRI："关节积液，滑膜炎性水肿"（图 2 - 13）。

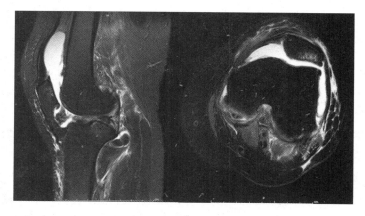

图 2 – 13　膝关节 MRI：关节积液，滑膜炎性水肿

四、初步诊断

左膝关节化脓性关节炎。

五、鉴别诊断

1. 膝关节滑膜炎　一般关节滑膜炎为无菌性滑膜渗出增多导致关节积液，无感染表现。

2. 半月板损伤　可出现关节疼痛，活动受限，肿胀，但无明显皮温增高及发热表现，MRI 可见半月板撕裂表现。

六、诊治经过

患者入院后行血常规、血沉、C – 反应蛋白以及关节腔穿刺、关节液细菌培养检查，血沉 85mm/h，C – 反应蛋白 57.3mg/L，血常规显示白细胞升高，关节液培养为金黄色葡萄球菌。根据药敏试验结果应用敏感抗生素治疗，行左膝关节穿刺置管抗生素盐水冲洗引流治疗。体温下降，关节红肿热痛消失，引流液培养无细菌后出院。

七、出院诊断

左膝关节化脓性关节炎。

八、病例分析及诊治思路

关节化脓性感染可经血源性途径导致，也可由局部皮肤病变细菌直接侵犯所致，该患者虽无明细感染病史，但症状体征表现均局限于膝关节，较为典型，穿刺培养阳性进一步证实诊断。

九、治疗经验

化脓性关节炎的关节肿痛症状表现典型，多伴有发热，建议早期行关节腔穿刺关节液培养进行明确诊断，早期行敏感抗生素治疗，配合关节穿刺引流。

病例 3：手骨关节炎

一、病史资料

患者女性，55 岁。主因"双手指疼痛、畸形 10 年"入院。既往体健，无明显诱因出现双手指疼痛,受凉后加重,同时发现手指逐渐变形,口服非甾体类消炎药可缓解疼痛,因症状反复发作并逐渐加重,遂来我院就诊。

二、体格检查

T:36.8℃,P:80次/分,R:20次/分,BP:120/80mmHg。神志清,查体合作,双手指间关节活动受限、畸形,以远端指间关节为重,呈屈曲及侧弯畸形,背侧可见赫伯登结节,关节略红肿增粗,掌指关节未见明显异常。

三、辅助检查

双手正位片(图2-14)。

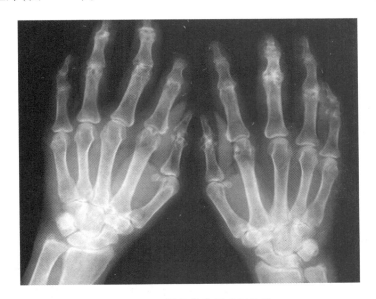

图2-14 骨关节炎双手正位片

四、初步诊断

双手骨关节炎。

五、鉴别诊断

类风湿性关节炎多以炎性滑膜炎为主的系统性疾病,多侵犯小关节,手指关节对称性发病,类风湿因子升高,掌指关节受累多见。

六、诊治经过

患者就诊后行双手正位片检查,行风湿三项、血沉及血尿酸检查,进一步明确诊断,予以非甾类抗炎药口服及外用治疗。

七、出院诊断

双手骨关节炎。

八、病例分析及诊治思路

患者为家庭妇女,从事家务劳动较多,手指逐渐发生畸形及疼痛,触碰凉水或天气转冷后症状加重，双手正位片可见指间关节关节破坏间隙减小，畸形，掌指关节未受累。类风湿因子及 ASO 阴性，血沉正常，血尿酸正常。依据以上结果，可除外类风湿及结核、痛风等病。

九、治疗经验

手骨关节炎的治疗以保守治疗为主，尽量早期诊断、早期治疗，避免形成严重畸形，药物包括非甾类抗感染药、氨基葡萄糖。病情十分严重、药物治疗无效的，且影响病人的日常生活，就应该考虑手术干预，可使用人工置换手术。

病例 4：髋关节骨性关节炎

一、病史资料

患者，男性，60 岁。主因"右髋疼痛 2 年，加重 3 个月"入院。行走及负重后症状加重，症状缓慢进展，无酗酒、外伤及激素应用史，门诊检查髋关节 X 线及 CT，提示右髋骨性关节炎。为进一步治疗收入院。

二、体格检查

T：37.8℃，P：80 次/分，R：20 次/分，BP：120/80mmHg。神志清、查体合作，跛行步态，右下肢短缩 1cm，右腹股沟压痛阳性，右髋关节主被动活动受限，"4"字征阳性，双下肢感觉肌力对称，病理征阴性。

三、辅助检查

髋关节 X 线片显示：髋关节退变、关节间隙消失，囊性变出现（图 2-15）。

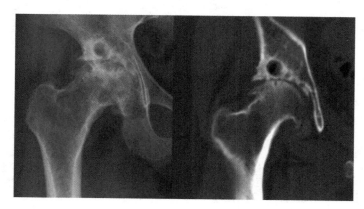

图 2-15 髋关节 X 线片示：髋关节退变、关节间隙消失，囊性变出现

四、初步诊断

右髋骨性关节炎。

五、鉴别诊断

1. 股骨头缺血性坏死 是指股骨头血运受限，缺血后出现髋部疼痛、股骨关节面塌陷，多有酗酒、外伤及激素应用史。MRI 少见髋臼严重磨损。

2. 类风湿性髋关节炎　是指炎性滑膜炎侵犯髋关节，此疾病多侵犯小关节，手指关节对称性发病，类风湿因子升高。

3. 强直性脊柱炎（关节型）　为免疫缺陷病，多出现关节周围增生，末期关节融合。HLA－B27 阳性，骶髂关节 CT 可见破坏。

4. 髋关节感染　起因于特异性感染或非特异性感染，多疼痛明显，发热。

5. 髋臼发育不良　影像学测量髋臼指数明显增大，较易鉴别。

六、诊治经过

患者入院后完善血常规、生化全项、血沉及 C－反应蛋白检查，术前检查无手术禁忌，于腰麻下行右侧全髋关节置换术，术后预防性应用抗生素及抗凝治疗，术后 3 天扶双拐下地活动。

七、出院诊断

右髋骨性关节炎。

八、病例分析及诊治思路

髋关节骨性关节炎多见于高龄患者，初期以关节疼痛多见，伴随疾病进展继发患侧下肢短缩畸形。确诊后以关节磨损程度及患者需求制定保守治疗或关节置换等治疗方案。

九、治疗经验

髋关节骨性关节炎为髋关节常见疾病，多与股骨头缺血性坏死、类风湿性髋关节炎相鉴别，发病初期应及时干预，肥胖患者控制体重，口服关节软骨保护药物。随着病情进展，关节软骨磨损加重，后期应行全髋关节置换治疗。

病例 5：类风湿性关节炎

一、病史资料

患者，男性，64 岁。患者缘于半年前无明显原因出现左髋疼痛，疼痛于行路多、劳累后加重，卧床休息后可缓解，既往类风湿病史多年，于当地医疗机构行骨盆 X 线检查：关节间隙消失，关节面塌陷，诊断左髋类风湿性关节炎，患者为求进一步治疗来我院。

二、体格检查

T：36.3℃，P：80 次/分，R：20 次/分，BP：130/75mmHg。双拐行路，神志清、查体合作，双手掌指关节尺偏畸形。左髋部叩痛，腹股沟中点压痛，纵向叩击痛；左侧"4"字征阳性，双下肢无指凹性水肿。右膝伸直障碍，关节线压痛。

三、辅助检查

骨盆正位片（图 2－16）：左髋关节关节间隙消失，软骨下骨破坏，符合类风湿性关节炎。

膝关节正侧位片（图 2－17）："关节间隙消失"。

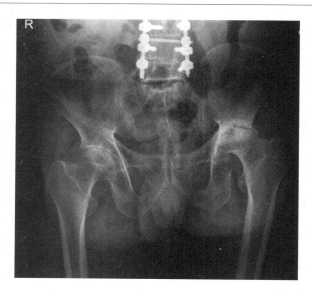

图 2 – 16　骨盆正位片

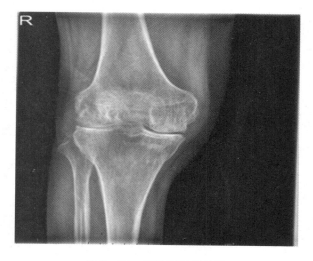

图 2 – 17　膝关节正侧位片

四、初步诊断

左髋类风湿性关节炎。

五、鉴别诊断

1. 成人髋臼发育不良　髋臼发育不良，髋臼角增大，多伴有髋关节脱位。

2. 股骨头无菌性坏死　主要为股骨头内骨坏死病变，早期可无关节炎表现、关节面光滑，后期可出现关节面塌陷，创伤性关节炎表现。

六、诊治经过

患者入院后行血常规、血沉、C－反应蛋白等术前检查，除外感染性病变及手术禁忌证，行左侧全髋关节置换手术治疗。

七、出院诊断

左髋类风湿性关节炎。

八、病例分析及诊治思路

类风湿性关节炎临床较为常见，患者多伴有典型类风湿疾病表现，如手指畸形、多关节受累表现，已明确诊断类风湿疾病。经诊断明确，关节破坏严重影响正常生活、具备手术指征者应行关节置换治疗改善关节功能，提高生活质量。

九、治疗经验

类风湿性关节炎患者后期多因关节破坏严重丧失关节功能，需行关节置换手术治疗。但此类患者多伴有不同程度骨质疏松及营养状况欠佳，术中须动作轻柔，保护正常骨质，防止病理性骨折及假体塌陷发生，围术期需关注患者血常规变化及体温变化，必要时进行输血、补充白蛋白、纠正电解质紊乱等以改善患者一般情况，确保伤口一期愈合。

病例6：强直性脊柱炎（化脓性关节炎）

一、病史资料

患者，男性，64岁，缘于约15年前无明显诱因出现颈部及腰部僵硬于当地医院诊断为"强直性脊柱炎"，曾行中药及非甾类抗炎药等药物口服治疗，效果欠佳，症状进一步加重，8年前出现双髋关节僵直，严重影响日常生活，于当地行脊柱X光片及双髋关节X光片检查显示：脊柱融合、呈竹节样改变，双髋关节融合，现因严重影响生活为求改善关节活动状态于我院就诊，门诊以"强直性脊柱炎、双髋关节融合"收住院。

二、体格检查

T：36.3℃，P：80次/分，R：20次/分，BP：120/75mmHg。脊柱强直性步态，神志清、查体合作，颈椎、腰椎僵直，屈伸及旋转活动明显受限，双髋关节僵直，屈伸、旋转及收展活动不能，双上肢关节活动自如，膝关节、踝关节及趾间关节活动可，双下肢皮肤感觉正常，双下肢无指凹性水肿。双侧肱二、肱三头肌腱、跟膝腱反射对称，无增强或减弱。双侧Kernig征、Babinski征以及Hoffmann征均未引出。

三、初步诊断

强直性脊柱炎伴双髋关节融合。

四、鉴别诊断

1. 特发性弥漫性骨肥厚症 该类疾病主要累及脊柱尤其是颈椎，特征是大量而表浅的不规则椎体前侧和侧缘骨质增生相互融合形成椎体前广泛肥厚骨块，又称为强直性骨肥厚或Forestier病。常见于中老年男性。本例患者年幼发病，脊柱出现典型的"竹节样"改变，同时伴有髋关节受累融合改变。

2. 脊柱结核 脊柱及关节结核后期及恢复期可出现椎体融合及关节融合改变，同时伴有椎间隙丢失及骨质破坏。

五、辅助检查

脊柱及髋关节正位片显示:脊柱融合,呈竹节样改变;双髋关节骨性融合(图2-18)。

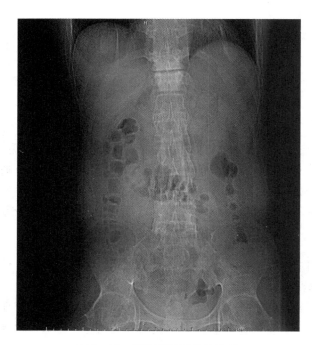

图2-18　脊柱及髋关节正位片

六、诊治经过

患者入院后行血常规、血沉、C-反应蛋白以明确目前体内炎症活跃状态,行髋关节CT检查明确融合情况,制定手术方案,于全麻下行双侧人工全髋关节置换术。

七、出院诊断

强直性脊柱炎伴双髋关节融合。

八、病例分析及诊治思路

该患者自年幼发病,疾病进展迅速,较早出现脊柱强直及髋关节融合表现,病史明确,同时影像学表现典型,诊断较为明确,患者因髋关节融合严重影响生活为求改善生活质量就诊,治疗关节在于改善髋关节活动,因关节已融合,唯有通过关节置换手术可打开融合关节,重建人工关节以达到屈伸髋关节活动的目的。

九、治疗经验

强直性脊柱炎往往发病较早,男性较多,有家族遗传倾向,幼年期即可发病,出现腰骶部僵硬、疼痛表现,行HLA-B27检查多呈阳性,治疗目的为改善症状、纠正或减轻畸形。早期以间断服用药物改善体内炎症状态,减轻症状,加强营养,增强体质,后期以改善驼背畸形及关节融合状态为主。此类患者长期处于炎症状态,活动减少,营养状况欠佳,往往合并贫血、低蛋白等情况,同时合并骨质疏松,术前需明确或纠正营养状态，术中需轻柔操作，防止骨质疏松性病理性骨折发生。术后须配合抗骨质疏松治疗以延长假体使用寿命。

病例 7：创伤后关节炎

一、病史资料

患者，男性，55 岁。主"因右踝关节疼痛、活动受限 2 年"入院。既往 7 年前因外伤导致右踝关节骨折脱位，行切开复位内固定手术治疗，5 年前骨折愈合取出内固定，近 2 年来出现右踝关节僵硬，活动后疼痛，症状逐渐加重，与当地医院就诊，诊断为右踝关节创伤后关节炎，予以暂口服非甾体类消炎药缓解疼痛，拄拐活动，减少负重，现患者因症状加重影响日常生活，为求进一步手术治疗遂来我院就诊。

二、体格检查

T：36.8℃，P：80 次/分，R：20 次/分，BP：130/90mmHg。神志清，查体合作，右踝关节肿胀明显，活动受限，关节间隙区域压痛明显，感觉可，足趾活动好。

三、辅助检查

踝关节正侧位片（图 2 - 19）。

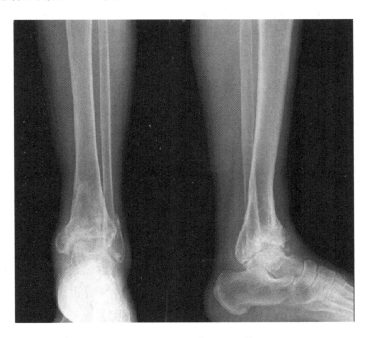

图 2 - 19 踝关节正侧位片

四、初步诊断

右踝关节创伤后关节炎。

五、鉴别诊断

1. 类风湿性关节炎 多以炎性滑膜炎为主的系统性疾病，多侵犯小关节，手指关节对称性发病，类风湿因子升高，掌指关节受累多见。

2. 骨性关节炎　患者发病部位多见于膝关节及髋关节，踝关节相对少见，起病缓慢，无外伤史。

该患者有明显外伤史，X 线片可见骨折痕迹，关节面对位不良。

六、诊治经过

患者入院后予以完善 X 线片检查，明确诊断，完善术前查体，予以行踝关节融合手术治疗。

七、出院诊断

右踝关节创伤后关节炎。

八、病例分析及诊治思路

患者右踝关节外伤史明确，曾行踝关节骨折脱位手术治疗，2 年后取出内固定物，术后逐渐出现关节发僵，活动后关节肿胀，疼痛表现，复查 X 线片可见关节对位不佳，经复查炎性指标除外类风湿性关节炎。

九、治疗经验

创伤性关节炎的晚期诊断由于具有典型的临床症状，即：关节疼痛，活动后加剧，休息后好转。关节肿胀、活动受限等和影像学改变而较容易确定。急性期由于关节积液可显示关节囊肿胀、关节间隙增宽。以后随着继发性退行性骨关节病的出现，可见关节间隙变窄、骨端骨质增生。如骨折涉及关节面或骨骺分离者，则因骨痂增生、错位愈合和骨端生长发育异常而呈畸形。关节内可出现游离体。关节周围软组织内可有条片状钙化影。

创伤性关节炎的治疗：①一般疗法：注意休息，保护关节，避免过度活动或损伤。严重时应卧床休息，支具固定，防止畸形；②物理疗法：早期创伤性关节炎的表现可能仅为关节的轻微肿胀和疼痛，如果此时恰当应用物理疗法，往往能延缓或阻止病程的进一步发展。临床常用的物理疗法有超短波、微波、电磁波、紫外线、超声氟钙离子导入、温热疗法、中药热敷、针灸、推拿按摩等；③药物疗法：药物治疗的目的是缓解疼痛、恢复功能。因为目前尚无一种病因治疗的满意方法，故临床上常采用。常用的药物有以下几类：非甾体类药物、昔布类药物、软骨保护药物、中草药。非甾体类药物是临床较常用的最为传统的药物，其作用原理是同时抑制环氧化酶 E 从而抑制花生四烯酸合成前列腺素，因此具有消炎、镇痛和解热性能，能使创伤性关节炎引起的炎症、疼痛等迅速得到缓解，并可使关节功能早期恢复，目前临床上主要品种有：双氯芬酸钠缓释片（扶他林）、双氯芬酸钠双释放肠溶胶囊（戴芬）、布洛芬缓释胶囊（芬必得）、双氯芬酸钾片（凯扶兰）等。但此类药物有两大缺点，老年妇女中可有消化道溃疡和肾功能损伤，对软骨有损害作用。昔布类药物是近年来在发现：此类药物消化道、肾脏、造血系统等严重并发症后发明研制的一类新药，这类药物作用机制是选择性抑制环氧化酶 E，而不抑制合成对胃肠道具有保护作用的环氧化酶。因此，对于存在胃肠疾患的人，应首选本类药物。软骨保护类药物是指能够减缓、稳定甚至逆转损伤软骨降解的化学制剂。此类药物即能缓解疼痛和改善功能，又有改变病情的作用。目前主要有：透明质酸类、软骨素类、壳多糖。

创伤性关节炎治疗的最初手段，对于早、中期患者效果良好，对于后期症状较重的效果不佳。但多数作者主张在创伤性关节炎发生的早期可常规应用此类药物，甚至采用预防性用药，即在关节发生创伤后即常规应用。中草药可活血化瘀，外部热敷、熏洗、浸泡等可缓解症状，延缓病程。对于病变严重者可采取外科手术治疗，外科治疗包括骨膜植入、软骨或软骨细胞移植和软骨成形术；另外还应包括骨赘切除术、关节固定术（关节融合）、关节置换术以及截骨术等。目前临床应用较多的是关节融合术及关节置换术。

病例8：股骨头缺血性坏死

一、病史资料

患者，女性，50 岁。缘于 3 年前无明显原因出现左髋疼痛，行走、劳累后加重，卧床休息后可缓解，于 301 医院诊断为"双侧股骨头坏死"行双侧"髓芯减压术"术后症状缓解，于 2 个月前无明显原因左髋疼痛加重，于当地医疗机构行骨盆 X 线检查：左侧股骨头坏死，关节面塌陷，患者为求进一步治疗来我院。

二、体格检查

查体：双拐行路，左下肢：左髋部叩痛，腹股沟中点压痛，纵向叩击痛，活动度前屈100°、后伸 0°、内收 10°、外展 15°；右下肢：髋部轻叩痛，腹股沟中点无明显压痛，纵向叩击痛，活动度前屈 110°、后伸 10°、内收 20°、外展 30°；双侧"4"字征阳性，双下肢无指凹性水肿。

三、辅助检查

X 线示双侧股骨头密度不均，左侧髓芯减压术后改变。如图 2-20 所示。

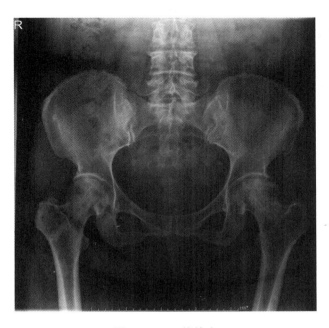

图 2-20 X 线检查

MRI 示：双侧股骨头可见不规则地图样稍长 T_1、稍长 T_2 信号影，边界模糊，病变边缘可见线样长 T_1、短 T_2 信号影，病变累及双侧股骨颈。左侧股骨头塌陷。双侧髋关节内可见少量积液影，关节间隙未见明显变窄，关节周围软组织未见明显肿胀（图 2 – 21）。

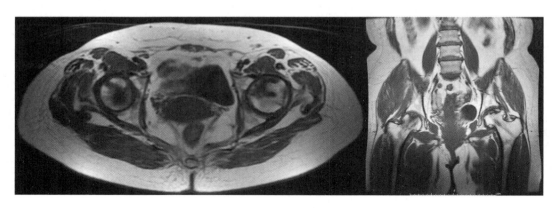

图 2 – 21　MRI 检查

四、初步诊断

双侧股骨头无菌性坏死。

五、鉴别诊断

1. 髋臼发育不良继发骨关节炎　CE 角 < 30°，Shenton 氏现连续性中断，股骨头包裹不全，髋臼线在股骨头外上部，关节间隙变窄、消失，骨硬化、囊变，髋臼对应区出现类似改变。

2. 类风湿性关节炎　多见于女性，股骨头保持圆形，但关节间隙变窄、消失。常见股骨头关节面及髋臼骨侵蚀。

3. 强直性脊柱炎累及髋关节　常见于青少年男性，多为双侧骶髂关节受累，其特点为 HLA – B27 阳性，股骨头保持圆形，但关节间隙变窄、消失甚至融合。

六、诊疗经过

患者入院后完善相关术前检查，行左侧全髋关节置换术。

七、出院诊断

1. 双侧股骨头缺血性坏死。

2. 左侧股骨头髓芯减压术后（图 2 – 22）。

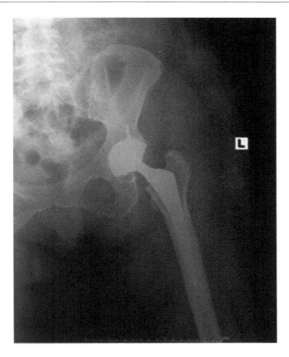

图 2 - 22　左侧股骨头髓芯减压术后

八、病例分析及诊治思路

股骨头坏死(ONFH)是由于股骨头血供中断或受损引起骨细胞及骨髓成分死亡及随后的修复,继而导致股骨头结构改变、股骨头塌陷、关节功能障碍的疾病。病因尚不清楚,目前公认为的原因有外伤、长期应用激素、酒精中毒、减压病等,这些病因多导致股骨头血运障碍,进而导致股骨头坏死。

股骨头坏死目前常采用 Ficat - Arlet 分期,主要依据 X 线表现分为五期:0 期:无临床症状和体征,X 线及骨扫描正常;Ⅰ期:有临床症状和体征,但 X 线及骨扫描正常;Ⅱ期:X 线片已有骨密度降低、囊性变、骨硬化等表现;Ⅲ:X 线片可见股骨头塌陷变平,但关节间隙仍保持正常;Ⅳ:X 线片可见关节间隙狭窄,髋臼有异常改变。

该疾病早期可以没有临床症状,最先出现的症状为髋关节或膝关节疼痛。在髋部又以内收肌痛出现较早,疼痛可呈持续性或间歇性,早期多不严重,但逐渐加剧。可有跛行,行走困难,甚至扶拐行走。体格检查早期髋关节活动可无明显受限,随着疾病进展可有内收肌压痛,髋关节内旋及外展活动受限。

常用检查:

X 线:通常拍摄标准前后位和蛙式位片。X 线片对股骨头坏死的早期诊断困难,股骨头坏死 X 线片主要改变包括:①股骨头内有分界的硬化带;②关节软骨下骨有弧形 X 线透亮带,即"新月征";③股骨头塌陷,不伴关节间隙变窄。

CT:可明确股骨头塌陷、软骨下骨骨折等骨结构改变。

MRI:是目前早期诊断股骨头坏死最具灵敏度和特异性的检查方法,在 X 线和 CT

出现阳性征象前即可发现早期坏死的影像学表现。早期股骨头坏死在 MRI T1 加权像上表现为坏死骨和有活性骨之间一条低信号条带,在 T_2 加权像表现为高信号双线征。

九、治疗经验

治疗包括非手术治疗和手术治疗。非手术治疗适用于早期。对于单纯髋关节病变,病变侧应严格避免负重,可扶拐、用助行器行走。双髋关节受累,应卧床或坐轮椅。药物治疗,以微血管扩张药物为常用药,主要用于改善局部微循环。手术治疗主要包括:①髓芯减压及植骨术,适用于股骨头缺血的早期(Ficat Ⅰ、Ⅱ期),头的外形完整且无半月征时;②骨移植术,分为不带血管和带血管蒂两种。不带血管蒂的骨移植术可用于 Ficat Ⅱ、Ⅲ期,去除头内坏死骨,用自体松质骨和皮质骨填充,起减压、支撑和骨诱导作用。带血管蒂的骨移植术甚至可适用于Ⅳ期,填入带血运的皮质骨起支撑作用;③经转子间选择截骨术,适用于Ⅱ期患者,可以改变股骨头负重面,使股骨头的正常软骨承受应力;④人工髋关节置换术,适用于Ⅲ期、Ⅳ期患者,主要作用为消除疼痛、改善功能。

病例9:髋及膝关节置换术后

一、病史资料

患者,男性,70 岁。主因"左髋部疼痛、活动受限 1 年"入院。患者缘于约 3 年前因左侧股骨颈骨折行人工股骨头置换术治疗,近 1 年来出现左髋部疼痛,活动后加重,自行口服非甾体类消炎药不能缓解疼痛,因症状逐渐加重,遂来我院就诊。

二、体格检查

T:36.8℃,P:80 次/分,R:20 次/分,BP:140/80mmHg。神志清、查体合作,患者跛行,扶拐行走,左髋关节主被动活动疼痛受限,左下肢短缩,下肢感觉可,肢体远端活动可。

三、辅助检查

双髋正位片(图 2 - 23)。

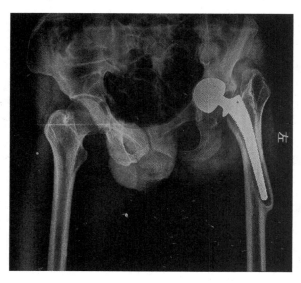

图 2 - 23 双髋正位片

四、初步诊断

1. 左髋关节疼痛原因待查。

2. 左侧人工股骨头置换术后。

五、鉴别诊断

关节脱位、假体周围骨折、关节感染等,可行影像学及血液检查予以进一步明确。

六、诊治经过

入院后行骨盆正位片检查,诊断为髋关节置换术后假体松动移位,建议行关节翻修手术治疗,同时复查炎性血液学指标除外感染等。经完善术前准备行腰-硬联合麻醉下左侧髋关节翻修术,术中见股骨假体已松动,远端穿出股骨干,股骨局部皮质缺损,髋臼底部变薄,清理髋臼及髓腔内软组织,重新打磨,更换加大号髋臼假体及翻修加长柄假体,术中假体稳定,术后常规预防感染及抗凝治疗。

七、出院诊断

左侧髋关节置换术后假体松动。

八、病例分析及诊治思路

患者既往髋关节置换手术史明确,术后逐渐出现关节疼痛、活动受限、无发热及关节红肿等情况,行 X 光检查显示关节假体移位明显,关节松动。

九、治疗经验

术前需明确是否存在假体周围感染,常规行血常规、尿常规及便常规检查,ESR 及 CRP 检查及假体周围 MRI 及 CT 检查,进一步明确骨质情况,指导手术方案制定。髋臼侧磨损严重者可造成骨质缺损,必要时需行植骨或结合髋臼支架。股骨侧需更换特殊翻修假体,术中磨磋时需严格掌握扩髓角度,防治按照原路磨磋,以加重股骨缺损,必要时需行股骨侧植骨。

术后建议患者可早期扶拐不负重下地活动,术后 1.5 个月后可逐渐部分负重,视术后复查情况决定完全负重时间。

病例 10:发育型髋关节脱位(DDH)

一、病史资料

患者,女性,55 岁,缘于 5 年前无明显诱因出现左髋关节疼痛不适,活动后明显,休息后可缓解,无双下肢放射痛,无低热盗汗,患者未予以重视,间断口服镇痛药物对症治疗。半年前患者诉左髋关节疼痛症状较前加重,伴轻度活动受限,就诊于当地医院行左髋 X 线示"左侧髋关节骨性关节炎"。现为求进一步诊治来我院。

二、体格检查

跛行步入病房,神志清楚、查体合作,脊柱四肢无畸形,双下肢感觉、肌力正常,左下肢:左髋部叩痛,左髋关节屈曲、后伸活动度差,左侧腹股沟中点轻压痛,左侧"4"字征阳性。

三、辅助检查

如图 2 - 24、图 2 - 25 所示。

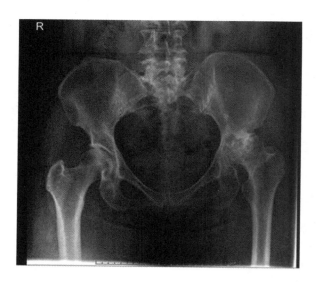

图 2 - 24　X 线检查

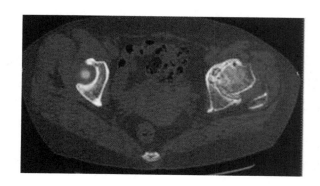

图 2 - 25　CT 检查

四、初步诊断

左髋关节发育不良伴髋关节脱位。

五、鉴别诊断

1. 股骨头坏死　股骨头形状多有变化，髋臼一般发育良好，X 线、MRI 可鉴别。

2. 类风湿性关节炎　多见于女性，股骨头保持圆形，但关节间隙变窄、消失。常见股骨头关节面及髋臼骨侵蚀。

六、诊疗经过

患者入院完善相关术前检查后，行左侧全髋关节置换术（图 2 - 26）。

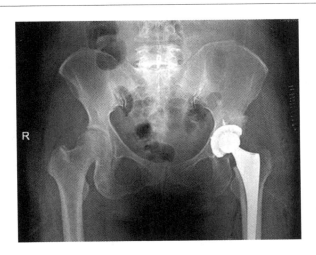

图 2-26　髋关节置换术后

七、出院诊断

左髋关节发育不良伴髋关节脱位。

八、病例分析及诊治思路

先天性髋关节发育不良(developmental dysplasia of the hip，DDH)包括一组相关的疾病：髋关节不稳定、半脱位、脱位、髋臼发育不良。许多患者在儿童时期表现正常，随着年龄的增长逐渐出现半脱位，此时若不及时治疗，部分患者易发展为完全脱位的患者，往往到中青年时期继发髋关节骨性关节炎，表现为劳累及远行后疼痛、跛行、髋关节疼痛，很多患者被误诊为股骨头坏死进行治疗，后期严重者往往丧失劳动能力。

髋关节发育不良的分级方法，最常用的为 Crowe 法：Crowe Ⅰ 型：髋关节脱位程度 < 50%。症状出现较晚，大多在 50～60 岁。Crowe Ⅱ 型：脱位程度 50%～75%，通常双下肢等长，骨质储备良好。Crowe Ⅲ 型：脱位程度 75%～100%。髋臼顶完全消失，内侧壁薄，髋臼前后柱完好。Crowe Ⅳ 型：完全脱位。但髋关节可能活动良好(假性关节)，并且局部疼痛症状不严重。

九、治疗经验

在治疗上，对于早期患者可采用各种保守治疗，包括减少负重、以车代步、减轻体重、服用非甾体类抗感染镇痛药物、理疗、休息等。出现严重的髋关节疼痛和功能障碍，不能完成基本的日常生活动作时，需要进行人工全髋关节置换术。

该患者符合 Crowe Ⅲ 型，合并严重髋关节骨性关节炎，符合全髋关节置换手术指征。

病例 11：拇外翻

一、病史资料

患者，女性，16 岁。主因"双侧拇趾基底内侧隆起伴疼痛 1 年"就诊。患者缘于 1 年前无明显原因出现双侧拇趾基底内侧突起同时伴有疼痛，起初症状不明显，症状多于劳累、行路多后加重，卧床休息后可缓解，症状逐渐加重，严重时局部出现红肿、活动受限，于门诊行双足正位 X 线片，示：双侧跖趾角明显增大，门诊以"双侧拇外翻畸形"收入科室。步态跛行，神志清、查体合作，脊柱、双上肢无畸形，活动自如，双侧拇趾外翻畸形，双侧拇趾基底内侧胼胝体，局部微红，局部压痛明显，拇趾活动自如，趾端感觉、血运正常，腱反射正常，病理征未引出。

二、体格检查

T：36.3℃，P：80 次／分，R：20 次／分，BP：120/75mmHg。步态跛行，神志清、查体合作，脊柱、双上肢无畸形，活动自如，双侧拇趾外翻畸形，双侧拇趾基底内侧胼胝体，局部微红，局部压痛明显，拇趾活动自如，趾端感觉、血运正常，腱反射正常，病理征未引出。

三、辅助检查

双足正位片：第一足趾跖趾间角增大，第一、第二跖间角增大（图 2 - 27）。

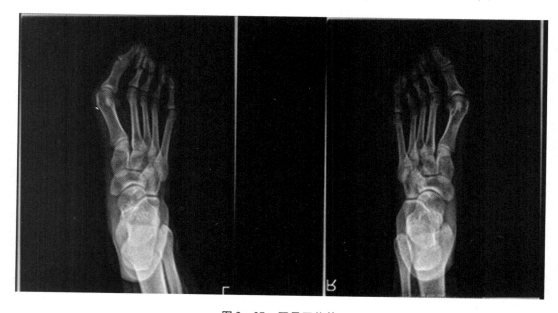

图 2 - 27　双足正位片

四、初步诊断

双侧拇外翻。

五、鉴别诊断

1. 马蹄内翻足畸形　此类患者多为先天畸形或脊髓灰质炎后遗症，往往存在足踝部畸形，因长期足尖部着地可出现拇外翻畸形。

2. 类风湿性关节炎　晚期类风湿疾病可出现手指及足趾的指间关节畸形表现，往往为多关节，类风湿病史明确，不同于拇外翻的单关节病变。

六、诊治经过

患者入院后予以完善双足正位片检查，测量双侧的第一足趾跖趾角度及第 1/2 跖骨间角大小，确定手术方案后一期行双侧拇外翻矫正术。

七、出院诊断

双侧拇外翻。

八、病例分析及诊治思路

患者年轻，症状典型，病变主要为拇趾畸形及跖趾关节内侧疼痛，X 线显示双侧的第一足趾跖趾角度及第 1/2 跖骨间角均明显增大，排除其他疾病导致足趾畸形，可明确诊断。

九、治疗经验

拇外翻的发生可能与穿鞋不合适有重要关系。拇外翻畸形在穿鞋人群中的发病率比不穿鞋人群高 15 倍。紧束前足的鞋子似乎是导致拇外翻畸形的首要致病因素。另外，遗传是拇外翻发病的一个重要因素，尤其在青少年患者；许多研究中报道了拇外翻患者具有阳性的家族史。第一跖骨内翻，即第一跖骨在跖楔关节处内翻成角，也可能是拇外翻发病的易发因素之一，尤其在青少年拇外翻患者中的发生率很高。拇外翻也常见于系统性关节病患者中，例如类风湿性关节炎中滑膜炎造成了跖趾关节囊的破坏，导致拇外翻畸形。此外，扁平足，第一跖骨关系不协调，如第一跖骨头呈圆球形，第一跖骨过长、过短。胫后肌腱止点变异，部分纤维扩展到拇收肌斜头和拇展屈肌的腓侧部分，从而增加了后二肌的联合肌腱的收缩力，第一、第二跖骨基底间有异常骨突等因素，在拇外翻发病中起一定作用。类风湿关节炎和神经肌肉疾病也可伴发拇外翻，青少年的拇外翻存在着家族性发病倾向。

对仅有畸形没有症状或症状较轻的患者可行保守治疗，如理疗、热敷等。穿着较宽松的或露趾的鞋子可减少对内侧突起的摩擦，以及通过降低对前足的挤压来延缓拇趾偏斜程度和其余足趾畸形的进一步加重。在鞋内放置软垫可以减轻足底疼痛区域的压力。应用拇外翻垫、夜用夹板及足趾间垫可能暂时缓解疼痛，延缓畸形进展。如果保守治疗不能缓解拇外翻畸形的症状，可以建议行手术矫正拇外翻。应根据患者的具体情况选择合适的手术方法。轻、中度的拇外翻，第一、第二跖骨夹角 <15°时，可采用跖骨头内侧骨赘切除，拇收肌腱切断或切除。拇收肌腱断端移位至跖骨头颈部外侧或采用跖骨头颈部截骨外移。如果第一、第二跖骨夹角 >15°，一般更多采用第一跖骨干或基底截骨术。对于第一跖趾关节已有骨性关节炎的患者，年轻的患者，多采用第一跖趾关节融合术；年老患者，可采用 Keller 手术或人工关节置换术。且应告知患者手术可能存在活动受限、力量下降、残留不适感或术后复发等问题。

病例 12：足部肌腱炎或滑囊炎

一、病史资料

患者，男性，35 岁。主因"右足跟部疼痛 1 年，加重 1 周"就诊。既往 1 年前无明显诱因出现右足跟部疼痛，晨起下地时明显，活动后减轻，1 年来症状时轻时重，近周来，症状加重明显，严重影响行走及活动，影响日常生活，为求进一步诊治遂来我院就诊。

二、体格检查

T：36.8℃，P：80 次/分，R：20 次/分，BP：115/70mmHg。神志清、查体合作，右足

跟腱止点区压痛，踝关节背伸活动受限，右侧单腿垫脚站立不能，双侧下肢感觉可，足趾活动好。

三、辅助检查

踝关节侧位片可见。

四、初步诊断

右侧跟腱炎。

五、鉴别诊断

痛风：多有痛风反复发作史，常见部位为第一跖趾关节，局部红肿热痛反应明显。血尿酸水平较高。类风湿性关节炎、强直性脊柱炎，可表现为跟腱止点疼痛，往往合并腰痛、关节痛，特异性指标（类风湿因子及 HLA – B27）阳性较多见。

六、诊治经过

予以局部应用消炎止痛药物结合理疗治疗。嘱：避免剧烈活动。

七、出院诊断

右足跟腱炎。

八、病例分析及诊治思路

该患者为青年男性，擅长体育锻炼，逐渐出现跟腱区不适，活动初症状明显，活动后症状消失，局部压痛无红肿，可除外痛风、类风湿及请执行脊柱炎疾病。

九、治疗经验

跟腱炎常见原因包括锻炼过度、平足症、外伤或感染。当跟腱在短时间内承受的压力过大时，可能会发生劳损、细微挫伤或撕裂，进而出现无菌性炎症。跟腱没有真正意义上的腱鞘，而是由腱周组织（脂肪性间隙组织以分隔肌腱和腱鞘）包绕，跟腱炎早期疼痛主要是由于腱周组织的损伤所致，当患者起床或连续步行时，肌腱在腱周组织内活动增大，故疼痛加重，训练时疼痛也会加重，用手指按压跟腱有压痛。

典型症状：足跟部上方的、内部的疼痛、酸痛、压痛、僵硬，活动后加剧。它可能发生在跟腱的任何一区域，痛感通常会在清晨或者剧烈运动后的休息期间发作。肌腱两段受到挤压时会有强烈疼痛或者压痛。当病变恶化，肌腱会肿大，在病变区域出现结节。

常用的治疗方法包括：

1. 自救方法

（1）运动前要热身，运动要逐渐停止下来，运动后做适当的放松活动。

（2）注意休息，避免负重，合理运动。

（3）运动时穿合适的鞋子。选择适合运动的频率、运动的地面和运动的条件的鞋子。

（4）经常牵拉和加强小腿肌肉训练，在日常运动中逐渐增加登山、爬楼梯项目。如果需要，可逐渐增加速度和距离。

2. 使用支撑垫　支撑垫可以抬高脚踝，以减少对跟腱的拉伸。还可在夜间睡眠时使用夹板，以保持跟腱固定。如果病情严重，建议穿步行靴或使用拐杖，以利跟腱修复。

3. 手术治疗　非手术治疗（包括物理治疗）能够使跟腱炎在几周时间内得到痊愈和

自我修复。如治疗没有效果,需要做手术来切除跟腱周围的炎症组织。

4. 外用药 选用消炎止痛的药物外敷。

病例13:踝关节骨性关节炎

一、病史资料

患者,男性,79岁,缘于1年无明显诱因出现右踝关节疼痛,行走后加重,休息可缓解,症状缓慢进展,予以口服药物保守治疗无效,就诊于我院行右踝X线示"右踝骨性关节炎",门诊以"右踝骨性关节炎"收入院。

二、体格检查

查体:跛行步入病房,右踝关节稍肿胀,关节间隙周围轻压痛,主动活动轻度受限,被动活动内翻为20°、外翻为10°、背屈为15°、跖屈为30°,前抽屉试验阴性,内翻应力试验阴性。

三、辅助检查

X线示:右踝部关节缘可见骨赘样影;右踝关节间隙变窄。距骨后缘见骨赘样影(图2-28)。

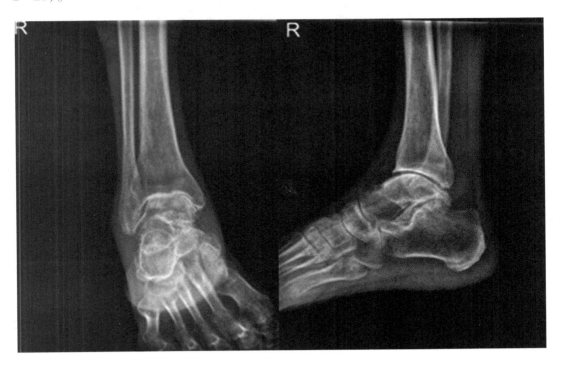

图2-28 踝部X线

四、初步诊断

右踝关节骨性关节炎。

五、鉴别诊断

1. 踝韧带扭伤 有明确扭伤病史，疼痛，常不能负重行走，检查时常有踝关节肿胀、压痛及瘀斑，抽屉试验及应力试验多为阳性，X线检查可出现内外侧关节间隙增宽。

2. 距骨骨坏死 多在踝关节遭受严重损伤时发生，多表现为疼痛和关节活动受限，可依据X线骨密度变化做出诊断。

六、诊疗经过

患者入院完善相关术前检查后，行右踝关节融合术（图2-29）。

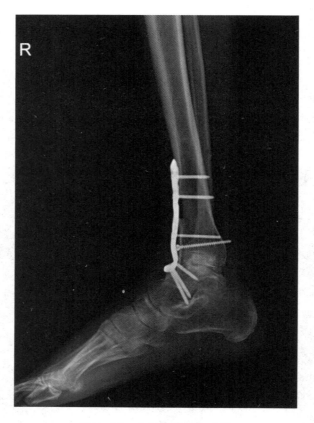

图2-29 右踝关节融合术后

七、出院诊断

右踝关节骨性关节炎。

八、病例分析及诊治思路

患者缘于1年无明显诱因出现右踝关节疼痛，行走后加重，休息可缓解，症状缓慢进展，行右踝X线检查示"右踝骨性关节炎"。

1. 骨关节炎（osteoarthritis，OA） 又称骨性关节炎、骨关节病、退行性变关节炎、增生性关节炎等，是一种以局灶性关节软骨骨退行性变、关节边缘骨赘形成及关节畸形和软骨下骨质硬化为特征的慢性关节疾病，是中年以后常见的慢性进行性关节疾病。

2. Takakura 将踝关节骨性关节炎进行了分类：0 级：关节平行，无胫距倾斜，无关节炎征象；Ⅰ级：关节平行，无胫距倾斜，软骨下骨硬化或骨赘形成；Ⅱ级：胫距倾斜，内外翻，无软骨下骨接触Ⅲ级：Ⅲa 出现踝内侧间隙闭塞，软骨下骨接触面局限在内侧；Ⅲb 软骨下骨接触延伸至距骨穹窿部；Ⅳ级：全部关节松弛伴全部软骨下骨接触。

3. 该患者为老年男性，术前 X 线示右踝关节间隙变窄，符合 Takakura 分期Ⅳ级，予以行右踝关节融合手术。

九、治疗经验

通过相关检查后，患者符合手术指征，行右踝关节融合术。

第三节　脊柱外科

一、腰椎间盘突出症

【诊断标准】(《脊柱外科手术入路与技巧》，2013)

1. 有腰部外伤、慢性劳损或受寒湿史。大部分患者在发病前有慢性腰痛史。

2. 常发生于青壮年。

3. 腰痛向臀部及下肢放射，腹压增加(如咳嗽、喷嚏)时疼痛加重。

4. 脊柱侧弯，腰弧度消失，病变部位椎旁有压痛，并向下肢放射，腰活动受限。

5. 下肢受累神经支配区有感觉过敏或迟钝，病程长都可出现肌内萎缩直腿抬高或加强试验阳性，膝、跟腱反射减弱或消失，拇趾背伸力减弱。

6. X 线摄片检查　脊柱侧弯，腰生理前凸消失，相邻边缘有骨赘增生。CT、MRI 检查可显示椎间盘突出的部位及程度。

二、颈椎病

【诊断标准】(《颈腰椎病康复指导》，2015)

1. 颈型颈椎病

(1)主诉头、颈、肩疼痛等异常感觉，并伴有相应的压痛点。

(2)X 线片：颈椎显示曲度改变，或椎间关节不稳定，具有"双边""双突""切凹""增生"等表现。

(3)除外颈部扭伤(俗称"落枕")、肩周炎、风湿性肌纤维炎、神经衰弱及其他非因颈椎间盘退行变所致的肩颈部疼痛。

2. 神经根型颈椎病

(1)具有较典型的根性症状(麻木、疼痛)，且其范围与受累的神经根所支配的区域相一致。

(2)X 线片：显示颈椎曲度改变、不稳或骨质增生。

（3）压颈试验或上肢牵拉试验阳性。

（4）痛点封闭治疗效果不明显。

（5）临床表现与 X 线片上的异常所见在节段上相一致。

（6）除外颈椎骨实质性病变（如结核、肿瘤等）、胸廓出口综合征、肩周炎、网球肘、肱二头肌腱鞘炎等以上肢疼痛为主的疾患。

3. 脊髓型颈椎病

（1）临床上有脊髓受压表现，分为中央及周围两型。中央型症状先从上肢开始，周围型者则从下肢开始，又分为轻、中、重三度。

（2）X 线片：显示椎体后缘多有骨质增生，椎管前后径出现狭窄。

（3）除外肌萎缩型脊髓侧索硬化症、脊髓肿瘤、脊髓损伤、继发性粘连性蛛网膜炎、多发性末梢神经炎。

（4）个别鉴别诊断困难者，可作脊髓造影检查。

（5）有条件者，可做 CT 扫描。

4. 椎动脉型颈椎病

（1）曾有猝倒发作，并伴有颈性眩晕。

（2）旋颈试验阳性。

（3）X 线片：显示椎间关节失稳或钩椎关节骨质增生。

（4）除外耳源性及眼源性眩晕。

（5）除外椎动脉 Ⅰ 段（即进入颈 6 横突孔以前的椎动脉段）和颈椎动脉 Ⅲ 段（即出颈椎进入颅内以前的椎动脉段）受压所引起的基底动脉供血不足。

（6）除外神经官能症、颅内肿瘤等。

（7）确诊本病，尤其是手术前定位，应根据椎动脉造影检查。

（8）椎动脉血流图及脑电图只有参考价值。

5. 交感型颈椎病　表现为头晕、眼花、耳鸣、手麻、心动过速、心前区疼痛等一系列交感神经症状，X 线片上有失稳或退变，椎动脉造影阴性。

6. 其他型　如食管型颈椎病，颈椎椎体前鸟嘴样增生压迫食管引起吞咽困难等。此经食管钡剂造影可证实。

三、颈椎间盘突出症

【诊断标准】（《骨科疾病临床诊疗技术》，2016）

1. 未见骨损伤，但 MRI 有间盘突出脊髓或神经根受压，诊断不难，当外力不大、颈过伸伤时，呈现严重的脊髓损害，虽然颈椎 X 线片未见骨损伤，但可见由不同原因所致的颈椎管狭窄（发育性或退变性颈椎管狭窄）或 OPLL 存在。其椎管储备间隙小，是导致脊髓损害的潜在因素，常被忽略，亦是造成误诊、误治的主要原因。

2. 当椎间盘受损，突向椎管内，就椎管宽窄而言，显而易见。后者极易伤及脊髓，呈现临床症状。

四、腰椎滑脱症

【诊断标准】（《外科诊疗常规》，2004）

1. 单纯峡部裂，轻者无症状，一般因腰骶部不稳、腰骶部软组织劳损致慢性腰痛或腰腿痛，因行走劳累加重，休息则减轻。

2. 腰椎滑脱可显腰椎前突，臀部后倾，腰骶部凹陷，背棘肌痉挛，腰部活动受限。

3. 滑脱椎体棘突后突，常有压痛或叩击痛。

4. 严重滑脱者可伴有马尾神经受压症状。

5. X线正、斜（双）、侧位片可明确诊断滑脱的程度。

6. 由脊柱退行行变引起的腰椎滑脱为假性滑脱，临床产生腰椎管狭窄症状及体征。

五、腰椎管狭窄症

【诊断标准】（《外科诊疗常规》，2004）

1. 多见于40岁以上中老年患者，起病缓慢，常有慢性腰痛史。

2. 临床表现

（1）神经源性间歇跛行。

（2）下腰痛。

（3）神经根压迫症状下肢放射痛、麻木；直腿抬高试验多为阴性，Kemp征可阳性。

（4）马尾压迫症状鞍区麻木，大小便障碍。

3. X线检查　横径<18mm，矢状径<13mm，椎体后缘、关节突、椎弓根或椎板肥大增生，椎间盘突出，黄韧带肥厚。

4. 椎管造影　硬膜囊受压，蛛网膜下隙腹侧部分或完全梗阻（中央型椎管狭窄）。侧隐窝及神经根管狭窄时可见神经根显影变短，压迹或不显影。

5. MRI检查　脊髓受压或椎间盘突出压迫脊髓。

六、后纵韧带骨化

【诊断标准】（《外科疾病诊断与疗效标准》，2006）

本病好发于中年，男性多于女性。主要表现为压迫脊髓（血管）、神经根出现的四肢感觉、运动、自主神经症状和体征。本病诊断主要是根据颈椎侧位片和CT来确诊。根据X线侧位片，将本病分为四型：连续型、间断型、孤立型、混合型。

七、脊柱侧凸或后凸等畸形

【诊断标准】（《医疗护理技术操作常规》，2007）

1. 脊柱侧凸

（1）询问有无家族史，脊柱侧凸的发现时间、程度与发展情况，有无外伤、感染、肿瘤及代谢性疾病等病史。

（2）测量身高，检查侧凸畸形的程度，注意全身发育情况，尤其是胸廓外形和心肺功能，有无刀背样畸形。

（3）X线检查：以确定有无半椎体畸形，除外后天性病变，并按Cobb法测量侧凸畸形角度。同时还应对脊柱发育程度进行估计。必要时应行去旋转位摄片。

（4）必要时行脊髓造影或MRI检查。

（5）畸形严重者应行心肺功能检查。

2. 脊柱后凸

（1）询问有无家族史，有无外伤、感染、肿瘤及代谢病史，有无晨起后腰背部僵硬感、呼吸困难感及髋部疼痛，发现后凸畸形的时间、程度和发展情况。

（2）检查脊柱后凸畸形的程度、脊柱活动受限情况及心肺功能。双侧髋关节有无压痛及活动受限。

（3）化验室检查：主要包括：红细胞沉降率、抗链球菌溶血素 O、类风湿因子、血清 HLA－B27 检查。

（4）X 线检查：应包括脊柱及骨盆片，以观测畸形角度及是否累及髋关节。

八、脊柱结核或转移癌

【诊断标准】（《骨科》，2014）

1. 症状

（1）腰椎发病率最高，其次为胸椎、胸腰段、腰骶段及颈椎，常为单发，跳跃性少见。

（2）全身症状：一般起病缓慢，有低热、盗汗、乏力、食欲缺乏、消瘦、贫血等。

（3）局部症状：多数为轻微持续性疼痛，劳累后加重，休息后减轻。咳嗽、打喷嚏、弯腰活动或持重物时疼痛加重。儿童有夜啼。脊髓、神经根受压时，出现根性症状及脊髓损伤表现。

2. 体征

（1）颈椎结核患者常用双手撑住下颌，咽后壁脓肿形成者可有呼吸和吞咽困难；胸椎结核患者可有结核性脓胸；胸腰段、腰椎及腰骶段结核患者行走时喜欢将头和躯干尽量后仰，双手扶腰。

（2）局部压痛、叩击痛、僵硬、活动受限。

（3）严重者有局部后凸畸形，尤其是胸椎结核患者。

（4）巨大脓肿形成者，可在腰三角、髂窝或腹股沟处摸到脓肿。腰大肌深层脓肿可妨碍髋关节伸直。脓肿破溃者形成窦道。

（5）腰椎结核患者拾物实验阳性。

3. 影像学表现

（1）X 线改变：椎体或附件破坏、椎间隙变窄、后凸畸形。胸椎结核可有椎旁不对称脓肿影，腰椎结核可有腰大肌脓肿，表现为腰大肌影增宽，边缘模糊。

（2）CT：可以清晰地显示骨破坏、死骨、脓肿形成及其钙化情况。

（3）MRI：可发现早期病变，清晰显示椎体炎症及椎旁软组织的轻微肿胀、脓肿的范围及椎管侵犯、脊髓神经受压情况。

（4）B 超：可显示椎旁或腰大肌脓肿的大小、位置，并判断术后有无复发，方便快捷，但对骨质病变的显示欠佳。

（5）核素扫描：敏感性较高，但特异性差，可以发现多发性脊柱或骨关节结核。

【病例解析】

病例 1：腰椎间盘突出症

一、病史资料

患者，男性，20 岁，主因"摔伤致腰痛伴右下肢疼痛 4 天"入院。患儿入院 4 天前打球时不慎摔倒，伤后出现腰部疼痛，伴右下肢疼痛，休息后无好转，就诊于当地医院，行CT检查示"腰$_5$/骶$_1$椎间盘向右后方突出，硬膜囊受压"，给予口服止疼药物，疼痛症状好转，停药后症状反复，现患者及家属为求进一步治疗来我院。自发病以来神志清，精神可，大小便无异常。平素体健，否认过敏史、否认癫痫家族史。生长发育史无异常。

二、体格检查

T：36.7℃，R：22次/分，P：78次/分，BP：125/79mmHg。神志清楚，精神可，心腹肺未见明显异常，脊柱生理弯曲存在，颈、胸椎活动基本正常，腰椎无明显侧弯，腰椎活动因疼痛受限，腰$_5$棘突处压痛、叩痛，向右臀部及右下肢放射，骨盆无明显倾斜，双下肢基本等长，左侧髋、膝及踝关节活动可，右髋关节伸直位，屈髋活动因下肢疼痛受限，右下肢直腿抬高试验（＋），加强试验（＋），左侧支腿抬高试验（－），右小腿及右足背感觉减退，足底感觉尚可，双踝及双足趾活动可，足背动脉可触及，双侧巴氏征（－），双上肢感觉、运动及血运基本正常，双侧霍夫曼征（－）。

三、辅助检查

CT：腰$_5$/骶$_1$椎间盘向右后方突出，硬膜囊受压（图2－30）。

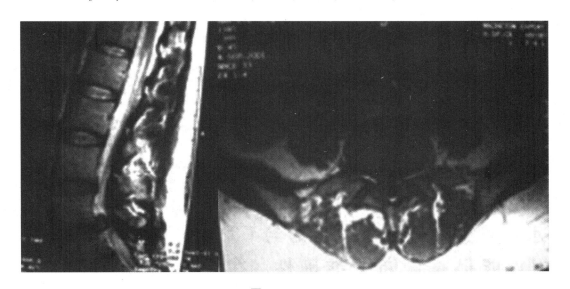

图2－30 CT

注：腰$_5$/骶$_1$椎间盘向右后方突出，硬膜囊受压

四、初步诊断

腰椎间盘突出症。

五、鉴别诊断

1. 腰部扭伤 压痛多位于腰部肌肉附着点出，且较固定，伴活动受限，直腿抬高试验多阴险。

2. 腰肌劳损 其病因常与过度劳累及久坐有关，临床主要表现为慢性腰部疼痛，休息后常能缓解。

六、诊治过程

入院后完善血常规、凝血常规、生化、免疫及艾滋等常规检查未见明显异常，完善胸部 X 线检查未见异常，完善心电图示正常心电图，完善腰椎核磁示腰$_5$/骶$_1$ 椎间盘，硬膜囊受压。无明显禁忌证于全麻下行腰椎后路间盘摘除植骨融合内固定术，术后卧床休息，给予抗感染、抗凝、活血、营养神经、止疼等治疗，1 周后佩戴腰围下地活动，2 周后拆线，症状恢复良好后出院。

七、出院诊断

腰椎间盘突出症。

八、病例分析及诊治思路

患者为年轻男性，以活动后出现腰部及下肢疼痛主要表现，既往体健，入院后查体发现腰椎活动因疼痛受限，腰$_5$ 棘突处压痛、叩痛，向右臀部及右下肢放射，右下肢直腿抬高试验（＋），加强试验（＋）。辅助检查腰椎核磁提示腰$_5$/骶$_1$ 间盘突出，支持腰椎间盘突出症诊断。

主要指标：①腰$_5$/骶$_1$ 棘突压痛、叩痛及放射痛；②直腿抬高试验阳性，加强试验阳性；③右小腿及右足背感觉减退。

次要指标：①腰部外伤史；②腰部及下肢疼痛活动受限。

确诊条件：腰椎 CT 及核磁显示腰$_5$/骶$_1$ 椎间盘向右后方突出，硬膜囊受压。

本病因外伤引起，疼痛剧烈，需卧床休息及手术治疗，治疗主要包括以下几个部分：①绝对卧床休息；②活血、止痛对症治疗；③手术彻底摘除间盘。

九、治疗经验

腰椎间盘突出症治疗方法的选择主要取决于该病的不同病理阶段和临床表现，手术和非手术治疗方法各有指征，多数腰椎间盘突出症能经非手术疗法治愈，对于骨科医师来说，要详细询问病史，仔细查体，熟悉有关特殊检查项目，如肌电图、X 线征象、椎管造影、CT 和核磁等，只有这样才能对其过程有较全面的了解，并采取适当的治疗方法。

病例 2：颈椎病

一、病史资料

患者，男性，65 岁，主因"颈肩部疼痛伴双上肢无力 3 年，加重 2 周"入院。缘于 3 年前无明显诱因出现颈部疼痛，伴双上肢无力，休息后好转，曾于当地医院就诊，考虑"颈椎病"，给予止痛治疗后有所好转，而后症状呈进行性加重，近 2 周来上述症状明显加重，伴双上肢疼痛，对症治疗后症状无明显缓解，现患者及家属为求进一步诊治而来我院就诊，门诊以"颈椎病"收入院。患者自患病以来，无明显头痛、头晕，二便正常，体重无明显变化。既往腰椎管狭窄病史及手术史，高血压病史，口服"尼群地平片"，血压控制可。

二、体格检查

T：36.0℃，P：76 次/分，R：19 次/分。患者神清语利，查体合作，心腹未见明显异常；颈椎生理弯曲变直，颈椎活动因疼痛部分受限，颈椎各棘突处明显压痛、叩痛，右侧椎间孔挤压试验（＋），牵拉试验（＋），左侧（±），右侧三角肌、肱二头肌、肱三头肌、前臂伸屈肌肌力 3 级，左侧三角肌、肱二头肌、肱三头肌，右上肢感觉减退，以前臂及手指为著，左手背桡侧皮肤感觉过敏，双侧桡动脉可触及，双侧 Hoffmann 征未引出，双下肢主、被动活动无明显受限，双膝腱反射及跟腱反射基本正常，双侧股四头肌、腘绳肌、胫前肌、蹈长伸肌、腓骨长短肌及小腿后肌群肌力 4 级，伸趾肌力 2 级，双下肢皮肤感觉无明显减退，双侧巴氏征未引出，踝阵挛未引出。

三、辅助检查

颈椎核磁示：颈椎退行性变，颈$_{3/4}$椎间盘突出，伴椎管狭窄（图 2 - 31）。

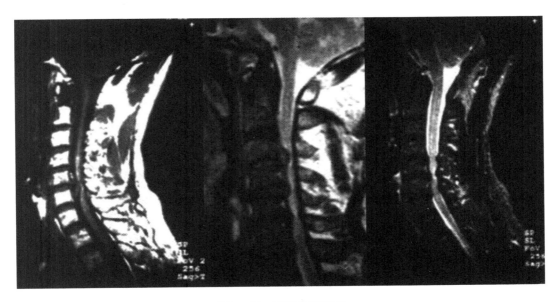

图 2 - 31　颈椎核磁检查

四、初步诊断

1. 颈椎病。

2. 高血压病。

五、鉴别诊断

1. 颈部扭伤　系颈部肌肉扭伤所致，多是由于睡眠时颈部体位不良以致局部肌肉被扭伤之故，不同于因椎间盘退变而引起的颈型颈椎病，颈部扭伤者颈肩部可触及伴有明显压痛的条索状肌束，压痛点则见于肌肉损伤局部以颈 2～3 关节突关节和两侧肩胛内上方处为多见，急性期疼痛剧烈，压之常无法忍受，局部封闭症状立即消失或明显缓解。

2. 肩关节周围炎　因其多在 50 岁前后发病故又称之为"五十肩"。主要症状是肩痛，夜间疼痛明显，可为阵发性或持续性，有时放射到上臂，多数患者在肩关节周围可触到明显的压痛点,压痛点多在肱二头肌长头腱沟、肩峰下滑囊、喙突、冈上肌附着点等处。部分患者因畏痛而不敢活动,久则肩部肌肉发生粘连,肩关节活动受限,尤以外展、上举、背伸时明显,甚者肩关节失去活动能力。

3. 颈肩肌筋膜炎 系肌纤维组织炎,为一种慢性疾患,多与风寒、潮湿等有关,颈肩部和腰骶部多见。颈肩肌纤维组织炎患者的局部症状多以酸痛感为主,呈弥漫性边界不清的疼痛,范围较广,局限性软组织有压痛点,在肩胛冈软组织常触及结节或条索感,椎旁无明显压痛及根性放射痛,压迫肌肉中的痛性结节,可引起局部疼痛并放射至其他部位。

六、诊治过程

入院后给予止痛、减轻脊髓水肿治疗,入院后完善血常规、凝血常规、生化、免疫及艾滋等常规检查未见明显异常,完善胸部 X 线检查未见异常,完善心电图示正常心电图,完善颈椎核磁示:颈椎退行性变,颈$_{3/4}$椎间盘突出,伴椎管狭窄。无明显禁忌证于全麻下行腰椎后路减压间盘摘除植骨内固定术,术后卧床休息,给予抗感染、抗凝、活血、营养神经、止疼等治疗,3 天后佩戴颈托下地活动,10 天后拆线,症状恢复良好后出院。

七、出院诊断

1. 脊髓型颈椎病。
2. 高血压病。

八、病例分析及诊治思路

患者为老年男性,以颈部疼痛伴双上肢无论为主要表现,既往腰椎管狭窄病史及手术史,高血压病史,口服"尼群地平片",血压控制可,入院后查体发现颈椎生理弯曲变直,颈椎活动因疼痛部分受限,颈椎各棘突处明显压痛、叩痛,右侧椎间孔挤压试验(+),牵拉试验(+),左侧(±),右侧三角肌、肱二、三头肌、前臂伸屈肌肌力 3 级,左侧三角肌、肱二、三头肌,右上肢感觉减退,以前臂及手指为著,左手背桡侧皮肤感觉过敏,双侧桡动脉可触及,双侧股四头肌、腘绳肌、胫前肌、踇长伸肌、腓骨长短肌及小腿后肌群肌力 4 级,伸趾肌力 2 级。辅助检查腰椎核磁提示腰$_5$/骶$_1$间盘突出,支持腰椎间盘突出症诊断。

主要指标:①颈肩部疼痛伴双上肢无力 3 年;②颈椎各棘突处明显压痛、叩痛,右侧椎间孔挤压试验(+)、牵拉试验(+);③右上肢感觉减退,左手背桡侧皮肤感觉过敏。

次要指标:①颈肩部疼痛加重 2 周;②上肢无力、麻木。

确诊条件:颈椎核磁示:颈椎退行性变,颈$_{3/4}$椎间盘突出,伴椎管狭窄。

本病因颈椎间盘退变及其继发性改变刺激或压迫临近组织引起,需卧床休息或手术治疗,治疗主要包括以下几个部分:

1. 绝对卧床休息。
2. 活血、止痛、营养神经对症治疗。
3. 手术减压。

九、治疗经验

颈椎病的发病机制很复杂,是逐渐进展的生理或病理性的退变老化过程。在这过程中,除表现有椎间盘退变、椎间隙狭窄、椎体前后缘及关节突的骨质增生外,其周围的关节囊、韧带也相应地发生充血、肿胀、肥厚、纤维化等一系列的病理变化，从而累及神经根、脊髓、颈部交感神经椎动脉或脊髓的营养血管，也可引起这些受到刺激或压迫组织的炎症、充血、水肿等变化，并可产生相应的临床表现目前，一尚缺乏有效的方法使颈椎的退变增生逆转，从这个一意义上说，颈椎病治疗的目标并不是针对颈椎的退变增生，而是针对颈椎的退变增生以及继发的炎症水肿反应学病理改变所导致的临床症状，清楚地理解和认识颈椎病的发病机制、自然发展过程及预后，有助于决定治疗的策略，选择正确的治疗方式。不同类型、不同程度及疾病不同阶段的颈椎病患者有不同的预后，因而也有不同的治疗原则和方式。具体的治疗方式的确定需要根据颈椎病的类型、临床症状的程度以及影像学的表现来判断，还要结合患者的年龄、性别职业以及对治疗效果的预期等因素来综合考虑，颈椎病总的治疗原则应当是采用经济、可靠的方法，在较短时间内有效缓解患者的痛苦、改善其功能。

病例3：颈椎间盘突出症

一、病史资料

患者，男性，63 岁，主因"右上肢间断疼痛麻木 4 天"入院。患者缘于入院前 4 天无明显诱因出现右上肢间断疼痛麻木，持续数十分钟后缓解，不伴上肢活动障碍，于当地医院治疗（具体不详），症状未见好转，患者为求明确诊治来我院，急诊详细查体，请我科会诊"右上肢疼痛待查"收住我科。自发病以来精神欠佳，大小便无异常。平素体健，否认过敏史、否认癫痫家族史。生长发育史无异常。

二、体格检查

T：36.7℃，R：22 次/分，P：100 次/分，BP：123/69mmHg。神志清楚，精神可，脊柱四肢无畸形，颈椎生理曲度变直，颈椎各棘突及椎旁无明显压痛、扣痛及放射痛，右上肢感觉疼痛，右手感觉减弱，右上肢肌力 4 级，右侧霍夫曼征阳性，左上肢及双下肢感觉无明显障碍，活动正常，双侧膝跟腱反射对称，无增强及减弱，双侧巴氏征阴性。

三、辅助检查

颈椎 CT 显示（图 2-32）：①颈椎退行性变；②颈$_{3/4}$、颈$_{4/5}$、颈$_{7}$/胸$_1$ 椎间盘向后突出。

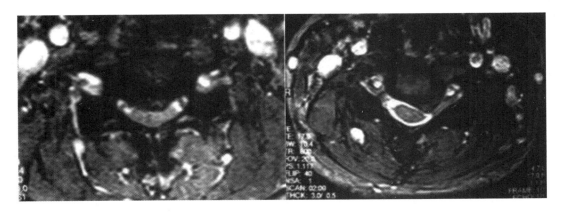

图 2-32　颈椎 CT

四、初步诊断

颈椎间盘突出症。

五、鉴别诊断

1. 胸廓出口狭窄症　第7颈椎横突过长或有劲肋，锁骨畸形，或前斜角肌、胸小肌异常致使胸廓出口狭窄，使锁骨下动、静脉和臂丛神经在胸廓上口受压迫而产生手臂内侧感觉异常、麻木、疼痛、发凉。多见臂丛神经下干受刺激，与神经根型颈椎病颈$_8$神经根受压表现相似，但椎旁无明压痛与上肢放射痛。Adson 试验、Wright 试验、Roos 试验可见阳性，颈椎 X 光片可见骨骼异常。

2. 肺尖肿瘤综合征　肺尖部有肿瘤时，来自颈部、支配上肢的感觉和运动的神经纤维经肺尖部胸壁进入上肢，往往会感到受累侧肩臂持续性进行性剧痛、上肢乏力，并同侧手部肌肉萎缩或伴 Horner 综合征。X 线胸片示：病侧肺尖部可见一致性密度增加阴影并有向其周围骨组织侵蚀、破坏的现象。

3. 颈椎椎管肿瘤　该病引起的疼痛较重，可表现为持续性钝痛、锐痛等。当肿瘤压迫牵拉颈神经根时，可以引起颈神经根疼痛，患者表现为颈肩痛，手臂发麻、无力，与神经根型颈椎病相比疼痛较重，昼轻夜重，多伴有低热、乏力等肿瘤的全身一般症状。颈椎 X 线摄片可见骨质破坏，或椎旁软组织阴影等。

六、诊治过程

入院后给予止痛、减轻脊髓水肿治疗，入院后完善血常规、凝血常规、生化、免疫及艾滋等常规检查未见明显异常，完善胸部 X 线检查未见异常，完善心电图示正常心电图，完善颈椎 CT 示：①颈椎退行性变；②颈$_{3/4}$、颈$_{4/5}$、颈$_7$/胸$_1$椎间盘向后突出。无明显禁忌证于全麻下行颈椎后路单开门椎管减压术，术后卧床休息，给予抗感染、抗凝、活血、营养神经、止疼等治疗，7 天后佩戴颈托下地活动，10 天后拆线，症状恢复良好后出院。

七、出院诊断

颈椎间盘突出症。

八、病例分析及诊治思路

患者为老年男性，以右上肢疼痛麻木为主要表现，既往体健，入院后查体发现颈椎生理曲度变直，颈椎各棘突及椎旁无明显压痛、扣痛及放射痛，右上肢感觉疼痛，右手感觉减弱，右上肢肌力 4 级，右侧霍夫曼征阳性。辅助检查颈椎 CT 显示：①颈椎退行性变；②颈$_{3/4}$、颈$_{4/5}$、颈$_7$/胸$_1$椎间盘向后突出。支持颈椎间盘突出诊断。

主要指标：①颈椎生理曲度变直；②右上肢感觉疼痛；③右手感觉减弱，右上肢肌力 4 级，右侧霍夫曼征阳性。

确诊条件：颈椎 CT 显示：①颈椎退行性变；②颈$_{3/4}$、颈$_{4/5}$、颈$_7$/胸$_1$椎间盘向后突出。

本病因颈椎间盘退变突出刺激或压迫脊髓神经引起，需卧床休息或手术治疗，治疗主要包括以下几个部分：①绝对卧床休息；②活血、止痛、营养神经对症治疗；③手术彻底减压。

九、治疗经验

本病以非手术治疗为主，若出现脊髓压迫症则应尽早行手术治疗。非手术治疗为本病的基本疗法，不仅适用于轻型病例，而且也是手术疗法的术前准备与术后康复的保障。非手术治疗主要包括：①颈椎牵引；②围颈保护；③理疗和按摩；④药物治疗。对于反复发作，经非手术治疗无效或是出现脊髓压迫症状者，应及早手术治疗，手术以颈前路减压，摘除突出椎间盘，并做椎间植骨融合术为主。近年来，在颈前路摘除突出椎间盘后，以各种类型 Cage 或前路钢板螺钉系统内固定等，已成为当前治疗颈椎间盘突出症较多选用的手术方法。

病例4：腰椎滑脱症

一、病史资料

患者，女性，57 岁，主因"腰部及双下肢疼痛 2 年，加重伴活动障碍 3 个月"入院。缘于 2 年前患者无明显诱因出现腰部及双下肢疼痛，活动后加重，休息后稍有缓解，曾于当地医院就诊，诊断："腰椎间盘突出症"，服用止痛药物治疗，其症状有所好转，而后腰部及双下肢疼痛症状间断出现，卧床休息、口服止痛药物后缓解，停药或劳累后反复，曾于当地医院就诊，行 MRI 检查示"腰$_4$椎体向前 I°滑脱，伴椎管狭窄"，未予特殊治疗；近 3 个月来上述症状明显加重，伴行走功能障碍，患者及家属为求进一步诊治而来我院，门诊以"腰$_4$椎体滑脱症"收入院治疗。既往高血压病史，口服"复方利血平片"治疗，血压控制可。既往剖宫产史、肠梗阻病史及手术史。患者自发病以来，睡眠、饮食正常，二便正常，体重无明显变化。

二、体格检查

T：36.4℃，P：76 次/分，R：19 次/分，BP：119/84mmHg。心肺腹未见明显异常，脊柱生理弯曲存在，颈、胸椎活动基本正常，腰椎活动部分受限，腰椎$_{4～5}$棘突处压痛、叩痛，无明显放射痛，骨盆无明显倾斜，双下肢基本等长，双侧髋、膝关节及踝关节活动正常，双下肢直腿抬高试验（－）、加强试验（－），双下肢侧股四头肌 4 级，胫前肌及小腿后肌群肌力 4 级、踇长伸肌肌力 4 级，双下肢肌张力正常，双侧膝腱反射可，跟腱反射正常，双侧巴氏征（－），双足趾双下肢感觉未见异常明显，肢端血运正常；双上肢感觉、运动及血运正常，双侧霍夫曼征（－）。

三、辅助检查

腰椎 X 线及 MRI 检查示：腰$_4$椎体向前 I°滑脱，伴椎管狭窄（图 2 – 33）。

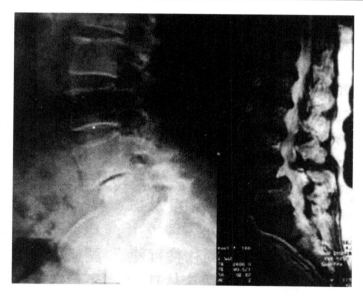

图 2 - 33　腰椎 X 线及 MRI 检查

四、初步诊断

1. 腰椎滑脱症。
2. 高血压病。

五、鉴别诊断

1. **腰背部肌筋膜炎**　患者可出现腰背部的疼痛，疼痛可呈游走性，与受凉、劳累、不良姿势有关，清晨时疼痛较重，活动后可减轻，经过保暖、肌松剂、非甾药等治疗后，疼痛可好转，行 X – Ray 检查可无阳性发现。

2. **腰椎间盘突出症**　患者可出现腰痛及下肢的放射痛，可伴有麻木，经卧床休息等保守治疗后症状可缓解，活动后症状加重，CT 和 MRI 检查可发现腰椎间盘突出，压迫神经。

3. **腰椎结核**　患者可有全身结核中毒症状，有较长期的腰部钝痛，休息好转，下肢疼痛较腰痛症状晚，腰椎可呈后突畸形，X 线片及 MRI 可提示椎体破坏。

4. **腰椎肿瘤**　腰椎或腰骶椎管原发或继发肿瘤可出现腰痛及下肢痛，疼痛持续加重，可出现括约肌功能障碍，影像学无退行性改变，椎管造影及 MRI 可见椎管内占位性病变。

六、诊治过程

入院后完善血常规、凝血常规、生化、免疫等常规检查未见明显异常，完善胸部 X 线检查未见异常，完善心电图示正常心电图，完善腰椎核磁示 MRI 检查示：腰₄椎体向前 I°滑脱，伴椎管狭窄。无明显禁忌证于全麻下行腰椎后路减压间盘摘除植骨内固定术，术后卧床休息，给予抗炎、抗凝、活血、营养神经、止疼等治疗，1 周后佩戴腰围下地活动，2 周后拆线，症状恢复良好后出院。

七、出院诊断

1. 腰椎滑脱症。

2. 高血压病。

八、病例分析及诊治思路

患者为老年女性，以腰部及双下肢疼痛伴活动障碍为主要表现，既往高血压病史，入院后查体发现腰椎活动部分受限，腰椎$_{4~5}$棘突处压痛、叩痛，双下肢侧股四头肌4级，胫前肌及小腿后肌群肌力4级、踇长伸肌肌力4级。辅助检查 MRI 检查示：腰$_4$椎体向前 I°滑脱，伴椎管狭窄。

支持腰椎滑脱诊断。

主要指标：①腰椎活动部分受限；②腰椎$_{4~5}$棘突处压痛、叩痛；③双下肢侧股四头肌4级，胫前肌及小腿后肌群肌力4级、踇长伸肌肌力4级。

确诊条件：MRI 检查示：腰$_4$椎体向前 I°滑脱，伴椎管狭窄。

本病以腰椎退变为起因，逐渐出现腰部疼痛，下肢放射痛及间歇性跛行，主要以卧床休息或手术治疗，治疗主要包括以下几个部分：①绝对卧床休息；②活血、止痛、营养神经对症治疗；③手术纠正滑脱。

九、治疗经验

目前一般认为，对于无神经症状的单纯腰痛患者首选非手术治疗，而对于有神经源性间歇性跛行或下肢放射痛者，则更倾向于手术治疗。非手术治疗主要包括卧床休息、药物治疗及物理疗法等，患者卧床休息3~5周往往可使下腰痛及神经根症状得以减轻或缓解。常用非甾体类消炎止痛药以对症治疗。适当的无力疗法可消除肌肉的痉挛于疲劳，对减轻或缓解腰痛是有利的。腰椎滑脱症的手术适应证包括：①持续或反复发作的腰痛和腿痛或间歇性跛行，经正规保守治疗至少3个月无效，影响工作和日常生化；②进行性加重的神经功能损害；③大小便功能障碍。

病例5：腰椎管狭窄症

一、病史资料

患者，男性，61岁，主因"腰部及双下肢疼痛5年，加重伴双足麻木4个月"入院。缘于5年前患者无明显诱因出现腰部及双下肢疼痛，不伴肢体麻木及活动障碍，就诊于当地医院，建议保守治疗，效果不佳，4个月前患者上述症状加重，伴双侧足底麻木，为求诊治来我院，门诊详细查体后以"腰椎管狭窄"收住我科。自发病以来精神可，大小便无异常。平素体健，否认过敏史、癫痫家族史。生长发育史无异常。

二、体格检查

T：36.7℃，R：22次/分，P：100次/分，BP：120/69mmHg。神志清楚，精神可，脊柱四肢无畸形，颈部及胸背部无压痛、叩痛，腰部压痛、叩痛，无放射痛，腰部屈伸活动受限，双上肢感觉活动正常，双侧大腿、小腿感觉疼痛，双足底痛觉减弱，趾端血运及活动正常。双侧直腿抬高试验阴性，双下肢肌力4~5级。双侧膝跟腱反射无亢进，双侧巴氏征阴性。

三、辅助检查

腰椎核磁示(图2-34)：①腰椎退变，腰$_4$椎体Ⅰ°前滑移(考虑小关节增生失稳所致)；②腰$_{3/4}$、腰$_5$/骶$_1$各间盘膨出并腰$_{4/5}$间盘后突出，继发腰$_{4/5}$水平椎管及两侧椎间孔狭窄；③腰椎黄韧带多发增厚。

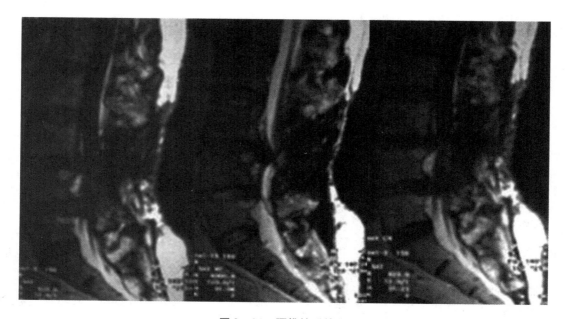

图2-34 腰椎核磁检查

四、初步诊断

腰椎管狭窄。

五、鉴别诊断

1. 脊柱脊髓肿瘤 可发生于各个年龄段，背痛常为首发症状，可出现四肢麻木，大小便失禁及四肢无力、截瘫等神经根、脊髓受压表现。

2. 运动神经元病 临床以上下运动神经系统受累为主要表现，包括肌肉无力、肌肉萎缩、肌束震颤及肌张力增高、腱反射亢进、病理征阳性。一般无感觉异常及大小便障碍。

3. 血栓闭塞性脉管炎 多发生于青壮年男性，多有重度嗜烟历史。典型的临床表现为间歇性跛行、休息痛及游走性血栓性静脉炎。

六、诊治过程

入院后完善血常规、凝血常规、生化、免疫等常规检查未见明显异常，完善胸部X线检查未见异常，完善心电图示正常心电图，完善腰椎核磁示：①腰椎退变，腰$_4$椎体Ⅰ°前滑移(考虑小关节增生失稳所致)；②腰$_{3/4}$、腰$_5$/骶$_1$各间盘膨出并腰$_{4/5}$间盘后突出，继发腰$_{4/5}$水平椎管及两侧椎间孔狭窄；③腰椎黄韧带多发增厚。无明显禁忌证于全麻下行腰椎后路椎板切除减压植骨融合内固定术，术后卧床休息，给予抗感染、抗凝、活血、营养神经、止疼等治疗，1周后佩戴腰围下地活动，2周后拆线，症状恢复良好后出院。

七、出院诊断

腰椎管狭窄。

八、病例分析及诊治思路

患者为老年男性，以腰部及双下肢疼痛伴双足麻木为主要表现，既往体健，入院后查体发现腰部压痛、叩痛，无放射痛，腰部屈伸活动受限，双上肢感觉活动正常，双侧大腿、小腿感觉疼痛，双足底痛觉减弱，趾端血运及活动正常。双侧直腿抬高试验阴性，双下肢肌力 4~5 级。辅助检查腰椎核磁示：①腰椎退变，腰$_4$椎体Ⅰ°前滑移（考虑小关节增生失稳所致）；②腰$_{3/4}$、腰$_5$/骶$_1$各间盘膨出并腰$_{4/5}$间盘后突出，继发腰$_{4/5}$水平椎管及两侧椎间孔狭窄；③腰椎黄韧带多发增厚，支持腰椎管狭窄诊断。

主要指标：①腰部压痛、叩痛，无放射痛，腰部屈伸活动受限；②双侧大腿、小腿感觉疼痛，双足底痛觉减弱；③双下肢肌力 4~5 级。

确诊条件：腰椎核磁示：①腰椎退变，腰$_4$椎体Ⅰ°前滑移（考虑小关节增生失稳所致）；②腰$_{3/4}$、腰$_5$/骶$_1$各间盘膨出并腰$_{4/5}$间盘后突出，继发腰$_{4/5}$水平椎管及两侧椎间孔狭窄；③腰椎黄韧带多发增厚。

本病因腰椎退行性变引起，腰部疼痛及行走受限，需卧床休息及手术治疗，治疗主要包括以下几个部分：①卧床休息；②活血、止痛对症治疗；③手术解除脊髓压迫。

九、治疗经验

当患者出现腰痛、下肢疼痛、神经源性间歇性跛行等症状时，提示需要治疗加以干预，治疗的目的在于缓解疼痛、维持或改善日常活动能力，对一些患者，非手术治疗可以很好的改善症状，而对于另一些患者，经过非手术治疗仍然不能从事日常活动或工作，则应考虑手术治疗。通常退变性腰椎管狭窄症在确诊后首选非手术治疗，包括休息、推拿按摩和针灸、有氧运动和姿势锻炼、制动和心理治疗，药物治疗的目的在缓解疼痛，减轻局部组织无菌性炎症反应，以及营养神经组织。手术治疗椎板减压术、腰椎融合内固定术。

病例6：后纵韧带骨化

一、病史资料

患者，男性，51 岁，主因"双上肢麻木伴步态不稳 2 年余，加重 3 个月"入院。缘于 2 年前出者无明显诱因出现双上肢麻木、无力，伴步态不稳，休息后好转，当时未予重视，未予特殊治疗，随时间延长，上述症状呈进行性加重；3 个月前上述症状加重，就诊于当地医院行颈椎检查示：颈椎管狭窄，为求进一步治疗来我院，门诊以"颈椎病"收住我科。自发病以来精神欠佳，大小便无异常。既往"冠心病"史及阑尾切除术史，否认过敏史、否认癫痫家族史。生长发育史无异常。

二、体格检查

T：36.4℃，R：20 次/分，P：84 次/分，BP：123/89mmHg。神志清楚，精神可，颈椎生理曲度变直，颈椎活动轻度受限，颈$_{3~6}$椎体棘突处压痛，叩痛伴双上肢放射痛，颈椎后伸试验（+），双上肢及双手主、被动活动尚可，双上肢肱二、三头肌肌力 4 级，前臂伸、屈肌肌力 4 级，双上肢肱二、三头肌反射减弱，双上肢感觉可，双手指皮肤感觉减退，以左侧为重，桡动脉可触及，双侧 Hoffmann 征（＋），双下肢主、被动活动可，关键肌肌力 4 级。

三、辅助检查

颈椎核磁示：颈$_{3～7}$后纵韧带骨化伴椎管狭窄（图 2 - 35）。

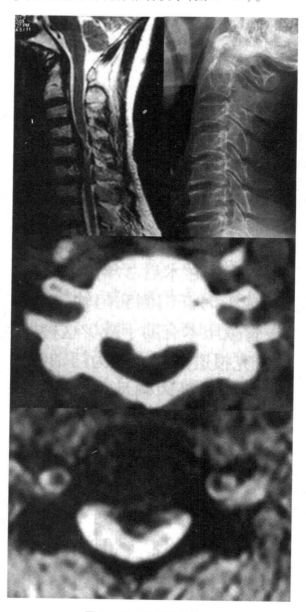

图 2 - 35　颈椎核磁检查

四、初步诊断

颈椎病。

五、鉴别诊断

1. 脊髓型颈椎病　与颈椎后纵韧带骨化的临床表现相似，又均需早期手术，但手术方式却不尽相同，若术前鉴别不清，手术方法选择不当，则可造成严重后果。对脊髓型颈椎病可根据有无椎管狭窄，颈椎后骨赘大小及范围来决定是行前路或后路手术。而颈椎后纵韧带骨化除少数局限型者可行前路手术外，一般均需经后路做椎板切除减压或椎管扩大手术，若按颈椎病做前路手术，反而易使脊髓受压加重。

2. 颈椎管狭窄症　颈椎 OPLL 往往可以合并有其他颈椎疾患，其中合并颈椎管狭窄是多见的。颈椎 OPLL 合并椎管狭窄症对脊髓可构成复合型伤害，具症状往往比单纯 OPLL 为重，一旦遭受外伤，后果也严重得多。

3. 肌萎缩性侧索硬化　本病临床表现与颈椎后纵韧带骨化引起的脊髓压迫相似，临床上两者常混淆。肌萎缩性侧索硬化为运动神经元疾病，患者具有以下特点：①肌肉萎缩明显；②无感觉障碍；③有肌肉震颤；④肌电图检查有特异性改变；⑤脊髓造影时造影剂无梗阻；⑥侵犯延髓可发生吞咽及发音障碍。

六、诊治过程

入院后给予止痛、减轻脊髓水肿治疗，入院后完善血常规、凝血常规、生化、免疫及艾滋等常规检查未见明显异常，完善胸部 X 线检查未见异常，完善心电图示正常心电图，完善颈椎核磁示颈$_{3\sim7}$纵韧带骨化伴椎管狭窄。无明显禁忌证于全麻下行颈椎后路单开门椎管减压术，术后卧床休息，给予抗感染、抗凝、活血、营养神经、止疼等治疗，3天后佩戴颈托下地活动，10 天后拆线，症状恢复良好后出院。

七、出院诊断

颈椎后纵韧带骨化。

八、病例分析及诊治思路

患者为中年男性，以双上肢麻木伴步态不稳为主要表现，既往"冠心病"史及阑尾切除术史，入院后查体发现颈椎生理曲度变直，颈椎活动轻度受限，颈$_{3\sim7}$椎体棘突处压痛，叩痛伴双上肢放射痛，颈椎后伸试验（＋），双上肢及双手主、被动活动尚可，双上肢肱二、三头肌肌力 4 级，前臂伸、屈肌肌力 4 级，双上肢肱二、三头肌反射减弱，双上肢感觉可，双手指皮肤感觉减退，以左侧为重，桡动脉可触及，双侧 Hoffmann 征（＋），双下肢主、被动活动可，关键肌肌力 4 级。辅助检查颈椎核磁示颈$_{3\sim7}$后纵韧带骨化伴椎管狭窄，支持后纵韧带骨化诊断。

主要指标：①颈椎生理曲度变直，颈椎活动轻度受限；②颈$_{3\sim7}$椎体棘突处压痛，叩痛伴双上肢放射痛，颈椎后伸试验（＋）；③双上肢肱二、三头肌反射减弱，双上肢感觉可，双手指皮肤感觉减退，以左侧为重；④双侧 Hoffmann 征（＋）。

确诊条件：颈椎核磁示颈$_{3\sim7}$后纵韧带骨化伴椎管狭窄。

本病因颈椎后纵韧带退变及其继发性改变刺激或压迫临近组织引起，需卧床休息或手术治疗，治疗主要包括以下几个部分：①绝对卧床休息；②活血、止痛、营养神经对症治疗；③手术减压。

九、治疗经验

颈椎后纵韧带骨化症的治疗远较颈椎病的难度为大，且持续时间长，手术风险大，预后多欠理想，因此，在对于一位后纵韧带骨化患者制订治疗方案是必须全面地加以考虑，认真对待，尤其是椎管狭窄明显，伴有颈椎病的分节型与混合型者，特别是决定选择手术疗法时，必须对其全身状态、颈椎椎管局部的病理解剖特点及脊髓受损的程度等，全面予以判定，而后再决定治疗，以及手术方法的选择。

病例7：脊柱侧凸或后凸等畸形

一、病史资料

患者，女性，64岁，主因"腰痛10余年，加重6个月"入院。病例特点：①患者老年男性；②既往"高血压病""冠心病"及"子宫肌瘤切除术"史；③10余年前患者无明显诱因出现腰部疼痛，无肢体麻木及功能障碍，就诊于当地医院，行输液治疗后症状好转，近十年上述症状反复；④6个月前患者腰痛加重，伴长时间行走后左髋部疼痛，为求诊治来我院，门诊详细查体后以"腰椎侧弯"收住我科。自发病以来精神欠佳，大小便无异常。平素体健，否认过敏史、否认癫痫家族史。生长发育史无异常。

二、体格检查

T：36.6℃，R：24次/分，P：80次/分，BP：145/89mmHg。神志清楚，精神反应欠佳，脊柱四肢无畸形，腰部压痛、扣痛，无明显放射痛，腰部屈伸活动轻度受限，左髋部压痛，局部感觉无异常，双下肢感觉活动正常。双侧直腿抬高试验（－），4字征（－）。双侧Babinski征未引出。

三、辅助检查（图2-36）

1. 腰椎正侧位　示：脊柱侧弯。
2. 腰椎核磁　示：腰椎侧弯，腰椎间盘突出。

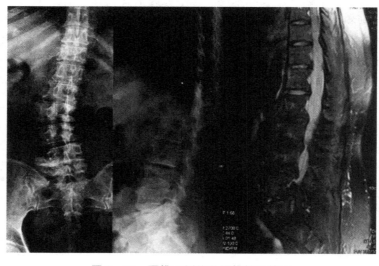

图2-36　腰椎正侧位及腰椎核磁检查

四、初步诊断

1. 腰椎侧弯。

2. 腰椎管狭窄。

五、鉴别诊断

1. X 像检查

（1）直立位全脊柱正侧位像：照 X 相时必须强调直立位，不能卧位。若患者不能直立，宜用坐位像，这样才能反映脊柱侧凸的真实情况，是诊断的最基本手段。X 线检查需包括整个脊柱。

（2）仰卧位左右弯曲及牵引像：反映其柔软性。Cobb 氏角 >90°或神经肌肉性脊柱侧凸，由于无适当的肌肉矫正侧凸，常用牵引像检查其弹性，以估计侧弯的矫正度及各柱融合所需的长度。脊柱后凸的柔软性需拍摄过伸位侧位像。

（3）斜位像：检查脊柱融合的情况，腰骶部斜位像用于脊柱滑脱、峡部裂患者。

（4）Ferguson 像：检查腰骶关节连接处，为了消除腰前凸，男性病人球管向头侧倾斜30°，女性倾斜35°，这样得出真正的正位腰骶关节像。

（5）Stagnara 像：严重脊柱侧凸患者（>100°），尤其伴有后凸、椎体旋转者，普通 X 像很难看清肋骨、横突及椎体的畸形情况。需要拍摄去旋转像以得到真正的前后位像。透视下旋转患者，出现最大弯度时拍片，片匣平行于肋骨隆起内侧面，球管与片匣垂直。

（6）断层像：检查病变不清的先天性畸形、植骨块融合情况以及某些特殊病变如骨样骨瘤等。

（7）切位像：患者向前弯曲，球管与背部成切线。主要用于检查肋骨。

（8）脊髓造影：并不常规应用。指征是脊髓受压、脊髓肿物、硬膜囊内疑有病变。X 像见椎弓根距离增宽、椎管闭合不全、脊髓纵裂、脊髓空洞症。以及计划切除半椎体或拟作半椎体楔形切除时，均需脊髓造影，以了解脊髓受压情况。

（9）CT 和 MRI：对合并有脊髓病变的患者很有帮助。如脊髓纵裂、脊髓空洞症等。了解骨嵴的平面和范围，对手术矫形、切除骨嵴及预防截瘫非常重要。但价格昂贵，不宜作常规检查。

2. 弯度及旋转度的测定　弯度测定：①Cobb 氏法：最常用，头侧端椎上缘的垂线与尾侧端椎下缘垂线的交角即为 Cobb 氏角。若端椎上下缘不清，可取其椎弓根上下缘的连线，然后取其垂线的交角即为 Cobb 氏角；②Ferguson 法：很少用，有时用于测量轻度侧弯。找出端椎及顶椎椎体的中点，然后从顶椎中点到上下端椎中点分别画两条线，其交角即为侧弯角。

椎体旋转度的测定：Nash 和 Mod 根据正位 X 像上椎弓根的位置，将其分为 5 度。0度：椎弓根对称；Ⅰ度：凸侧椎弓根移向中线，但未超出第一格，凹侧椎弓根变小；Ⅱ度：凸侧椎弓根已移至第二格，凹侧椎弓根消失；Ⅲ度：凸侧椎弓根移至中央，凹侧椎弓根消失；Ⅳ度：凸侧椎弓根越过中央，靠近凹侧。

六、诊治过程

入院后完善血常规、凝血常规、生化、免疫等常规检查未见明显异常，完善胸部 X

线检查未见异常，完善心电图示正常心电图，完善腰椎正侧位示：脊柱侧弯。腰椎核磁示：腰椎侧弯、腰椎间盘突出。无明显禁忌证于全麻下行腰椎后路椎板切除减压植骨融合内固定术，术后卧床休息，给予抗炎、抗凝、活血、营养神经、止疼等治疗，1 周后佩戴支具下地活动，2 周后拆线，症状恢复良好后出院。

七、出院诊断

1. 腰椎侧弯。
2. 腰椎管狭窄。

八、病例分析及诊治思路

患者为老年女性，以腰部疼痛为主要表现，既往体健，入院后查体发现腰部压痛、扣痛，无明显放射痛，腰部屈伸活动轻度受限，左髋部压痛，局部感觉无异常，双下肢感觉活动正常。双侧直腿抬高试验（－）、4 字征（－）。双侧 Babinski 征未引出。辅助检查腰椎正侧位示：脊柱侧弯。腰椎核磁示：腰椎侧弯，腰椎间盘突出，支持脊柱侧弯诊断。

主要指标：①腰部压痛、叩痛，无放射痛，腰部屈伸活动受限；②左髋部压痛。

确诊条件：腰椎正侧位示：脊柱侧弯。腰椎核磁示：腰椎侧弯，腰椎间盘突出。

本病因腰椎退行性变引起，腰部疼痛及行走受限，需卧床休息及手术治疗，治疗主要包括以下几个部分：①卧床休息；②活血、止痛对症治疗；③手术解除侧弯及脊髓压迫。

九、治疗经验

脊柱侧弯保守治疗适用于较轻的患者，表现为可耐受的腰背痛，无或较轻的下肢疼痛及间歇性跛行，矢状面和冠状面上基本保持平衡，治疗方法主要包括：腰背肌功能锻炼及非甾体抗炎药物、肌肉松弛药物等的应用，理疗，硬膜外、关节突击选择性神经根封闭；治疗骨质疏松及预防骨量的进一步丢失。外固定支具可以提供暂时的帮助，但在防止脊柱侧凸进展方面缺乏明显的作用，不要长时间佩戴，可能引起腰背肌的失用性萎缩，故不推荐长时间佩戴。不同于特发性脊柱侧凸，退变性腰椎侧凸的手术指征与侧凸度数关系不大，而主要取决于患者的症状，手术的目的也主要是解除神经的压迫、重建脊柱的稳定性、阻止畸形进展、重建脊柱的平衡，以及改善患者的疼痛症状，而矫形由于退变节段的僵硬性往往较为困难，不应强求。

病例 8：脊柱结核

一、病史资料

患者，男性，64 岁，主因"腰痛伴发热 1 个月"就诊。腰痛以右侧为著，伴下肢放射痛，影响行走，午后发热、盗汗，体温最高 39.0℃，头孢药物抗感染治疗无效，无咳嗽咳痰，行腰椎 CT 及 MRI：腰$_{2-5}$椎体破坏，死骨形成，分泌物侵犯椎管，右侧腰大肌增粗、水肿，局部积液。诊断腰椎结核入院。

二、体格检查

T：37.8℃，P：80 次/分，R：20 次/分，BP：120/80mmHg。苍白面容、消瘦，腰痛活动受限，右侧腰部叩痛明显，伴双下肢后外侧放射，四肢无畸形，双下肢关键肌肌力Ⅳ级，病理征阴性。

三、辅助检查

1. 血常规　可见贫血，血沉 > 30，C - 反应蛋白 > 10mg/L。
2. 脊柱 CT　死骨形成。
3. MRI　分泌物侵犯椎管，右侧腰大肌增粗、水肿，局部积液（图 2 - 37）。

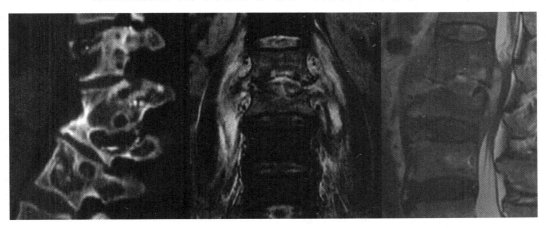

图 2 - 37　MRI

四、初步诊断

腰椎结核。

五、鉴别诊断

1. 腰椎间盘突出　是指椎间盘向椎管突出造成硬膜囊及神经根挤压，引发腰椎及下肢神经症状。多不伴发热及分泌物形成。
2. 布氏杆菌脊柱炎　是指布氏杆菌感染引发椎体破坏及发热，多有牛羊接触史，多无椎旁脓肿形成。
3. 脊柱转移瘤　是指肿瘤转移至脊柱，多出现椎体附件破坏。

六、诊治经过

患者无正规治疗。入院后明确诊断，规律、全程口服四联抗结核药（异烟肼、利福平、吡嗪酰胺、乙胺丁醇）。口服药 3 周后复查血沉及 C - 反应蛋白，降至正常范围，证明抗结核药敏感。行病椎后路钉棒固定，椎前路脓肿、死骨刮除术，术后抗感染治疗，继续口服四联抗结核药一年半，定期复查肝肾功能。

七、出院诊断

腰椎结核。

八、病例分析及诊疗思路

腰痛、发热及炎症指标异常，多提示腰椎感染，影像特点：骨破坏、死骨形成，椎旁脓肿（寒性脓肿）形成。脊柱结核多继发于肺结核、肾结核及肠系膜结核。确诊后须一年半内规律、全程口服四联抗结核药，复查血沉及 C - 反应蛋白，肝肾功能。脓肿无法吸收或引发神经症状时须手术治疗。

九、治疗经验

此疾病早期较难确诊，易与鉴别诊断混淆，区别特异性感染及布氏杆菌感染，应详细询问患者感染史、发热特点，抗结核药规律全程服用，脓肿无法吸收或引发神经症状时须手术治疗。结核控制后加强营养、增强体质，避免复发。

第四节　运动医学

一、急慢性韧带损伤

【诊断标准】（《骨折与关节损伤》，2010）

1. 病史　详细的原始意外的描述，即刻的损伤和以后的进展对诊断韧带损伤是最有价值的。可是往往患者只有对所发生的损伤一个模糊回顾，所以在获得真正印象以前，需要详细地直接询问；如与原始意外已相隔一定时间才来就诊，则问题应包括肿胀的大小、压痛的部位、创伤的严重性和以后关节的活动。初期治疗的类型也可提供韧带损害严重性的线索。关节反复不稳定的病史往往表明韧带的完全撕裂。当然，还必须排除半月板撕裂。

2. 临床检查　在急性期，韧带的完全撕裂往往伴有关节渗液和局部压痛。只有交叉韧带的撕裂才不会产生局限的压痛区域，但往往伴有严重疼痛、明显渗液和不稳定。在破裂处往往有很清楚的挫伤。这多见于膝与踝的侧副韧带损伤。事实表明，很少看到踝关节韧带的完全破裂而没有大的挫伤形成。不能忽视关节周围的局限性挫伤，因为它可表示韧带的严重损害。在常规检查过程中，不稳定可以很明显，但有时肌肉痉挛可以防止不稳定，甚至可有正常活动，有时必须对怀疑的韧带伤，用几毫升局部麻醉药浸润后，反复进行检查，才能克服肌痉挛。经检查后，如果对韧带的完整性仍发生怀疑，则应在全身麻醉下进行检查。

3. X线检查　除常规投影摄片外，对疑有韧带破裂者，应拍摄应力位片。为了在全身麻醉下测试关节的稳定力，应利用这机会拍摄应力位 X 线片。在踝关节，应与对侧的正常关节相比，以排除先天性关节过度活动。至于膝关节侧副韧带不稳定的程度，可在应力 X 线片中表现出来。

二、半月板损伤

【诊断标准】（《骨科临床诊疗手册》，2008）

1. 病史与临床表现　年轻患者较正常的半月板产生撕裂通常伴有明显的创伤，屈膝时半月板陷入股骨和胫骨髁之间，膝关节伸直后发生撕裂。而本身已有退变的半月板撕裂，则可能完全无法获得外伤史的主述，此类患者总是因为关节交锁或疼痛就诊。关节内游离体和其他的一些原因也可能引起交锁。当患者无交锁症状，诊断半月板撕裂可能是困难的。

半月板损伤后的常见临床表现包括局限性的疼痛、关节肿胀、弹响和交锁、股四头肌萎缩、打软腿以及在关节间隙或半月板部位有明确的压痛。

弹响、交锁和关节间隙的压痛是半月板损伤的重要体征，关于膝关节周围肌肉的萎缩，特别是股内侧肌萎缩，提示膝关节有复发的病变，但不能提示是何原因。

2. 物理检查

（1）压痛：最重要的物理检查是沿关节的内侧、外侧间隙或半月板周围有局限性压痛。除了边缘部分，半月板本身没有神经纤维，所以压痛或疼痛是与邻近关节囊和滑膜组织的牵拉痛或局部的创伤反应。

（2）操作检查：McMarray 试验和 Apley 研磨试验是最常用的操作检查方法。在做 McMarray 试验时，患者处于仰卧位，使膝关节剧烈的、强有力的屈曲，检查者用一手摸到关节的内侧缘，控制内侧半月板，另一手握足，保持膝关节完全屈曲，小腿外旋内翻，缓慢地伸展膝关节，可能听到或感觉到弹响或弹跳；再用手摸到关节的外侧缘，控制外侧半月板，小腿内旋外翻，缓慢伸展膝关节，听到或感觉弹响或弹跳。McMurray 试验产生的弹响或患者在检查时主述的突然疼痛，常对半月板撕裂的定位有一定意义。膝关节完全屈曲到 90°之间弹响，常见的原因是半月板后面边缘撕裂；当膝关节在较大的伸直位时，关节间隙有明确的弹响提示半月板中部或前部撕裂。但 McMarray 试验阴性，不能排除半月板撕裂。做 Apley 的研磨试验时，患者俯卧位，屈膝 90°，大腿前面固定在检查台上，足和小腿向上提，使关节分离并做旋转动作，旋转时拉紧的力量在韧带上，当韧带撕裂，试验时有显著的疼痛。此后，膝关节在同样位置，足和小腿向下压并旋转关节，缓慢屈曲和伸展，当半月板撕裂时，膝关节间隙可能有明显的弹响和疼痛。膝关节的操作检查必须是双膝关节对照检查，以避免将膝关节生理性的弹响误作半月板损伤。

3. X 线检查 前后位、侧位以及髌骨切线位的 X 线片，应作为常规检查。摄片不是为了诊断半月板撕裂，而是排除骨软骨游离体、剥脱性骨软骨炎和可能类似于半月板撕裂的其他膝关节紊乱。站立位的膝关节前后位片可提示关节间隙情况，在层次清晰的 X 线片上有时能反映盘状软骨的轮廓。

4. MR 和其他影像学诊断 MR 是迄今为止阳性敏感率和准确率最高的影像学检查手段，对半月板、交叉韧带等结构病损的诊断准确率达 98%。对半月板撕裂的 MR 诊断根据 Lotysch – Crues 分级的Ⅲ度标准，即低信号的半月板内线状或复杂形状的高信号贯穿半月板的表面。其他的影像学诊断方法如膝关节高分辨率超声、高分辨率 CT 等对膝关节内紊乱的诊断也有一定帮助。

5. 关节镜术 已被公认为是最理想的半月板损伤的诊断与外科处理手段。对半月板撕裂诊断不明的膝关节紊乱，关节镜是最后的确诊方法。但关节镜不应成为半月板撕裂的常规检查手段。只有在临床得出半月板撕裂的初步诊断之后，关节镜检查作为证实诊断并同时进行关节镜手术处理时，关节镜术才能显示其优越性。

三、关节内游离体

【诊断标准】(《外科疾病诊断标准》, 2001)

1. 老年关节内游离体 关节内游离体又称关节鼠。人体各个关节均可发生，其中膝关节最为多见，其次是髋关节和踝关节。

（1）关节反复出现交锁症状为其特征，如在膝关节应与半月板损伤鉴别。

（2）合并关节滑膜炎时，应与结节性绒毛黑色沉着性滑膜炎鉴别。

（3）X线检查，关节内可见游离的骨软骨块，但软骨性游离体常显示不够清晰，必要时需用充气造影检查，或用CT检查才能确诊，尤其是小的游离体。

2. 膝关节内游离体　该病多继发于其他骨关节疾病，多由关节创伤和疾病致使关节端骨或软骨小片游离进入关节腔内形成，又称为"关节鼠"。一般为单发，也可为多发性。常见病因有滑膜软骨瘤病、剥离性骨软骨炎、骨关节炎及骨软骨面骨折等。游离体可为纤维蛋白性、纤维性、软骨性或骨软骨性。

（1）多有外伤或关节炎病史。

（2）好发于男性壮年。

（3）活动时突然出现膝关节剧痛，状如"交锁"，不能伸展和屈曲，甚至跌倒。经按摩或关节活动后，症状突然消失。发作后关节可肿胀、积液。未发作期间，局部症状甚少。有时在关节表面可触及游离体，时隐时现。

（4）日久可产生慢性滑囊炎，伴股四头肌萎缩。

（5）常伴有原发疾病的症状和体征。

（6）X线摄片：可显示骨软骨性游离体。关节镜检查可明确诊断。

四、关节软骨损伤

【诊断标准】

软骨信号异常、软骨表面凹凸不平、不规则或全层缺损。软骨下骨折包括骨皮质断裂、凹陷，皮质下松质骨内骨小梁骨折水肿出现水肿样异常信号。

五、滑膜皱襞综合征

【诊断标准】（《麻醉科》，2014）

1. 膝关节内侧压痛，可触及条索状物，有髌骨摩擦感，向内推动髌骨时可诱发疼痛。

2. 股四头肌萎缩。

3. X线片无阳性发现，关节造影有时可见皱襞影像。

4. 如在局麻下行关节镜检查，探针牵拉皱襞可引起与临床症状相似疼痛者。

六、肩关节不稳定

【诊断标准】（《骨科执业医师技术培训考核标准》，2004）

本病的诊断应根据发病年龄、病史、临床症状、体征、X线表现、关节造影、CT扫描以及关节镜检查等方法做综合评价，确定不稳定的类型、性质及程度。复发性肩关节脱位、全身性关节及韧带松弛症或明显麻痹原因的肩关节不稳定，诊断并不困难；但是盂肱关节松弛所致的半脱位及特发性肩松弛症，临床诊断比较困难。

1. 临床表现

（1）病史和发病年龄：对于肩关节不稳定的诊断来讲，病史的采集是非常重要的。许多患者有肩关节反复脱出并可自动复位的病史。部分患者自觉关节不太稳定，或在活动关节时常有害怕关节脱出或不稳定的感觉。少数患者仅有关节乏力、不适等感觉。

先天性或发育性肩关节不稳定在儿童或青少年时期即出现症状。Ehlers - Dardos 综合征有遗传史或阳性家族史。特发性肩关节松弛症多见于 20 岁左右青年，女性明显多于男性。外伤后复发性肩关节脱位及 Bankart 病变，多见于青壮年，且有急性外伤史。

肩关节脱位后复发与年龄密切相关。20 岁以下、20 ~ 40 岁、40 岁以上 3 个年龄组复发率分别为 90%、60%、10%。老年人首次脱位后常引起肩袖撕裂及肱骨大结节骨折，复发率较年轻人低。

(2)症状和体征：肩关节不稳定多表现为肩部钝痛，活动或负重时加重。患者自觉肩部关节失稳及弹响，常出现某一特定关节活动范围内的疼痛或无力。患者可有疲劳及乏力感，尤其是不能较长时间提举重物。有的患者可出现肩周围的麻木感。随意性肩脱位患者，脱位时有震动及弹响感，但不伴有疼痛。肱骨头脱出后出现典型畸形及功能障碍。前后抽屉试验可为阳性或 Sulcus 征阳性。肩关节前方不稳定者，在上肢外展 45° ~ 90°，做外旋后伸前屈活动时疼痛、惧痛，肩关节前有弹响，肩前区压痛明显，实施此痛点保护再活动则疼痛明显减轻。肩关节后方不稳定者，则在肩关节外展 60° ~ 80°，前屈时表现肩后区压痛，患者表现出惧痛，实施保护再活动则痛感减轻。盂肱关节稳定试验：患者仰卧，

放松肌肉，肩内收、内旋，向后方施压，若后方不稳，有弹跳感或半脱位征象。肩关节下方不稳者，体征为 Sulcus 征阳性。肩关节多方向不稳定可同时伴有以上多种体征。先天性发育不良性、麻痹性及随意性肩关节半脱位所致的肩关节不稳定，往往无固定的压痛点。

2. 辅助检查

(1)X 线检查：①肩关节正位片，显示肱骨头、大小结节轮廓。肱骨内旋位片可显示肱骨头外上方的缺损(Hill - Sachs 病变)，如有此畸形，则支持复发性肩关节脱位的诊断；②侧位片，可用以判断脱位方向及大结节骨折块的移位程度和方向；③腋窝轴位片，肩需外展 90°摄片，可显示盂缘、喙突、肱骨头及其相互关系。有助于发现肩盂形成不良或后下缘缺损；④喙突正位片，能很好显示 Hill - Sachs 病变，与内旋正位片结合可提高其诊断准确率；⑤应力下摄片，显示肱骨头向前、后、下方的移位程度。患臂上举，摄正位片，若存在盂肱关节滑脱现象(sliping)，说明肩关节不稳定存在。患臂下垂并向下牵引，摄正位片，如肱骨头有明显下移现象(loosening)，说明肩关节多向性或下方不稳定存在。

(2)肩关节造影：目前常采用空气和造影剂做双重对比造影，显示关节囊容量、膨胀度及松弛程度，对诊断肩关节囊、盂唇及肩袖损伤有一定意义。如造影显示肩胛下滑囊、腋隐窝持续扩大提示可能为复发性肩关节脱位或特发性肩关节松弛症所伴有的盂肱关节囊松弛。向下牵引并内旋患臂，正位摄片，可见造影剂积聚于肱骨头上方形成"雪帽"征(Snow cap - shadow)，此为肩关节不稳定的典型 X 线表现。如肩关节造影的轴位片显示有造影剂漏入盂唇，表示有 Bankart 损伤存在，盂唇阙如则表示创伤性磨损或有大块 Bankart 损伤伴移位。如造影剂自盂肱关节腔溢入肩峰下滑囊，则提示有肩袖撕裂所致的肩关节不稳定。

(3)关节镜检查：可以直接观察不稳定关节内的病理改变及脱位方向，对肩关节不

稳定具有一定的诊断价值，并有利于手术入路及方法的选择。另外，关节镜可以同时取出关节腔内游离体，直接修补损伤的盂唇、关节囊等组织。

（4）CT 和 CTA 检查：CT 可以清晰显示 Hill－Sacbs 损伤、盂缘骨软骨病变及关节内游离体，尤其对关节盂或肱骨头倾斜畸形、盂头大小比率的鉴别比普通 X 线片优越。CTA 是关节造影 CT 相结合的检查手段，可显示关节囊、盂唇、肱骨头及肩袖病变。

（5）MRI 检查：在对肩关节不稳定的各项检查中，MRI 的诊断价值十分明显。可显示盂唇撕裂、关节囊自盂部撕脱、盂肱韧带撕裂、肩胛下肌萎缩以及肩袖撕裂等损伤，在这方面 MRI 比关节造影、CT、CTA 均优越。MRI 可以提高关节内结构的可见度，清楚地显示盂肱韧带的结构完整性，对肩关节不稳定的诊断具有重要作用。

七、肩峰撞击症或肩袖损伤

【诊断标准】（**《骨科临床诊疗技术与进展》**，2014）

（一）肩峰撞击症

1. 症状　肩部疼痛，以肩峰周围为主，有时涉及整个三角肌部。疼痛以夜间为甚，患者畏患侧卧位，严重者需长期服用止痛药。其次是患肢无力，活动受限，当上臂外展到 60°～80°时，出现明显疼痛，有时可感觉到肩关节被"物"卡住而不能继续上举。此时需将上肢内收并外旋，使大结节从肩峰后部通过才能继续上举。

2. 体征

（1）压痛部位：主要在肩峰前下至肱骨大结节这一区域内。

（2）肩关节被动活动时，可闻及明显的碎裂声或称捻发音。

（3）肩关节主动外展活动时有 60°～120°的疼痛弧，即开始外展时无疼痛，达 60°时开始疼痛，超越 120°时疼痛又消失；而被动活动时疼痛明显减轻，甚至完全不痛。

（4）病程长者肩关节活动受限，主要表现为外展、外旋和后伸受限。

（5）肩部撞击试验阳性：检查时，患者取坐位，检查者位于背后，一手扶住肩部，稳定肩胛骨；另一手托住患肢肘部，将患者上肢向前上方快速推动，使肱骨大结节与肩峰撞击，可产生疼痛。然后用普鲁卡因 10ml 做肩峰下间隙内封闭，重复上述检查，疼痛消失者为撞击试验阳性。此症为本病所特有，有助于与肩部其他疾患鉴别。

3. 辅助检查

（1）X 线检查：大多数患者 X 线检查正常，少数严重患者 X 线检查表现为肱骨大结节硬化、囊性变或骨赘形成，肩峰前缘硬化，肩峰下表面骨刺形成，冈上肌钙化阴影，肩锁关节创伤性关节炎，肱骨头上移使肩峰下间隙变窄（＜0.7cm）。

（2）肩关节造影：不作为本病常规检查方法。肩峰前下部、肱骨大结节发生硬化、增生或囊性变，肱骨颈上可出现切迹。

根据临床表现，结合辅助检查结果，综合分析判断。

（二）肩袖损伤

1. 可有外伤史，多见于 40 岁以上中年人。

2. 肩痛、局部压痛，外展 30°～70°时无痛，70°～120°出现疼痛，外展 120°以上疼痛消失。

3. X 线片：可见肩峰与肱骨头的距离变化，可见到钙化灶。

4. 肩关节造影：可见关节腔与三角肌下滑囊相通，为肩袖完全破裂。

5. 关节镜检查：可明确损伤部位及程度。

八、髌骨复发性脱位

【诊断标准】《肌腱韧带滑液囊临床诊疗》, 2016)

1. 膝部症状　在临床上患者常有膝关节不稳定症状，偶尔膝关节可出现摇摆步态。

2. 体检阳性所见　临床体检可有下述现象：髌后内侧疼痛、髌骨有摩擦音及膝关节肿胀。

3. 运动时诱发脱位　患者在运动时很容易发现髌骨有半脱位现象发生，并在膝关节部能触及积液感及摩擦感，还可发现膝关节内其他损伤的症状。

4. 股四头肌角（Q 角）的测量　对复发性髌骨脱位的评价具有重要意义。

理论上是股四头肌的轴线和髌骨中心到髌腱中线的交角。临床上测量这个角度是从髂前上棘到胫骨结节的连线与髌骨－髌腱正中线的交角。

在正常情况下，男性 Q 角标准值为 8°～10°，女性 15°±5°。Insall 等认为超过 20°属于不正常。胫骨结节内移可使 Q 角减小，因此可利用移位胫骨结节来调整 Q 角的大小。

5. 双膝关节的正、侧位片和 30°位髌骨轴位 X 线片，有利于显露髌骨和股骨滑车之间的半脱位倾向。

【病例解析】

病例1：急慢性韧带损伤

一、病史资料

患者，男性，25 岁，学生。主因"外伤致左膝疼痛、肿胀，活动障碍 3 天"就诊。患者入院前 3 天外伤致左膝疼痛，肿胀，活动障碍，经休息未见好转，就诊于我院门诊，给予左膝 MRI 检查，诊断为左膝前交叉韧带损伤，半月板损伤，收入院。患者自发病以来，无头痛、头晕，无咳嗽、咳痰，无胸闷，心慌，无腹痛，腹泻，二便正常。既往体健，生长发育史无异常。

二、体格检查

患者心肺腹查体未见明显异常。左膝无明显畸形，轻度屈曲位，膝关节肿胀，左侧小腿前侧可见淤血斑，压痛明显，浮髌试验（＋），髌股研磨试验（－），左膝内、外侧张力试验（－），左膝前抽屉试验（＋），左膝 Lachman 试验（＋）。左膝关节屈伸活动度：0°/170°，右膝：10°/90°，双下肢感觉、肌力未查及明显异常，足背动脉搏动有力。

三、辅助检查

左膝 X 线片示：左膝骨质未见明显创伤改变（图 2－38）。

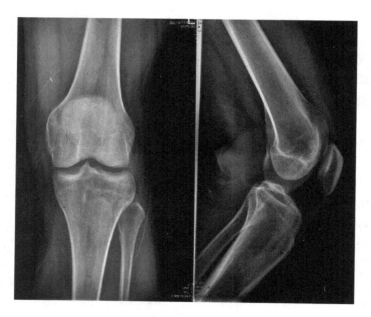

图 2 - 38　X 线片

左膝 MRI(图 2 - 39)示：①左膝内侧半月板前角及体部上缘桶柄样撕裂，外侧半月板前角撕裂并半月板囊肿；②左膝关节前交叉韧带断裂；③左膝股骨外侧髁多发滑膜囊肿，左膝髌上囊及关节腔少量积液；④左膝髌前软组织水肿，髌韧带退变损伤。

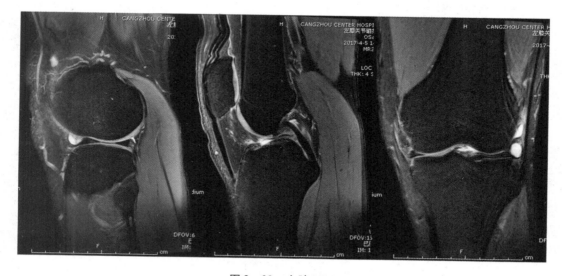

图 2 - 39　左膝 MRI

四、初步诊断

左膝前交叉韧带损伤。

五、鉴别诊断

1. 半月板损伤　膝交叉韧带损伤可伴有半月板损伤，损伤急性期通过查体难以鉴别，需经 MRI 及关节镜检查鉴别。

2. 侧副韧带损伤　膝关节侧副韧带损伤患者侧方张力试验阳性，此患者左膝内、外侧张力试验（－），可资鉴别。

六、诊治过程

入院后完善化验等辅助检查，无手术禁忌证，行左膝关节镜下前交叉韧带自体腘绳重建术，术中关节镜下探查，见前交叉韧带股骨附着点断裂，内、外侧半月板撕裂严重，给予大部切除成形；外侧股骨髁及髌股关节软骨软化，清理前交叉韧带残端，保留小部残端。切取自体腘肌腱，建立前交叉韧带骨道，股骨端用微孔钢板固定，屈膝 30°位胫骨端采用可吸收界面螺钉固定（图 2 - 40）。术后膝关节可活动支具固定 12 周，期间行患侧股四头肌及踝泵功能训练，术后 4 周逐步行膝关节屈伸活动训练。术后 12 周取下支具逐步行走活动。

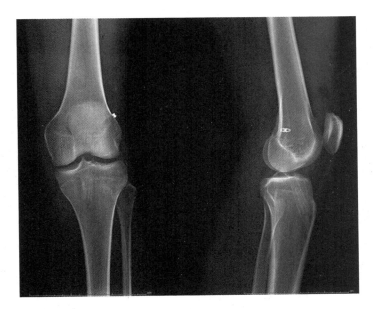

图 2 - 40　术后膝关节正侧位 X 线片

七、出院诊断

1. 左膝前交叉韧带断裂。

2. 左膝半月板损伤。

3. 左膝关节软骨软化。

八、病例分析及诊治思路

诊断依据：①损伤史：患者入院前 3 天外伤致左膝疼痛，肿胀，活动障碍，经休息未见好转；②专科查体：左膝无明显畸形，轻度屈曲位，膝关节肿胀，左侧小腿前侧可见淤血斑，压痛明显，浮髌试验（＋），髌股研磨试验（－），左膝内、外侧张力试验（－），左膝前抽屉试验（＋），左膝 Lachman 试验（＋）；③左膝 MRI 示：左膝内侧半月板前角及体部上缘桶柄样撕裂，外侧半月板前角撕裂并半月板囊肿；左膝关节前交叉韧带断裂。

治疗思路：患者为青年，活动较多，MRI 示左膝 ACL 断裂，前抽屉试验（＋），膝关节明显前向不稳，应考虑实施手术干预，可行关节镜下自体腘绳肌左膝 ACL 重建术治疗。术后需要实施一段时间的膝关节制动，这将对患者的术后效果产生负面影响，术前需与患者充分沟通，术后患者患者可能面临较长一段时间的恢复期。

九、治疗经验

膝关节交叉韧带损伤属于致残率较高的机体损伤，其手术时机一直以来都是临床争论的焦点。对于运动要求高的年轻患者可以选择前交叉韧带重建术治疗，而对于普通百姓，运动水平较低可以尝试运动康复保守治疗，一段时间后如果仍然存在明显的膝关节前向不稳定可以选择韧带重建。韧带重建可以提高膝关节的稳定性，但是，并不能降低中远期骨关节炎的发生率。文献报道，早期进行膝关节韧带修复对术后患者膝关节功能恢复具有重要意义。对于前后交叉韧带合并内外侧副韧带的多发韧带损伤，内外侧副韧带的修复要重要于关节内叉韧带的修复。所以，综合患者的病情，经济承受能力，有学者认为应首先修复内外侧副韧带，二期视情况是否重建前后交叉韧带。本例年轻患者，对运动要求较高，在急性膝关节损伤后 1 周内进行韧带重建手术治疗。术后早期进行功能锻炼，患者膝关节功能恢复显著，且术后未见切口感染、韧带松动或自发断裂等并发症。在交叉韧带重建术中，自体肌腱组织修复效果显著，其中以自体骨原髌腱原骨移植重建为最常见的且最有效的方法，但该手术容易导致术后膝前疼痛、诱发髌骨骨折等并发症。近些年临床上越来越倾向于选择应用自体腘绳肌腱进行重建，该肌腱强度较健康前交叉韧带强，且明显高于自体骨原髌腱原骨强度。但该方法仍无法避免术后并发症、取材有限等缺点而应用受限。

病例2：半月板损伤

一、病史资料

患者，女性，36 岁。主因"外伤致右膝疼痛 10 天余"入院。患者自述于入院前 10 天，右膝不慎扭伤致疼痛，活动障碍，经休息后未见，间断出现"绞锁"症状，曾就诊于当地中医院，给予右膝 MRI 检查及口服药物（具体药名及剂量不详）、理疗等治疗，无明显好转，为求进一步诊治，而来我院就诊，诊断为"右膝外侧半月板损伤"，收住院。右膝 MRI 示：右膝外侧半月板撕裂。患者自发病以来，无头痛、头晕，无咳嗽、咳痰，无胸闷、心慌，无腹痛、腹泻，二便正常。既往体健，生长发育史无异常。

二、体格检查

患者心肺腹部查体未见明显异常。右膝无明显畸形，轻度肿胀，外侧关节间隙压痛，浮髌试验（±），髌股研磨试验（－），内、外侧张力试验（－），抽屉试验（－）。右膝关节屈伸活动度：5°/130°，右膝：0°/180°，外侧关节间隙压痛，麦氏征阳性。双下肢感觉、肌力未查及明显异常，足背动脉搏动有力。

三、辅助检查

1. 右膝 X 线片　示：右膝骨质未见明显创伤改变（图 2 – 41）。

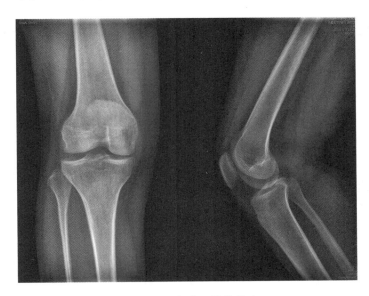

图 2 – 41　右膝 X 线片检查

2. 右膝 MRI　示：右膝外侧半月板撕裂（图 2 – 42）。

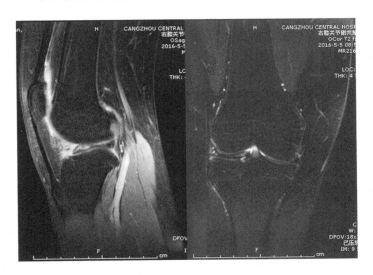

图 2 – 42　右膝 MRI 检查

四、初步诊断

右膝外侧半月板损伤。

五、鉴别诊断

1. 交叉韧带损伤　可伴有半月板损伤，损伤急性期通过查体难以鉴别，需经 MRI 及关节镜检查鉴别。

2. 侧副韧带损伤　膝关节侧副韧带损伤患者侧方张力试验阳性，此患者右膝内、外侧张力试验（－），可资鉴别。

六、诊治过程

患者入院后完善化验等辅助检查，无手术禁忌证，局部浸润阻滞麻醉下行膝关节镜下半月板成形术，术中关节镜检查，见髌上囊，内、外侧沟，前、后交叉韧带，内、外侧股骨髁关节软骨未见异常；外侧半月板呈圆盘状，体部磨损，给予外侧半月板切除成形。术后 3 天下床活动，行患侧股四头肌及踝泵功能训练。

七、出院诊断

右膝外侧半月板损伤。

八、病例分析及诊治思路

诊断依据：①损伤史：患者自述于入院前 10 天，右膝不慎扭伤致疼痛，活动障碍，经休息后未见，间断出现"绞锁"症状，曾就诊于当地中医院，给予右膝 MRI 检查及口服药物（具体药名及剂量不详），理疗等治疗，无明显好；②专科查体：右膝无明显畸形，轻度肿胀，外侧关节间隙压痛，浮髌试验（±），髌股研磨试验（－），内、外侧张力试验（－），抽屉试验（－）。右膝关节屈伸活动度：5°/130°，右膝：0°/180°；③右膝 MRI 示：右膝外侧半月板撕裂。

治疗思路：根据患者术前查体及 MRI 影像学表现，患者存在右膝外侧盘状半月板，半月板发生破裂，将导致疼痛症状，功能障碍，需考虑需行半月板切除形成手术治疗。宜采用关节镜下微创手术治疗，不予考虑开放式手术。术中需注意细致操作，防止医源性副损伤情况出现。

九、治疗经验

膝关节半月板损伤是运动医学领域最常见损伤之一，其发生、发展多与运动过量、运动创伤、关节退变和关节炎性疾病等因素有关。半月板损伤的主要临床症状和体征为膝关节活动受限、膝关节交锁、膝关节疼痛和膝关节间隙局限性压痛等。麦氏征一度被认为是诊断半月板损伤的金标准，但是许多半月板损伤的病例麦氏征为阴性，而对应的关节间隙压痛才是半月板损伤诊断的必要条件。半月板在膝关节活动过程中起着承受负荷、吸收震荡、润滑和稳定关节等重要作用，同时膝关节的各种运动使半月板不断承受着向周围移位的水平拉力、传导负荷的垂直压力和旋转时的剪式应力。因此，当突发性的膝关节过度屈伸时，股骨与胫骨之间产生强烈的挤压和旋转，容易导致半月板损伤。半月板损伤后将会逐渐导致膝关节力学稳定性发生变化，损伤长期未愈将导致膝关节内环境的改变，膝关节软骨磨损增加以及一些炎性因子的释放、刺激，从而诱发膝骨关节炎的发生、发展。

近年来的研究表明，膝关节软骨损伤与半月板损伤呈正相关性，而膝骨关节炎的病变正是以关节软骨的变性和破坏为主要特征，膝骨关节炎又进一步增加了半月板损伤的机会。所以膝骨关节炎与半月板损伤两者可以相互影响，促进彼此的发生、发展，加重膝关节疾患。半月板损伤的传统开放手术创伤大、出血量多、手术时间长、恢复期长，且术后常遗留关节粘连和僵硬等并发症，疗效较差。近年来，关节镜技术迅猛发展，已成为膝关节疾病诊断治疗的金标准。关节镜不仅能准确判断半月板损伤的部位、类型和程度，还可直接观察关节腔内的其他结构，从而处理其他合并损伤，且关节镜手术具有创伤小、时间短、并发症少和恢复快等优点，使半月板损伤的治疗效果得到极大改善。对于单纯半月板损伤患者，目前均主张在关节镜下对损伤的半月板进行修复，且原则为最大可能保留尽量多的正常半月板，以保护膝关节结构和功能的完整性，从而最大限度保护膝关节的运动功能。需要特别指出的是，半月板切除对膝骨关节炎本身并非有利。对于轻度半月板损伤患者，半月板仍然具有明显的生物力学功能，医生应该进行半月板成形术，尽量对半月板进行保留。而且对于合并晚期膝骨关节炎的半月板损伤患者来说，由于关节间隙严重狭窄，是关节镜手术的相对禁忌证。

病例3：关节内游离体

一、病史资料

患者，女性，47岁，主因"左膝间断疼痛3年，加重1个月余"入院。患者于入院前3年，无明显诱因出现左膝疼痛，上下楼症状明显，间断出现"绞索"症状，经休息后可有缓解，曾就诊于多家医院，给予口服药物（具体药名及剂量不详）、理疗等治疗，无明显好转，此次住院前1个月余，症状加重明显，为求进一步诊治，而来我院就诊，门诊给予MRI检查，诊断为"左膝骨关节炎、左膝关节游离体"，收入院。患者自发病以来，无头痛、头晕，无咳嗽、咳痰，无胸闷、心慌，无腹痛、腹泻，二便正常。既往体健，生长发育史无异常。

二、体格检查

患者心肺腹查体未见明显异常。左膝无明显畸形，轻度肿胀，左侧股四头肌萎缩，内侧髌股关节间隙及股胫关节间隙压痛，浮髌试验（±），髌股研磨试验（＋），内、外侧张力试验（－），抽屉试验（－）。左膝关节屈伸活动度：0°/180°，右膝：0°/180°，双下肢感觉、肌力未查及明显异常，足背动脉搏动有力。

三、辅助检查

左膝X线片示：左膝关节退行性变，游离体形成（图2-43）。
左膝MRI示（图2-44）：①左膝关节及左侧髌股关节退行性骨关节病；②胫骨近端后方多发小游离体；③左膝关节积液、腓肠肌内外侧头及腘肌周围滑膜囊肿。

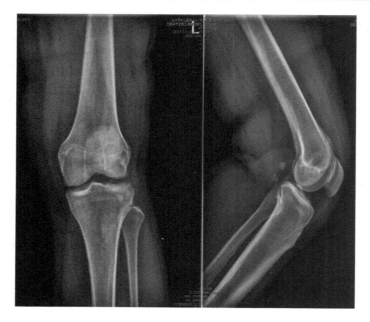

图 2 - 43　左膝 X 线检查

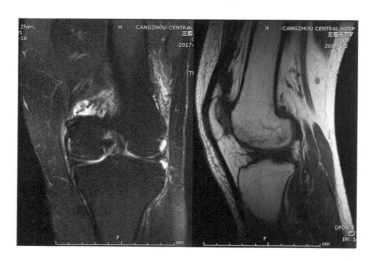

图 2 - 44　左膝 MRI 检查

四、初步诊断

1. 左膝骨关节炎。

2. 左膝关节游离体。

五、鉴别诊断

1. 半月板损伤　半月板损伤可出现膝痛，关节绞索症状，多数病例通过查体难以与膝关节游离体鉴别，需经 X 线片、MRI 及关节镜检查等鉴别。

2. 滑膜皱襞综合征　膝关节滑膜皱襞综合征患者膝痛多为髌股关节周围压痛，此

患者存在膝关节髌股关节炎,查体髌骨周围压痛,需通过 MRI 及关节镜检查等进行
鉴别。

六、诊治过程

入院完善化验等辅助检查,无手术禁忌证,局部浸润麻醉下行膝关节下关节清理、
游离体取出术,术中关节镜检查,见髌上囊、内、外侧沟,前、后交叉韧带,外侧股骨髁
关节软骨,外侧半月板未见异常,内侧股骨髁,股骨滑车关节软骨磨损,并有部分剥脱,
给予修整,内侧髌股关节滑膜增生严重,给予清理,关节滑膜内找到游离体 5 枚,取出
游离体。术后 3 天下床活动,指导患侧股四头肌及踝泵功能训练。下图为关节镜下游离
体抓钳取出游离体镜下观(图 2 – 45)。

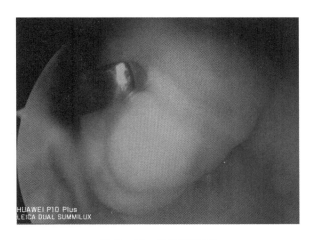

图 2 – 45 关节镜检查

七、出院诊断

1. 左膝骨关节炎。
2. 左膝关节游离体。

八、病例分析及诊治思路

诊断依据:

1. 损伤史 患者于入院前 3 年,无明显诱因出现左膝疼痛,上下楼症状明显,间断
出现"绞索"症状,经休息后可有缓解,曾就诊于多家医院,给予口服药物(具体药名及
剂量不详)、理疗等治疗,无明显好转,此次住院前 1 个月余,症状加重明显,为求进一
步诊治,而来我院就诊,门诊给予 MRI 检查,诊断为"左膝骨关节炎、左膝关节游离体"。

2. 专科查体 左膝无明显畸形,轻度肿胀,左侧股四头肌萎缩,内侧髌股关节间隙
及股胫关节间隙压痛,浮髌试验(±),髌股研磨试验(+),内、外侧张力试验(–),抽
屉试验(–)。

3. 左膝 MRI 示 ①左膝关节及左侧髌股关节退行性骨关节病;②胫骨近端后方多
发小游离体;③左膝关节积液、腓肠肌内外侧头及腘肌周围滑膜囊肿。

治疗思路:根据患者术前查体、X 线片及 MRI 影像学表现,患者存在左膝骨性关节

炎，左膝关节游离体，考虑患者年龄相对年轻，关节退变不显著，关节间隙尚可，可考虑行关节清理术，游离体取出术，首选采用关节镜下微创手术治疗。术中注意细致操作，防止医源性副损伤情况出现。

九、治疗经验

临床上游离体常见原因包括退变性骨关节炎骨赘脱落、骨软骨切线骨折如髌骨脱位、剥脱性骨软骨炎、滑膜软骨瘤病等。对于骨关节炎骨赘脱落形成的游离体，常常位于髌上囊或髁间前窝，因为这些位置空间相对较大；对于髌骨脱位伴骨软骨切线骨折，骨折块可以来源于髌骨内侧关节面或者股骨外侧髁软骨面，这是由于髌骨向外侧迅速脱出及复位过程中，髌骨与股骨之间碰撞而致；对于剥脱性骨软骨炎，临床上常常发现大多位于股骨内侧髁负重区软骨面；而对于滑膜软骨瘤病临床上多见位于髌上囊或者髁间后窝。

手术前根据 X 线片及 CT 片、MRI 等影像学资料对多数患者可以明确游离体在关节腔内位置，但部分患者在手术时由于灌注水流、重力作用等因素位置与手术前发生变化，手术时应注意；对于位于半月板胫骨面下的游离体，手术中不容易发现，术中可以透视明确，临床上以外侧半月板胫骨面下游离体多见。对于部分影像学资料诊断为后间室游离体，在实际手术时，发现并非真正意义上的游离体，而是由滑膜组织包裹，并不会导致临床绞锁等症状，认识到这一点对于患者病情判断及手术中手术操作均有重要作用。临床上我们也发现，半月板后角胫骨止点撕脱骨折，较易误诊为关节内游离体，需要警惕。

游离体定位是关键，需要系统全面的关节镜检查，包括髌上囊、内外侧间沟、内外侧间室、腘肌腱管、关节后室；其中在探查内外侧间室时，应该探查半月板胫骨面，警惕游离体位于半月板下胫骨面可能；对于关节后室的游离体，手术时需要通过后内或（和）后外入路，探查取出。在临床实际操作时，位于后外间室的游离体，往往可以通过清除后纵隔，由后内间室取出游离体，而不是一定要建立后外间室入路。

病例 4：关节软骨损伤

一、病史资料

患者，女性，24 岁。主因"左膝疼痛 1 周余"入院。患者自述于入院前 1 周余，无明显诱因出现左膝疼痛，行走时症状明显，经休息后可有缓解，曾就诊于当地县医院，给予左膝 MRI 检查，口服药物（具体药名及剂量不详）等治疗，无明显好转，为求进一步诊治，而来我院就诊，门诊查体及阅片后诊断为"左股骨内髁囊肿、软骨损害"，收入院。患者自发病以来，无头痛、头晕，无咳嗽、咳痰，无胸闷、心慌，无腹痛、腹泻，二便正常。既往体健，生长发育史无异常。

二、体格检查

患者心肺腹查体未见明显异常。心肺腹查体未见明显异常。左膝无明显畸形，轻度肿胀，左侧股骨髁轻度压痛，浮髌试验（±），髌股研磨试验（-），内、外侧张力试验（-），抽屉试验（-）。左膝关节屈伸活动度：0°/160°，右膝：0°/180°，双下肢感觉、肌力未查及明显异常，足背动脉搏动有力。

三、辅助检查

左膝 MRI 示（图 2-46）：左股骨内髁可见一囊性改变区，关节腔少量积液。右图为股骨内髁软骨损伤直视下改变。

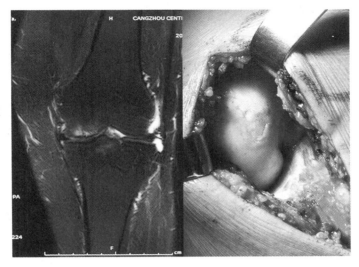

图 2-46　左膝 MRI 检查

四、初步诊断

左股骨内髁囊肿、左股骨髁软骨损害。

五、鉴别诊断

1. 半月板损伤　可伴有软骨损害,通过查体难以鉴别,需经 MRI 及关节镜检查鉴别。

2. 膝关节韧带损伤　患者查体可见侧方张力试验、抽屉试验、Charchman 试验阳性,此患者膝关节前后向及侧方稳定性试验检查均为阴性,可资鉴别。

六、诊治过程

患者入院完善化验检查,无手术禁忌证,行关节镜下骨软骨移植术。术中关节镜检查,见髌上囊,内、外侧沟,前、后交叉韧带,外侧股骨髁关节软骨,内、外侧半月板未见异常。内侧股骨髁负重区关节面可见一软骨破损塌陷区,探钩插入可见红色黏液流出,考虑为软骨下囊肿。用骨软骨柱专用制备器械刮除破损之软骨,清理软骨下红色黏液样组织,可见软骨下骨缺损区骨壁硬化,磨除硬化骨壁,直至正常松质骨。修整软骨缺损区,取出软骨缺损区的软骨下骨质至软骨下 15mm,取出的软骨下松质骨柱留待后用。测量软骨缺损区面积约 15mm。分别采用 6.5mm 和 8.5mm 孔径环锯于软骨缺损区制备空心圆柱状骨软骨柱受体区。在股骨髁间窝两侧非负重区用 6.5mm 和 8.5mm 孔径骨软骨柱环锯制备与骨软骨床相匹配的 2 块骨软骨柱,深度 15mm。用配套骨软骨柱移植管芯打压器将制备好的骨软骨柱打压至相应的骨软骨柱移植床中,并将制备骨软骨柱移植床取出的软骨下松质骨柱植入到股骨髁骨软骨柱供体区。下面左图为环锯自供区取骨软骨体,下右图为骨软骨移植后关节镜下观(图 2-47)。

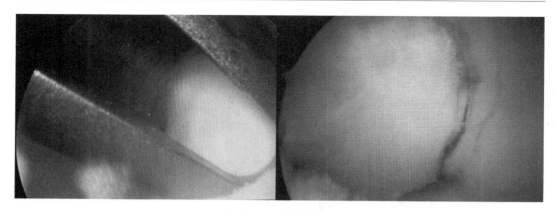

图 2 - 47　关节镜检查

术后膝关节可活动支具固定 12 周，期间行患侧股四头肌及踝泵功能训练，术后 4 周逐步行膝关节屈伸活动训练。术后 12 周取下支具逐步行走活动。

术后膝关节正侧位 X 线片(图 2 - 48)。

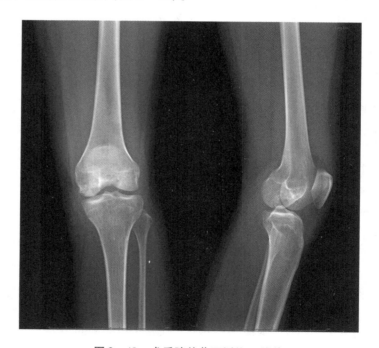

图 2 - 48　术后膝关节正侧位 X 线片

七、出院诊断

左股骨内髁囊肿、左股骨髁软骨损害。

八、病例分析及诊治思路

诊断依据：①病史：患者自述于入院前 1 周余，无明显诱因出现左膝疼痛，行走时症状明显，经休息后可有缓解，曾就诊于当地县医院，给予左膝 MRI 检查，口服药物(具体药名及剂量不详)等治疗，无明显好转，为求进一步诊治，而来我院就诊，门诊查体及阅片后诊断为"左股骨内髁囊肿、软骨损害"，收入院；②专科查体　患者心肺腹查体未见明显异常。心肺腹查体未见明显异常。左膝无明显畸形，轻度肿胀，左侧股骨髁轻度压痛，浮髌试验(±)，髌股研磨试验(-)，内、外侧张力试验(-)，抽屉试验(-)。左膝关节屈伸活动度：0°/160°，右膝：0°/180°，双下肢感觉、肌力未查及明显异常，足背动脉搏动有力；③左膝 MRI 示：左股骨内髁可见一囊性改变区，关节腔少量积液。

治疗思路：患者青年，既往体质较佳，活动较多，左股骨内髁囊肿，膝关节痛，保守治疗无效，应考虑实施手术干预，首先考虑行关节镜辅助下左股骨内髁囊肿刮除植骨+骨软骨移植术，患者股骨内髁囊肿范围较大，如关节镜下操作困难，需中转为切开手术。患者股骨内髁囊肿范围较大，手术后考虑需要实施一段时间的关节制动，这将对患者的术后效果产生负面影响，术前需与患者充分沟通，术后患者可能面临较长一段时间的恢复期。

九、治疗经验

目前自体骨软骨移植治疗膝关节股骨髁软骨缺损的方式有膝关节镜下及开放下操作两种术式，两者各有利弊。膝关节镜下操作手术创伤小，但镜下制备骨软骨柱受体区及供体相对困难，容易出现视觉差，移植物容易滑脱，操作精度不高，容易发生供体制备失败及因供体失败需再次取骨软骨柱造成供体区创伤增大；而开放下进行此项技术，可以在直视下进行，易于操作，精准度高，取得植入骨软骨柱成功率明显增高，可减少对供体区的损伤，利于术后康复，弊端即手术切口偏大。手术需充分考虑关节镜学习曲线和软骨对关节功能的极大重要性及因软骨移植失败带来的负面影响。

自体骨软骨移植的技术要点在于骨软骨柱移植床的制备、骨软骨柱供体的制备及供体的植入，其手术成功的关键在于如何使移植的骨软骨柱与软骨缺损区更紧密地结合，达到更好的匹配，防止植入物滑脱导致的失败，所以在手术过程中所截取的骨软骨柱直径及深度应严格与钻孔制备的骨软骨柱移植床的孔径大小及深度保持一致，这些操作在开放下进行会使手术更加精细准确。骨软骨柱供体区的选择同样关系到骨软骨柱软骨面弧度与缺损区的匹配，有学者推荐股骨髁前部的骨软骨缺损将股骨滑车中心部位作为供区，股骨髁后部的骨软骨缺损则选择滑车周围区域，本研究在直视下制取骨软骨柱，无关节镜下的视觉差，对缺损区的软骨面弧度有一定的判断，为避免滑车软骨面的缺损所致的髌股关节炎，遂选择股骨髁外围非负重区且与缺损区软骨面弧度匹配度最高的区域作为供体区。另外，对形态不规则的软骨缺损区域可选取多个不同直径的骨软骨柱进行填充，以减小多个骨软骨柱之间的间隙，这样可以减少为填充骨软骨柱之间的间隙而形成的纤维软骨的面积，使软骨缺损区移植后正常透明软骨占的比例更大。对于形态规则的软骨缺损区域可选用单个最为匹配的骨软骨柱进行移植，因为直径较大的骨软骨柱可以获得更好的初始稳定性，而且其稳定性会随骨软骨柱数量的增加而有所下降。植入时，保证移植的骨软骨柱高于正常软骨面1mm左右，以预防术后功能锻炼过程中骨软骨柱的塌陷。另外，在移植物制备的敲出过程中，需要助手做防护性阻挡及减小冲击力，防止所制备的骨软骨移植柱的弹出污染及断裂，如不慎污染而又供体有限，可用碘伏浸泡消毒 5 分钟后，用生理盐水冲洗 1 分钟再植入，防止术后感染。另外，对于症状明显、膝关节 MRI 明确提示软骨损伤而不伴半月板、交叉韧带损伤，但在暴露关节腔后软骨覆盖完整的病例，需要结合患者不适症状的具体部位和影像学资料，仔细观察软骨表面，对于细微的凹陷和凸出以及按压呈囊性或明显的乒乓球感，考虑软骨出现分层或即将剥离或已经与软骨下骨剥离但未掉落，应对该区域的软骨进一步检查，以免漏诊引起软骨的进一步损伤。

病例 5：滑膜皱襞综合征

一、病史资料

患者，女性，40 岁。主因"左膝疼痛 1 年余，加重 3 天"入院。患者自述于入院前 1 年余，无明显诱因出现左膝疼痛，上下楼症状明显，经休息后可有缓解，曾就诊于我市多家医院，给予口服药物（具体药名及剂量不详）、理疗等治疗，无明显好转，3 天前症状加重明显，影响行走活动，我院门诊给予 MRI 检查，诊断为"左膝骨关节炎、左膝滑膜皱襞综合征"，收入院。患者自发病以来，无头痛、头晕，无咳嗽、咳痰，无胸闷、心慌，无腹痛、腹泻，二便正常。既往体健，生长发育史无异常。

二、体格检查

患者心肺腹查体未见明显异常。左膝无明显畸形，轻度肿胀，左侧股四头肌萎缩，内侧髌股关节间隙压痛，浮髌试验（±），髌股研磨试验（＋），内、外侧张力试验（－），抽屉试验（－）。左膝关节屈伸活动度：0°/180°，右膝：0°/180°，双下肢感觉、肌力未查及明显异常，足背动脉搏动有力。

三、辅助检查

左膝 X 线片示：左膝轻度退变性改变（图 2－49）。

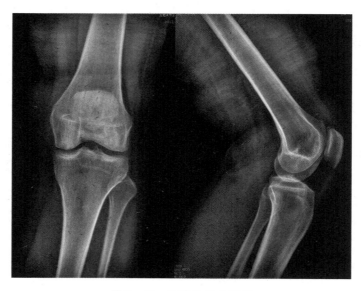

图 2－49　左膝 X 线片检查

左膝 MRI 示（图 2－50）：左膝关节及髌股关节退行性骨关节病，内侧髌股关节可见滑膜皱襞形成；左膝髌上囊及关节腔少量积液。

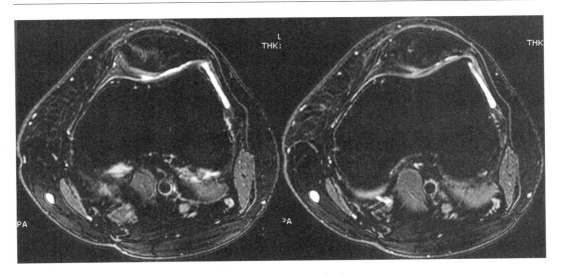

图 2-50 左膝 MRI 检查

四、初步诊断

1. 左膝骨关节炎。
2. 左膝滑膜皱襞综合征。

五、鉴别诊断

滑膜皱襞综合征、髌骨高压症及髌股关节炎，可单独存在或相伴发生，单纯通过查体难以鉴别，需经 MRI 及关节镜检查鉴别。

六、诊治过程

入院后完善化验等检查，无手术禁忌证，采用局部浸润麻醉性膝关节镜下清理、滑膜皱襞切除术。术中关节镜检查，见髌上囊，内、外侧沟，前、后交叉韧带，内、外侧半月板未见明显异常。内侧股骨髁关节软骨磨损，并有部分剥脱、龟裂；外侧股骨髁近滑车处关节软骨磨损，并有部分剥脱、龟裂，可见滑膜皱襞经外侧伸入髌股关节；对应髌骨软骨损害，部分剥脱，边缘骨赘增生，外侧髌骨关节间隙变窄，髌骨轨迹不良；用刨刀清理、修整破损软骨，刨除外侧滑膜皱襞；磨除髌骨边缘增生骨赘；行外侧髌股支持带松解，直至髌骨轨迹满意。术后 3 天下床活动，指导患者行股四头肌及踝泵功能训练。

七、出院诊断

1. 左膝骨关节炎。
2. 左膝滑膜皱襞综合征。
3. 左膝髌骨高压症。

八、病例分析及诊治思路

诊断依据：①病史：主因左膝疼痛 1 年余，加重 3 天。患者自述于入院前 1 年余，无明显诱因出现左膝疼痛，上下楼症状明显，经休息后可有缓解，曾就诊于我市多家医院，给予口服药物（具体药名及剂量不详）、理疗等治疗，无明显好转，3 天前症状加重明显，影响行走活动，我院门诊给予 MRI 检查，诊断为"左膝骨关节炎、左膝滑膜皱襞综合征"，收入院；②专科查体：左膝无明显畸形，轻度肿胀，左侧股四头肌萎缩，内侧髌股关节间隙压痛，浮髌试验（±），髌股研磨试验（+），内、外侧张力试验（-），抽屉试验（-）。左膝关节屈伸活动度：0°/180°，右膝：0°/180°；③左膝 MRI 示：左膝关节及髌股关节退行性骨关节病，内侧髌股关节可见滑膜皱襞形成；左膝髌上囊及关节腔少量积液。

治疗思路：根据患者术前查体及 MRI 影像学表现，患者存在左膝骨关节炎、滑膜皱襞综合征、膝痛、功能障碍，遂行关节镜下关节清理、滑膜皱襞切除术，术中关节镜检查见髌骨轨迹不良，遂行髌股外侧支持带松解术，松紧后髌骨轨迹恢复。如术中髌股外侧支持带松解后髌骨轨迹仍不佳，可考虑附加实施内侧髌股支持带紧缩术。

九、治疗经验

滑膜皱襞是临床上常见的膝关节疼痛致病因素之一。滑膜皱襞在膝关节核磁检查中亦比较常见。但是，并非所有的滑膜皱襞才产生疼痛。只有在膝关节反复屈伸活动，滑膜皱襞因理化因素刺激充血肿胀才会产生疼痛。滑膜皱襞痛点多在髌骨两侧或髌骨的内下或外下方，屈伸膝关节同时用手指按压此类部位会产生明显的疼痛。有部分滑膜皱襞患者因疼痛剧烈膝关节屈伸受限，产生类似于游离体嵌顿的症状，称之为假性绞锁，应注意与游离体相鉴别。

病例6：肩关节不稳定

一、病史资料

患者，男性，25 岁。主因"右肩部外伤后疼痛，活动障碍12 天余"入院。患者自述于入院前12 天右肩部跌倒后出现疼痛，活动障碍，经当地医院给予 X 线片，右肩部 MRI 检查，诊断为右肩部损伤、右肩关节习惯性脱位，建议手术治疗，患者为求进一步诊治，而来我院就诊，门诊收入院。患者自发病以来，无头痛、头晕，无咳嗽、咳痰，无胸闷、心慌，无腹痛、腹泻，二便正常。既往右肩部习惯性脱位病史2 年余，每年脱位4~6 次。生长发育史无异常。

二、体格检查

患者心、肺、腹部查体未见明显异常。双肩关节无畸形，右侧冈上窝及三角肌较对侧轻度肿胀，肩峰外侧压痛左侧（-）、右侧（+）；大结节压痛左侧（-）、右侧（+）。肩关节主动前屈上举左侧180°、右侧170°，右肩关节外旋及内旋主动活动度较对侧略有减小。肩峰下撞击征：Neer 征左侧（-）、右侧（-）；Hawkins 征左侧（-）、右侧（+）；Painful arc 左侧（-）、右侧（-）。肩袖肌群检查：Jobe 试验（冈上肌）左侧（-）、右侧（-）；Belt 试验（肩胛下肌）左侧（-）、右侧（-）；Lift-off 试验（肩胛下肌）左侧（-）、右侧（-）；Lag 试验（冈下肌、小圆肌）左侧（-）、右侧（-）；吹号征（冈下肌、小圆肌）左侧（-）、右侧（-）。右肩前抽屉试验（±）、恐惧试验（±）。右肘、腕关节活动自如，指端血运良好。

三、辅助检查

右肩关节 MRI 示（图 2-51）：考虑右侧肱骨头后上缘凹陷，右肩关节前下盂唇撕裂。

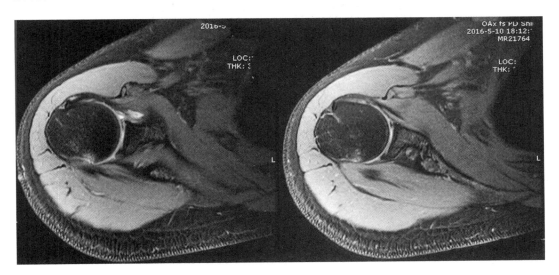

图 2 - 51　右肩关节 MRI 检查

四、初步诊断

1. 右肩 Bankart 损伤。

2. 右肩关节习惯性脱位。

3. 右肩 Hill - sachs 损伤。

五、鉴别诊断

1. SLAP 损伤　多为投掷损伤所致，损伤急性期通过查体难以与 Bankart 损伤鉴别，需经 MRI 及关节镜检查鉴别。

2. 肩袖损伤　可出现肩痛，肩外展、旋转力弱，但无肩关节不稳体征，此患者右肩前抽屉试验（±）、恐惧试验（±），可资鉴别。

六、诊治过程

入院后完善化验等辅助检查，无手术禁忌证，采用全麻行右肩关节镜下盂唇修复术，术中盂肱关节内结构进行探查，见肱二头肌长头腱、肱骨头后上方关节软骨轻度磨损，未见明显坍陷，考虑为 non - engaging Hill - sachs 损伤，给予边缘清理。冈上肌下表面完整，前下方关节盂唇撕裂，即 Bankart 损伤。经关节镜入路对盂唇撕裂部分的创面用刨刀、锉及磨钻新鲜化处理，然后通过附加肩前外侧入路依次置入 3 枚缝合锚钉。缝合锚与盂的角度为 30°～45°，用戳枪及 PDS 线将缝线引入盂唇，分别固定于肱二头肌腱的前后，拉紧打结固定。对于漂浮的盂唇则切除。检查缝合牢固。术后肩外展支具固定 6 周，期间行患侧肘、腕功能训练，术后 3 个月避免持重及肩关节过度活动，术后 1 年避免患肢相关体育活动。

术后肩关节正位 X 线片（图 2 -52）。

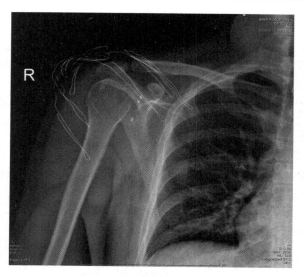

图 2 - 52 术后肩关节正位 X 线片检查

七、出院诊断

1. 右肩 Bankart 损伤。

2. 右肩关节习惯性脱位。

3. 右肩 Hill - sachs 损伤。

八、病例分析及诊治思路

诊断依据：①损伤史：患者自述于入院前 12 天右肩部跌倒后出现疼痛、活动障碍；②既往史：既往右肩部习惯性脱位病史 2 年余，每年脱位 4~6 次；③专科查体：右侧冈上窝及三角肌较对侧轻度肿胀，肩峰外侧压痛左侧（－）、右侧（＋）；大结节压痛左侧（－）、右侧（＋）。肩关节主动前屈上举左侧 180°、右侧 170°，右肩关节外旋及内旋主动活动度较对侧略有减小。肩峰下撞击征：Neer 征左侧（－）、右侧（－）；Hawkins 征左侧（－）、右侧（＋）；Painful arc 左侧（－）、右侧（－）。肩袖肌群检查：Jobe 试验（冈上肌）左侧（－）、右侧（－）；Belt 试验（肩胛下肌）左侧（－）、右侧（－）；Lift - off 试验（肩胛下肌）左侧（－）、右侧（－）；Lag 试验（冈下肌、小圆肌）左侧（－）、右侧（－）；吹号征（冈下肌、小圆肌）左侧（－）、右侧（－）。右肩前抽屉试验（±）、恐惧试验（±）；④右肩关节 MRI 示：考虑右侧肱骨头后上缘凹陷、右肩关节前下盂唇撕裂。

治疗思路：患者青年，既往体质较佳，活动较多，右肩 Bankart 损伤、右肩关节习惯性脱位，保守治疗无效，应考虑实施手术干预，可实施盂唇修复手术。右肩 Hill - sachs 损伤不显著，可考虑保守治疗。如关节镜下操作困难，需中转为切开手术。损伤盂唇经手术缝合修复后考虑需要实施一段时间的肩关节制动，这将对患者的术后效果产生负面影响，术前需与患者充分沟通，术后患者可能面临较长一段时间的恢复期。另外，此次手术仍存在右肩关节复发性脱位可能，一旦出现复发性脱位需再次手术治疗。

九、治疗经验

Bankart 损伤是复发性前脱位最常见的原因和最重要的病理基础，损伤的部位和范围直接影响手术方式和方法。肩关节 Bankart 损伤是指前下盂肱韧带和盂唇复合体自肩盂前方附着处撕脱，伴有前肩胛骨颈部骨膜破裂，肩胛盂与盂唇间出现一道明显的空隙。根据受伤作用力的方向和大小，损伤可发生在关节囊在肩盂的附着处、关节囊组织本身和关节囊在肱骨颈附着处 3 个不同部位，其中多数是肩盂损伤。前盂唇韧带袖套状撕裂（ALPSA）与 Bankart 损伤相同，其唯一区别是 Bankart 在肩胛颈处骨膜撕裂，而 ALP-SA 是骨膜不破，完整地沿骨面剥脱，使复合体剥离，呈浮动状向内、向下方旋转，真正的骨性 Bankart 损伤比较少见。在陈旧性损伤中，损伤的剥脱创面被纤维组织填满，变成沉于肩盂缘下方的一个皱褶。

随着关节镜技术的进展，关节镜下生物可吸收钉固定法治疗 Bankart 损伤，修复肩关节前方不稳的发展较快。在关节镜监视下将肩盂和关节囊清理后，通过工作套管沿导针将铆钉固定于肩盂损伤处，使手术变得更加简便、快捷、有效、安全，且术后功能恢复更快、更好。关节镜下 Bankart 损伤修复术中应注意：①充分的软组织松解和盂唇创面的制备十分重要，用骨膜剥离子沿肩盂的骨面进行充分的松解剥离，将盂唇组织与周围的粘连充分松解，以便将盂唇组织能够提到肩盂的边缘，便于固定。使用刨削刀清除瘢痕组织，直到暴露的肩盂骨质有新鲜出血为止，创造一个有血运的"骨床"，以便盂唇能够愈合；②将复合体牵拉到盂唇缘，打入导针应注意导针进入肩盂骨质内的深度和正确的角度，进入骨内导针的长度应较空心钻头的深度要长 5mm，以便防止空心钻进入骨内后将导针带出，影响手术的进行；③可吸收 Bankart 钉适用于修复固定骨性 Bankart 损伤；④骨质疏松的患者选用 Bankart 钉固定，由于钉面有多处倒刺，对骨道的把持力量较大，抗拉能力强，可避免发生钉子拔出。术后悬吊上肢 4~6 周，按照肩关节康复程序进行功能康复训练。3 个月内避免进行不利于肩关节稳定性的动作和检查。

病例 7：肩峰撞击症或肩袖损伤

一、病史资料

患者，男性，52 岁。主因"外伤致右肩疼痛，活动障碍 3 天"入院。患者自述于入院前 3 天外伤致右肩疼痛、活动障碍，经休息未见好转，遂来我院就诊，我科门诊给予查体后诊断为右肩袖损伤，收入院治疗。患者自发病以来，无头痛、头晕，无咳嗽、咳痰，无胸闷、心慌，无腹痛、腹泻，二便正常。既往体健，生长发育史无异常。

二、体格检查

患者心肺腹查体未见明显异常。双肩关节无畸形，右侧冈上窝及三角肌较对侧轻度肿胀，肩峰外侧压痛右侧（+）、右侧（-）；大结节压痛右侧（+）、右侧（-）。肩关节主动前屈上举右侧 70°、右侧 180°，右肩关节外旋及内旋主动活动度较对侧明显减小。肩峰下撞击征：Neer 征右侧（+）、左侧（-）；Hawkins 征右侧（+）、左侧（-）；Painful arc 左侧（-）、右侧（-）。肩袖肌群检查：Jobe 试验（冈上肌）右侧（+）、左侧（-）；Belt 试验（肩胛下肌）左侧（-）、右侧（-）；Lift - off 试验（肩胛下肌）左侧（-）、右侧（-）；Lag 试验（冈下肌、小圆肌）左侧（-）、右侧（-）；吹号征（冈下肌、小圆肌）左侧（-）、右侧（-）。右肘、腕关节屈伸活动自如，指端血运良好。

三、辅助检查

1. 右肩关节 X 线片（图 2 - 53）　示右肩骨质未见明显创伤改变。

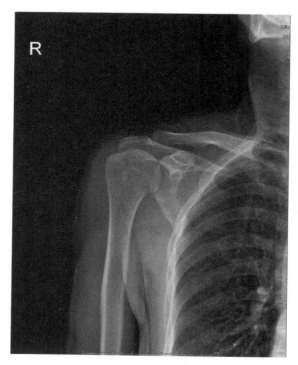

图 2 - 53　右肩关节 X 线片检查

2. 右肩关节 MRI（图 2 - 54）　示右侧冈上肌肌腱撕裂，右侧肩峰下滑囊、喙突下滑囊及肱二头肌长头肌腱腱鞘少量积液，肱骨头大结节骨囊性变。

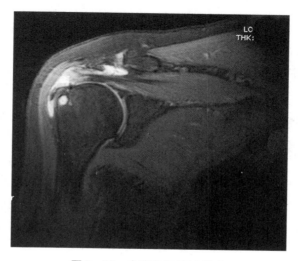

图 2 - 54　右肩关节 MRI 检查

四、初步诊断

右肩袖损伤。

五、鉴别诊断

盂唇损伤, SLAP、Bankart 损伤急性期, 可表现为肩关节活动障碍, 单纯通过查体难以与肩袖损伤鉴别, 需经 MRI 及关节镜检查鉴别。

六、诊治过程

入院完善化验等辅助检查, 无手术禁忌证, 采用全麻行右肩关节镜下肩袖修复术, 术中右肩关节腔内置入关节镜后对盂肱关节内结构进行探查, 见肱二头肌长头腱、肱骨头关节软骨轻度磨损, 关节滑膜轻度增生, 给予清理。冈上肌下表面可见撕裂。将关节镜转入肩峰下间隙, 进行彻底的滑囊清理术, 显露肩峰后进行肩峰成形术, 增大肩峰下间隙。满意之后探查肩袖上表面, 可见冈上肌肩袖止点处的破裂、回缩, 长约 2cm, 肩峰下间隙与盂肱关节腔相通。检测回缩的冈上肌腱活动度良好, 呈新月形, 采用磨钻在预置入铆钉的肱骨大结节外侧边缘打磨, 直至松质骨质, 依次置入 2 枚带线铆钉, 向止点处拉紧破裂肩袖近端, 采用褥式缝合方式利用铆钉尾线缝合破损肩袖, 拉拢缝合线, 检查缝合牢固, 采用 1 枚外排钉将内排锚钉收紧后固定于肱骨大结节外侧。术后患肩外展支具固定 3 个月, 术后 3 个月内行被动肩关节活动训练, 未经允许禁止持重及主动活动肩关节, 3 个月后逐步行辅助主动、主动活动肩关节训练。

术后肩关节正位 X 线片(图 2 - 55)。

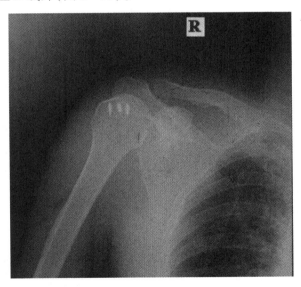

图 2 - 55 术后肩关节正位 X 线检查

七、出院诊断

右肩袖损伤。

八、病例分析及诊治思路

诊断依据:①损伤史:患者自述于入院前 3 天外伤致右肩疼痛,活动障碍,经休息未见好转;②专科查体:双肩关节无畸形,右侧冈上窝及三角肌较对侧轻度肿胀,肩峰外侧压痛右侧(+)、左侧(−);大结节压痛右侧(+)、左侧(−)。肩关节主动前屈上举右侧70°、左侧180°,右肩关节外旋及内旋主动活动度较对侧明显减小。肩峰下撞击征:Neer征右侧(+)、左侧(−);Hawkins征右侧(+)、左侧(−);Painful arc右侧(−)、左侧(−)。肩袖肌群检查:Jobe试验(冈上肌)右侧(+)、左侧(−);Belt试验(肩胛下肌)左侧(−)、右侧(−);Lift−off试验(肩胛下肌)左侧(−)、右侧(−);Lag试验(冈下肌、小圆肌)左侧(−)、右侧(−);吹号征(冈下肌、小圆肌)左侧(−)、右侧(−);③右肩关节MRI示:右侧冈上肌肌腱撕裂、右侧肩峰下滑囊、喙突下滑囊及肱二头肌长头肌腱腱鞘少量积液。

治疗思路:患者既往体质较佳,活动较多,右侧肩袖损伤范围较大,肩关节活动明显受限,应考虑实施手术干预,对于陈旧性肩袖大范围损伤,应考虑肩关节反向置换治疗,对于新鲜的大范围肩袖损伤,可考虑先实施缝合修复手术。该患者损伤后1周内来院治疗,属于新鲜损伤,可考虑缝合手术治疗。患者肩袖损伤范围较大,如关节镜下肩袖缝合困难,需中转为切开手术。另外,患者肩袖损伤范围较大,手术缝合修复后考虑需要实施一段时间的肩关节制动,这将对患者的术后效果产生负面影响,术前需与患者充分沟通,术后患者可能面临较长一段时间的恢复期。

九、治疗经验

近几年我国医学领域技术不断扩展,使关节镜技术应用于临床。通过关节镜可有效提升术野,充分展现组织内部结构,降低了常规开放手术中三角肌等损伤率,达到肩袖治疗的4项重要原则:完全闭合缺损、避免喙肩弓下撞击、保留三角肌止点及积极康复。

肩关节镜下肩袖损伤修补术治疗肩袖损伤的操作技巧:①麻醉方式:通常采用全麻;②体位:可选择沙滩椅位或侧卧位,但笔者习惯选择侧卧位,因为在此体位下便于患者的血压控制,降低患者脑部缺血并发症风险;③术中关节镜下的观察:若仅仅依靠后方通道进行肩袖的观察,其无法有效探查全貌,还需在前侧或外侧辅助通道准确判断肩袖的受损状态;④肌肉萎缩:实施肩峰成形术之前需判断肌肉萎缩情况,当存在肩袖症状肌肉萎缩状态时不建议行肩峰成形术,防止肩袖成形后期出现障碍;⑤术后功能性锻炼:术后需对患侧区域进行恰当的保护,并配合实施相应的功能锻炼,促进患者肩关节在术后得到完善的功能恢复。

病例8:髌骨复发性脱位

一、病史资料

患者,男性,17岁,学生。主因"外伤致左膝疼痛,活动障碍4天余"入院。患者诉于入院4天前体育活动致左膝疼痛、活动障碍,经休息未见好转,就诊于我院门诊,给予MRI检查,诊断为左膝髌股韧带损伤、左髌骨脱位,收入院。患者自发病以来,无头痛、头晕,无咳嗽、咳痰,无胸闷、心慌,无腹痛、腹泻,二便正常。既往1年前左髌骨受伤2次,未予手术治疗。生长发育史无异常。

二、体格检查

患者心、肺、腹部查体未见明显异常。左膝肿胀,内侧髌股关节间隙压痛,浮髌试验(+),髌股研磨试验(+),左髌骨外移,内、外侧张力试验(−),抽屉试验(−)。左膝关节屈伸活动度:5°/70°,右膝:0°/170°,双下肢感觉、肌力未查及明显异常,足背动脉搏动有力。

三、辅助检查

1. 左膝 X 线片(图2-56) 示:左膝关节诸骨骨质结构及关节间隙未见明显异常,但位置相对外移。

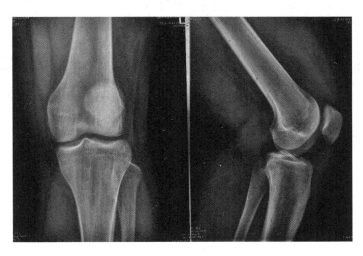

图2-56 左膝 X 线检查

2. 左膝 MRI(图2-57) 示:①左膝髌骨外侧方半脱位、左髌股内侧韧带损伤;②左膝髌骨及股骨内侧髁多发骨损伤;③左膝关节中等量积液。

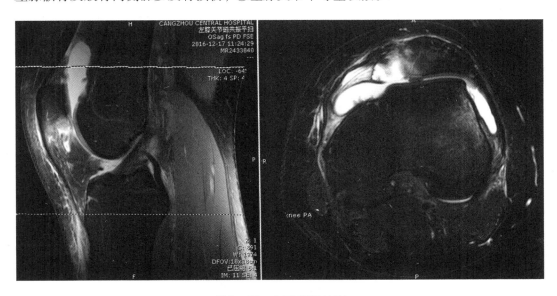

图2-57 左膝 MRI 检查

3. 左膝 CT 检查(图2-58) 示:左侧髌骨外移,髌股关节间隙增宽。左膝关节腔内可见积液影,髌骨关节面边缘斑点状骨质密度影。右膝诸骨未见明显骨折征象,双膝周围软组织未见肿胀。测量两侧 TT－TG 值，右侧约 19mm，左侧约 20mm。

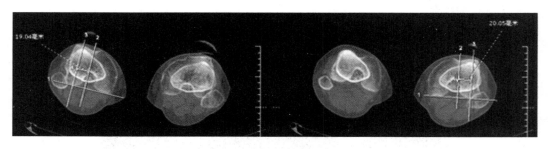

图 2－58　左膝 CT 检查

四、初步诊断

1. 左髌骨复发性脱位。

2. 左髌股韧带损伤。

五、鉴别诊断

膝关节半月板、交叉韧带及侧副韧带损伤等损伤急性期通过查体难以与髌股韧带损伤鉴别，需经 MRI 及关节镜检查鉴别。

六、诊治过程

入院后完善化验等检查，无手术禁忌证，采用腰－硬联合麻醉行关节镜下左外侧髌股韧带松解＋内侧髌股韧带重建＋胫骨结节移位术。关节镜检查见关节滑膜均有不同程度充血等炎性反应，内、外侧沟，前、后交叉韧带，内、外侧股骨髁关节软骨，内、外侧半月板未见异常。股骨滑车发育异常，滑车沟明显变浅；髌股内侧韧带断裂，并伴有髌骨内下极撕脱骨折，关节镜下清理骨折片。关节镜下动态观察发现髌骨明显出现向外侧移位；在屈膝 20°位时，发现髌骨中央嵴与滑车凹的最低点呈明显不对应关系，向外侧移位。

外侧髌股韧带松解：在关节镜监控下采用射频刀行外侧支持带松解，于距髌骨外侧缘 1cm，上至髌骨上缘下至髌尖逐层切开滑膜、关节囊与支持带，并继续切开髌股韧带，再次动态观察髌骨运动轨迹较前明显改善。

胫骨结节内移术：沿胫骨结节外侧缘做一个长约 3cm 纵向切口，皮下分离显露整个胫骨结节及其远侧 3cm 长胫骨嵴。从 Gerdy 结节部到胫骨结节外侧缘最远侧，将肌肉附着切开，剥离肌肉以显露胫骨结节外侧面。在胫骨结节附近的胫骨近端外侧面，采用摆锯行胫骨结节截骨，首先保留胫骨结节远侧与胫骨主体的连接，然后从内侧截骨线插入摆锯与冠状面成交 45°截入，将内外侧截骨线的远侧端连通，将胫骨结节用骨膜剥离器翘起。沿着截骨面，将胫骨结节的近端向前远侧推移，远端可维持在位，内移约 10mm，用 2 枚松质骨螺钉垂直胫骨冠状面固定。

内侧髌股韧带重建：采用同侧自体半腱肌腱重建内侧髌股韧带（medial patellofemoral ligament，MPFL）。①半腱肌切取和处理：利用胫骨结节截骨切口显露、分离半腱肌腱，将肌腱连同骨膜上从胫骨撕脱，经测量双股肌腱直径 5.5mm，用 1 号可吸收缝线将肌腱两端编织缝合。随后对折肌腱；②建立股骨隧道和置入髌骨锚钉：于股骨内收肌结节远端处做一长约 3cm 切口，显露股骨骨面，向股骨外侧干骺端方向横行建立骨隧道，C 臂透视见骨道定位满意，骨隧道直径 6mm。在髌骨内缘做一长约 3cm 手术切口，深层显露髌骨内侧缘，于髌骨中、上部各横穿 1 枚直径 5.0mm 带线锚钉，两锚钉之间采用磨钻将髌骨内侧骨面新鲜化处理；③肌腱植入固定：将编织好的肌腱从髌骨内侧面采用锚钉尾线结扎骨道，反折后经髌骨内侧皮下组织间隙拉出，合并成双股汇聚于股骨隧道处，将肌腱两端对齐一并拉入股骨隧道内，然后维持屈膝 45°，关节镜监视髌骨复位情况，在过度紧缩韧带状态下，使髌骨能向内移位 1/2 髌骨宽度以上，并将髌骨向轴线掀起 40°以上。使用直径 7mm 可吸收挤压螺钉固定，完成 MPFL 的重建。

术后患肢屈膝 20°位石膏托固定 4 周，之后更换为膝关节可活动支具固定 8 周，期间行患侧股四头肌及踝泵功能训练，术后 4 周逐步行膝关节屈伸活动训练。术后 12 取下支具逐步行走活动。

术后膝关节正侧位 X 线片（图 2 - 59）。

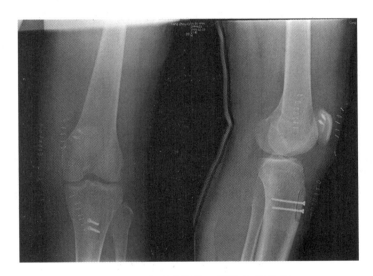

图 2 - 59　术后膝关节正侧位 X 线检查

七、出院诊断

1. 左髌骨复发性脱位。

2. 左髌股韧带损伤。

八、病例分析及诊治思路

诊断依据：①损伤史：患者诉于入院前 4 天余体育活动致左膝疼痛，活动障碍，经休息未见好转，就诊于我院门诊，给予 MRI 检查，诊断为左膝髌股韧带损伤，左髌骨脱位，收入院；②既往史：1 年前左髌骨 2 次，未予手术治疗；③专科查体：左膝肿胀、内侧髌股关节间隙压痛。浮髌试验（ + ），髌股研磨试验（ + ），左髌骨外移，内、外侧张力试验（ - ），抽屉试验（ - ）。左膝关节屈伸活动度：5°/70°，右膝：0°/170°；④左膝 MRI示：左侧髌骨外移，髌股关节间隙增宽。左膝关节腔内可见积液影，髌骨关节面边缘斑点状骨质密度影。右膝诸骨未见明显骨折征象，双膝周围软组织未见肿胀。测量两侧 TT - TG 值，右侧约 19mm，左侧约 20mm。

治疗思路：根据患者术前查体、CT 及 MRI 影像学表现，患者存在：①左髌骨脱位；②左髌股韧带损伤。经 CT 测量，左膝 TT - TG 值约为 21mm；患者左髌骨脱位、左髌股韧带损伤，髌骨轨迹不良，经查体可见大腿外旋试验（ - ），不考虑实施股骨滑车成形术，可行关节镜下左外侧髌股韧带松解 + 内侧髌股韧带重建 + 胫骨结节移位术。术中注意细致操作，防止医源性副损伤情况出现。

九、治疗经验

复发性髌骨脱位的病因很多，关节周围软组织的完整性、膝关节骨性解剖和髌骨的活动度均对髌骨脱位的发生有影响。复发性髌骨脱位一般选择手术治疗，术式选择原则上应根据不同年龄、不稳定程度、不同病理因素而确定。越来越多的外侧支持带松解术在关节镜下进行，同时联合其他近侧矫正术，可收到很好的疗效，但 MPFL、VMO 损伤及解剖异常仍未得到矫正。采用半腱肌和内侧支持带组织重建 MPFL 在复发性髌骨脱位的治疗中显示出很好的疗效。Elmslie - Trillat 术等截骨手术也表现出良好的长期疗效。临床手术疗效的评价还应考虑到以下一些因素：①由于髌骨手术方法的不一致性，各术式之间疗效差异在所难免；②目前对手术指征的把握没有统一的尺度；③髌股关节和周围结构本身存在着不同的潜在致病因素；④膝关节本身的生理性退变也可导致最终疗效分析的偏差。Gaweda 等报道对 19 例髌骨脱位伴软骨损伤患者伸膝装置进行重建（包括外侧支持带松解、股内侧肌止点移位、内侧支持带紧缩，胫骨结节内移等）和自体骨软骨移植，术后平均随访 2 年，Mashall 评分评估显示其预后与单纯髌骨脱位患者的预后基本一致。无论采用何种术式，术后屈曲膝关节至90°过程中髌骨应不再向外滑脱，且膝关节屈曲范围不受限制。手术治疗的目的与核心是改善髌骨力线，重建伸膝装置。

第五节　手外科

一、手部骨折

【诊断标准】（《现代骨科诊疗学》，2009）

1. 腕舟骨骨折　是最常见的腕骨骨折。延迟愈合率、不愈合率和缺血坏死率远远高于其他腕骨，常引发创伤性关节炎，导致腕关节运动功能障碍。

（1）病史：跌倒时，手掌着地，腕关节极度背伸桡侧，暴力向上转导，舟骨被桡骨关节面的背侧缘或茎突缘切断。

（2）症状和体征：腕部疼痛，活动受限，鼻咽窝肿胀，压痛明显，纵向挤压拇指可诱发疼痛。

（3）辅助检查 X 线片检查：舟骨位，标准正、侧位和后前斜位片。必要时行 CT、MRI 检查。

2. 第 1 掌骨骨折　第 1 掌骨的连续性遭到破坏称为第 1 掌骨骨折。

（1）病史：有明显外伤史。

（2）症状和体征：局部肿胀、疼痛、压痛明显，有骨异常活动、骨擦音。常有桡背侧成角畸形。拇指内收、外展受限。

（3）特殊检查：X 线检查有助于发现骨折类型及部位。

3. 第 2～5 掌骨骨折　第 2～5 掌骨的完整性和连续性中断。

（1）病史：多有明确的外伤史，多见于第 4～5 掌骨，可发生于干部、颈部或基底部。颈部骨折多见于第 5 掌骨。横形骨折多因直接暴力所致；干部和基底部骨折常因压砸或机械伤所致，且常是多发性、粉碎性或开放性骨折。

（2）症状和体征：骨折部肿胀、压痛。由于指屈肌腱与骨间肌的牵拉，骨折端多向手背成角畸形。

（3）辅助检查：X 线检查有助于诊断。

4. 指骨骨折　指骨的完整性或连续性中断，称为指骨骨折。

（1）病史：有明确外伤史。

（2）症状和体征

1）骨折处肿胀、压痛。

2）常因骨间肌、蚓状肌及伸肌腱的牵拉，骨折成角畸形。

（3）辅助检查：X 线检查有助于发现骨折类型及部位。

二、手部肌腱断裂

【诊断标准】（《中西医结合治疗软组织损伤》，2010）

伸拇长肌腱断裂：常为桡骨下端骨折之合并症，即该腱在骨折背侧之粗糙面经久磨损，约在骨折后 6～8 周以后，突然断裂，以致拇指不能伸直，拇指远侧指骨不能抗拒外来阻力，处于屈指状态。

1. 症状：桡骨下端骨折后，6～8 周以后肌腱突然断裂，以致拇指不能伸直，拇指远侧指骨不能抗拒外来阻力，处于屈指状态。伤后关节肿胀、疼痛，屈伸受限。

2. 检查　局部明显压痛，被动活动时疼痛加剧。

3. X 线检查　可见损伤侧关节间隙加宽，有时可见到撕脱骨折片。

三、关节脱位

【诊断标准】（《急危重病临床救治》，2010）

1. 有明显外伤史。

2. 临床表现为关节疼痛与肿胀、畸形、弹性固定及关节盂空虚。

3. X 线检查可明确脱位的部位、程度、方向及有无骨折及移位。

四、血管及神经损伤

【诊断标准】（《实用基层医生外科诊疗手册》，2010）

（一）血管损伤

1. 周围血管损伤

（1）血管损伤的判断的原则：不贻误抢救时机的情况下，做客观影像及物理检查，但这些检查会浪费一定条件和时间，大多数的物理学检查和逻辑性思维可以对血管损伤做出正确判断。

（2）四肢血管损伤主要症状体征：①大血管邻近区域的开放损伤；②受伤后有喷射状出血或局部有大血肿或逐渐增大的血肿，张力高或伴有休克；③远端动脉搏动明显减弱或消失；④指（趾）端循环障碍，出现皮肤苍白、发凉，毛细血管充盈减慢或消失；⑤指（趾）端针刺无活动性鲜红出血；⑥存在伴行神经的损伤；⑦存在某些类型的骨折及脱臼，如肱骨髁上骨折、肘关节脱位、股骨双髁骨折、胫骨平台骨折、膝关节脱位和骨盆骨折、脱位等时，要注意相邻血管的损伤。

2. 锁骨下动脉损伤　伤后患侧桡动脉搏动消失和减弱，远侧肢体有缺血征象，在部分撕裂而无血栓闭塞患者，因为继续有血流通过，所以桡动脉搏动仍可扪及，假如颈部扪及有搏动性血肿和闻及血管杂音，可提示左锁骨下动脉损伤，少数患者可出现锁骨下动脉窃血综合征。胸部 X 线片提示上纵隔阴影增宽并延伸到颈根部，彩色多普勒检查可见动脉撕裂部位血肿和血流异常。

根据外伤史及上述临床症状，再加胸部 X 片提示上纵隔影增宽，一般可提示锁骨下动脉损伤，确诊需做主动脉逆行造影，诊断一旦确立，应立即行手术处理。

（二）周围神经损伤

1. 感觉障碍　皮肤感觉包括触觉、痛觉、温度觉，感觉功能检查对神经功能恢复的判断亦有重要意义。检查触觉时用棉花，检查痛觉时用针刺，检查温度觉时分别用冷或热刺激。神经离断伤时，其所支配的皮肤感觉均消失。由于感觉神经相互交叉、重叠支配，实际感觉完全消失的范围很小，称为该神经的绝对支配区，如正中神经的绝对支配区为示指、中指远节，尺神经为小指远节。若神经为部分损伤，则感觉障碍表现为减退、过敏或异常感觉。

2. 运动障碍　神经支配的肌肉呈弛缓性瘫痪，主动运动、肌张力和反射均消失。由于肌力平衡失调，会出现一些特殊的畸形，如桡神经肘上损伤时出现垂腕畸形，尺神经腕上损伤时出现爪形手等。其与中枢神经损伤上运动神经元不同，肌肉表现为软瘫，而中枢神经损伤表现为痉挛性瘫痪。

3. 神经营养性改变　神经损伤后,立即出现支配区域皮肤潮红、皮温增高、干燥无汗等,晚期因血管收缩而表现为苍白、皮温降低、肢冷、皮纹变浅等;还有指甲、干瘪等。

4. 叩击试验　按压或叩击神经干，局部出现针刺性疼痛，并有麻痛感向该神经支配区放射为阳性，出现此现象的部位表示神经损伤部位或神经再生长到的位置。

5. 神经电生理检查　肌电检查和体感诱发电位可观察损伤神经再生及恢复情况。

五、其他非创伤性病损

【诊断标准】（《创伤骨科学》，2009）

（一）手部腱鞘炎

指屈肌腱狭窄性腱鞘炎又称扳机指或弹响指，多发生于手工劳动者及中年妇女。有时先天性疾患可发生在婴幼儿。多发生在中指、环指，其次为拇指。

该病起病缓慢,初期有晨起或反复使用后掌指关节处酸痛不适,手指活动正常或略受限,休息或热敷后缓解,再次劳作后又出现。病情发展后,可有掌指关节处疼痛,并向近、远侧放射,患者诉手指活动不便,且可听到弹响,偶有手指"绞锁"于某一位置不能活动。

（二）手部腱鞘囊肿

腱鞘囊肿一般表现为局部局限性缓慢发展的包块,患者可有局部酸胀、肿痛等,发生于腕部可有腕部无力。肿物表现光滑,皮肤移动度好,与皮肤无粘连,周围境界清晰,压之有酸胀感。质地软或硬如骨,不能推动,有时可误认为是骨性突起。X 线摄片可排除骨性异常。

【病例解析】

病例 1：手部骨折

一、病史资料

男性,16 岁,未婚。因"外伤致左手疼痛、出血、活动受限 2 小时余"入院。患者自诉于 2 小时前在家不慎被压面机压伤,当即左手感剧烈疼痛、出血活跃,活动受限,无胸闷、呼吸困难,无头晕、头痛及恶心呕吐等,自行简单包扎后,与家人陪同下急入当地医院行 X 线拍片示：第二、第五掌骨骨折,因无诊治条件,转至我院,急诊以"左手挤压伤"收住我科。

二、体格检查

心肺腹未见明显异常。专科情况：左虎口区可见一条长约 6cm 的横斜形伤口,伤口皮肤边缘不规整,挫伤污染严重,活动性出血,左示、中指、无名指、小指软组织挫伤污染严重,左无名指指体颜色苍白,指腹张力低,无感觉,余未见明显异常。

三、辅助检查

(外院)左手正斜位片示：第二、第五掌骨骨折。

四、初步诊断

左手挤压伤。

五、鉴别诊断

略。

六、诊治过程

左虎口区可见一条长约 6cm 的横斜形伤口,伤口皮肤边缘不规整,挫伤污染严重,活动性出血,左示、中指、无名指、小指软组织挫伤污染严重,左无名指指体颜色苍白,指腹张力低,无感觉。诊断明确,有手术适应证,无明显手术禁忌证。急诊在臂丛神经阻滞麻醉下行"左手清创探查修复＋骨折复位内固定术"。

七、出院诊断

左手挤压伤。

八、病例分析及诊治思路

患者外伤致左手疼痛、出血、活动受限 2 小时。通过左手正斜位片检查显示第二、第五掌骨骨折。经科内讨论,认为患者诊断明确,有手术指征,进行"左手清创探查修复

+骨折复位内固定术"。

九、治疗经验

患者入手术室，取仰卧位，麻醉成功后，患肢外展于手术台旁支架桌上，常规消毒、铺巾、上止血带。

术中所见：左虎口区可见一条长约6cm的横斜形伤口，伤口皮肤边缘不规整，挫伤污染严重，活动性出血，左示中环小指软组织挫伤污染严重，左环指指体颜色苍白，指腹张力低，无感觉，显微镜下见：左小指尺掌侧动脉、指背神经均断裂。

1. 于气性止血带下，创面经 0.1% 苯扎溴铵浸洗及生理盐水冲洗，按常规清创，修剪皮缘，彻底切除失活组织，清除嵌入软组织及血凝块，取 0.9% 生理盐水、3% 过氧化氢、0.1% 苯扎溴铵，交替浸泡处理患肢两遍，每遍 5 分钟，用生理盐水冲洗创面。

2. 以 2 根直径 1.0mm 克丝针固定第二、第五掌骨指。

3. 移至显微镜下清创，清除污染及失活软组织，找出左小指尺掌侧动脉、指背神经，并做好标记。其余的血管均用 9-0 线结扎。

4. 取 3/0 无损伤肌腱缝合线，缝合指小指伸肌腱。

5. 再次移至显微镜下清创修整血管，以 11-0 线用"6 针吻合法"吻合左小指尺掌侧动脉，以 9-0 线用"4 针吻合法"吻合指背神经。

6. 无菌生理盐水冲洗，放置橡皮引流片，缝合皮肤，放止血带，用无菌敷料包扎，石膏托外固定，术毕。

7. 医师指导下功能锻炼。术后六周回院拔除克氏针内固定。定期门诊复诊，不适随诊。

病例 2：手部肌腱断裂

一、病史资料

患者，男性，35 岁。于 2014 年 10 月 29 日 14 时 50 分以"外伤致左手中指疼痛、出血，伴中指被伸障碍 2 小时余"为主诉入院。病史要点：2 小时前患者不慎被利器割伤左中指，伤后即感左手中指剧烈疼痛、出血，中指被伸障碍；当时不伴昏迷，恶心呕吐及左手麻木等；急由家人送入我院，我院门诊以"左手中指伸指肌腱断裂"为诊断收住我科。患者入院后，神志清，二便正常。

二、体格检查

T：36.7℃，P：80 次/分，R：20 次/分，BP：130/88mmHg。步入病房，脊柱生理曲度正常，各棘突无压痛，活动可。左手中指第二指骨被侧处有一长约 3cm 的开放性伤口，出血不止，左手中指被伸障碍，患肢末梢血运及感觉可，余肢体未见异常。

三、辅助检查

X 线片未提示明显骨折。

四、初步诊断

左手中指伸指肌腱断裂。

五、鉴别诊断

诊断明确，无须鉴别。

六、诊治过程

2 小时前患者不慎被利器割伤左中指，伤后即感左手中指剧烈疼痛、出血，中指被伸障碍。X 线片未提示明显骨折，诊断为"左手中指伸指肌腱断裂"。急诊进行手术肌腱吻合 + 石膏拖外固定。术后患肢制动，抗感染及对症治疗。

七、出院诊断

左手中指伸指肌腱断裂。

八、病例分析及诊治思路

1. 外伤致左手中指疼痛、出血，伴中指被伸障碍 2 小时余。

2. 左手中指第二指骨被侧处有一长约 3cm 的开放性伤口，出血不止，左手中指被伸障碍，患肢末梢血运及感觉可，余肢体未见异常。

九、治疗经验

1. 完善各项检查及准备。
2. 急诊手术肌腱吻合 + 石膏拖外固定。
3. 术后患肢制动，抗感染及对症治疗。
4. 功能锻炼。

病例 3：关节脱位

一、病史资料

患者，女性，35 岁。因"摔倒左手着地，致使左手第二掌指关节处疼痛、肿胀、畸形，活动受限 3 小时"，急诊来院就诊。

二、体格检查

左手第二掌指关节处肿胀畸形明显，指骨弹性固定于过伸位，掌侧可扣及第二掌骨远端关节头，掌指关节活动受限，背伸、屈曲功能丧失。

三、辅助检查

行 X 线检查示：左手第二掌指关节脱位，远端向尺背侧移位。

四、初步诊断

关节脱位。

五、鉴别诊断

略。

六、诊治经过

门诊行闭合手法整复术，未能成功复位，因患者疼痛难忍，给予 2% 利多卡因局部麻醉后，手法复位，仍然不能成功。考虑关节囊破裂卡压，第二掌骨头嵌顿于关节囊外难以复位，遂行急诊手术切开探查。

术中所见：术中取左手第二掌指关节掌侧横纹横切口，切开皮肤及掌腱膜纤维，钝性分离显露掌指关节，注意保护血管神经束，可见掌骨头突破关节囊脱出于掌侧，被嵌顿于指屈肌腱和关节囊掌侧纤维软骨板（掌板）、掌浅横韧带之间，同时掌板被嵌压在掌骨头背侧及近节指骨基底掌侧之间，纵向切开掌浅横韧带和部分掌板，掌骨头仍复位回纳困难，再于掌指关节背侧正中做纵形切口，将伸肌腱自中央纵形劈开探查脱位关节，见掌骨头撕脱性骨折及籽骨卡压于背侧嵌顿，掌骨头脱位状态，将掌骨头骨折复位予以一枚直径 1.0mm 克氏针固定，籽骨挑出复位，清除关节腔内异物，复位掌指关节，掌指关节复位后再探查两侧侧副韧带，修复破裂关节囊、掌板，修补劈开的伸肌腱，缝合皮肤切口。活动掌指关节后无脱位松动，术后手部背侧石膏托固定，限制手指过度背伸情况下即刻功能锻炼。术后复查 X 线示：左第二掌骨头骨折内固定术后，掌指关节复位良好。

七、出院诊断

关节脱位。

八、病例分析及诊治思路

患者因摔倒左手着地，致使左手第二掌指关节处疼痛、肿胀、畸形，活动受限 3 小时。行 X 线检查示：左手第二掌指关节脱位，远端向尺背侧移位。急诊行手法整复术，未能成功，进行手术切开探查。

九、治疗经验

嵌顿性掌指关节脱位也称不可复性或完全性掌指关节脱位，掌指关节脱位分掌侧脱位及背侧脱位两种形式，背侧脱位最为常见。掌指关节前方的掌板为一长方形的致密纤维软骨，近端为薄而疏松的纤维膜，以两个头分别附着于掌骨颈的两侧，并与侧副韧带相连。

掌指关节受到强烈的过伸暴力，掌骨头冲破掌板近侧薄弱部，导致掌板近端撕脱，掌骨头脱出于近节指骨基底的掌侧，同时掌板被嵌压在掌骨头背侧及近节指骨基底掌侧之间，本案临床比较罕见，籽骨随掌板一同背移嵌压在掌骨头与近节指骨基底之间，且掌骨头撕脱性骨折，阻碍复位，造成复位失败。修复后的掌指关节稳定，积极功能康复锻炼，关节活动功能良好，可达到正常关节功能，效果可靠，术后功能恢复满意。

病例 4：血管及神经损伤

一、病史资料

患者，男性，16 岁，未婚。因"外伤致左手疼痛、出血、活动受限 2 小时余"入院。患者自诉于 2 小时前在家不慎被压面机压伤，当即左手感剧烈疼痛、出血活跃，活动受限，无胸闷、呼吸困难，无头晕、头痛及恶心呕吐等，自行简单包扎后，与家人陪同下急入当地医院行 X 线拍片示：未提示骨折，因无诊治条件，转至我院，急诊以"左手挤压伤"收住我科。

二、体格检查

心肺腹未见明显异常。专科情况：左虎口区可见一条长约 6cm 的横斜形伤口，伤口皮肤边缘不规整，挫伤污染严重，活动性出血，左侧示指、中指、无名指、小指软组织挫伤污染严重，左侧无名指指体颜色苍白，指腹张力低，无感觉。余未见明显异常。

三、辅助检查

（外院）左手正斜位片示：未提示骨折。

四、初步诊断

左手挤压伤：血管神经肌腱损伤。

五、鉴别诊断

略。

六、诊治经过

1. 拟行手术　左手清创探查修复。

2. 手术适应证及禁忌证　诊断明确，有手术适应证，无明显手术禁忌证。

3. 手术经过

（1）左虎口区可见一条长约6cm的横斜形伤口，伤口皮肤边缘不规整，挫伤污染严重，活动性出血，左侧示指、中指、无名指、小指软组织挫伤污染严重，左侧无名指指体颜色苍白，指腹张力低，无感觉，显微镜下见：左小指尺掌侧动脉、指背神经均断裂。

（2）于气性止血带下，创面经0.1%苯扎溴铵浸洗及生理盐水冲洗，按常规清创，修剪皮缘，彻底切除失活组织，清除嵌入软组织及血凝块，取0.9%生理盐水、3%过氧化氢、0.1%苯扎溴铵，交替浸泡处理患肢两遍，每遍5分钟，用生理盐水冲洗创面。

（3）移至显微镜下清创，清除污染及失活软组织，找出左小指尺掌侧动脉、指背神经，并做好标记。其余的血管均用9−0线结扎。

（4）取3/0无损伤肌腱缝合线，缝合指小指伸肌腱。

（5）再次移至显微镜下清创修整血管，以11−0线用"6针吻合法"吻合左小指尺掌侧动脉，以9−0线用"4针吻合法"吻合指背神经。

（6）无菌生理盐水冲洗，放置橡皮引流片，缝合皮肤，放止血带，用无菌敷料包扎，石膏托外固定，术毕。

七、出院诊断

左手挤压伤：血管神经肌腱损伤。

八、病例分析及诊治思路

患者2小时前在家不慎被压面机压伤，当即左手感剧烈疼痛、出血活跃。左虎口区可见一条长约6cm的横斜形伤口，伤口皮肤边缘不规整，挫伤污染严重，活动性出血，左侧示指、中指、无名指、小指软组织挫伤污染严重，左侧无名指指体颜色苍白，指腹张力低，无感觉。通过上述病史及相关检查，可诊断为血管神经肌腱损伤，行左手清创探查修复。

九、治疗经验

诊断明确，有手术适应证，无明显手术禁忌证。拟行"左手清创探查修复"手术。术后医师指导下功能锻炼。定期门诊复诊，不适随诊。

病例5：手部腱鞘炎

一、病史资料

患者，3年前无意间发现右拇指掌侧近端处有一花生米大小肿物，当时因无任何症状，未处理。现肿物逐渐增大且活动疼痛，影响拇指屈伸活动；来我院就诊，门诊以"腱鞘炎"为诊断收住我科。患者入院后，神志清，二便正常。

二、体格检查

T：36.7℃，P：78 次/分，R：20 次/分，BP：126/84mmHg。发育正常，营养中等，神志清，精神可。

重要体征：步行入病房，脊柱生理曲度正常，各棘突无压痛，活动可。右拇指掌侧近端可见一凸起质韧硬结节，触疼，拇指屈曲，被动伸直有弹响，右手末梢血运及感觉可，余肢体未见异常。

三、辅助检查

心电图示：正常心电图。

四、初步诊断

右拇长屈肌腱腱鞘炎。

五、鉴别诊断

软骨瘤。

六、诊治过程

1. 完善各项检查及准备。
2. 择期手术治疗。
3. 术后患肢制动，抗感染及对症治疗。
4. 功能锻炼。

七、出院治疗

右拇长屈肌腱腱鞘炎。

八、病例分析及诊治思路

3 年前患者无意间发现右拇指掌侧近端处有一花生米大小肿物，现肿物逐渐增大且活动疼痛，影响拇指屈伸活动。通过病史及相关检查，可诊断为"右拇长屈肌腱腱鞘炎"。可通过手术治疗。

九、治疗经验

手指腱鞘炎的治疗方法，手指腱鞘炎是一种严重影响手指健康的骨科疾病，发作时患者会感到手指疼痛不已，有时甚至连东西都拿不动，所以患者一定要注意了。患者要根据自己的实际病情选择适合自己的治疗手指腱鞘炎的方法，不能盲目选择。

体检可见手掌掌指关节处有肿物，压痛明显，且可触及随手指主被动屈伸而滑动的肿物，可闻及弹响声。

病例 6：手部腱鞘囊肿

一、病史资料

患者，3 年前无意间发现右腕关节处有一花生米大小肿物，当时因无任何症状，未处理；现右腕关节处肿物逐渐增大且右腕关节活动疼痛，影响日常生活；来我院就诊，门诊以"右腕关节腱鞘囊肿"为诊断收住我科。患者入院后，神志清，二便正常。

二、体格检查

T：36.7℃，P：78 次／分，R：20 次／分，BP：126/84mmHg。发育正常，营养中等，神志清，精神可；重要体征：步行入病房，脊柱生理曲度正常，各棘突无压痛，活动可。右腕关节背侧处可见一凸起肿物约鸡蛋黄大小，活动度稍差，触疼（－）；右腕活动疼痛，右手末梢血运及感觉可，余肢体未见异常。

三、辅助检查

心电图示：正常心电图。

四、初步诊断

右腕关节腱鞘囊肿。

五、鉴别诊断

软骨瘤。

六、诊治过程

通过体格检查及相关检查，可诊断为"右腕关节腱鞘囊肿"，行手术治疗。术后抗感染治疗。

七、出院诊断

右腕关节腱鞘囊肿。

八、诊断分析及诊治思路

1. 发现右腕关节肿物 3 年余。

2. 右腕关节背侧处可见一凸起肿物约鸡蛋黄大小，活动度稍差，触疼（－）；右腕活动疼痛，右手末梢血运及感觉可，余肢体未见异常。

九、治疗经验

检查后，可择期手术治疗。术后患肢制动，抗感染及对症治疗。适当地进行功能锻炼。

第六节　骨软组织肿瘤科

一、骨瘤

【诊断标准】（《口腔科诊疗常规》，2012）

1. 松质型骨瘤表现为圆形或半圆形的骨性突起，基底较宽，边缘光滑。

2. 密质型骨瘤多表现为团状高密度影，分叶状，边缘光滑。

3. 松质骨瘤或密质骨瘤可与正常骨的密质骨和松质骨相连或不相连。

4. 没有骨吸收和骨膜反应。

二、骨软骨瘤

【诊断标准】(《临床常见疾病诊疗规范》, 2008)

1. 临床表现

（1）青少年发病, 10 岁左右居多, 男多于女。

（2）肿瘤所在部位可遍及全身, 以膝关节附近多见。

（3）肿瘤生长缓慢, 骨骺融合后, 肿瘤停止生长。

（4）症状以肿块为主, 常无疼痛, 少数肿瘤可压迫邻近血管、神经及关节, 引起相应的压迫症状和功能障碍。

（5）有单发和多发两种, 后者有遗传性, 常引起骨骼发育异常。

（6）肿瘤好发于长骨骨骺附近, 多见于股骨下端和胫骨上端, 瘤体较大时可呈局部肿块, 当靠近血管、神经、关节附近时可引起相应的压迫症状及关节功能障碍。若肿瘤呈多发型者, 常可见合并骨骺发育障碍而出现的肢体畸形。

2. 辅助检查

（1）X 线片可见长骨干骺端呈骨性外突增生物, 边界清楚, 肿瘤基底部可为细蒂状或广基状。若钙化影增多或基部骨质有破坏时, 则为恶变征象。

（2）病理检查: 菜花状骨块, 外围为软骨层, 儿童较厚, 成人较薄。软骨层外面还有一层软骨膜或滑囊遮盖。剖面中心为骨质。镜下见成熟骨小梁和软骨组织, 后者软骨细胞排列似骨骺, 幼稚细胞在表层, 成熟细胞在深层, 而后成骨。

（3）血、尿常规, 肝功能、肾功能, 血钙、磷, 血碱性及酸性磷酸酶均无异常。

三、内生软骨瘤

【诊断标准】(《常见疾病诊断依据与疗效判断标准》)

1. 多见于青少年或成年人, 好发于手和足的管状骨。

2. 单发性常见, 多发性少见。多发性伴软骨发育障碍者, 称 Ollier 病。

3. 一般无症状, 局部肿胀或有病理性骨折时才引起重视。

4. X 线片表现骨干膨胀, 有椭圆形蜂窝状骨吸收区, 夹杂有钙化斑点。长管状骨上的内生软骨瘤位于骨干中央。

5. 病理检验可确诊。

四、骨肉瘤

【诊断标准】(《外科护理学》, 2017)

1. 临床表现　早期症状为疼痛, 为间断性疼痛, 渐转为持续性剧烈疼痛, 尤以夜间为甚。骨端近关节处可见肿块, 触之硬度不一, 有压痛, 局部皮温高, 静脉怒张, 可伴有病理性骨折。肺转移发生率较高。

2. 辅助检查　X 线检查示骨质表现为成骨性、溶骨性或混合性破坏, 病变多起于骺端。因肿瘤生长及骨膜反应可见三角状新骨, 称 Codman 三角, 或垂直呈放射样排列, 称日光射线现象。

五、软骨肉瘤

【诊断标准】(《放射医学高级医师进阶》, 2016)

1. 临床表现 多见于中老年人,以疼痛为主要症状,病程可较长。

2. 辅助检查 X线及CT表现:常见于股骨、胫骨、肱骨、骨盆、肩胛骨。表现为骨质破坏区及其内软骨钙化或骨化,可穿破骨质形成大的软组织肿块,骨膜反应少见。

六、尤因肉瘤

【诊断标准】(中国抗癌协会)

1921年由尤因发现,故称尤因肉瘤(Ewing's sarcoma)。少见,占恶性骨肿瘤的6%,好发年龄10~20岁。髂骨、股骨、胫骨、肱骨、腓骨多见,临床症状明显,局部肿胀疼痛,皮肤发红,皮温升高,可以有高热,白细胞数升高,红细胞沉降率快,贫血,与急性血源性骨髓炎不易区别。X线显示肿瘤呈溶骨性虫蚀样破坏,在干骺端的偏心位和骨干的中心位。范围广泛,骨膜反应为放射状或葱皮样,有软组织肿块阴影,可有病理性骨折。本病对人化疗敏感,进行全身化疗可预防局部复发与转移。肿瘤对放疗极敏感,总量为5000cGy,放疗后复发率为15%~20%,但有纤维化关节挛缩的并发症,外科治疗以肿瘤广泛截除与关节功能重建或截肢为主。国外报道5年生存率为75%。

七、骨巨细胞瘤

【诊断标准】(《临床常见疾病诊疗》, 2009)

1. 临床表现

(1)骨巨细胞瘤是一种潜在恶性或介于良恶性之间的溶骨性肿瘤,在我国较常见。

(2)好发年龄20~40岁,男女发病率相近。可发生于任何骨骼,好发部位为股骨下端和胫骨上端,占半数以上。

(3)主要症状为疼痛和肿胀。肿胀区多局限于骨端之一侧,压痛明显,局部包块压之有乒乓球样感觉。早期关节活动多不受限。发展较快,晚期可合并病理性骨折。

2. X线检查 在长骨骨端,早期呈偏心位溶骨性破坏而无骨膜反应,单房或多房,病灶骨皮质膨胀变薄,呈肥皂泡样改变。发展较快者,全骨端破坏,常合并病理性骨折。恶性者可有肺部转移病灶。病理检查可确定诊断及鉴别良恶性。

【病例解析】

病例1:骨瘤

一、病史资料

患者,男性,18岁,无意中发现头部硬性肿物,外貌畸形,局部无疼痛等不适,无头痛及头晕,无发热,局部无皮肤破溃及出血,无色素沉着,患者就诊于我院门诊,查局部X线片显示颅骨外板可见骨性突起,见肿物界限清楚,与正常骨组织间有明显的分界线,无骨膜反应,查血化验:白细胞$5.9×10^9$/L,NE% 66%,LY% 37.1%,血红蛋白125g/L,血小板$230×10^9$/L,C-反应蛋白1.0mg/L,门诊以"骨瘤"收入院。自发病以来精神可,大小便无异常。平素体健,否认过敏史、否认癫痫家族史。生长发育史无异常。

二、体格检查

头部硬性肿物,外貌畸形,局部无疼痛等不适,无压痛,局部无皮肤破溃及出血,无色素沉着,无视物不清,无言语不利,无口鼻歪斜,伸舌居中,鼻唇沟对称,四肢活动及血运良好,双侧生理反射正常存在,双侧病理症均未引出。

三、初步诊断

骨瘤。

四、鉴别诊断

1. 慢性化脓性骨髓炎　髓腔弥漫性密度增高,皮质增厚,但无骨质大块破坏或肿瘤骨形成,软组织肿胀亦不明显。若见死骨存在,骨髓炎的诊断更明确。

2. 转移性肿瘤　较少侵犯膝关节附近的骨骼,好发于骨盆及脊柱等,骨质改变多为溶骨性,大多无骨膜反应和软组织肿块。

五、辅助检查

X 线片显示颅骨外板可见骨性突起,见肿物界限清楚,与正常骨组织间有明显的分界线,无骨膜反应。

六、诊治经过

目前无须特殊处理,观察肿物变化,定期复查,变化随诊。

七、出院诊断

骨瘤。

八、病例分析及诊治思路

骨瘤,中医病名。骨瘤是以肿块坚硬如石,紧贴于骨,推之不移为主要表现的肿瘤性疾病,骨瘤为良性骨肿瘤,好发于青少年。95% 以上发生在颅骨和鼻窦内。发生在颅骨外板者,局部有坚硬无痛之肿块隆起。发生在颅骨内板或鼻副窦者,可能有相应的压迫症状,如眩晕、头痛等,骨瘤很少恶变。相当于西医的骨良性肿瘤、恶性肿瘤。本例患者 18 岁,肿瘤发生在颅骨,肿物坚硬无压痛,基本符合骨瘤特点。

骨瘤的肿块,坚硬或韧硬,境界清楚,基底部与骨粘连而推之不移。良性骨瘤瘤体发展缓慢,到一定年龄多能停止生长,一般无自觉症状。若肿块过大者,则出现畸形,或压迫邻近组织、器官,产生相应的症状。本例肿物坚硬,境界清楚,基底部与骨粘连而推之不移无压迫症状。

X 线摄片,良性肿瘤见肿瘤界限清楚,与正常骨组织间有明显的分界线,一般无骨膜反应。恶性骨瘤见肿瘤边界不清,骨破坏,骨结构紊乱。本例符合良性骨瘤诊断。

本例患者属于良性骨瘤,且无明显症状,可暂观察肿瘤变化,暂不需要手术治疗,若肿瘤生长快速,出现明显压迫症状,或存在恶变倾向时可手术切除治疗。

九、治疗经验

1. 骨瘤细小,无症状且不继续生长,可以不作治疗。

2. 有症状,瘤体较大,影响外貌者可以手术切除。并作病理检查。

3. 颅内板骨瘤术后病人按颅脑外科术后用药原则(如用脱水剂等)。

4. 良性骨瘤逐渐增大者,或肿瘤恶变者,应手术治疗。

病例2：骨软骨瘤

一、病史资料

患者，男性，17 岁，洗浴时无意中触及右大腿下端内侧硬性突起，质硬，局部无压痛，右膝关节活动正常，无发热，门诊查局部 X 线片显示右大腿下端内侧局部骨性突起，大小约 1cm×2cm，查血常规：白细胞：6.5×10⁹/L，中性粒细胞百分比：73%，淋巴细胞百分比：39.1%，血红蛋白：126g/L，血小板：247×10⁹/L，C - 反应蛋白：1.0mg/L。门诊以"骨软骨瘤"收入院。自发病以来精神可，大小便无异常。平素体健，否认过敏史，否认癫痫家族史。生长发育史无异常。

二、体格检查

右大腿下端内侧硬性突起，质硬，局部无压痛，局部皮温不高，局部无皮肤破溃及色素沉着，右膝关节活动正常，无发热，浮髌试验阴性，侧方应力试验阴性，双侧生理反射正常存在，双侧病理症均未引出。

三、辅助检查

X 线片显示右大腿下端内侧局部骨性突起，大小约 1cm×2cm。

四、初步诊断

骨软骨瘤。

五、鉴别诊断

1. 骨肉瘤 临床表现发热较轻微，主要为疼痛，夜间重，肿瘤穿破皮质骨进入软组织形成的肿块多偏于骨的一旁，内有骨化影，骨反应的大小形态常不一致，常见 Codman 三角及放射状骨针改变。病理上瘤细胞不呈假菊花样排列。

2. 转移性肿瘤 较少侵犯膝关节附近的骨骼，好发于骨盆及脊柱等，骨质改变多为溶骨性，大多无骨膜反应和软组织肿块。

六、诊治经过

目前无须特殊处理，观察肿物变化，定期复查，变化随诊。

七、出院诊断

骨软骨瘤。

八、病例分析及诊治思路

骨软骨瘤是儿童期常见的良性骨肿瘤，通常位于干骺端的一侧骨皮质，向骨表面生长，又称外生骨疣。本病可分为单发性和多发性，后者有遗传倾向，并影响骨骺发育或产生肢体畸形，称为多发性遗传性骨软骨瘤病，或骨干续连症。病变位于干骺端。以股骨远端、胫骨近端和肱骨近端最为多见。临床上骨软骨瘤无疼痛或压痛，压迫神经时产生相应症状。本例患者 17 岁，位于股骨远端，无疼痛等症状，基本符合骨软骨瘤临床特点。

骨软骨瘤的 X 线表现为骨性病损自干骺端突出，因软骨帽和滑囊不显影，肿瘤的骨质影像与其所在部位干骺端的骨质结构完全相同，难区别。位于长骨的肿瘤其生长方向与邻近肌肉牵引方向一致,股骨远端的骨软骨瘤向股骨的生长,胫骨近端的肿瘤向胫骨远端生长,形状不一,可有一个很长的蒂和狭窄的基底,或很短粗呈广阔的基底,较大的肿瘤其顶端膨大如菜花状。本例 X 线符合此特征,可以诊断。

本例患者无意间发现肿物,无任何症状,暂可以不用特殊处理,观察肿物变化,定期复查,变化随时就诊。

九、治疗经验

骨软骨瘤唯一有效的治疗方法是手术切除。以往考虑到该肿瘤将随着骺板闭合而停止生长,且恶变率极低(单发性在 0.5% ~ 1% ,多发性为 2% 左右),出现局部疼痛、妨碍关节活动或压迫血管、神经和脏器时,才是手术切除的指征。

目前提倡单发性骨软骨瘤一经确诊,就应择期手术切除。多发性骨软骨瘤病变数目多,难以一次手术切除,采取数次或数十次手术切除肿瘤,病人难以接受,只能选择性地切除那些有症状或妨碍关节运动和伴发肢体畸形的骨软骨瘤。肢体畸形的矫形手术可视其复杂程度,可与肿瘤切除术一期完成,或分期手术。瘤体压迫神经、血管或影响关节活动,以及蒂部外伤发生骨折的,均有手术切除的指征。

手术的重点是从基底切除而不要剥离局部覆盖的骨膜,软骨帽和骨膜要一并切除,以免肿瘤复发,同时防止损伤骺板。

病例3:内生软骨瘤

一、病史资料

患者,男性,35 岁,主因"右手中指近节指骨肿胀,疼痛"就诊。查体:右手中指近节指骨膨隆,皮肤颜色正常,轻微压痛,关节运动不受限,无发热,门诊查局部 X 线片显示局部圆形低密度病灶,位于中心,占据整个髓腔,在骨破坏透亮区中可见到钙化,查血常规:白细胞:5.5×10^9/L,中性粒细胞百分比:53% ,淋巴细胞百分比:34.1% ,血红蛋白:106g/L,血小板:217×10^9/L,门诊以"内生软骨瘤"收入院。自发病以来精神可,大小便无异常。平素体健,否认过敏史,否认癫痫家族史,生长发育史无异常。

二、体格检查

右手中指近节指骨膨隆,皮肤颜色正常,轻微压痛,关节运动不受限,局部皮温不高。局部皮肤针刺感觉未见明显减弱,指端血运良好,双侧胜利反射正常存在,双侧病理征均未引出。

三、辅助检查

X 线片显示局部圆形低密度病灶,位于中心,占据整个髓腔,在骨破坏透亮区中可见到钙化。

四、初步诊断

内生软骨瘤。

五、鉴别诊断

1. 慢性化脓性骨髓炎 髓腔弥漫性密度增高,皮质增厚,但无骨质大块破坏或肿瘤骨形成,软组织肿胀亦不明显。若见死骨存在,骨髓炎的诊断更明确。

2. 骨肉瘤　临床表现发热较轻微，主要为疼痛，夜间重，肿瘤穿破皮质骨进入软组织形成的肿块多偏于骨的一旁，内有骨化影，骨反应的大小形态常不一致，常见 Codman 三角及放射状骨针改变。病理上瘤细胞不呈假菊花样排列。

六、诊治经过

术前完善相关检查及化验，排除手术禁忌，行肿瘤手术刮出，内生性软骨瘤附着的内壁应彻底清刮，刮除后的内壁应用 95% 乙醇、石炭酸等彻底灭活。术后病理检查显示为内生软骨瘤，和术前诊断一致。

七、出院诊断

内生软骨瘤。

八、病例分析及诊治思路

内生性软骨瘤是一种由胚胎性异位组织引起的肿瘤，本病可以是单一病灶，也可以是多发病灶（内生软骨瘤病）。单发性内生性软骨瘤生长缓慢，体积小，可长期无症状。多发性内生性软骨瘤在幼儿期即有症状和体征，导致肢体短缩和弯曲畸形。手足部的管状骨内生性软骨瘤常导致手指或足趾的畸形，因骨膨胀刺激引起局部肿痛，本例为单发肿瘤，位于手中指近节指骨，患者局部肿胀、疼痛，最终选择手术切除。

九、治疗经验

内生软骨瘤的治疗包括非手术治疗及手术治疗，本例患者存在疼痛症状，选择手术切除治疗。

1. 非手术治疗　局限在手部的无症状的内生性软骨瘤不需任何特殊治疗，告知病人，在肿瘤出现疼痛症状或发展迅猛时须及时就诊即可。

2. 手术治疗

（1）刮除活检术：除关节软骨外，内生性软骨瘤附着的内壁应彻底清刮，刮除后的内壁应用 95% 乙醇、石炭酸等彻底灭活，病灶内应用自体骨、异体骨或人工骨植骨，也可填充骨水泥。植入的骨粒要小，尽量填满髓腔，将开窗的骨片放回原处，细心缝合骨膜瓣，病灶刮除后须进行病理组织学检查。在儿童，病变较活跃，刮除后复发率为 30%；在成人，病变已静止，复发率极低。

（2）肿瘤广泛切除术：内生性软骨瘤的病理检查有恶变时，特别是位于躯干骨或近躯干骨者，应积极采用彻底的肿瘤广泛切除术。

病例 4：骨肉瘤

一、病史资料

患者，男性，18 岁。因"左股部远端疼痛并发现肿块 4 个月"就诊，无发热、呕吐、腹泻、无肢体活动障碍，无大小便失禁，门诊查局部 X 线片示：股骨远侧干骺端溶骨和成骨混合性改变，骨质破坏，无膨胀，有 Codman 三角，股骨下端内侧可见软组织肿块影，查化验：白细胞：$6.5 \times 10^9/L$，中性粒细胞百分比：63%，淋巴细胞百分比：30.1%，血红蛋白：116g/L，血小板：$207 \times 10^9/L$，C - 反应蛋白：1.0mg/L，门诊以"骨肉瘤"收入院。自发病以来精神可，大小便无异常。平素体健，否认过敏史，否认癫痫家族史，生长发育史无异常。

二、体格检查

左股部远端肿胀，皮肤不发红，无浅表静脉曲张，皮肤温度较健侧高。膝上内侧可扪及肿块，质硬、压痛。膝关节肿胀，浮髌试验：（＋），屈曲受限。

三、初步诊断

骨肉瘤。

四、鉴别诊断

1. 尤文氏肉瘤　表现为髓腔内斑点状、鼠咬状溶骨破坏，范围较长，多见葱皮样骨膜反应。

2. 慢性化脓性骨髓炎　髓腔弥漫性密度增高，皮质增厚，但无骨质大块破坏或肿瘤骨形成，软组织肿胀亦不明显。若见死骨存在，骨髓炎的诊断更明确。

3. 转移性肿瘤　较少侵犯膝关节附近的骨骼，好发于骨盆及脊柱等，骨质改变多为溶骨性，大多无骨膜反应和软组织肿块。

五、辅助检查

X 线片示：股骨远侧干骺端溶骨和成骨混合性改变，骨质破坏，无膨胀，有 Codman 三角，股骨下端内侧可见软组织肿块影。

六、诊治经过

术前完善相关检查及化验，排除手术禁忌，术前大剂量多种药物联合应用的化疗，之后进行肿瘤安全的广泛性局部切除，术后配合大剂量多种药物联合应用的化疗，术后病理检查显示为骨肉瘤，和术前诊断吻合。

七、出院诊断

骨肉瘤。

八、病例分析及诊治思路

1. 概述　骨肉瘤也叫成骨肉瘤，是较常见的发生在 20 岁以下的青少年或儿童的一种恶性骨肿瘤，本例患者年龄 18 岁，根据病因、临床表现和辅助检查可做出诊断。

2. 病因　骨肉瘤是骨恶性肿瘤中最多见的一种，是从间质细胞系发展而来，肿瘤迅速生长是由于肿瘤经软骨阶段直接或间接形成肿瘤骨样组织和骨组织。下肢负重骨在外界因素（如病毒）的作用下，使细胞突变，可能与骨肉瘤形成有关。典型的骨肉瘤源于骨内，另一与此完全不同类型的是与骨皮质并列的骨肉瘤，源于骨外膜和附近的结缔组织。后者较少见，预后稍好。

3. 临床表现　骨肉瘤的突出症状是肿瘤部位的疼痛，由肿瘤组织侵蚀和溶解骨皮质所致。

（1）疼痛：肿瘤部位发生不同程度的疼痛是骨肉瘤非常常见和明显的症状，由膨胀的肿瘤组织破坏骨皮质，刺激骨膜神经末梢引起。疼痛可由早期的间歇性发展为数周后的持续性，疼痛的程度可有所增强。下肢疼痛可出现避痛性跛行。

（2）肿块：随着病情发展，局部可出现肿胀，在肢体疼痛部位触及肿块，伴明显的压痛。肿块增长迅速者，可以从外观上发现肿块。肿块表面皮温增高和浅表静脉显露，肿块表面和附近软组织可有不同程度的压痛。因骨化程度的不同，肿块的硬度各异。肿块增大，造成关节活动受限和肌肉萎缩。

（3）跛行：由肢体疼痛而引发的避痛性跛行，随着病情的进展而加重，患病时间长者可以出现关节活动受限和肌肉萎缩。

（4）全身状况：诊断明确时，全身状况一般较差，表现为发热、不适、体重下降、贫血以至衰竭。个别病例肿瘤增长很快，早期就发生肺部转移，致全身状况恶化。瘤体部位的病理骨折使症状更加明显。

4. 辅助检查　在成骨性骨肉瘤的病例，可以在早期发现血液中骨源性碱性磷酸酶增高，这与该肿瘤的成骨作用有关。病理诊断是治疗的依据。当考虑到骨肉瘤的诊断时，进行活体组织检查，尽快得到病理学检查的确认，对明确诊断和治疗有重要的意义。

（1）X线摄片：典型的骨肉瘤的X线表现为骨组织同时具有新骨生成和骨破坏的特点。肿瘤多位于长管状骨的干骺端，边缘不清，骨小梁破坏，肿瘤组织密度增高，穿破骨皮质后，肿瘤将骨膜顶起，产生该病具有特征性的X线征象——考德曼套袖状三角（Codman – 三角）。这种现象在部分骨髓炎和尤文肉瘤病人中可见到，在骨肉瘤中则是非常典型的。晚期可看到肿瘤浸润软组织的阴影，可在部分病例中见到病理性骨折；

（2）CT扫描和MRI检查：是判断骨肿瘤性质、范围和有无周围软组织浸润的有效手段，可早期发现肺部和其他脏器的转移病灶，是骨肉瘤临床检查的常规项目。

（3）核素骨扫描：是早期发现和晚期鉴别有无转移病灶的常用方法。

九、治疗经验

骨肉瘤目前仍是儿童和青少年恶性肿瘤死亡率很高的疾病，但早期发现和及时治疗已经从很大程度上提高了该病的生存率。骨肉瘤经病理确诊后，即开始前期的化学或放射性治疗，切除肿瘤组织是骨肉瘤治疗中重要的步骤。随着肿瘤外科技术的提高和内置物研究的发展，肢体保存疗法显示了较好的治疗前景。肿瘤组织切除后的巩固性化学或放射性治疗对控制肿瘤转移，提高生存率非常重要。治疗骨肉瘤应行根治性手术，有条件者可做局部广泛切除而保留肢体。此外，截肢前要做活体组织检查。免疫治疗为静脉输入淋巴细胞或用干扰素和转移因子，但疗效尚不肯定。

肿瘤部位距躯干越近，病死率越高。至于肿瘤的类型和血管丰富的程度与预后的关系很难判断。对患者的免疫反应也应关注。晚期肿瘤做截肢手术，有的可长期存活，经放射治疗后不复发，肺部转移也可消散。这可能与免疫反应有关。影响预后的因素关键在于早诊断，肿瘤是否彻底切除，手术前后的化疗和放疗。此外，还与瘤细胞的组织类型、大小、手术前后血清碱性磷酸酶增加的变化以及是否累及局部淋巴结等有关。

病例5：软骨肉瘤

一、病史资料

患者，女性，53岁。右小腿钝痛2个月，进行性加重近2周，由间歇性逐渐转为持续性，伴膝关节疼痛及活动轻度受限，右小腿近端局部可扪及肿块，大小约3cm×3cm，无明显压痛，周围皮肤伴有红热现象。门诊查局部X线片显示胫骨上段可出现斑片状、虫蚀状和囊状溶骨性破坏，骨皮质内缘吸收，骨皮质变薄、膨胀，可见骨膜下新生骨，皮质旁可见针状骨。查血常规：白细胞：$6.5 \times 10^9/L$，中性粒细胞百分比：61%，淋巴细胞百分比：36.5%，血红蛋白：136g/L，血小板：$200 \times 10^9/L$，查C–反应蛋白：1.0mg/L，门诊以"软骨肉瘤"收入院。自发病以来精神可，大小便无异常。平素体健，否认过敏史，否认癫痫家族史，生长发育史无异常。

二、体格检查

右小腿近端局部可扪及肿块，大小约 3cm×3cm，无明显压痛，周围皮肤伴有红热现象，局部无皮肤破溃及出血，无色素沉着，右膝关节肿胀，浮髌试验阳性，侧方试验阴性双下肢主要肌群肌力轻度减退，双侧生理反射正常存在，双侧病理症均未引出。

三、初步诊断

软骨肉瘤。

四、鉴别诊断

1. 软骨瘤　内常有散在沙砾钙化点，但较软骨肉瘤少而小，骨皮质多保持完整，无肿瘤性软组织肿块。

2. 骨软骨瘤　为附着于干骺端的骨性突起，形态多样，软骨帽盖厚者亦可见肿瘤端部有菜花样钙化阴影。而继发于骨软骨瘤的软骨肉瘤，软骨帽增厚更明显，并形成软组织肿块，其内可见多量不规则絮状钙化点。

五、辅助检查

X线片显示胫骨上段可出现斑片状、虫蚀状和囊状溶骨性破坏，骨皮质内缘吸收，骨皮质变薄、膨胀，可见骨膜下新生骨，皮质旁可见针状骨。

六、诊治经过

术前大剂量多种药物联合应用的化疗，之后进行肿瘤安全的广泛性局部切除，并送病理检查，结果为软骨肉瘤，和术前诊断一致。

七、出院诊断

软骨肉瘤。

八、病例分析及诊治思路

软骨肉瘤是常见的恶性骨肿瘤之一，病因不明，从软骨细胞或间胚叶组织发生，并起源于躯体任何软骨内化骨的骨骼，可能与染色体的异常有关。本病发生于髓腔者为中心型，发生于骨膜者为骨膜型，另有少数可发生于软组织。肿瘤好发于四肢长骨与骨盆，也可见于椎骨、骶骨、锁骨、肩胛骨和足骨。本病多见于成人，30岁以下少见，35岁以后发病率逐渐增高。男性多于女性。本例患者53岁男性，发生于胫骨近端，属骨膜型肿瘤。

患者早期感觉患处不适，几天或几周后出现肿胀及肿块，晚期可出现静脉曲张，局部皮肤温度升高及充血发红。患者会感觉关节周围疼痛，最初是间歇性疼痛，以后逐渐加重，转为持续性疼痛，夜间更为明显，止痛药无效。患者的关节活动受限，部分病人可发生关节积液，甚至会发生病理性骨折。本例患者右小腿钝痛2个月，进行性加重近2

周，由间歇性逐渐转为持续性，伴膝关节疼痛及活动轻度受限，右小腿近端局部可扪及肿块，大小约 3cm×3cm，无明显压痛，周围皮肤伴有红热现象，基本符合软骨肉瘤的临床特点，易于诊断。

辅助检查一般选择 X 线可以确诊，发生于髓腔的软骨肉瘤可出现斑片状、虫蚀状和囊状溶骨性破坏，发生于骨干髓腔者可呈大囊状骨破坏区，骨皮质内缘吸收，肿瘤生长较慢时，可使骨皮质变薄、膨胀，骨皮质被穿破时，可引起骨膜下新生骨，一般较轻，偶见皮质旁有针状骨。本例 X 线片显示胫骨上段可出现斑片状、虫蚀状和囊状溶骨性破坏，骨皮质内缘吸收，骨皮质变薄、膨胀，可见骨膜下新生骨，皮质旁可见针状骨，基本符合软骨肉瘤的 X 线特征。

本例治疗方案首选手术切除。

九、治疗经验

过去认为软骨肉瘤对放射治疗不敏感，因而很少采用放疗作为单独的治疗软骨肉瘤的手段。近年来有少量报道，认为一部分软骨肉瘤仍对放射治疗有一定的敏感性。在采用放射治疗的同时如能注射增敏剂，可提高对软骨肉瘤的治愈率。但所报道的数字小，确切疗效还有待进一步观察。

20 世纪 70 年代以来，化疗迅速发展，但采用治疗骨肉瘤的化疗方案治疗软骨肉瘤无效。这是因为即便在高度恶性的软骨肉瘤中，DNA 的合成速度也很低，软骨肉瘤的增大主要是基质合成的结果，而不是 DNA 的复制。因此目前尚无成熟的治疗软骨肉瘤的化疗方案。

软骨肉瘤最有效的治疗是手术切除。明确诊断后，根据具体情况考虑作局部大块切除、节段截除或截肢术。多数软骨肉瘤的外科手术应力求局部彻底切除，对复发者或原发恶性程度高、发展快的病例做截肢或关节离断术。

软骨肉瘤生长缓慢，局部复发和转移可以在术后 10 年发生，所以对软骨肉瘤的随访的时间应比其他脊柱原发肿瘤长。随访时间至少不能短于 3 年。低度、中度和重度恶性软骨肉瘤的 5 年生存率分别为 78%、53% 和 22%。

本例患者选择肿物手术切除，且取得良好治疗效果。

病例 6：尤因肉瘤

一、病史资料

患者，女性，14 岁，右小腿酸痛 2 个月，进行性加重近 1 周，疼痛难忍，夜间尤其明显，伴发热 38℃，门诊查 X 线片显示：胫骨中段骨质破坏，骨小梁不清晰，骨皮质的内面模糊，呈虫蚀状或鼠咬样，继之骨皮质出现同样改变，边缘模糊不清，骨皮质不同程度的变薄，骨膜呈葱皮样改变，查血常规等化验：白细胞：$5.5×10^9/L$，中性粒细胞百分比：53%，淋巴细胞百分比：34.1%，血红蛋白：96g/L，血小板：$217×10^9/L$，C - 反应蛋白：1.0mg/L，门诊以"尤因肉瘤"收入院。自发病以来精神可，大小便无异常。平素体健，否认过敏史，否认癫痫家族史，生长发育史无异常。

二、体格检查

右胫骨中段膨隆、压痛，局部皮温增高。局部无皮肤破溃及色素沉着，双下肢主要肌群肌力未见明显减退，双侧生理反射正常存在，双侧病理征均未引出。

三、初步诊断

尤因肉瘤。

四、鉴别诊断

1. 慢性化脓性骨髓炎 髓腔弥漫性密度增高，皮质增厚，但无骨质大块破坏或肿瘤骨形成，软组织肿胀亦不明显。若见死骨存在，骨髓炎的诊断更明确。

2. 骨肉瘤 临床表现发热较轻微，主要为疼痛，夜间重，肿瘤穿破皮质骨进入软组织形成的肿块多偏于骨的一旁，内有骨化影，骨反应的大小形态常不一致，常见 Codman 三角及放射状骨针改变。病理上瘤细胞不呈假菊花样排列。

五、辅助检查

1. X 线检查 胫骨中段骨质破坏，骨小梁不清晰，骨皮质的内面模糊，呈虫蚀状或鼠咬样，继之骨皮质出现同样改变，边缘模糊不清，骨皮质不同程度的变薄，骨膜呈葱皮样改变。

2. CT 检查 病骨周有明显的大的软组织肿物，内部质地比较均匀，密度类似于肌肉，肿物内偶见破碎骨块及反应性成骨，表现为密度增高影像。

3. MRI 检查 病骨周可见明显的大的软组织肿物，在 T_1 加权像显示与肌肉相同或略高的信号，在 T_2 加权像为明显的高信号。

六、诊治经过

术前完善相关检查及化验，排除手术禁忌，术前放疗，之后进行截肢，术后配合大剂量多种药物联合应用的化疗，术后病理检查结果为尤因肉瘤，和术前诊断一致。

七、出院诊断

尤因肉瘤。

八、病例分析及诊治思路

尤因肉瘤是小圆形细胞的低分化的恶性肿瘤。它占所有原发性骨肿瘤的 6% ~8%，是儿童和青少年最常见的恶性原发性骨肿瘤。疼痛和肿胀是最常见的早期症状，其次是神经根及脊髓等神经功能损伤，部分患者伴低热，血清高密度脂蛋白胆固醇和红细胞沉降率明显升高，有时伴有白细胞计数增多和贫血。病变可产生较大的软组织肿块。本例患者 14 岁，伴有低热和贫血，早期症状为疼痛，基本符合尤因肉瘤的临床特点。

本例 X 线片显示：胫骨中段骨质破坏，骨小梁不清晰，骨皮质的内面模糊，呈虫蚀状或鼠咬样，继之骨皮质出现同样改变，边缘模糊不清，骨皮质不同程度的变薄，骨膜呈葱皮样改变。CT 检查：病骨周有明显的大的软组织肿物，内部质地比较均匀，密度类似于肌肉，肿物内偶见破碎骨块及反应性成骨，表现为密度增高影像 MRI 检查：病骨周可见明显的大的软组织肿物，在 T_1 加权像显示与肌肉相同或略高的信号，在 T_2 加权像为明显的高信号，通过这些辅助检查，基本可以确诊为尤因肉瘤。

该疾病恶性程度高，病程短，转移快，采用单纯的手术、放疗、单药化疗，效果均不很理想，绝大多数患者在 2 年内死亡，5 年生存率不超过 10%。近年来采用综合疗法，使局限尤因肉瘤治疗后 5 年存活率提高到 75% 以上。

九、治疗经验

综合治疗系指放疗加化疗加手术或不加手术的综合治疗方法。其方法选择如下：

1. 放疗加化疗 主要适用于不能施行手术的患者，包括晚期患者，采用中等量或较大剂量的放疗加药物联合化疗。根据患者的具体情况，放疗和化疗可同时开始或先后应用。

2. 手术切除加中等量放疗加化疗 只要能够将肿瘤切除，则应切除加中等量的放疗加多药联合化疗。目前也有学者主张先进行联合化疗，待肿瘤明显缩小，再施行大块切除，远端再植或用骨移植，以及人工骨、关节修复缺损。术后原肿瘤所在骨放疗 3500rad，再加联合化疗。

3. 手术加放疗或化疗 目前此方法应用比较少，只是对放疗或化疗不能耐受时才采用，且疗效不优于放疗加化疗。

4. 对已播散的治疗 只要全身情况允许，在给予支持疗法的同时，对骨原发灶及转移灶给予放疗加联合化疗。

病例 7：骨巨细胞瘤

一、病史资料

患者，男性，35 岁，右膝关节内侧疼痛，肿胀半年，曾在外院摄 X 线片，见右胫骨上端内侧有一 5cm×4cm 大小透光区，中间有肥皂泡沫阴影，骨端膨大。近 1 个月来肿胀明显加重，夜间疼痛难忍，右膝关节活动受限。门诊查 X 线摄片示胫骨上端病变扩大，肥皂泡沫阴影消失，呈云雾状阴影，病变侵入软组织。查血常规：白细胞：$5.1×10^9$/L，中性粒细胞：64%，淋巴细胞百分比：35.1%，血红蛋白：126g/L，血小板：$200×10^9$/L，查 C-反应蛋白：1.0mg/L，门诊以"骨巨细胞瘤"收入院。自发病以来精神可，大小便无异常。平素体健，否认过敏史，否认癫痫家族史，生长发育史无异常。

二、体格检查

右膝关节内侧肿胀，压痛，局部皮温增高，局部无皮肤破溃及色素沉着，右膝关节屈伸活动受限，浮髌试验阴性，双下肢主要肌群肌力未见明显减退，双侧生理反射正常存在，双侧病理征均未引出。

三、辅助检查

X 线摄片示胫骨上端病变扩大，肥皂泡沫阴影消失，呈云雾状阴影，病变侵入软组织。

四、初步诊断

骨巨细胞瘤。

五、鉴别诊断

1. 骨肉瘤 临床表现发热较轻微，主要为疼痛，夜间重，肿瘤穿破皮质骨进入软组织形成的肿块多偏于骨的一旁，内有骨化影，骨反应的大小形态常不一致，常见 Codman 三角及放射状骨针改变。病理上瘤细胞不呈假菊花样排列。

2. 转移性肿瘤　较少侵犯膝关节附近的骨骼，好发于骨盆及脊柱等，骨质改变多为溶骨性，大多无骨膜反应和软组织肿块。

3. 尤文氏肉瘤　表现为髓腔内斑点状、鼠咬状溶骨破坏，范围较长，多见葱皮样骨膜反应。

六、诊治经过

目前考虑骨巨细胞瘤恶变，术前完善相关检查及化验，排除手术禁忌，行截肢手术治疗，术后病理检查符合术前诊断。

七、出院诊断

骨巨细胞瘤。

八、病例分析及诊治思路

骨巨细胞瘤为常见的原发性骨肿瘤之一，来源尚不清楚，可能起始于骨髓内间叶组织。骨巨细胞瘤具有较强侵袭性，对骨质的溶蚀破坏作用大，极少数有反应性新骨生成及自愈倾向，可穿过骨皮质形成软组织包块，刮除术后复发率高，少数可出现局部恶性变或肺转移（即所谓良性转移）。骨巨细胞瘤为低度恶性或潜在恶性的肿瘤。本病多在 20 ~ 50 岁发病，女性高于男性。骨巨细胞瘤的原发部位多发生在骨骺，随病灶的扩大逐渐侵及干骺端。骨巨细胞瘤多侵犯长骨，以股骨下端及胫骨上端为最多。本例患者 35 岁，病灶位于胫骨骨骺端，符合骨巨细胞瘤的一般特点。

骨巨细胞瘤的主要临床表现为，病变范围较大者，疼痛为酸痛或钝痛，偶有剧痛及夜间痛，是促使患者就医的主要原因。部分患者有局部肿胀，可能与骨性膨胀有关。病变穿破骨皮质侵入软组织时，局部包块明显。患者常有压痛及皮温增高，本例为局部疼痛、肿胀伴皮温升高。

本病主要检查方法为 X 线检查，主要表现为侵及骨骺的溶骨性病灶，具有偏心性、膨胀性，边缘无硬化，也无反应性新骨生成，病变部骨皮质变薄，呈肥皂泡样改变。

通过以上特点，本例不难确诊。本例病人为骨巨细胞瘤晚期恶变患者，选择最佳的治疗方法为截肢治疗，若上述病人若病变处于早期阶段时，选择手术方案为病灶刮除＋植骨手术，可避免截肢。

九、治疗经验

骨巨细胞瘤的治疗以手术切除为主，应用切刮术加灭活处理，植入自体或异体松质骨或骨水泥。本病复发率高，对于复发者，应作切除或节段截除术或假体植入术。属 $G_1 - 2T_1 - 2M_0$ 者，宜广泛或根治切除。本病对化疗无效，对手术困难者（如脊椎）可放疗，放疗后易发生肉瘤变。

1. 局部切除　骨巨细胞瘤切除后，若对功能影响不大，可完全切除，如腓骨上端、尺骨下端、桡骨上端、手骨、足骨等。

2. 刮除加辅助治疗　本疗法既可降低肿瘤的复发率，又可保留肢体的功能。化学方法可应用酚溶液或无水乙醇涂抹刮除后的肿瘤空腔的内表面。细胞毒素物质可用于局部复发的表面。物理疗法有冷冻或热治疗。用骨水泥填充肿瘤内切除所剩的空腔时，产生的热量可预防复发，即骨水泥的致热反应造成局部发热，使残存肿瘤组织坏死，却不损伤正常组织，避免并发症出现。

3. 切除或截肢　骨巨细胞瘤如为恶性，范围较大，有软组织浸润或术后复发，应根据具体情况考虑局部切除或截肢。有的切除肿瘤后，关节失去作用（如股骨颈），可考虑应用人工关节或关节融合术。

4. 放射治疗　骨巨细胞瘤在手术不易操作，或切除后对功能影响过大者（如椎体骨巨细胞瘤），可采用放射治疗，有一定疗效。少数病人放疗后可发生恶变。经手术或放疗的患者，应长期随诊，注意有无局部复发，恶性改变及肺部转移。

试题与答案

【单选题】

1. 骨折的治疗最正确原则是（ ）
  A. 复位、固定和功能锻炼
  B. 一般要求解剖复位
  C. 坚持固定与活动相结合
  D. 骨与软组织并重
  E. 局部与全身治疗兼顾

2. 骨折的专有体征是（ ）
  A. 疼痛
  B. 瘀斑
  C. 功能障碍
  D. 肿胀
  E. 反常活动

3. 属于骨折全身表现的是（ ）
  A. 休克
  B. 肿胀
  C. 疼痛
  D. 畸形
  E. 瘀斑

4. 属于不稳定性骨折的是（ ）
  A. 嵌插骨折
  B. 青枝骨折
  C. 横骨折
  D. 裂缝骨折
  E. 斜骨折

5. 运动系统最主要和最基本的检查方法是（ ）
  A. X线片
  B. CT
  C. MRI
  D. 物理学
  E. 肌电图

6. 男，16岁，右肘部摔伤2天。右肘关节肿胀，压痛明显，活动受限，内上髁处有骨擦感。对诊断有意义的首先检查是（ ）
  A. 核素骨扫描
  B. X线摄片
  C. B型超声
  D. CT
  E. MRI

7. 一臀位娩出婴儿，生后发现左大腿肿胀、缩短畸形，并有异常活动。为确定诊断首选的检查是（ ）
  A. 血常规
  B. 出凝血时间
  C. X线片
  D. CT
  E. MRI

8. 属于骨折早期并发症的是（　）
   A. 创伤性关节炎
   B. 缺血性骨坏死
   C. 关节僵硬
   D. 骨筋膜室综合征
   E. 坠积性肺炎

9. 属于骨折晚期并发症的是（　）
   A. 直肠损伤
   B. 脂肪栓塞
   C. 骨生长异常
   D. 骨折处感染
   E. 骨筋膜室综合征

10. 骨折的急救不包括（　）
   A. 一般处理
   B. 创口包扎
   C. 妥善固定
   D. 迅速运输
   E. 开放骨折复位

11. 骨折愈合的第二期是（　）
   A. 原始骨痂形成期
   B. 血肿机化演进期
   C. 骨痂改造塑形期
   D. 膜内化骨吸收期
   E. 软骨内化骨吸收期

12. 肌力测定的分级描述中,错误的是（　）
   A. 1 级：肌完全不能收缩,为完全瘫痪
   B. 2 级：肌收缩可使关节活动,但不能对抗重力
   C. 3 级：肌仅有抗重力,无抗阻力的收缩
   D. 4 级：肌有抗重力和抗阻力的收缩
   E. 5 级：肌有对抗强阻力的收缩

13. 男性儿童,左肘摔伤急诊就,小夹板外固定后,前臂高度肿胀,手部青白发凉,麻木无力,经拍 X 线片,诊断为左肱骨髁上骨折,若不及时处理,其最可能的后果是（　）

A. 感染
B. 缺血性骨坏死
C. 骨化性肌炎
D. 关节僵硬
E. 缺血性肌挛缩

14. 伸直型桡骨下端骨折的畸形是（　）
   A. 垂腕型
   B. 银叉型
   C. 尺偏型
   D. 爪型
   E. 僵硬型

15. 易发生缺血性坏死的骨折（　）
   A. 骨盆骨折
   B. 肱骨髁上骨折
   C. 股骨颈骨折
   D. 锁骨骨折
   E. Colles 骨折

16. 一臀位娩出婴儿,生后发现左大腿肿胀、缩短畸形,并有异常活动。如经检查诊断为左股骨干骨折,其首选的治疗方法应该是（　）
   A. 切开复位内固定手术
   B. 手法复位,小夹板外固定
   C. 垂直悬吊牵引
   D. 蛙位石膏外固定
   E. 将伤肢用绷带固定于胸腹部

17. 某建筑工人,从高处坠落,腰背挫伤,双下肢弛缓瘫痪,来院急诊。检查见腰部不能活动,双侧腹股沟以下感觉、运动及反射消失。X 线显示胸$_{12}$椎体压缩性骨折。入院后 2 小时其双下肢功能逐渐恢复。该患者的脊髓伤可能是（　）
   A. 脊髓震荡
   B. 脊髓出血
   C. 脊髓水肿
   D. 脊髓受压

E. 马尾损伤

18. 患者，男，25 岁，高空坠地，现场见：患者清醒，胸$_{10\sim11}$压痛，剑突以下感觉运动障碍，最恰当的急救搬运是( )

    A. 一人搂抱

    B. 一人抬头，一人抬足

    C. 一人背运

    D. 二人扶架而走

    E. 病人平卧木板搬运

19. 4 岁男孩，妈妈在给穿衣服时牵拉左腕，患儿突然大哭，左肘功能障碍，左手不肯拿取玩物。其可能的诊断是( )

    A. 左肘关节脱位

    B. 左肱骨髁上骨折

    C. 左肱骨内髁撕脱骨折

    D. 左肱骨外髁撕脱骨折

    E. 左桡骨头半脱位

20. 手部创口清创处理，一般不迟于( )

    A. 8 小时

    B. 9 小时

    C. 10 小时

    D. 11 小时

    E. 12 小时

21. 保存断肢最好的方法是( )

    A. 浸泡于生理盐水中

    B. 浸泡于抗生素溶液中

    C. 浸泡于苯扎溴铵溶液中

    D. 包装于口袋内干燥冷藏

    E. 置于冰块内

22. 骨骼肌肉系统恶性肿瘤最常见的转移部位是( )

    A. 肝

    B. 肺

    C. 脑

    D. 肾

    E. 胃肠道

23. 最常见的良性骨肿瘤为( )

    A. 骨髓瘤

    B. 骨软骨瘤

    C. 骨巨细胞瘤

    D. 骨囊肿

    E. 骨瘤

24. 最常见的恶性骨肿瘤是( )

    A. 骨肉瘤

    B. 软骨肉瘤

    C. 纤维肉瘤

    D. Ewing 肉瘤

    E. 脊索瘤

25. 软组织肉瘤最重要的预后因素( )

    A. 肿瘤的大小

    B. 肿瘤的部位

    C. 组织学分级

    D. 肿瘤的组织学类型

    E. 临床病程

26. 对化疗最敏感的软组织肉瘤是( )

    A. 儿童横纹肌肉瘤

    B. 纤维肉瘤

    C. 脂肪肉瘤

    D. 滑膜肉瘤

    E. 上皮样肉瘤

27. 恶性骨肿瘤的 X 线表现主要为( )

    A. 边缘不清楚，骨质破坏，骨膜反应明显

    B. 边缘清楚，骨质破坏，骨膜反应明显

    C. 边缘不清楚，骨质破坏，无骨膜反应

    D. 边缘不清楚，骨质增生，无骨膜反应

    E. 边缘清楚，骨质增生，无骨膜反应

28. 关于骨肿瘤的常见发生部位以下叙述错误的是( )

    A. 骨巨细胞瘤总是位于骺端和近骨端

    B. 软骨性肿瘤总是位于骺端或位于连接或跨越生长软骨的骨端

C. 在颅骨中常见到软骨源性的肿瘤

D. 脊索瘤几乎都在颅底、骶骨或脊椎上发生肢体部位极罕见

E. 造釉细胞瘤常在胫骨或尺骨上发生

29. 在 Enneking 分期系统中 T 代表( )

A. 肿瘤的大小

B. 肿瘤的解剖部位

C. 肿瘤有无转移

D. 组织学分级

E. 肿瘤的边界

30. 骨肉瘤新辅助化疗的意义不包括( )

A. 可以避免手术

B. 可以早期进行全身治疗以期消灭潜在的微小转移灶

C. 可以提高生存率延长生存时间

D. 提高保肢率，减少复发率

E. 可以评估术前化疗的疗效，指导术后化疗

31. 哪项是 DDH 最常用的分类方法( )

A. Crowe 分型

B. Hartofilakidis 分型

C. Perner 分型

D. Ficat 分型

32. X 线示脱位程度 75% ~ 100%，髋臼顶完全消失，内侧壁薄，髋臼前后柱完好。符合 Crowe 分型( )

A. Crowe Ⅰ 型

B. Crowe Ⅱ 型

C. Crowe Ⅲ 型

D. Crowe Ⅳ 型

33. DDH 的手术适应证不包括( )

A. 髋部疼痛

B. 跛行

C. 创伤性关节炎

D. 关节积液

E. 活动受限

34. DDH 的早期保髋手术包括( )

A. 髋臼周围截骨手术

B. 股骨头减压术

C. 关节置换术

D. 滑膜切除术

E. 石膏固定术

35. 股骨头血液供给的主要来源为( )

A. 腹壁浅动脉的分支

B. 腹壁下动脉的分支

C. 旋骨内、外侧动脉的分支

D. 股骨头圆韧带的小凹动脉

E. 股骨干滋养动脉

36. 股骨头坏死早期最敏感的检查为( )

A. X 线

B. CT

C. MRI

D. 核素扫描

E. ECT

37. 股骨头坏死的高危因素不包括( )

A. 长期酗酒

B. 髋部外伤 6 个月以内

C. 应用激素

D. 高龄妇女

E. 外伤

38. 股骨头坏死晚期常选择的治疗方式为( )

A. 髓芯减压

B. 髋关节置换

C. 截骨术

D. 骨移植术

E. 滑膜切除术

39. 股骨颈颈干角是( )

A. 107°

B. 117°

C. 127°

D. 137°

E. 140°

40. 化脓性关节炎的关节表现主要是( )

A. 红肿热痛

B. 活动受限

C. 畸形

D. 皮肤瘀斑

E. 皮肤破溃

41. 化脓性关节炎的感染途径最多见与以下哪种( )

A. 局部侵犯

B. 局部蔓延

C. 直接感染

D. 血源性感染

E. 淋巴管途径

42. 化脓性关节炎诊断的金标准是( )

A. 白细胞升高

B. 关节液培养阳性

C. 血沉升高

D. 抗感染治疗有效

E. 关节疼痛

43. 化脓性关节炎的分期,正确的是( )

A. 脓性渗出期

B. 水肿期

C. 炎症期

D. 僵直期

E. 液化坏死期

44. 在化脓性关节炎的诊疗过程中,行关节穿刺的意义主要是( )

A. 止痛

B. 消肿

C. 减少毒素吸收、关节液培养

D. 降体温

E. 改善功能

45. 化脓性关节炎最常见的致病菌是哪种( )

A. 链球菌

B. 金黄色葡萄球菌

C. 大肠杆菌

D. 炭疽杆菌

E. 肺炎球菌

46. 化脓性关节炎的首选治疗是( )

A. 抗生素治疗

B. 热敷

C. 功能锻炼

D. 冷敷

E. 牵引

47. 化脓性关节炎需与哪些疾病相鉴别( )

A. 骨关节炎

B. 丹毒

C. 蜂窝织炎

D. 膝关节结核

E. 类风湿性关节炎

48. 临床上化脓性关节炎最常见原因是( )

A. 关节有创诊疗

B. 静脉输液

C. 关节外伤

D. 皮肤感染

E. 口腔溃疡

49. 化脓性关节炎的主要治疗手段是( )

A. 关节置换

B. 关节镜手术

C. 关节旷置

D. 关节穿刺抗感染治疗

E. 牵引治疗

50. 强直性脊柱炎的可能病因是( )

A. 外伤

B. 遗传

C. 感染

D. 退变

E. 缺血缺氧

51. 强直性脊柱炎最早的受累关节多
见于（ ）
    A. 骶髂关节
    B. 髋关节
    C. 膝关节
    D. 踝关节
    E. 肘关节

52. 强直性脊柱炎的典型脊柱病理学
表现为（ ）
    A. 骨折
    B. 脱位
    C. 融合
    D. 楔形变
    E. 侧弯

53. 强直性脊柱炎的典型 X 线表现为（ ）
    A. 竹节样改变
    B. 虫蚀样改变
    C. 椎体楔形变
    D. 脊柱侧弯
    E. 腰椎生理弯曲消失

54. 早期强直性脊柱炎常需与以下哪
类疾病鉴别（ ）
    A. 脊柱结核
    B. 布氏杆菌脊柱炎
    C. 椎间盘炎
    D. 类风湿性关节炎
    E. 休门病

55. 早期治疗强直性脊柱炎的目的是（ ）
    A. 矫正畸形
    B. 治愈疾病
    C. 减轻疼痛
    D. 预防畸形
    E. 增加体重

56. 后期治疗的目的是（ ）
    A. 改善畸形
    B. 止痛

C. 根治疾病
D. 加强营养
E. 纠正心态

57. 强直性脊柱炎的治疗首选药物是（ ）
    A. 激素类
    B. 非甾类抗炎药
    C. 免疫抑制剂
    D. 生物制剂
    E. 中药制剂

58. 下列哪些不是强直性脊柱炎的常
见症状（ ）
    A. 腰痛
    B. 晨僵
    C. 夜间痛
    D. 臀部疼痛
    E. 膝关节痛

59. 强直性脊柱炎的常见鉴别疾病不
包括（ ）
    A. 腰肌劳损
    B. 类风湿性关节炎
    C. 特发性骨肥厚症
    D. 脊柱结核
    E. 休门病

60. 最常用的骨关节影像学检查技术
是（ ）
    A. X 线平片
    B. CT
    C. MRI
    D. 关节内造影检查
    E. ECT

61. 能够清晰显示关节软骨破坏的影
像学检查技术是（ ）
    A. X 线平片
    B. CT
    C. MRI
    D. 关节内造影检查

E. ECT

62. 膝关节骨性关节炎的早期微创手术是指（）

A. 关节镜微创技术

B. 截骨技术

C. 全关节置换手术

D. 局部穿刺技术

E. 单髁置换技术

63. 伴有膝关节畸形、屈伸活动明显受限的骨性关节炎最佳治疗方案是：（）

A. 关节镜微创技术

B. 局部封闭止痛。

C. 关节置换手术

D. 保守治疗

E. 关节冲洗

64. 膝关节半月板撕裂的最佳治疗方案（）

A. 关节镜微创手术治疗

B. 石膏托外固定

C. 膝关节开放手术

D. 局部封闭治疗

E. 功能锻炼

65. 骨性关节炎的体征不包括（）

A. 疼痛

B. 肿胀

C. 畸形

D. 功能障碍

E. 脓肿

66. 膝关节镜手术患者术前备皮的范围是（）

A. 上至大腿中段，下至踝关节

B. 上至大腿上 1/3，下至足趾

C. 上至大腿下 1/3，下至踝关节

D. 上至大腿下 1/3，下至足趾

E. 整个下肢

67. 关节镜手术后最常见的并发症（）

A、筋膜间隔综合征

B、关节内血肿

C、血栓性静脉炎

D、感染

E、韧带损伤

68. 膝关节骨性关节炎的常见病因不包括（）

A. 遗传

B. 劳累

C. 肥胖

D. 剧烈活动

E. 受冷

69. 人工关节置换术常见并发症中不包括（）

A. 深静脉血栓

B. 感染

C. 周围骨折

D. 假体松动

E. 皮疹

70. 男，50 岁，有腰腿疼痛 2 个月，疼痛可向左下肢放射，请结合所提供图像，选出最佳选项（）

A. L/S 椎间盘突出

B. L/L 椎间盘突出

C. 椎间盘变性

D. L/S 椎间盘膨出

E. L/L 椎间盘膨出

71. 诊断寰枢关节脱位时，颈椎正侧位平片测量寰齿间距应大于（）

A. 2mm

B. 3mm

C. 4mm

D. 5mm

E. 6mm

72. 患者颈椎外伤截瘫，查体：双上肢

屈肘位，屈肘动作存在，伸肘功能丧失，损伤部位是在（ ）

    A. 2～3 颈椎

    B. 3～4 颈椎

    C. 4～5 颈椎

    D. 5～6 颈椎

    E. 6～7 颈椎

73. 下列哪项临床表现与腰$_5$～骶$_1$ 椎间盘后突无关（ ）

    A. 腰腿痛

    B. 直腿抬高试验和加强试验阳性

    C. 外踝部和足背外侧痛觉减退

    D. 膝反射异常

    E. 踝反射异常

74. 以下哪组症状、体征最符合 L5～S1 椎间盘突出症的表现（ ）

    A. 骶髂部、髋部、大腿、小腿和足外侧疼痛，小腿和足外侧麻木，足趾背伸无力，踝反射正常

    B. 骶髂部、髋部、大腿、小腿后外侧疼痛，小腿和足背麻木，足趾背伸无力，踝反射正常

    C. 骶髂部、髋部、大腿前外侧、小腿前侧疼痛，小腿前内侧，伸膝无力，膝反射减低

    D. 骶髂部、髋部、大腿、小腿和足外侧疼痛，小腿和足外侧麻木，足趾跖屈无力，踝反射减弱

75. 下列哪项属于结构性脊柱侧弯？（ ）

    A. 功能性脊柱侧凸

    B. 下肢不等长性脊柱侧凸

    C. 骨盆倾斜继发脊柱侧凸

    D. 坐骨神经痛引起脊柱侧凸

    E. 特发性脊柱侧凸

76. 临床上发病率最高的颈椎病是哪个类型（ ）

    A. 脊髓型

    B. 交感神经型

    C. 椎动脉型

    D. 神经根型

    E. 混合型

77. 提高对腰椎间盘突出诊断的精确性，确定手术部位的特殊检查是（ ）

    A. 椎管造影

    B. B 超检查

    C. MR 检查

    D. CT 检查

    E. 可视性椎间盘造影

78. 腰椎间盘突出症，早期基本的活动方法是（ ）

    A. 推拿按摩

    B. 止痛药

    C. 理疗

    D. 完全卧床休息

    E. 脊肌锻炼

79. 腰椎间盘突出的临床体征中，最有意义的是（ ）

    A. 腰椎侧突

    B. 腰部活动受限

    C. 压痛及骶棘肌挛缩

    D. 直腿抬高试验阳性

    E. 直腿抬高试验及加强试验阳性

80. 慢性骨髓炎（ ）

    A. 手术应做到死骨摘除彻底

    B. X 线片可见 Codman 三角

    C. 杜加征阳性

    D. 伤后出现"餐叉"样畸形

    E. 早期局部分层穿刺有助于诊断

81. 对慢性化脓性骨髓炎最有意义的诊断依据是（ ）

    A. 皮肤有窦道并见死骨排出

    B. 局部肿痛及患肢功能障碍

    C. 寒战、高热等全身感染中毒症状

D. 白细胞总数及中性白细胞增高

E. X 线未见显示骨皮质破坏和骨膜反应

82. 骨与关节结核的手术适应证为（　）

A. 年龄过大或过小

B. 有其他脏器活动性结核病变

C. 抗结核治疗在 2 周之内

D. 全身中毒症状严重，抗结核药物效果不佳

E. 窦道流脓经久不愈

答案

1－5：A、E、A、E、A

6－10：B、C、D、C、E

11－15：A、A、E、B、C

16－20：E、A、E、E、A

21－25：D、B、B、A、C

26－30：A、A、C、A、A

31－35：A、C、D、A、C

36－40：C、D、B、D、A

41－45：D、B、A、C、B

46－50：A、D、A、D、B

51－55：A、C、A、D、D

56－60：A、D、E、E、A

61－65：C、B、C、A、E

66－70：A、B、E、E、A

71－75：B、E、D、D、E

76－80：D、E、D、E、A

81－82：A、D

【多选题】

1. 嵌插骨折的诊断根据是（　）

A. 压痛和轴向叩击痛

B. 骨折部的反常活动和骨擦音

C. 软组织肿胀和瘀斑

D. 畸形

E. 局部皮温高

2. 对放疗敏感的肿瘤（　）

A. 骨肉瘤

B. 尤文肉瘤

C. 软骨肉瘤

D. 淋巴瘤

E. 脂肪瘤

3. 脊髓性颈椎病的主要原因有（　）

A. 颈椎间盘急性突出

B. 连续性后纵韧带骨化

C. 椎体后缘骨赘

D. 增生、肥厚的黄韧带

E. 颈椎骨折脱位直接压迫

4. 患者，女，55 岁，腰痛 3 年，行走时伴左下肢放射痛 3 个月。近 1 周腰腿痛加重，行走约 300m 即需要停步休息，休息后右下肢痛缓解，但不能完全消失。查体：下腰椎叩击痛阳性，左直腿抬高试验阳性（45°），加强试验阳性。该患者可能存在的诊断有（　）

A. 腰肌劳损

B. 腰椎管狭窄症

C. 腰椎滑脱症

D. 腰椎间盘突出症

E. 腰椎不稳症

5. 关于强直性脊柱炎错误的是（　）

A. 常出现脊柱侧弯畸形

B. HLA－B27 阳性率高

C. 早期常累及双侧骶髂关节

D. 可累积髋关节，导致关节僵直

E. 多见于年轻，女性

6. 断肢（指）的现场急救包括（　）

A. 止血

B. 包扎创面

C. 保藏断肢（指）

D. 迅速转运

7. 骨科理学检查的内容包括（　）

A. 望诊

B. 触诊

C. 动诊

D. 量诊

8. 石膏固定术的常见并发症( )

A. 骨筋膜室综合征

B. 失用性骨质疏松

C. 化脓性皮炎

D. 石膏综合征

9. 腰椎间盘突出症可分为( )

A. 膨隆型

B. 突出型

C. 脱垂游离型

D. Schmorl 结节及经骨突出型

10. 骨折的处理原则包括( )

A. 复位

B. 固定

C. 功能锻炼

D. 清创

11. 骨折愈合的过程分( )

A. 血肿机化演进期

B. 原始骨痂形成期

C. 骨痂改造塑形期

D. 功能恢复期

12. 腰椎间盘突出症的常见体征为( )神经系统表现。

A. 腰椎侧突

B. 腰部活动受限

C. 压痛、叩痛

D. 直腿抬高试验及加强试验阳性

13. 颈椎病可分为( )

A. 神经根型颈椎病

B. 脊髓型颈椎病

C. 椎动脉型颈椎病

D. 交感神经型颈椎病

14. 下列哪些是恶性骨肿瘤( )

A. 骨肉瘤

B. 骨髓瘤

C. 脊索瘤

D. 嗜酸性肉芽肿

E. 软骨肉瘤

15. 踝关节外侧副韧带急性部分损伤时应采用( )

A. 立即冷敷

B. 背屈90°，外翻位靴形石膏固定

C. 背屈90°，外翻位宽胶布固定

D. 切开复位，修复韧带

E. 立即热敷

16. 骨盆骨折的常见并发症( )

A. 腹膜后血肿

B. 盆腔内脏损伤

C. 膀胱或后尿道损伤

D. 神经损伤

17. 胸腰段脊柱骨折临床表现包括( )

A. 胸腰背肿胀、瘀斑

B. 生理弧度消失

C. 活动障碍

D. 异常活动及骨摩擦音

E. 畸形

18. 骨折的急救处理包括( )

A. 一般处理

B. 伤口包扎

C. 妥善固定

D. 迅速运输

19. 颈椎病可分为( )

A. 神经根型颈椎病

B. 脊髓型颈椎病

C. 椎动脉型颈椎病

D. 交感神经型颈椎病

20. 化脓性骨髓炎根据其感染途径分为( )

A. 血源性骨髓炎

B. 创伤性骨髓炎

C. 外来性骨髓炎

D. 内源性骨髓炎

答案

1～5：ACD、BD、CE、BCDE、AE
6～10：ABCD、ABCD、ABCD、ABCD、ABC
11～15：ABC、ABCD、ABCE、ABC
16～20：ABCD、ABCE、ABCD、ABCD、ABC

附：基本操作技术

一、清创、换药

（一）清创

清创术是指使污染伤口变为清洁伤口的一般处理方法。一般伤口的清创宜在伤后6～8小时进行。血运丰富、污染轻、失活组织少的伤口，虽受伤时间已较长，但只要伤口的污染未发展为感染，均可考虑做清创处理。如头面部伤口局部血运良好，伤后12小时仍可按污染伤口行清创术。反之，血运差、污染重，则伤后4～6小时即可发生感染，已不宜按污染伤口进行清创处理。

1. 清创原则

（1）尽早、彻底地清创，严格无菌操作。

（2）注意伤口内组织生命力的判断，伤口内清洗、消毒时不宜用有颜色和刺激性的液体。

（3）尽量保持受伤局部形态及功能的完整。重要的血管、神经、肌腱、器官应尽可能保存和修复。浅部的血管、神经、肌腱、骨、关节囊，应有皮下组织及皮肤的保护覆盖。

（4）开放性骨折清创时一般不作内固定。

（5）缝合时注意组织层次对合。清创有感染可能的伤口，可考虑延期缝合。

2. 清创护理

（1）清创前注意收集病史，做好护理检查，充分评估全身和局部的伤情并做好有关护理记录。

（2）伤情严重时主动配合医生做好患者抢救工作。

（3）全身伤情严重、局部因创伤而导致形态和功能明显受损，患者因此而焦虑、恐惧时，应做好解释、安慰工作，争取患者术中的配合。

（4）清创时做到认真、仔细、正确、快捷，严格无菌操作，尽可能保证创伤局部形态和功能的完整。

（5）清创后注意适当固定和抬高患肢，随时观察其血运情况并做好相应处理。

（6）术后遵医嘱给予抗生素预防感染，配合医生作破伤风预防的常规处理。

（7）密切观察伤口愈合情况，清创后的伤口仍发生感染者及时按感染伤口进行处理。

（8）指导患者早期活动及功能锻炼，促进功能恢复。

（二）换药

换药又称更换敷料，是一项重要的外科基本技术操作，是外科医护工作的重要内容。要求严格遵守无菌原则，操作熟练，动作细致。正确掌握换药原则和操作方法能够促进伤口的愈合。

1. 适应证　①患者创口出血、化脓分泌物甚多；②患者创口引流物移动或拔除者；③患者敷料移动、脱落，或创口暴露、感染；④患肢肿胀有受压迫现象；⑤需经观察或检查的创口，如手部的创口、再植创面等；⑥缝合创口到期拆线。

2. 换药目的　换药前首先要了解创伤情况，确定换药目的，及时处理，达到最佳疗效。

（1）改善伤口环境，以利伤口愈合。

（2）改善肉芽组织，减少瘢痕形成。

（3）保护伤口，防止再损伤或污染。

（4）调整敷料包扎松紧度，改善局部血液循环和营养环境。

（5）及时了解所用药物及换药方法的效果，做到用药合理，方法适当，促进创面早日愈合，缩短疗程，使患者尽快康复。

3. 换药原则

（1）严格无菌操作：换药时衣帽整洁，洗手，戴口罩；接触伤口的物品均应无菌，做到一份无菌物品用于一处伤口。

（2）遵循换药操作流程，动作轻柔、细致，避免或减少出血。

（3）遵循换药顺序：先清洁伤口、污染伤口、感染伤口，特异性感染伤口应专人换药。

（4）换药时间：换药时应避开晨间护理、患者进餐及睡眠、家属探视时间等。

（5）引流物的处理：橡皮片引流一般在手术后 1~2 天拔除，烟卷、乳胶管引流可视引流液的多少而定。

（6）观察病情：换药过程注意观察患者全身情况，各种伤口变化，根据情况给予适当处理，防止发生并发症。

（7）计划用药：创伤换药既要计划用药、节约材料，又要做到包扎整齐、美观，让患者感到舒适。

4. 换药的频率　患者都希望自己的伤口早日愈合，以为换药越勤伤口愈合越快。其实这种想法是缺乏科学根据的。伤口大致可分为两层：表面一层是肉芽组织，良好的肉芽色泽鲜艳，呈颗粒状，坚实而有弹性，轻触易出血，它对伤口的愈合起主要作用。肉芽组织对理化的刺激抵抗力弱，过多的冲洗和擦拭都会发生挫伤。第二层是瘢痕组织层，由较老的肉芽组织形成，它对各种刺激有较强的抵抗力。但过频的刺激，会影响表层肉芽组织的血液供应。因此，伤口换药太勤，过多的冲洗或擦拭，会使肉芽组织受到不应有的损伤，使伤口受到空气中污物和细菌的污染，对伤口愈合不利。

（1）无引流物的缝合伤口，一般在术后第三天换药一次，如无感染征象，可至伤口愈合或拆线时再次换药。

（2）污染、渗出较多、伤口内放置引流物的伤口应随时换药，以避免渗血、渗液湿透外层纱布，引流物一般于术后 24~48 小时取出。

（3）术后 3~4 天若患者自觉伤口疼痛或有发热，应及时检查伤口，观察有无感染发生。

（4）肉芽组织生长健康、分泌物少，触之易出血，外敷生理盐水或凡士林纱布即可，每日或隔日换药一次。

5. 常用药物

（1）酒精：压疮防护（50% 乙醇）、皮肤及器械消毒（70% 乙醇）。表皮完整的伤口可以用酒精换药，如果表皮破损不能用酒精，一般选用碘伏。

（2）碘伏：对黏膜刺激性小，不需用乙醇脱碘，无腐蚀作用，且毒性低。碘伏无论是应用范围（黏膜、皮肤等），还是消毒效果，均优于碘酒（较少过敏反应），不过也有适用范围，出血多的伤口，效果不好，创面过大也不宜应用。碘伏是络合碘，对油腻的创口或者皮脂腺发达的部位无效或者效果不好。

（3）生理盐水（0.9% 氯化钠溶液）：用于创口的洗涤湿敷。一般用在血供丰富、创面分泌物较多、感染机会小，且感觉敏锐的黏膜。生理盐水的应用只是为了冲洗和湿化，因为对于一个面积广泛的创口或者合并不平整的创口，冲洗能够去除一些杂质和感染物。

（4）双氧水（3% 过氧化氢溶液）：清洗创面、溃疡、脓窦、松解坏死组织，去除黏附的敷料。

（5）庆大霉素溶液（0.2%~0.5%）：局部冲洗，用于铜绿假单胞菌、葡萄球菌感染创面。

（6）氧化锌明胶：经久不愈的小腿溃疡。

（7）硫酸镁（50%）溶液：用于挫伤、蜂窝织炎、丹毒等的消炎消肿，局部湿热敷。

（8）硼酸软膏（5%）：烧伤、擦伤、皮肤溃疡及压疮。

（9）胰岛素：主要应用于糖尿病患者的不愈合伤口。

6. 换药步骤

（1）换药前准备

1）环境准备：保持换药室空气清洁，光线充足，温度适宜。病房换药应准备屏风。换药时禁止家属及探视人员进入。

2）患者准备：做好解释并取得患者配合，安置舒适体位，充分暴露创面并注意保暖。

3）换药者准备：严格无菌操作，操作前清洁双手必要时穿隔离衣，戴无菌手套。

4）用物准备：治疗盘内有消毒镊子、换药包（换药碗、棉球数个、消毒镊子或止血钳 2 把、弯盘、无菌敷料）、绷带胶布、皮肤消毒液、必要时备引流条、生理盐水等。

（2）换药操作

1）取下敷料：撕胶布时方向与伤口纵轴方向平行，动作轻柔；外层敷料用手揭去，内层用无菌镊除去，若内层敷料与创面粘贴，可用生理盐水浸湿后轻柔揭去，以避免引起疼痛、创面出血或撕掉新生上皮组织。

2）处理创面：双手执镊操作，一镊接触伤口，一镊夹取无菌物品，两镊不可相互接触。清洁伤口，自内向外消毒伤口周围皮肤，消毒范围应稍大于敷料范围；感染伤口，由外向内消毒伤口周围皮肤。要避免消毒液流入伤口内，再用盐水棉球或其他药物棉球拭净分泌物、脓液、纤维素膜等，坏死组织、痂皮等予以剪除，并酌情取标本送细菌培养。

3）创面用药：据创面感染情况和细菌培养及药敏试验结果选用抗菌药物，或用3%过氧化氢液冲洗伤口。

4）置引流物：以伤口深度和创面情况选择合适的引流物。

5）包扎伤口：据伤口分泌物量加盖无菌敷料于创面或伤口，用胶布或绷带固定。

（3）换药后整理：换药完毕后，安置患者于舒适体位，整理床单位。妥善处理污物和器械，洗手。

（4）换药中应重视的几个问题

1）引流通畅，利于排除脓液或防止积血。

2）清除创口异物、坏死组织。

3）保护新鲜肉芽组织，有水肿者消除肉芽组织。

4）保护好创口周围皮肤，预防发生皮炎或湿疹。

5）应在感染高峰到达之前及时换药，术后24～48小时换药较好。换药不仅能防止感染，控制炎症反应；同时也可清除术后渗出物，在换药时既要看伤口，又要问病情，以科学的方法加以验证，才是伤口换药的全过程。只有树立这种观念，才能使伤口达到及时愈合，提高护士的护理治疗水平。

二、缝合、打结、拆线

（一）缝合

缝合是将已经切开或外伤断裂的组织、器官进行对合或重建其通道，恢复其功能。是保证良好愈合的基本条件，也是重要的外科手术基本操作技术之一。不同部位的组织器官需采用不同的方式方法进行缝合。缝合可以用持针钳进行，也可徒手直接拿直针进行，此外还有皮肤钉合器，消化道吻合器，闭合器等。缝合的基本步骤以皮肤间断缝合为例说明缝合的步骤：

1. 缝合步骤

（1）进针：缝合时左手执有齿镊，提起皮肤边缘，右手执持针钳，用腕臂力由外旋进，顺针的弧度刺入皮肤，经皮下从对侧切口边缘穿出。

（2）拔针：可用有齿镊顺针前端顺针的弧度外拔，同时持针器从针后部顺势前推。

（3）出针、夹针：当针要完全拔出时，阻力已很小，可松开持针器，单用镊子夹针继续外拔，持针器迅速转位再夹针体（后1/3弧处），将针完全拔出，由第一助手打结，第二助手剪线，完成缝合步骤。

2. 常见缝合方法简介

（1）单纯缝合法：使切口创缘的两侧直接对合的一类缝合方法，如皮肤缝合。

1）单纯间断缝合：操作简单，应用最多，每缝一针单独打结，多用在皮肤、皮下组织、肌肉、腱膜的缝合，尤其适用于有感染的创口缝合。

2）连续缝合法：在第一针缝合后打结，继而用该缝线缝合整个创口，结束前的一针，将重线尾拉出留在对侧，形成双线与重线尾打结。

3)连续锁边缝合法:操作省时,止血效果好,缝合过程中每次将线交错,多用于胃肠道断端的关闭,皮肤移植时的缝合。

4)8字缝合:由两个间断缝合组成,缝扎牢固省时,如筋膜的缝合。

5)贯穿缝合法:也称缝扎法或缝合止血法,此法多用于钳夹的组织较多,单纯结扎有困难或线结容易脱落时。

(2)内翻缝合法:使创缘部分组织内翻,外面保持平滑。如胃肠道吻合和膀胱的缝合。

1)间断垂直褥式内翻缝合法:又称伦孛特(Lembert)缝合法,常用于胃肠道吻合时缝合浆肌层。

2)间断水平褥式内翻缝合法:又称何尔斯得(Halsted)缝合法,多用于胃肠道浆肌层缝合。

3)连续水平褥式浆肌层内翻缝合法:又称库兴(Cushing)缝合法,如胃肠道浆肌层缝合。

4)连续全层水平褥式内翻缝合法:又称康乃尔(Connells)缝合法,如胃肠道全层缝合。

5)荷包缝合法:在组织表面以环形连续缝合一周,结扎时将中心内翻包埋,表面光滑,有利于愈合。常用于胃肠道小切口或针眼的关闭、阑尾残端的包埋、造瘘管在器官的固定等。

6)半荷包缝合法:常用于十二指肠残角部、胃残端角部的包埋内翻等。

(3)外翻缝合法:使创缘外翻,被缝合或吻合的空腔之内面保持光滑,如血管的缝合或吻合。

1)间断垂直褥式外翻缝合法:如松弛皮肤的缝合。

2)间断水平褥式外翻缝合法:如皮肤缝合。

3)连续水平褥式外翻缝合法:多用于血管壁吻合。

(4)减张缝合法:对于缝合处组织张力大,全身情况较差时,为防止切口裂开可采用此法,主要用于腹壁切口的减张。缝合线选用较粗的丝线或不锈钢丝,在距离创缘2~2.5cm处进针,经过腹直肌后鞘与腹膜之间均由腹内向皮外出针,以保层次的准确性,亦可避免损伤脏器。缝合间距离3~4cm,所缝合的腹直肌鞘或筋膜应较皮肤稍宽。使其承受更多的切口张力,结扎前将缝线穿过一段橡皮管或纱布做的枕垫,以防皮肤被割裂,结扎时切勿过紧,以免影响血运。

(5)皮内缝合法:可分为皮内间断及皮内连续缝合两种,皮内缝合应用眼科小三角针、小持针钳及0号丝线。缝合要领:从切口的一端进针,然后交替经过两侧切口边缘的皮内穿过,一直缝到切口的另一端穿出,最后抽紧,两端可作蝴蝶结或纱布小球垫。常用于外露皮肤切口的缝合,如颈部甲状腺手术切口。其缝合的好坏与皮下组织缝合的密度、层次对合有关。如切口张力大,皮下缝合对拢欠佳,不应采用此法。此法缝合的优点是对合好,拆线早,愈合瘢痕小,美观。

随着科学技术的不断发展,除缝合法外,尚有其他的一些闭合创口的方法,如吻合器、封闭器、医用黏胶、皮肤拉链等。

3. 缝合的基本原则

（1）要保证缝合创面或伤口的良好对合：缝合应分层进行，按组织的解剖层次进行缝合，使组织层次严密，不要卷入或缝入其他组织，不要留残腔，防止积液、积血及感染。缝合的创缘距及针间距必须均匀一致，这样看起来美观，更重要的是，受力及分担的张力一致并且缝合严密，不至于发生泄漏。

（2）注意缝合处的张力：结扎缝合线的松紧度应以切口边缘紧密相接为准，不宜过紧，换言之，切口愈合的早晚、好坏并不与紧密程度完全成正比，过紧过松均可导致愈合不良。伤口有张力时应进行减张缝合，伤口如缺损过大，可考虑行转移皮瓣修复或皮片移植。

（3）缝合线和缝合针的选择要适宜：无菌切口或污染较轻的伤口在清创和消毒清洗处理后可选用丝线，已感染或污染严重的伤口可选用可吸收缝线，血管的吻合应选择相应型号的无损伤针线。

（二）打结

1. 概述　打结是外科手术操作中十分重要的技术，是最基本的操作之一，它贯穿在外科基本操作的全程。结扎是否牢固可靠，与打结的方法正确与否有关，牢固可靠的结扎有赖于熟练、正确打结技术。打结的速度与质量不仅与手术时间的长短有关，也会影响整个手术质量及患者的预后，甚至危急患者的生命安全。质量不高的结或不正确的结，可粗暴地牵拉组织，尤其是精细手术及涉及血管外科时，可导致结扎不稳妥不可靠，术后线结滑脱和松结引起出血、继发感染及消化液泄漏等。因此必须正确，熟练地掌握外科打结技术。

现代外科技术，许多操作已有不少的演变和更新，就外科打结而言，如消化管的钉合、皮肤钉合、创口贴合、血管出血的钛夹止血等，省去了不少打结操作，但仍无法完全取代打结，尽管在特殊情况下采取一些局限性的固定技术，其间仍还要采用打结的办法。各种结扎，临床上采用丝线结扎最多，其主要原因是丝线柔韧性高，质软、拉力好、操作方便，不易滑脱，组织反应轻，能耐高温消毒、价廉、来源易。操作所用丝线的粗细，要以张力足够而又遗留异物最少为原则。

2. 结的种类

（1）单结：为各种结的基本结，只绕一圈，不牢固，偶尔在皮下非主要出血结扎时使用，其他很少使用。

（2）方结：也叫平结，由方向相反的两个单结组成（第二单结与第一单结方向相反），是外科手术中主要的结扎方式。其特点是结扎线来回交错，着力均匀，打成后愈拉愈紧，不会松开或脱落，因而牢固可靠，多用于结扎较小血管和各种缝合时的结扎。

（3）外科结：第一个线扣重绕两次，使线间的摩擦面及摩擦系数增大，从而也增加了安全系数。然后打第二个线扣时不易滑脱和松动，比较牢固。用于较大血管和组织张力较大部位的结扎。但因麻烦及费时，手术中极少采用。

（4）三叠结：又称三重结，就是在方结的基础上再重复第一个结，且第三个结与第二个结的方向相反，以加强结扎线间的摩擦力，防止线松散滑脱，因而牢固可靠，常用于较大血管和较多组织的结扎，也用于张力较大组织缝合。尼龙线、肠线的打结也常用此结。缺点为组织内的结扎线头较大，使较大异物遗留在组织中。

（5）滑结：在作方结时，由于不熟练，双手用力不均，致使结线彼此垂直重叠无法结牢而形成滑结，而不是方结，应注意避免，改变拉线力量分布及方向即可避免。手术中不宜采用此结，特别是在结扎大血管时应力求避免使用。

（6）假结：又名"顺结""十字结"。结扎后易自行滑脱和松解。构成两单结的方向完全相同，手术中不宜使用，尤其是在重要部位的结扎时忌用。

3. 打结注意事项　在练习打结的过程中应注意的事项有：

（1）无论用何种方法打结，相邻两个单结的方向不能相同，否则易作成假结而松动。

（2）打结时两手用力点和结扎点三点应成一条直线，如果三点连线成一定的夹角，在用力拉紧时易使结扎线折断。而且两手用力要均匀，如果一手紧一手松，则易成滑结而滑脱。

（3）根据作结处的深度和结扎对象选择一段适当长短和粗细的结扎线，作结前用盐水浸湿可增加线的韧性和摩擦力，既易拉紧又不易折断。

（4）深部打结时，因空间狭小而使两手．难于同时靠近结扎处，此时可以在作结后以一手拉住线的一端，另一线端可用另外一只手的示指在近结扣处反向推移，徐徐收紧结扣。遇张力较大的组织结扎时，往往在打第二结时第一结扣已松开，此时可在收紧第一结扣以后，助手用一把无齿镊夹住结扣，待收紧第二结扣时再移除镊子。

（三）拆线

1. 外科手术后拆线法适应证

（1）无菌手术切口，局部及全身无异常表现，已到拆线时间，切口愈合良好者。面颈部4～5日拆线；下腹部、会阴部6～7日；胸部、上腹部、背部、臀部7～9日；四肢10～12日，近关节处可延长一些，减张缝线14日方可拆线。

（2）伤口术后有红、肿、热、痛等明显感染者，应提前拆线。

2. 外科手术后拆线法禁忌证　遇有下列情况，应延迟拆线。

（1）严重贫血、消瘦，轻度恶病质者。

（2）严重失水或水电解质紊乱尚未纠正者。

（3）老年患者及婴幼儿。

（4）咳嗽没有控制时，胸、腹部切口应延迟拆线。

3. 外科手术后拆线法准备工作　无菌换药包，小镊子2把，拆线剪刀及无菌敷料等。

4. 外科手术后拆线法操作方法

（1）取下切口上的敷料，用酒精由切口向周围消毒皮肤一遍。

（2）用镊子将线头提起，将埋在皮内的线段拉出针眼之外少许，在该处用剪刀剪断，以镊子向剪线侧拉出缝线。

（3）再用酒精消毒皮肤一遍后覆盖纱布，胶布固定。

三、石膏固定

石膏固定是骨科常用的一种外固定方法。因石膏能贴紧肢体包扎，并具有硬化后的坚固性和良好的可塑性，可用于骨折固定，畸形矫正，炎症的局部制动等，临床应用广泛。

1. 石膏材料

（1）熟石膏：临床上应用最广泛，其化学成分是不结晶白色粉末状的熟石膏（$2CaSO_4 \cdot H_2O$），由天然石膏（$CaSO_4 \cdot 2H_2O$）经加工脱水而形成。它遇水能迅速吸收水分而还原成结晶的石膏而变硬，从而起到固定作用。一般从浸湿到干燥变硬坚固需 $10 \sim 20$ 分钟。

（2）黏胶石膏绷带：黏胶石膏绷带是一种浸透石膏的粗布绷带，石膏均匀黏附于胶质黏合剂完全混合的支撑纱布上。其优点是：使用时石膏的损失小，节省材料；石膏绷带较清洁及舒适；石膏的黏度增加有利于塑形；防水性较普通石膏好；固定稳固。

（3）高分子绷带：医用高分子绷带是一种新型固定材料，与传统使用的石膏材料相比，具有强度高、重量轻、抗水、透气性好、不宜导致皮肤过敏、硬化速度快、X 线通透性好等优点，现已在临床广泛使用。主要类型有：光敏塑料绷带、热塑性高分子绷带、水固化高分子绷带。

2. 适应证

（1）骨折固定。

（2）矫形手术后的固定。

（3）四肢的神经、血管、肌腱损伤手术后的制动。

（4）骨关节炎症的局部制动。

（5）关节损伤、脱位复位后的固定。

3. 石膏的类型

（1）固定四肢的石膏：包括石膏管形和石膏托。如短臂石膏管形或石膏托、长臂石膏管形或石膏托、短腿石膏管形或石膏托、长腿石膏管形或石膏托。

（2）固定肩部的石膏：如肩人字石膏。

（3）固定躯干的石膏：石膏围腰、石膏围领、石膏背心及石膏床。

（4）固定髋部的石膏：髋人字石膏、蛙式石膏。

4. 上石膏的方法

（1）向患者说明石膏固定的目的和注意事项，取得患者配合。对固定肢体的皮肤用肥皂及清水清洗并擦干。

（2）有伤口应更换敷料，避免环绕包扎以免阻碍肢体的血液循环。

（3）将肢体摆放于功能位或所需要的特殊位置，由支架悬吊或专人扶持。

（4）为保护骨隆突部的皮肤及软组织不被压伤，在皮肤表面放置石膏衬垫。

（5）石膏包扎技术操作：①将石膏平放于 $40 \sim 42 ℃$ 的温水内，待气泡出净后取出，用双手握其两端，向当中轻挤，不需拧干，挤去多余水分即可使用；②将石膏卷贴着躯体向前推着滚动，自肢体近端向远端一层层地进行缠绕，边推边用手抚摩，以使石膏各层贴紧，无缝隙，平滑无褶。缠绕时，每两层之间应相互覆盖，约占宽度的一半。在肢体粗细不等处，要作拉回打折，即将较细部位每一层绷带的松弛部向后折回，松紧要适度；③缠绕完毕，给予适当的捏塑及修整，抚平石膏表面使之平滑美观，剪去多余部分使边缘整齐。四肢石膏固定应将指、趾端露出，以便观察肢体血液循环及功能锻炼。固定躯干的石膏，为了利于呼吸、进食、排泄及换药，需开窗。

（6）在石膏表面注明上石膏的日期。石膏硬固定型后方可移动患者。

5. 石膏的拆除　拆除石膏需有专用的工具，如石膏剪、石膏刀、石膏锯、石膏撑开器等。管形石膏的拆除方式是纵形剖开，可用石膏剪从石膏一端开始，向中间推进。石膏较厚部位可用电动石膏锯进行切割，然后用石膏剪剪开。拆除时，用石膏撑开器将石膏撑开，直到能把肢体从石膏内移出为止。

四、牵引技术

牵引技术是通过牵引装置，利用牵引力与反牵引力对肢体或躯干进行牵拉，使骨折、脱位获得复位和固定，使关节挛缩畸形得到矫正的方法。牵引既有复位又有固定作用，是骨科中常用的治疗技术。

1. 目的

（1）使骨折、关节脱位复位。

（2）稳定骨折断端，有镇痛和便于骨折愈合的作用。

（3）固定患肢，防止病理性骨折。

（4）矫正和预防关节屈曲挛缩畸形。

（5）使肢体制动，减少局部刺激，减轻局部炎症扩散。

（6）解除肌肉痉挛，改善静脉血液回流，消除肢体肿胀。

2. 牵引的种类

（1）皮肤牵引：皮肤牵引是利用紧贴皮肤的胶布条或乳胶海绵带对肢体施加牵引力，使牵引力通过皮肤、皮下组织传递到骨骼或关节上，从而缓解肌肉痉挛，克服骨折移位和关节脱位。皮肤牵引的特点是操作简单易行，不需穿伤骨组织，患者痛苦小。其缺点是不能承受太大的拉力，牵引的重量一般不超过 5kg。适应证为治疗老年人或儿童骨折的牵引、关节炎症的制动及预防关节挛缩畸形等。牵引方法：①胶布皮肤牵引将患肢皮肤剃毛后用肥皂水和清水洗净擦干，涂上复方安息香酸酊以增加胶布与皮肤间的黏着性及减少对胶布的过敏。按患肢的长度及粗细准备长、宽适度的胶布条，其长度应从骨折断端至肢体远侧 10cm。在胶布长度的中点贴上扩张板，将胶布贴于肢体两端，用手轻轻按摩，使胶布各处均与皮肤紧贴，平整无皱褶，然后用绷带自远端向近端均匀加压缠缚包扎。在扩张板的中央孔中穿上牵引绳，将牵引绳拉到牵引床上，然后穿过滑轮，连接牵引锤，将床尾抬高 15～25cm；②海绵套牵引取大小适宜的海绵皮肤牵引套，其内面铺上衬垫，套于患肢上，将牵引套的尼龙搭扣相互黏合，注意松紧适度。通过扩张板连接上牵引绳及牵引锤，抬高床尾即可牵引。

（2）骨牵引：骨牵引是利用钢针或骨牵引钳穿通骨质而进行的牵引。其牵引力直接作用于骨骼或关节，最大可承受 20kg 的牵拉力量，牵引效果好。缺点是患者痛苦大，并容易引起感染。适应证：局部创伤严重或肿胀明显者、颈椎骨折脱位、肌力强大容易移位的成年人骨折或关节脱位、某些矫形手术的术前准备。牵引用物准备：牵引床、牵引架、牵引绳、牵引锤、床脚垫、牵引钢针等。骨牵引是在无菌操作和局部麻醉下进行，局部麻醉后将钢针直接插入或穿过骨折处远端的骨骼，然后装上牵引弓，连接上牵引绳和牵引锤，将患肢置于牵引架上即可。

（3）兜带牵引：临床常用的有枕颌带牵引、骨盆带牵引和骨盆兜悬吊牵引。①枕颌带牵引：常用于颈椎骨折脱位、颈椎结核、颈椎病等。用物准备：枕颌带、棉垫、牵引装置（牵引锤、滑轮、牵引绳）。牵引方法：将棉布、颈部皮肤用温水洗净擦干，在下颌、耳后、枕部垫上衬垫，以保护皮肤，戴上枕颌带，然后接上牵引装置。牵引重量一般不超过5kg；②骨盆牵引：可以牵拉脊柱，常用于椎间盘突出症，脊柱侧弯等疾病。用物准备：骨盆牵引带、棉垫、牵引装置（牵引锤、滑轮、牵引绳）。牵引方法：用温水洗净腰部、髂嵴、臀部、尾骶部的皮肤并擦干。将骨盆牵引带的内面铺上衬垫，围于腰部、髂嵴、臀部、尾骶部，系紧两端系带，连接牵引装置。注意两侧牵引重量应相等，一般不应超过10kg，以患者感觉舒适为宜；③骨盆兜悬吊牵引：骨盆骨折侵及骨盆环而无重叠错位，可采用骨盆兜悬吊牵引。用物准备：骨盆兜、棉垫、牵引装置（牵引锤、滑轮、牵引绳）。牵引方法：用温水洗净腰部、臀部、会阴部皮肤。将棉垫置于骨盆兜内面，经腰部、臀部后方将臀部吊起，然后接上牵引装置。牵引重量以使臀部离床为宜。

五、关节穿刺

对于关节肿胀积液，可以吸出关节液和分泌物进行检查和治疗。

1. 穿刺部位

（1）髋关节：腹股沟韧带中点向下外方股动脉搏动的外侧，垂直刺入直达骨骺，稍向上提即为关节。

（2）膝关节：经膝关节外，髌骨中点下方间隙直接刺入。

（3）踝关节：胫前肌与内踝之间或趾长伸肌腱与外踝之间。

（4）肩关节：可通过前方或侧方或关节肿胀明显波动处，容易触到，最常使用的是三角肌前缘。

（5）肘关节：关节屈曲位，由肘后侧鹰嘴与肱骨外髁之间。

（6）腕关节：腕关节背侧尺骨茎突外侧或拇指伸肌腱与示指固有伸肌间之间。

2. 穿刺方法　严格消毒，可用0.5%利多卡因局麻，穿刺，抽出液体观察性状后送检化验。对膝关节化脓性感染，抽出脓汁后，可用适量抗生素盐水充分冲洗进行治疗。

第三章　泌尿外科

第一节　泌尿生殖系炎症及创伤

一、肾脏损伤

【诊断标准】(《泌尿外科学高级医师进阶》, 2016)

1. 创伤史

(1)尽可能在较短的时间内了解外伤或创伤现场的情况,有无体表创伤的发生,体表创伤的部位、深度和利器的种类。

(2)穿透伤的利器或子弹类型等是询问并记录病史的重要内容。

(3)因机动车交通事故所致,需了解机动车车速、伤者是司机、乘客或是行人。

(4)高处坠落伤应了解坠落高度及坠落现场地面情况。

2. 肾脏损伤的临床表现

(1)休克:严重肾实质损伤,常合并有其他脏器损伤,表现有创伤性休克和出血性休克,甚至危及生命。

(2)血尿:可见镜下或肉眼血尿,若输尿管、肾盂断裂时可无血尿。

(3)疼痛及腹部包块疼痛:可由肾被膜张力增加引起,亦可由输尿管血块阻塞引起肾绞痛、肾周围血肿和尿外渗使局部肿胀形成肿块,腹肌及腰肌强直。

(4)发热:由血、尿外渗后引起感染所致。

3. 肾损伤体格检查　对所有创伤患者首先应该积极监测各项生命体征的变化。定时监测患者的血压、脉搏、呼吸及意识等,如果患者的收缩压<90mmHg应该考虑有发生休克的可能。在进行全面体格检查时,注意观察创伤的部位和创伤程度。如果受伤部位在下胸部、上腹部、腰部并伴随有血尿等症状时,应考虑有肾损伤的可能,腰部或腹部触及肿块表明有严重肾损伤和腹膜后出血的可能,对于体表或体内有利器残留的患者,应该观察利器扎入体内的深度,是否伴随有出血或尿液样体液的流出,以及利器是否随呼吸移动等特征。

4. 尿液检查与分析

(1)对于疑有肾损伤的患者应尽早获取尿液标本进行检测,判断有无血尿的发生。

(2)出现肉眼血尿的患者同时还应该通过血尿的状况,如有无血块等初步判断出血量的多少以及是否需要留置尿管进行膀胱冲洗等。

（3）尿液标本收取过程中应该特别注意收集伤后第 1 次尿液进行检测。

5. 肾脏损伤影像学检查

（1）B 超：①可初步了解肾实质的伤情；②连续监测腹膜后血肿及尿外渗情况。

（2）腹部平片：对轻度肾损伤可无重要发现，但在重度肾损伤可见肾影模糊不清，腰大肌影不清楚，脊柱凹向伤侧，有时可见同侧合并肋骨或腰椎骨折。

（3）静脉尿路造影（IVU）：可帮助了解受损伤肾的程度，肾脏原来有无异常，并可了解对侧肾功能情况。但因造影时需压迫腹部。对急诊外伤患者不适宜，故主张大剂量静脉尿路造影。

（4）CT 能迅速准确了解肾实质损伤的情况，尿外渗、肾周血肿范围，并可了解对侧肾功能、肝、脾、胰、大血管情况。

（5）肾动脉造影：目前多采用数字减影血管造影（DSA），能显示肾血管分支情况，此外可同时行肾动脉栓塞以控制出血，起到诊断和治疗的双重作用。

二、输尿管损伤

【诊断标准】（《临床常见急症》，2013）

1. 病因　腹部贯通伤、结肠、直肠手术、子宫切除术及输尿管器械操作等可致输尿管损伤的情况存在。

2. 临床表现

（1）尿瘘或尿外渗

1）急性尿漏或尿外渗：表现为损伤后即时或数天后出现伤口漏尿，腹腔积尿或阴道漏尿，可伴有发热、寒战及腹膜刺激症状。

2）慢性尿漏：最常出现在输尿管阴道瘘，多发生在输尿管损伤后的 2~3 周。

（2）单纯一侧输尿管被结扎，多数病例于 4~5 日出现肾区疼痛，有的出现寒战或发热。查体可扪及触痛和肿大的肾脏。

（3）血尿：伤后多发生肉眼或显微镜下血尿，输尿管完全断裂者可无血尿。

（4）无尿：双侧输尿管损伤可出现无尿。

（5）尿液进入腹腔可致氮质血症和高血钾。

3. 辅助检查

（1）腹部 X 线平片注意尿液性囊肿。

（2）排泄性肾盂造影或逆行肾盂造影可确定损伤部位，95% 以上的输尿管损伤能够明确诊断。

（3）B 型超声波检查可显示尿外渗范围。

三、膀胱损伤

【诊断标准】（《临床常见急症》，2013）

1. 腹下部、臀部及会阴部受到直接、间接暴力、火器及利刃等创伤，可伴发休克，腹下部及耻骨区疼痛。腹膜内型膀胱破裂则引起腹膜炎征象。

2. 血尿和排尿障碍　患者有尿急和排尿感，但无尿液排出或仅排出少量血尿。

3. 导尿检查　如能导出不少于 300ml 的清亮尿液，可初步排除膀胱破裂。如膀胱空虚或仅有少量血尿,则应想到膀胱破裂的可能。

4. 膀胱内注水试验　可从导尿管中注入一定量的灭菌生理盐水,稍等片刻重新抽出,抽出液体明显少于注入量,可作为膀胱破裂尿外渗的诊断依据。

5. 腹腔穿刺　如为腹膜内膀胱破裂,腹腔穿刺可抽出尿液。

6. 膀胱造影　可明确膀胱破裂的类型、范围及程度。

四、尿道损伤

【诊断标准】(《急诊诊疗常规》,2002)

1. 尿道部位损伤史,如器械检查,骑跨伤,穿透伤及骨盆骨折等。

2. 尿道出血　尿道损伤后有鲜血自尿道口滴出或溢出。

3. 会阴部及阴囊部血肿或瘀斑。

4. 排尿障碍　表现为排尿困难,严重者可发生尿潴留。

5. 尿外渗　其尿外渗范围随尿道损伤的部位而异。前尿道破损,尿外渗发生在会阴、阴囊、阴茎或下腹壁。尿生殖膈后的尿道破裂,膀胱外腹膜外间隙出现尿外渗,如尿生殖膈破损,阴囊,会阴部可出现尿外渗。

6. 试行插入导尿管,多数病例导管受阻不易插入膀胱,如果导尿管进入尿道破裂处,尿管内有血液流出。

7. 肛门指检　前列腺上浮者为完全性尿道断裂,前列腺固定者为不全性后尿道断裂。直肠检查不能触及膜部尿道为膜部尿道破裂。指套染有血迹者或有血性尿液溢出时说明直肠也有损伤或尿道直肠间有穿透伤。

8. X线检查　可确定是否有骨盆骨折。尿道造影可确定尿道是否有破损以及损伤的程度。

五、泌尿系感染

【诊断标准】(《国家职业医师资格考试中西医结合职业医师应试指导》,2009)

1. 正规清洁中段尿(要求尿停留在膀胱中 4～6 小时以上)细菌定量培养,菌落≥10^5/ml。

2. 参考清洁离心中段尿沉渣白细胞数≥10 个/高倍视野,或有泌尿系感染症状者。

具备上述 1、2 可确诊。如无 2 则应再做尿菌计数复查,如仍≥10^5/ml,且两次的细菌相同者,可以确诊。

【病例解析】

病例1：肾脏损伤

一、病史资料

患者,女性,33 岁,主因"左侧腰部跌落伤 3 小时,肉眼血尿 1 小时"就诊。患者于 3 小时之前因自墙柜取物,不慎从 2 米高处跌落,左腰部撞在地上一石块上,当即左腰腹剧烈疼痛,伴恶心,不伴呕吐,神志清。伤后排尿一次,为全程肉眼血尿,伴有血块。急送当地医院,经输液病情稳定后转入我院。平素体健,否认肝炎、结核病史,无药物过敏史。

二、体格检查

T：37.9℃，P：120 次／分，BP：95/65mmHg。发育良好，营养中等，神清合作，痛苦病容。皮肤巩膜无黄染，头颅心肺未见异常。腹部稍膨隆，上腹部压痛、反跳痛，未扪及包块，移动性浊音（－），肠鸣音弱。左腰部大片皮下瘀斑，局部肿胀，左腰部触痛明显，膀胱区叩诊实音，尿道口有血迹。

三、辅助检查

血常规：血红蛋白：97g/L，血小板：130×10^9/L；尿常规蛋白：（－），白细胞：3 个/HP，红细胞：满视野。腹部 CT 示左肾实质裂伤，左侧肾脏周围血肿形成。

四、初步诊断

肾外伤（左肾裂伤？）。

五、鉴别诊断

1. 脾脏破裂　左侧腹部外伤、闭合性损伤常导致脾脏破裂。脾脏位于左侧腹部较后部，与肾脏毗邻，以腹膜相隔，脾脏质地脆，位于腹腔内，易破裂出血且难于自行止血。脾脏破裂常导致失血性休克，多需手术切除。查体可及腹腔积液、腹膜刺激征阳性，腹腔彩超及腹部 CT 检查可鉴别。

2. 肠破裂　腹部外伤可导致腹腔内肠道破裂，但肠破裂有明显腹膜刺激症状，查体腹膜刺激征阳性，立位腹平片可见膈下游离气体，从而鉴别诊断。

六、诊治过程

患者入院后嘱其绝对卧床，监测生命体征，补液支持抗休克治疗，早期应用抗生素预防感染，入院后生命体征平稳，血压逐渐回升至正常水平，每日尿量 2000～3000ml，入院 1 天后发热消失，2 天后肉眼血尿消失，绝对卧床 1 个月后可下床活动，并复查腹部 CT，肾脏周围血肿逐渐机化、吸收，肾脏裂口瘢痕愈合。嘱出院 2 个月内避免体力劳动及距离运动。

七、出院诊断

左肾裂伤。

八、病例分析及诊治思路

患者青年女性，既往体健，有明确的左肾外伤史，查体皮下淤血斑，左腰部 触痛，支持左肾挫裂伤的诊断，尿常规支持该诊断，腹部 CT 扫描结果进一步证实该诊断，同时除外了脾脏破裂及肠道损伤的可能。

肾外伤的治疗原则：①绝对卧床，观察生命体征（BP、P、R、T 等）。经积极治疗后病情仍无改善，需急诊手术探查；②抗休克、抗感染及对症处理；③注意腰部肿块范围有无增大，观察每次排出尿液颜色深浅变化，定期检测血红蛋白和红细胞容积。

九、治疗经验

肾挫裂伤作为泌尿外科最常见的外伤之一，依据典型腰腹部外伤病史及腹部 CT 检查结果，不难做出诊断。鉴别诊断方面，主要与肝脏、脾脏破裂相鉴别。治疗方面，得益于 Gerota 筋膜的包裹和局限，肾损伤多可保守治疗痊愈，治疗期间嘱患者绝对卧床，避免用力，注意监测生命体征，并复查血常规、肝肾功能及尿常规。

病例 2：输尿管损伤

一、病史资料

患者，男性，40 岁，主因"直肠癌根治术后左侧腰部疼痛伴发热 2 天"就诊。患者于 3 天前因直肠癌行直肠根治性切除术，术后起初患者恢复尚可，但逐渐感觉左侧腰痛，进行性加重，伴发热，体温 39.0℃，未见肉眼血尿。盆腔引流液为淡黄色，量约 400ml。普外科请我科会诊后，转入我科。平素体健，否认肝炎、结核病史，无药物过敏史。

二、体格检查

T：38.9℃，P：120 次/分，BP：105/75mmHg。发育良好，营养稍差，神清合作，痛苦病容。皮肤巩膜无黄染，头颅心肺未见异常。腹部稍膨隆，左下腹部压痛、反跳痛，未扪及包块，移动性浊音（－），肠鸣音弱。左侧肾区叩击痛（＋）。

三、辅助检查

血常规：血红蛋白：105g/L，血白细胞：13×10^9/L，中性粒细胞百分比：93%；尿常规蛋白：（－），白细胞：19 个/HP，红细胞：7 个/HP。腹部盆腔 CT 示左肾输尿管周围尿液外渗，左肾轻度积水扩张。

四、初步诊断

左侧输尿管损伤？

五、鉴别诊断

肠瘘：消化道手术后，肠瘘远较输尿管损伤更为常见，肠瘘发生时，可伴明显腹膜刺激征，患者腹痛及发热均较明显，腹部及盆腔 CT 检查有助于鉴别诊断。

六、诊治过程

患者转入后考虑诊断左侧输尿管损伤，术中缝扎输尿管可能性较大。予行左肾造瘘术引流左肾尿液，1 周后行左侧输尿管病变段切除吻合术。术后患者恢复良好，腹膜后引流量每日约 10ml，于术后第 3 天拔除腹膜后引流管。术后 7 天拔除尿管。患者转回普外科继续治疗。

七、出院诊断

左侧输尿管损伤。

八、病例分析及诊治思路

患者中年男性，近期直肠癌根治术病史，术后左侧腰痛、发热，腹腔引流量增多，做出诊断并不困难。本病治疗难点在于手术时机的把握，及手术方式。近期盆腔术后，粘连及渗出均较严重，手术存在一定难度。而延期至术后 3 个月手术，虽腹膜后炎性渗出减少，但瘢痕较重，分离困难。具体手术时机的把握，应以病例具体情况，结合术者经验做出判断。

九、治疗经验

本病行输尿管损伤段切除吻合术后，多预后良好，损伤多可修复。手术失败多见于输尿管损伤段较长、多处损伤、术后营养状况欠佳、上尿路感染等情况。术前行 CTU 检查有助于明确诊断，指导手术方案制定。

病例 3：膀胱损伤

一、病史资料

患者，男性，35 岁，主因"摔倒后腹部疼痛并少量肉眼血尿 4 小时"就诊。患者缘于 4 小时前大量饮酒后，走路不稳，不慎摔倒，前倾位，下腹部撞于花坛边缘，出现腹痛症状，自觉疼痛不重，返回家中休息，后觉疼痛渐加重，小便一次，排出少量血性尿液，不伴有尿频尿急症状，稍有尿痛，急来我院急诊就诊，给予导尿治疗后导出淡红色尿液约 50ml。既往体健。已婚，育有一子。否认高血压、冠心病及糖尿病史，否认肝炎、结核等传染病病史，否认过敏史、否认家族史。

二、体格检查

T：37.5℃，P：105 次/分，BP：110/70mmHg。心肺查体无异常，腹软，有压痛，无反跳痛，移动性浊音（＋），肠鸣音存在。双侧肾区无叩击痛，膀胱区无充盈，有压痛，叩浊音，阴茎成人型，无包茎，尿道外口无渗血，两侧阴囊完备，两侧睾丸及附睾未及明显异常。

三、初步诊断

膀胱破裂（腹膜内型）。

四、辅助检查

彩超及 CT 检查提示腹腔大量积液，膀胱造影提示膀胱破裂，腹膜内型。

五、鉴别诊断

腹膜炎：腹膜炎患者一般疼痛剧烈，查体为板状腹，有压痛及反跳痛，一般有高热，可伴有恶心、呕吐症状，血常规可见白细胞明显升高。不伴有肉眼血尿。

六、诊治过程

患者入院后行腹部＋盆腔 CT、泌尿系彩超、膀胱造影检查，明确诊断，立即做术前准备，急诊手术治疗，行腹腔镜下腹腔探查＋膀胱破裂修补术，术后予积极抗感染治疗，患者恢复顺利，出院。嘱出院后 1 周门诊复查，拔除尿管，注意预防泌尿道感染。

七、出院诊断

膀胱破裂（腹膜内型）。

八、病例分析及诊治思路

患者青年男性，大量饮酒后不慎摔倒，且为前扑摔倒，下腹部撞于花坛沿，当时患者膀胱应为充盈状态，导致膀胱破裂，尿液对腹腔的刺激较感染物小，当时疼痛并不剧烈，但较长期刺激后，腹痛症状渐加重，且出现肉眼血尿，且尿量不多，支持膀胱破裂的判断。行 CT、彩超检查，进一步除外其他情况，膀胱造影可见造影剂外泄至腹腔，可明确诊断。

膀胱破裂(腹膜内型)是泌尿外科一种需急诊治疗的疾病,一般有肉眼血尿,自发性破裂少见,膀胱充盈下外伤所致较多见的原因,积极治疗,预后良好。延误治疗可致疾病迁延,腹腔感染等,最终导致感染中毒性休克,尿液经腹膜大量吸收进体内,引起生化结果异常。

诊断依据如下:主要指标:①外伤病史,肉眼血尿症状;②专科查体:腹软,有压痛,无反跳痛,移动性浊音(+),肠鸣音存在。膀胱区无充盈,有压痛,叩浊音;③膀胱造影:膀胱破裂。

确诊条件:同时满足以上条件,即可确诊。

膀胱破裂(腹膜内型)的治疗主要方法与原则如下:

1. 紧急处理　膀胱破裂若合并骨盆骨折或并发多器官开放性损伤,常合并休克,应积极抗休克治疗:如输液、输血、镇静及止痛。应尽早用广谱抗生素预防感染。

2. 手术治疗　膀胱破裂伴有出血和尿外渗,病情严重者,应尽早施行手术。总的处理原则是:①完全的尿流改道;②充分引流外渗的尿液;③闭合膀胱壁缺损。

所有开放性损伤和大部分闭合性损伤所致的腹脂内型膀胱破裂都需要手术探查和修复膀胱。可行经腹腔镜途径施术,或开放手术取下腹正中切口,探查腹内脏器,如有损伤作相应处理。清除腹腔内尿液,缝合腹膜并在膀胱外修补膀胱破口,于膀胱外放置橡皮管引流。

九、治疗经验

1. 酒精进入体内直接抑制大脑皮质的高级神经中枢,使尿意感觉迟钝,并间接地抑制了脊髓初级排尿中枢,膀胱逼尿肌松弛,尿道括约肌收缩,加重了尿潴留。

2. 过量饮酒使全身血液循环加快,肾脏有效血流灌注增加,加上酒精的渗透性利尿作用,膀胱内尿量迅速增加,膀胱出现过度充盈、膨胀,壁变薄,更加重了尿潴留。

3. 当变动体位,如呕吐、做排尿动作时或跌倒腹部受撞击,腹肌用力过急等使膀胱内压升高,造成膀胱破裂。

4. 膀胱顶部为腹膜覆盖,缺少外部筋膜组织的支持,当膀胱充盈时,此处最容易破裂,因此醉酒后膀胱破裂以腹膜内型多见。

5. 腹腔镜手术具有创伤小、恢复快特点,切口美观。

病例4:尿道膜部断裂

一、病史资料

患者,男性,35 岁,主因"外伤后骨盆区疼痛伴尿道口出血 7 小时"入院。患者缘于 7 小时前,因机动车翻倒,被压于车下,骨盆为受力位,后出现膀胱区疼痛及尿道口出血,到当地医院就诊,简单诊治后,为求进一步诊治而来我院急诊,急诊留置尿管,引流出血性液体约 20ml,床旁行彩超检查,膀胱内未见球囊。腹穿未抽出不凝血。考虑尿道断裂、骨盆骨折,遂收入我科继续治疗。既往体健。已婚,育有一子一女。否认高血压、冠心病及糖尿病史,否认肝炎、结核等传染病病史,否认过敏史、否认家族史。

二、体格检查

T：36.8℃，P：80 次/分，R：20 次/分，BP：110/70mmHg。留置尿管，引流少量血性液体；骨盆挤压征阳性；双肾区无隆起，膀胱区稍膨隆，阴茎成人型，尿道外口无狭窄，两侧阴囊完备，睾丸及附睾未及明显异常。肛诊：前列腺上端游离，指套无血。

三、初步诊断

尿道膜部断裂 骨盆骨折。

四、辅助检查

1. 胸＋腹＋盆腔 CT 平扫检查 ①右侧骶骨、双侧耻骨上下肢。左侧坐骨骨折伴周围组织肿胀；②双肺背侧磨玻璃影；③腹盆腔积液；④膀胱充盈欠佳，其内密度略高。

2. 泌尿系彩超 示盆腔积液（考虑积血），膀胱透声差。

3. 逆行尿道造影 造影剂未进入膀胱，盆腔去可见造影剂外泄。

五、鉴别诊断

尿道球部破裂：尿道球部破裂患者一般发生于骑跨伤，完全断裂的概率小，亦可有尿道外口出血，但肛门指诊前列腺无漂浮感。

六、诊治过程

患者入院后查双肾输尿管膀胱彩超示：盆腔积液（考虑积血），膀胱透声差。胸＋腹＋盆腔 CT 平扫检查：①右侧骶骨、双侧耻骨上下肢。左侧坐骨骨折伴周围组织肿胀；②双肺背侧磨玻璃影；③腹盆腔积液；④膀胱充盈欠佳，其内密度略高。逆行尿道造影：造影剂未进入膀胱，盆腔去可见造影剂外泄。考虑支持尿道膜部断裂的诊断，立即做术前准备后，急诊行尿道会师＋膀胱造瘘术，同时邀请骨科会诊并同时施术行骨盆外固定术，术中发现膀胱漂浮，尿道膜部断裂，术后予积极抗生素抗感染治疗，患者恢复顺利出院。嘱出院后 8 周门诊复查。

七、出院诊断

尿道膜部断裂 骨盆骨折。

八、病例分析及诊治思路

患者青年男性，有骨盆外伤史，不能自主排尿，且有尿道口滴血，肛诊前列腺上端游离，支持尿道膜部断裂的诊断。胸腹盆 CT 及泌尿系彩超检查，支持尿道膜部断裂的诊断。

尿道膜部断裂为一种需急诊治疗的疾病，一旦诊断明确，患者生命体征平稳，则需急诊手术治疗，解决尿潴留情况及恢复尿道连续性。大部分患者可恢复自主排尿能力，少部分患者出现尿道狭窄或尿道闭塞，需二期手术治疗。

诊断依据如下：

主要指标：①病史：骨盆外伤后，尿道口滴血，不能自行排尿，留置尿管不成功；②专科查体：肛诊：前列腺上端游离；③辅助检查：CT 可见骨盆骨折，腹盆腔积液。尿道逆行造影可确诊损伤的部位及程度。

确诊条件：同时满足以上条件，即可确诊。

本病外伤引起,是泌尿外科急诊的常见疾病,需积极处理。

治疗原则如下:①恢复尿道的连续性,清除血肿、尿液,充分引流伤口,或先行膀胱造瘘,Ⅱ期行尿道修补;②积极抗感染治疗;③保持造瘘口及会阴区卫生;④留置尿管6~12周;⑤拔管后需严密随访,定期尿道扩张。

九、治疗经验

尿道膜部断裂是泌尿外科常见急诊,一般合并有骨盆骨折,多发伤患者应避免漏诊,治疗过程中应注意防治感染,常见的并发症为尿道狭窄及男性性功能障碍,拔除尿管后的随访及定期尿道扩张尤其重要,部分患者需要二期手术治疗。

病例5:急性肾盂肾炎

一、病史资料

患者,女性,35岁,主因"左侧腰痛伴发热1天"就诊。患者1天前无明显诱因,出现左侧腰痛,呈隐痛、胀痛,与体位及活动无关,休息不能缓解,伴发热,体温38.9℃。患者同时有尿频、尿急、尿痛,尿液呈米汤样。既往患"尿道炎"3次,每次抗生素抗感染治疗后症状消失,均未再复查。已婚,育有一子一女。无药物过敏史。平素体健,否认高血压、糖尿病史,否认肝炎、结核等传染病病史,否认过敏史、否认家族史。

二、体格检查

T:38.9℃,P:105次/分,BP:110/70mmHg。急性病容,心肺查体无异常,腹软,左肋脊角有压痛,左侧肾区叩击痛,双下肢无指凹性水肿。正常成年经产女性外阴,尿道外口无异位、畸形及异常分泌物。

三、辅助检查

血常规:白细胞:$150×10^9$/L,中性粒细胞:87%,血红蛋白:123g/L,血小板:130×10^9/L;尿常规蛋白:(-),亚硝酸盐(NIT):(+),白细胞:40~60个/HP,红细胞:5~10个/HP。尿细菌培养结果为大肠埃希菌。

四、初步诊断

泌尿系感染(急性肾盂肾炎?)。

五、鉴别诊断

1. 急性膀胱炎　具有共同的泌尿系症状,即尿频、尿急、尿痛,并且实验室检查都可见尿中有白细胞和红细胞,且尿细菌检查均为阳性。但急性肾盂肾炎发病率相对低于急性膀胱炎,且急性肾盂肾炎往往有较为明显的全身症状,以体温升高、血白细胞总数和中性粒细胞升高为显著特征,并常伴发热、畏寒、筋骨酸痛、头痛、恶心呕吐、食欲缺乏等;而急性膀胱炎除有严重的尿路刺激征(即尿频、尿急等)和排尿时有尿道烧灼感外,并无明显全身症状,貌似"健康"者,可以照常工作和学习,其血常规无明显异常。查体:急性肾盂肾炎有患侧肾区叩击痛,而急性膀胱炎患者没有此症状。

2. 输尿管结石　输尿管结石嵌顿常可引起肾绞痛,并可伴有肉眼血尿,查体亦可有尿频、尿急、尿痛、发热等表现,但此种疼痛较肾盂肾炎所致腰痛更为剧烈,常规非甾体类抗炎药（NSAIDs）类止痛药效果欠佳。肾区叩击痛较明显。行双肾输尿管彩超检查及尿常规检查有助于鉴别诊断。

六、诊治过程

患者入院后查双肾输尿管膀胱彩超未见明确异常，未提示尿路梗阻及畸形。立即予积极抗生素抗感染治疗，首先静脉应用左氧氟沙星注射液静点，3 日后患者体温下降至正常水平，改为口服"左氧氟沙星"抗生素治疗，疗程 2 周。复查尿常规，白细胞及红细胞计数水平、血常规白细胞计数水平，均已恢复正常，患者痊愈出院。嘱出院后一周门诊复查。

七、出院诊断

急性肾盂肾炎。

八、病例分析及诊治思路

患者青年女性，有膀胱刺激征，支持泌尿系感染的诊断。患者伴发热、腰痛等全身感染表现，故考虑肾盂肾炎可能性较大。进一步行血常规：白细胞：150×10^9/L，中性粒细胞百分比：87%，血红蛋白：123g/L，血小板：130×10^9/L；尿常规蛋白：（－），NIT：（＋），白细胞：40～60 个/HP，红细胞：5～10 个/HP。支持肾盂肾炎诊断。而行双肾输尿管膀胱彩超检查未见尿路畸形、结石，基本除外泌尿系梗阻继发感染的可能。

急性肾盂肾炎为一种急性感染性疾病，以尿频、尿急、尿痛伴腰痛、发热为首发症状，个别患者症状可不典型，如积极治疗，预后良好。延误治疗可致疾病迁延、慢性化，最终导致反复泌尿系感染，肾脏结构受损并发生重构，远期可能发生肾功能不全，甚至透析治疗。诊断依据如下：

主要指标：①病史：尿频、尿急、尿痛伴腰痛发热；②专科查体：左侧肾区叩击痛（＋），左侧肾区压痛（＋）；③双肾输尿管膀胱彩超：未提示梗阻及畸形。

确诊条件：同时满足以上条件，即可确诊。

本病起病急，病程短，进展快，是泌尿外科的常见疾病，需积极处理。急性肾盂肾炎的治疗主要方法与原则如下：

1. 用药前应先做尿培养菌落计数及药物敏感试验，在未得到尿培养结果前应选用对革兰阴性杆菌有效的药物。

2. 应选用血、尿药物浓度均高的药物，如喹诺酮类、头孢菌素类。静脉给药。治疗持续 2 周或更长。

3. 用药后症状消失，尿常规检查无异常，尿菌阴转，疗程结束后 1 周及 1 个月后复查尿菌阴性可视为治愈。

九、治疗经验

急性肾盂肾炎为泌尿外科常见的急性细菌感染性疾病，依据典型病史及个体差异，诊断并不困难。治疗过程中应注意细菌培养结果，及时调整抗生素的种类和剂量。本病易复发，故治愈后仍应定期复查，不适随诊。

第二节　尿路结石

一、上尿路结石

【诊断标准】(《常见病中西医结合诊疗常规》, 2008)

(一)肾结石

1. 症状

(1)疼痛：是肾结石的主要症状，一般是腰部和上腹部隐痛和钝痛。当结石嵌顿肾盂、输尿管连接部时产生绞痛，并向下腹部放射，同时伴有恶心、呕吐。发作时间持续几分钟至几小时不等。

(2)血尿：常在疼痛或活动后出现肉眼血尿或镜下血尿，后者多见。约20%患者在疼痛发作时可无血尿，也有患者偶因无痛性血尿就诊。

(3)脓尿：合并感染时可见脓尿，急性发作时可有发冷、发热、腰痛、尿急、尿频、尿痛等症状。

(4)排石：急性绞痛发作后尿液中可能有结石或尿砂排出。

(5)尿闭：双肾结石引起两侧尿路梗阻的尿闭，或一侧结石梗阻而对侧发生反射性尿闭。

(6)肾结石引起两侧肾功能损害，可出现尿毒症的一系列症状。

2. 体格检查

(1)发病时脊肋角有触痛或肾区叩击痛。

(2)结石梗阻引起严重肾积液时，可在腰部或上腹部扪及包块。

3. 辅助检查

(1)尿液检查：①常规可见红细胞，特别在绞痛后出现，合并感染时有白细胞、脓细胞及轻度蛋白尿；②尿液pH、盐类晶体检查及24小时尿钙、磷、尿酸、草酸、胱氨酸等测定有助于发现结石的病因；③尿培养：在合并感染时则细菌培养阳性，多为革兰阴性菌。

(2)血液检查：①血钙、血磷：血钙$> 2.7mmol/L$($11mg/dl$)或血磷$< 0.8mmol/L$($2.5mg/dl$)时，应考虑甲状旁腺功能亢进症的可能；②尿酸：结石时血尿酸$>440\mu mol/L$；③血清总蛋白和白蛋白的比值：血钙可分为两部分，即游离钙和结合蛋白钙。正常人的比例是每$1g$血钙有$0.5mg$结合蛋白钙，但当甲状旁腺功能亢进时，游离钙离子增加，因人血白蛋白往往升高；④血清尿素氮和肌酐：在肾结石致使总肾功能下降时均升高。

(3)B超检查：可明确结石的存在和了解肾积液情况，尤其对于阴性结石有帮助。

(4)X线检查：①尿路平片：90%以上的结石可以显影，为诊断肾结石的重要手段；②静脉尿路造影：可明确结石的位置和双肾功能；③逆行尿路造影：不作为常规检查，仅适用于静脉尿路造影诊断仍不明确，X 线阴性结石、碘过敏者、IVU 不显影者采用。

（5）核医学检查：可判断结石对肾功能及尿流的影响。

（6）CT 检查：对 X 线平片不显影的阴性结石可以明确，但一般不作为首选方法。

（二）输尿管结石

1. 症状

（1）疼痛：多见为突发性绞痛，发生在患侧上腹部及肾区，沿输尿管向下放射到阴囊或阴唇和大腿内侧，同时伴有冷汗、恶心、呕吐与休克等症状。

（2）血尿：常于绞痛发作时出现。

（3）尿频尿痛：多见于输尿管下段的结石。

2. 体格检查

（1）肾区叩击痛。

（2）肾区包块：输尿管梗阻引起肾积液时可触及肿大的肾脏。

（3）无尿：偶见于双侧输尿管结石完全梗阻或孤立肾的输尿管完全梗阻。

3. 辅助检查

（1）尿常规：可见红细胞，有感染时可见白细胞和管型。

（2）X 线检查：包括泌尿系平片、静脉尿路造影或逆行尿路造影，以判断结石的准确部位和影响肾功能的程度。

（3）B 超检查：梗阻明显时可发现肾盂积液，输尿管扩张，了解结石部位、大小等。

（4）膀胱镜及输尿管镜检查：不仅可以发现，还可以使部分输尿管结石得以取出。

（5）核医学检查：可测定肾功能情况，特别是对碘过敏患者。

（6）CT 检查：偶对 X 线平片不显影的结石可以确诊。

诊断中应注意的问题和肾结石相同，一侧绞痛发作和镜下血尿是重要的诊断依据，如有继发感染则很快破坏肾功能，同时血液白细胞升高，静脉尿路造影对诊断帮助最大，能连接结石部位、肾功能及梗阻情况，并可了解对侧肾功能。

二、下尿路结石

【诊断标准】（《医疗规范与质量标准》，2004）

（一）膀胱结石

1. 疼痛　向会阴部阴茎头放射。

2. 排尿困难或排尿中断。

3. 血尿，常为数滴，终末血尿。

4. 膀胱刺激症状，由于结石刺激或继发感染。

5. 尿液检查　尿中有红细胞和白细胞。

6. 双合诊检查　排空膀胱后双合诊检查可触及结石。

7. 金属尿道探杆检查　探杆可触及结石，并有碰撞声音。

8. X 线检查　膀胱区平片可见阳性结石阴影。

9. 膀胱镜检查　可见到结石。

10. 超声检查　可探及结石。

（二）尿道结石

1. 症状

（1）既往有肾绞痛或排石病史。

（2）尿频、尿痛、排尿困难、尿流突然中断或尿潴留。

（3）伴有尿道狭窄和感染者常有排尿困难、脓尿、尿道口血性或脓性分泌物。

2. 体格检查

（1）沿尿道或直肠检查可触及结石。

（2）金属尿道探条有触及结石的碰击或摩擦感。

3. 辅助检查

（1）X线平片：在尿道相应部位可见结石影，注意是否有上尿路结石。

（2）B超检查：可显示尿道结石部位强光团伴声影。

（3）尿道镜检查：可见结石。

（4）必要时尿道造影可显示尿道病变，如狭窄、憩室等。

绝大多数见于男性。尿道结石引起急性尿路梗阻时，临床表现较为典型，其诊断并不困难。原发性尿路结石往往与某些疾病容易混淆，须与之鉴别。

【病例解析：输尿管结石】

一、病史资料

患者，男性，41岁。主因"左侧腰痛2小时"入院。患者2小时前，外出散步时，突发左侧腰部疼痛，疼痛位于左侧腰窝深处，呈刀绞样，伴恶心，不伴呕吐，当时有大汗。患者辗转反侧，平卧休息及少量运动，疼痛均未见缓解。约1小时后，患者排尿一次，为淡红色，洗肉水样，排尿过程不伴尿频、尿急、尿痛及排尿困难。2小时来患者未见发热，疼痛未见明显变化。今患者为进一步诊治来我院急诊。急诊查尿常规：尿白细胞（-），红细胞（+++）。以"左侧输尿管结石"收入院。患者自发病以来精神烦躁，食欲、睡眠差，大便正常，小便同前述，近期体重无明显变化。平素体健，否认高血压、糖尿病史，否认消化道疾病病史，否认过敏史，否认家族史。

二、体格检查

T：36.7℃，R：22次/分，P：100次/分，BP：135/85mmHg。神志清楚，精神可，全身皮肤无出血点、瘀斑瘀点，浅表淋巴结无肿大；双瞳孔直径3mm，正大等圆，对光反射灵敏；咽部黏膜无红肿，双侧扁桃体无肿大；颈软、无抵抗；两肺呼吸清，未闻及啰音，心率100次/分，律齐，心音有力；腹软，肝脾肋下未触及，肠鸣音正常存在；四肢肌力肌张力正常，双膝腱反射正常存在，双侧巴氏征阴性，布氏征、克氏征阴性；末梢暖。双肾区对称，无隆起，左肾区压痛（+）、叩击痛（+），双侧输尿管走行区无压痛。耻骨联合上无压痛，叩鼓音。

三、辅助检查

1. 尿常规　尿白细胞（-），红细胞（+++）。

2. 双肾输尿管膀胱彩超　可见左肾轻度积水，左侧输尿管上段扩张，左侧输尿管中段结石。

3. 肾 - 输尿管 - 膀胱(KUB)X 线摄片　可见左侧输尿管中段走行区结石影。

四、初步诊断

左侧输尿管结石。

五、鉴别诊断

1. 急性胃穿孔　患者突发左侧腰痛，急性病程，且在晚餐后散步期间出现，需考虑急性胃穿孔可能。但患者疼痛定位于左侧腰部，位置深在，且无明显变化。而急性胃穿孔，多表现为突发左上腹部绞痛，疼痛性质较肾绞痛为轻，可因胃内容物及消化液外泄，沿结肠旁沟走行，进而转至右侧腹部，右下腹部，并出现腹膜刺激症状。严重者可伴有发热、感染性休克的表现，生命体征波动。行立位腹平片检查，可见膈下游离气体，有助于鉴别。

2. 急性肠扭转　患者突发腰腹痛，需警惕肠扭转可能。但肠扭转为突然发病，且主要为腹痛，进行性加重，以痛、吐、胀、闭为主要表现，严重时可伴休克。而本例，患者并无腹胀、呕吐，排便如常，不支持该诊断。行立位腹平片及腹部 CT 检查有助于鉴别。

六、诊治过程

患者入院后立即给予解痉、止痛治疗：山莨菪碱 10mg，肌内注射，即刻；哌替啶 100mg，肌内注射，即刻，约 10 分钟后患者疼痛缓解。进一步行 KUB - CT 扫描检查，可见左侧输尿管中段结石，直径约 4mm 考虑可自行排出可能性大。予解痉、止痛治疗后，嘱患者多饮水，适量运动，做排石治疗。1 日后患者自觉小便时，有异物自尿道口排出掉入水池。复查 KUB 平片，原结石影消失。复查双肾输尿管膀胱彩超，左肾积水消失。考虑结石已排出体外，患者痊愈出院。1 周后门诊复查，每年复查泌尿系彩超，随访观察。

七、出院诊断

左侧输尿管结石。

八、病例分析及诊治思路

患者为中年男性，急性病程，病程短，较急骤，以左侧腰部疼痛为主，疼痛性质为典型肾绞痛，伴肉眼血尿，生命体征平稳。查体可查及肾区叩击痛。考虑诊断左侧输尿管结石可能。予进一步完善双肾输尿管膀胱彩超及 KUB 平片，均支持泌尿系结石的诊断。尿常规中的大量红细胞，也支持该诊断。进一步行 KUB - CT 检查示结石体积较小，且患者初发，肾积水症状较轻，可保守治疗。遂予解痉止痛治疗后，给予患者结石知识教育，及排石治疗。患者自行排出结石，痊愈出院。

输尿管结石为一种良性疾病，只有结石在输尿管内引起急性梗阻时，才会产生症状，临床称为肾绞痛，难于忍受，是泌尿外科常见的急症之一。输尿管结石的诊断，主要依赖一下几个方面：

指标：①病史：突发的肾绞痛；②肾区叩击痛阳性，输尿管走行区压痛亦常见；③ KUB 平片可见患侧输尿管走行区结石影，泌尿系彩超可见患侧肾积水，梗阻部位以上输尿管扩张 KUB - CT 作为应用越来越广泛的检查，在结石领域有调整 KUB 平片金标准的趋势。不仅检查速度快，而且定位准确，图像清晰，还可同时反映肾脏情况，如有无尿外渗等。IVP 检查适用于 KUB 平片未见结石，而肾脏有积水的患者，可显示梗阻所在位置。如因梗阻或肾功能较差，导致患侧不能显影，可进一步行逆行肾盂输尿管造影检查，明确诊断。

九、治疗经验

本病起病急，病程短，患者症状重，需紧急处理，对症治疗后，多预后良好。依据结石的体积、质地、肾脏有无积水等，常见的可分为：等待观察、药物治疗、体外冲击波碎石治疗、内窥镜手术治疗、腹腔镜手术治疗、开放手术治疗等。治疗时，需针对不同病例，制定不同治疗方案。本例患者结石体积小，且为初次发作，肾脏积水轻，优先考虑行排石治疗。患者恢复满意。

要防止肾结石复发，可从饮食方面和药物来减轻肾脏排泄废物的负担。

喝足量的水，每天 2 ~ 2.5L。例外：慢性肾衰竭（尿毒症）、心脏衰竭的患者必须控制体内水分，所以应由医师指示适当的喝水量。

避免摄取过量的蛋白质、氮及钠，不要吃太咸。

少吃富含草酸的食物（如菠菜、浓茶、浓咖啡等），且建议摄取足够的钙质。目前并无足够的证据指出服用钙质补充剂会增加结石的风险，所以依照中食品药物管理局（CFDA）的建议量即可。

柠檬酸钾有助于防止草酸钙沉积，其他药物如噻嗪类类的利尿剂、治疗痛风的别嘌醇也各有防止结石产生的效果，但主要还是要看患者结石的成分和形成原因而定。

不论结石成分为何，多喝水都会造成尿液稀释，防止结石形成，且有加速尿液排出的作用。

适度的运动有助于排出小结石，但不要勉强做太剧烈、超出体能的运动。

可能促进结石产生的食物：如菠菜、巧克力、花生、可可、番茄汁、苹果汁等。

可能抑制结石产生的食物：如柠檬汁、柳橙汁、葡萄酒。

确定会促进结石产生的化学物质为蛋白精，蛋白精的主要成分三聚氰胺会造成结石，但一些实验结果显示蛋白精因混有三聚氰胺以外的其他成分更容易造成结石。

有争议的食物：如啤酒（有利尿效果，但可能加速结石产生）、苏打水（弱酸性，含磷酸基）、葡萄柚汁（含柠檬酸钾，可抑制结石产生）、咖啡。

咖啡因和酒精都有利尿效果，使用过度有导致结石患者出现脱水状况而加速产生结石的疑虑，但目前并无证据显示它们究竟会抑制还是促进结石产生。有一些研究显示长期饮用者的结石发生率较低，而且效果似乎比单独多喝水更好。咖啡事实上会增加尿中的钙，所以医师大多不建议结石患者喝太多咖啡，但从统计数据看来，限制喝咖啡的量并不能有效降低结石产生率。

高蛋白质饮食也可能助长结石。动物性蛋白质分解后成了酸性，要靠骨头中的钙来平衡酸碱度。当血液经过肾脏，滤除废物时，肾脏会把钙吸收回来，结果吃越多肉类，肾脏里的钙就越多。时间久了，这些钙若是没有清掉，就凝聚成结石。最简单的对策之一就是降低蛋白质摄取。

第三节　前列腺增生症

【诊断标准】(《医疗规范与质量标准》, 2004)

1. 多于 50 岁以上发生, 轻者表现尿频、夜尿次数增多, 排尿费劲; 重者出现严重尿频、尿急、排尿困难、尿潴留、充溢性尿失禁。

2. 膀胱残余尿 >50ml, 直肠指检可扪及增大的前列腺, 中间沟浅平或消失, 表面光滑, 硬度中等。

前列腺增大程度:

Ⅰ度增生: 正常前列腺的 1 倍大小。

Ⅱ度增生: 正常前列腺的 2 倍大小。

Ⅲ度增生: 正常前列腺的 3 倍以上大小。

3. 长期尿潴留, 影响肾功能者, 血肌酐、尿素氮升高。

4. 膀胱镜检查　观察膀胱颈部以判断增生的部位与程度, 尤其是中叶增生经膀胱镜检查可确诊。

5. B 超　测前列腺大小及残余尿量。

6. 尿动力学检查　尿流率检查: 最高尿流率及平均尿流率比正常低, 排尿时间延长。如疑有无抑制神经性膀胱存在时, 可做膀胱测压进行鉴别。

7. 膀胱造影　见膀胱颈部前列腺增生所致充盈缺损, 静脉尿路造影可了解输尿管有无反流, 上尿路有无积水和肾功能受损。

8. 尿常规(Urinalysis)　(推荐)尿常规可以确定下尿路症状患者是否有血尿、蛋白尿、脓尿及尿糖等。

9. 血清前列腺特异抗原(PSA)　(推荐)血清 PSA 不是前列腺癌特有的, 前列腺癌、BPH、前列腺炎都可能使血清 PSA 升高。另外, 泌尿系感染、前列腺穿刺、急性尿潴留、留置导尿、直肠指诊及前列腺按摩等也可以影响血清 PSA 值。

【病例解析】

病例 1: 良性前列腺增生症

一、病史资料

患者, 男性, 76 岁。主因"进行性排尿困难 10 余年, 加重 1 天"入院。患者 10 余年前无明显诱因, 开始出现进行性排尿困难, 起初以夜尿次数增多为主, 3 ~ 4 次/晚, 继而出现白天排尿次数增多、尿线细长无力、尿等待、尿不尽感、尿后滴沥。近 2 年来常伴尿急, 严重时未及如厕而尿湿衣物。病程中未见肉眼血尿, 每日尿量未见明显减少, 不伴下肢水肿, 不伴食欲缺乏, 排便大致正常。近 1 天前, 患者进食辛辣刺激食物后, 排尿困难明显加重, 下腹部胀痛难忍, 仍不能排尿, 偶可见少量尿液自尿道口溢出。今患者为进一步诊治来我院。门诊查尿常规：尿白细胞（－），红细胞（－），膀胱残余尿量测定：800ml。门诊以"尿潴留原因待查"收入院。自发病以来精神尚可，食欲可、睡眠差，大便正常，小便同前述。近期体重无明显变化。平素体健，否认糖尿病史，否认帕金森症病史，否认过敏史，否认家族史。

二、体格检查

T：36.7℃，R：22 次/分，P：100 次/分，BP：135/85mmHg。神志清楚，精神可，全身皮肤无出血点、瘀斑瘀点，浅表淋巴结无肿大；双瞳孔直径 3mm，正大等圆，对光反射灵敏；咽部黏膜无红肿，双侧扁桃体无肿大；颈软、无抵抗；两肺呼吸清，未闻及啰音，心率 100 次/分，律齐，心音有力；腹软，肝脾肋下未触及，肠鸣音正常存在；四肢肌力肌张力正常，双膝腱反射正常存在，双侧巴氏征阴性，布氏征、克氏征阴性；末梢暖。双肾区对称，无隆起，双肾区无压痛、叩击痛，双侧输尿管走行区无压痛。耻骨联合上膨隆，压痛明显，叩浊音。因检查需要，肛诊未查。

三、辅助检查

1. 尿常规　尿白细胞（－），红细胞（－）。
2. 膀胱残余尿量测定　800ml。
3. PSA　TPSA：1.3ng/ml，FPSA：0.4ng/ml，F/T：0.307。
4. 经直肠前列腺超声　前列腺体积 45mm×45mm×49mm，内部回声均匀，未探及异常回声结节。

四、初步诊断

尿潴留（前列腺增生？）。

五、鉴别诊断

1. 神经源性膀胱　患者进行性加重的排尿困难，加重 1 天，需考虑神经源性膀胱的可能，但患者既往无明确糖尿病及中枢神经系统病变的病史，进一步行尿流动力学检查，有助于协助诊断。
2. 前列腺癌　患者老年男性，进行性加重的排尿困难，加重 1 天，需考虑前列腺癌可能，但患者病史较长，进一步行前列腺特异性抗原（PSA）检测，肛门指诊及经直肠前列腺超声检查有助于进一步诊断。

六、诊治过程

患者入院后首先予导尿术并保留尿管，间断引流尿液约 800ml。此后每日尿量在 2000ml 左右。肛门指诊：前列腺体积Ⅰ度增大，质地韧，不硬，表面未触及结节，肛门括约肌收缩功能良好，球海绵体－肛提肌反射阳性。I－PSS 评分 14 分。PSA：TPSA：1.3ng/ml，FPSA：0.4ng/ml，F/T：0.307。经直肠前列腺超声：前列腺体积 45mm×45mm×49mm，内部回声均匀，未探及异常回声结节。初步诊断：良性前列腺增生症致尿潴留。给予"非那雄胺 5mg，口服，1 次/日；盐酸坦索罗辛胶囊 0.2mg，口服，1 次/晚"，1 周后拔除导尿管，患者自觉排尿改善满意，超声测定膀胱残余尿量为 10ml。患者症状缓解出院，长期服药治疗，定期门诊复查随诊。

七、出院诊断

尿潴留（良性前列腺增生症）。

八、病例分析及诊治思路

患者为老年男性，慢性病程，起病缓，病程长，起初以尿频，尤其是夜尿次数增多为主，进而出现进行性加重的排尿困难，此为前列腺增生的常见症状，后来可伴尿急。在进食辛辣刺激食物后，症状诱发加重，终导致急性尿潴留的发生。入院后测患者 PSA 正常，肛门指诊未触及明确结节，前列腺彩超未见异常信号结节，可基本除外前列腺癌，肛门括约肌收缩力良好，可基本除外前列腺增生。因患者为初发尿潴留症状，I－PSS 评分 14 分，严重程度为中等，可考虑药物治疗。给予药物治疗后患者排尿困难症状改善满意，遂出院继续服药治疗，并做随访观察。出院诊断为良性前列腺增生症。

良性前列腺增生症为一种慢性进行性的良性疾病，以尿频为首发症状，以进行性加重的排尿困难为典型表现，可伴有尿急、肉眼血尿，严重时可导致尿潴留、泌尿系感染、膀胱结石形成，甚至肾积水、慢性肾功能不全。前列腺增生诊断依据如下。

主要指标：①病史：进行性加重的排尿困难；②肛门指诊：前列腺体积增大，未触及硬结；③PSA 值正常。

次要指标：①I－PSS 评分 14 分；②尿常规未提示泌尿系感染；③前列腺超声提示前列腺体积增大，未提示异常结节。

确诊条件：满足全部主要指标，次要指标仅具有参考意义。

本病起病缓慢，病程长，可因进食辛辣刺激食物、气温骤降、饮酒、劳累等原因诱发急性加重，急性尿潴留发生后患者疼痛难忍，切有发生膀胱破裂的风险，是泌尿外科的常见急症，需尽快处理。前列腺增生的治疗依据严重程度不同，包括如下几个部分：

1. 等待观察（watchful surveillance 或 watchful waiting）　教育患者改善行为习惯，如避免睡前饮水，戒酒，禁辛辣刺激食物等。等待观察仅适用于 I－PSS 评分分类为轻度，或虽为中到重度，但患者本人不能或不愿手术者。

2. 药物治疗　分为 α 还原酶抑制药和 α 受体阻滞药，以及植物提取物三种，作用原理及效果不同，多使用前两种，常见两药联合应用，适用于中度症状，或重度症状而不能或不愿接受手术者。

3. 手术治疗　是较为激进的治疗，通常而言，接受手术治疗的患者，之前应尝试过药物治疗且效果欠佳。医生应与患者充分沟通手术治疗的利弊。

九、治疗经验

前列腺增生致尿潴留的患者，入院后应首先明确是否为尿潴留，除外泌尿系感染，依据查体结果，不难做出判断。明确急性尿潴留后，应首先保留尿管，缓解症状，并可改善肾功能，给膀胱的肌肉恢复的时间。接下来的治疗，则应针对患者的具体情况，制定不同的方案，如手术治疗的一部分指征：①反复发作的尿潴留，药物治疗无效；②反复发作的泌尿系感染，药物治疗效果欠佳；③反复发作的肉眼血尿，药物治疗效果欠佳；④膀胱内结石形成；⑤继发膀胱憩室形成，膀胱重构，肾积水，慢性肾功能不全等。

第四节　前列腺癌

【诊断标准】(《医保诊疗常规》,2004)

1. 下尿路梗阻症状、血尿或转移灶症状。

2. 直肠指诊　可触及质硬结节,或前列腺坚硬如石,结节状,表面不平。

3. 血清 PSA、tPSA 明显升高。

4. 直肠 B 超、CT 或 MRI 示前列腺有占位性病变。

5. 前列腺穿刺活组织检查确诊为前列腺癌。

【病例解析】

一、病史资料

患者,男性,65 岁,主因"尿频伴排尿困难 3 年,加重 1 个月"入院。患者于 3 年前无明显诱因出现排尿困难,尿线变细,且伴有尿频尿急,夜间排尿次数增多,每晚 6～8次,无尿痛及发热表现,当地医院诊断为前列腺增生,给予非那雄胺坦索罗辛胶囊(具体剂量不详)治疗,效果不佳,随时间症状逐渐加重,1 个月前上述症状加重,于当地医院就诊,考虑前列腺增生,现为求进一步诊治来我院。自发病以来无不适,大便无异常。平素体健,否认过敏史,否认癫痫家族史。家族中无恶性肿瘤病史。

二、体格检查

T:36.7℃,R:22 次/分,P:78 次/分,BP:150/90mmHg。神志清楚,精神反应欠佳,全身皮肤无出血点、瘀斑瘀点,浅表淋巴结无肿大;双瞳孔正大等圆,对光反射灵敏;心肺听诊无异常,心率 78 次/分,律齐,心音有力;腹软,肝脾肋下未触及,肠鸣音正常存在;四肢肌力肌张力正常,双膝腱反射正常存在,双侧巴氏征阴性,布氏征、克氏征阴性;末梢暖。双肾及输尿管未见异常,前列腺Ⅱ度肿大,中央沟变浅,质硬,可触及左侧叶结节,无触痛,指套污染血。

三、辅助检查

1. 血 PSA　2.86ng/ml。

2. 泌尿系超声　前列腺大小 5.2cm×5.0cm×4.8cm,左侧外周区可见低回声区,大小约 2cm×1.6cm。

3. MRI　前列腺左侧外周带可见结节,考虑恶性可能。

4. 骨 ECT　全身骨骼未见示踪剂异常分布。

四、初步诊断

前列腺增生。

五、鉴别诊断

1. 前列腺癌　早期患者无明显症状，前列腺增大明显时可出现进行性排尿困难，压迫直肠有大便异常，肠梗阻等，远处转移可有咳嗽、骨痛、病理性骨折等，查体可触及前列腺质硬结节，血 PSA 升高，前列腺穿刺病理可明确。

2. 前列腺脓肿　患者有尿频、尿急、尿痛及排尿困难等症状，但全身症状明显，如发热寒战等，直肠指诊前列腺压痛明显，超声检查可见前列腺内边界不整齐的透声区或内部低回声区，穿刺可获取脓液。

3. 前列腺囊肿　患者也可有尿频、尿急等症状，直肠指诊前列腺肿大，有囊性感，超声可有边界清晰的圆形或椭圆形透声区，穿刺可获得囊液。

六、诊治过程

患者入院后，行前列腺 MRI 及骨 ECT 检查。

1. 前列腺 MRI　前列腺左侧外周带可见结节，考虑恶性可能。

2. 骨 ECT　全身骨骼未见示踪剂异常分布。行超声引导下前列腺穿刺活检，病理证实为前列腺癌，Gleason 评分 3 + 4 = 7（分）。修正诊断：前列腺癌。行腹腔镜下前列腺癌根治术。术后保留尿管 2 周，拔除尿管后出院，术后 3 个月随访，复查 PSA 无升高，盆腔 MRI 未见局部复发。

七、出院诊断

前列腺癌。

八、病例分析及诊治思路

患者老年男性，主诉为排尿困难史，既往体健，首先考虑前列腺疾病，辅助检查直肠指诊泌尿系彩超发现前列腺结节，行前列腺 MRI 进一步检查及超声引导下穿刺病理进一步确诊，因此修正诊断为前列腺癌。

九、治疗经验

行腹腔镜下前列腺癌根治术。

第五节　膀胱肿瘤

【诊断标准】（《外科疾病诊断标准》，2001）

1. 反复出现无痛性血尿。合并感染时，出现尿频、尿急和尿痛症状。部分患者有长期接触化工原料或有膀胱结石史。

2. 膀胱镜检查可看到肿瘤，取组织活检可明确病变性质。

3. 膀胱造影可显示充盈缺损，多次曝光法可见膀胱壁僵硬，不能扩大。双重对比造影法显示肿瘤更为清晰。

4. 较大浸润性膀胱肿瘤在肛门指诊双合诊时可触及肿块。

5. 尿中可找到癌细胞。

6. 肾盂造影可了解有无上尿路原发癌。

7. B 超可发现膀胱内占位性病变。

8. CT 扫描及 MR 可发现膀胱内占位性病变，尚可显示癌肿浸润及淋巴结转移。

9. 流式细胞术可快速定量分析瘤细胞 DNA 含量及倍体，以判定肿瘤的生物学行为。

【病例解析：膀胱癌】

一、病史资料

患者男性，45 岁，主因"间断无痛性肉眼血尿 1 个月"入院。患者源于 1 个月前无明显诱因出现肉眼血尿，尿色呈洗肉水样，排尿时可见血块，无尿频、尿急、尿痛感，症状间断出现，于当地医院行泌尿系彩超检查，发现膀胱三角区肿物，大小约 1cm，有蒂，为进一步诊治来我院，门诊以"膀胱肿瘤"收入院。自发病以来饮食睡眠无异常，平素体健，否认过敏史，否认癫痫家族史。家族中无肿瘤史。

二、体格检查

查体未见异常。

三、辅助检查

1. 泌尿系彩超　膀胱三角区肿物，约 1cm，有蒂。

2. 盆腔增强 CT　膀胱后壁三角区可见凸起，强化期有明显强化。

3. 膀胱镜检查　膀胱三角区可见菜花状凸起，有蒂，基底不宽，漂浮状，位于左侧输尿管口右侧，双侧输尿管口可见喷尿。

四、初步诊断

膀胱肿瘤。

五、鉴别诊断

1. 膀胱结石　多数有临床症状，超声为强回声，后伴声影，随体位摆动，平片可见高密度影。

2. 膀胱结核　尿频、尿急、血尿为首发表现，尿常规白细胞为主，肾脏可同时伴有病灶。

六、诊治过程

患者入院后，完善各项检查，行经尿道膀胱肿瘤电切术，术后留置 F22 尿管，一周后拔除，病理回报：低级别尿路上皮癌，术后行膀胱灌注化疗。

七、出院诊断

膀胱恶性肿瘤。

八、病例分析及诊治思路

患者老年男性，以间断性血尿就诊，血尿呈无痛性，肉眼血尿，首考虑泌尿系肿瘤，行进一步检查，明确膀胱肿瘤，考虑早期膀胱肿瘤，行经尿道膀胱肿瘤电切术。术后需行膀胱灌注化疗，定期复查膀胱镜。

九、治疗经验

行经尿道膀胱肿瘤电切术，术后留置 F22 尿管。

第六节　肾肿瘤

一、肾细胞癌

【诊断标准】(《泌尿外科疾病诊断标准》, 2009)

1. 早期肾癌可无任何症状；晚期肾癌可出现血尿、疼痛、肿块"三联征"。

2. 肾外表现　发热、血沉增快、高血压、高血钙、红细胞增多症。肝功能异常、恶病质、贫血、继发性精索静脉曲张等。

3. 可出现肺、骨、肝等的转移症状。

4. B 超发现肾肿瘤及其大小、部位、范围、与周围脏器的关系及局部淋巴结转移。

5. KUB 和 IVU 可见肾脏轮廓增大，偶见钙化灶、肾盂充盈缺损、肾盏受压变形等。

6. CT 是诊断肾癌的金标准，定位准确率 100%。平扫时肾癌 CT 值与正常肾组织相近，增强后肾癌轻度强化，而正常肾实质明显增强。可有钙化灶、增大的肾门淋巴结、肾静脉及下腔静脉血栓等。

7. MRI 在 T_1 加权像上呈低信号，T_2 加权像上呈高信号，信号常不均匀，显示包围肿瘤的低信号环等。可有淋巴结转移或肾静脉、下腔有无瘤栓的影像。

二、肾母细胞瘤(《外科学 第 2 卷》, 2005)

【诊断标准】

静脉尿路造影和超声检查是重要的诊断手段。泌尿系平片可见患侧肾区软组织密度影，偶可见钙化。静脉尿路造影约 2/3 患儿显示肾盂肾盏受压、伸长、移位、变形。约 1/3 患儿因肾被压缩，肾盂为肿瘤充满或肾血管闭塞而不显影。超声检查可分辨肿块为囊性或实质性，了解有无腹膜后肿大淋巴结，还可检出肾静脉、下腔静脉瘤栓。CT 可进一步确定肿瘤浸润范围，肿瘤与周围脏器的关系，有无肝转移及下腔静脉瘤栓。穿刺活检一般列为禁忌。不能确诊者，只要病情许可，以剖腹探查为宜。

三、上尿路肿瘤

【诊断标准】(《外科疾病诊断标准》, 2001)

1. 肾盂癌

(1)反复出现无痛性全程肉眼血尿。腰部可有钝、胀感。

(2)除并发肾积水外，一般无阳性体征。

(3)尿路造影：可见肾盂有不规则的充盈缺损，有时伴肾盂肾盏积水。

(4)尿沉渣：瘤细胞阳性率较高。

（5）膀胱镜检查：可能见到患侧输尿管口喷血，同时亦可能发现膀胱内肿瘤，输尿管肾盂镜可发现输尿管、肾盂肿瘤，并可行活组织病理检查。

（6）B超：可显示肾盂内占位性病变。

（7）CT扫描：可显示肾盂内占位性病变，并可与肾癌相鉴别。

2. 输尿管上皮性肿瘤

（1）临床表现

1）血尿：为无痛性全程肉眼血尿，最常见，发生率达80%~90%，少数为镜下血尿，有时出现条状铸形血块或细小碎血块。血尿常呈间歇性反复出现，出血可连续几天，出血停止后，尿液重新变得清亮。

2）疼痛：偶有腰部钝痛，当血块通过输尿管造成梗阻时可引起肾绞痛。

3）肿块：输尿管区可能触及肿块。

4）感染症状：肿瘤学出血，可能会引起尿路感染。

（2）实验室检查

1）尿常规检查：在肉眼血尿的间歇期仍然有持续性镜下血尿。

2）血沉增快：晚期病例血沉增快，是预后不良的指征之一。

3）尿脱落细胞学检查：阳性率在45%左右。分化不良的肿瘤阳性率较高，反之较低。可经输尿管插管收集尿标本或用盐水冲洗取样做细胞学检查；亦可通过输尿管导管用输尿管刷取活组织检查，阳性率可达89%。

4）肿瘤标志物：采用核基质蛋白-22（NMP22），与尿细胞学检查相比具有较高的敏感性。

（3）B超检查：可发现患侧肾积水及输尿管扩张积水。由于肠道气体干扰以及肿瘤多较小，故难以直接发现肿瘤。因此B超仅能作为筛选手段。

（4）X线检查

1）排泄性尿路造影：由于受患侧肾功能差甚至无功能的影响，能显示出输尿管充盈缺损者很少，仅占18.5%；常表现为患侧显影不良、不显影或肾积水及梗阻以上输尿管扩张。

2）逆行性肾盂输尿管造影：对诊断输尿管肿瘤尤为重要，除可发现输尿管肿瘤外还可了解是否合并肾盂肿瘤，观察到输尿管上段扩张积水，肿瘤处呈不规则狭窄，充盈缺损及远端呈杯口样改变。插管时有不同程度受阻，导管插到肿瘤部位，从导管中流出血尿，通过梗阻部位后，尿液又变清是其特征性变化。然后边拔管边造影，显示肿瘤较清楚。用稀释造影剂，可显示小的充盈缺损，选用非离子性造影剂，可了解肿瘤部位及是否合并肾盂肿瘤。

3）静脉肾盂输尿管造影：是上尿路上皮性肿瘤最重要的检查方法，典型表现为肾盂扩张积水，病变以上输尿管扩张积水，下输尿管无扩张，病变部位充盈缺损，充盈缺损外形毛糙、不规则。部分患者肿瘤造成梗阻后影响肾功能，IVP可不显影或显影不佳。

4）肾穿刺造影：当排泄性或逆行造影结果不满意时，采用肾穿刺造影，可显示输尿管呈杯口状充盈缺损。同时抽出液多为血性咖啡色，是输尿管肿瘤的有力证据。

5）肾血流图：了解健侧及患侧肾功能，为进一步治疗决策提供依据。

（5）CT、MRI 检查：对其他影像学检查所提供的可疑部位行 3mm 的薄层扫描，常可发现输尿管肿瘤，并可了解肿瘤浸润范围及进行肿瘤分期。磁共振尿路造影（MRU）对有肾盂输尿管积水，IVU 不显影，肾功能严重损害者可清晰显影，且安全可靠，不用造影剂，无不良反应。

（6）内镜检查

1）膀胱镜检查：可发现患侧输尿管口向外喷血，并可观察到下段输尿管肿瘤向膀胱内突出以及伴发的膀胱癌。

2）输尿管镜检查：可直接观察到肿瘤的形态、位置及大小，并可取活组织做检查。

【病例解析：肾癌】

一、病史资料

患者，男性，65 岁。主因"体检发现左肾占位性病变 1 周"入院，患者源于 1 周前于当地体检，行泌尿系彩超发现左肾上极腹侧可见 3cm×4cm 大小低回声区，考虑左肾占位。门诊以"左肾占位"收入院。自发病以来饮食精神可，大小便无异常。平素体健，否认过敏史，否认癫痫家族史，家族中无肿瘤病史。

二、体格检查

查体未见异常。

三、初步诊断

左肾占位。

四、鉴别诊断

1. 肾癌　早期多无明显症状，晚期肿瘤可有血尿腰痛腹部肿块发热表现，超声可有实性占位，CT 平扫可见肿物密度不均，强化扫描肿瘤可有明显强化，但密度低于肾实质。

2. 肾盂癌　患者多有血尿表现，肿瘤乏血供，增强扫描不明显。

3. 肾错构瘤　为良性肿瘤，瘤体多含脂肪成分，超声检查表现为高回声，CT 扫描为负值。

4. 肾囊肿　多无明显表现，囊内为液性成分。

五、辅助检查

1. 泌尿系彩超　左肾上极腹侧可见一约 3cm×4cm 大小低回声区，压迫肾窦，向肾外突出，内部回声低，不均匀，可见血流信号。

2. 泌尿系增强 CT　平扫可见软组织实性病灶，增强扫描可见不均匀强化，腹膜后未见肿大淋巴结。

六、诊治过程

入院后完善相关检查，考虑左肾恶性肿瘤透明细胞癌可能性大，行腹腔镜下肾根治性切除术，术后病理证实为左肾透明细胞癌，输尿管及血管断端未见癌。术后恢复顺利，依次拔除引流管尿管后出院，术后随访 3 个月，未见复发及转移。最后诊断：左肾恶性肿瘤。

七、出院诊断

左肾恶性肿瘤。

八、病例分析及诊治思路

患者老年男性，体检发现占位，行强化 CT 进一步明确占位，且未见转移性病变，决定性根治性肾切除手术，近年来腹腔镜技术突飞猛进，相对于开放手术，腹腔镜手术具有损伤小出血少解剖清晰等优势，且治疗效果同开放手术，术前评估肿瘤大小位置，形态，决定性腹腔镜根治性肾切除术。

九、治疗经验

左肾恶性肿瘤，行根治性肾切除。

第七节　肾上腺肿瘤

一、嗜铬细胞瘤

【诊断标准】（《外科学》，2006）

1. 症状　高血压症状如头痛、心悸、恶心、出汗、面白、肢冷等。严重时出现视力模糊、冠状动脉硬化性心脏病、脑血管栓塞及心力衰竭。

2. 实验室检查

（1）血糖增高及糖尿、尿内邻苯二酚胺及其代谢产物显著增加。

（2）血儿茶酚胺升高。基础代谢率显著增高。

（3）肾上腺 B 超、CT 及 MRI 等影像学检查显示肿瘤病灶。

二、肾上腺皮质腺瘤

【诊断标准】（《泌尿外科疾病诊断和鉴别诊断》，2001）

1. 临床表现　主要是肿瘤的压迫和牵扯所致的腰背痛，皮质腺癌可有转移引起的症状。

2. 内分泌检查大多正常。

3. 非功能性、无症状的肾上腺肿瘤需要依靠影像学检查明确诊断，以确定肾上腺有无异常，是否肿瘤及其定位与性质。B 超、CT、MRI 可确定肾上腺肿瘤的大小和位置，超声或 CT 引导下穿刺活检能明确肿瘤性质。

三、肾上腺髓样脂肪瘤

【诊断标准】（《泌尿外科疾病诊断和鉴别诊断》，2001）

（一）临床表现

无特殊症状和体征。可因肿瘤生长较大时对邻近组织的推移、挤压或肿瘤内出血、坏死而表现有上腹部疼痛不适或腰背部酸胀疼痛，可伴有肥胖、高血压、血尿等症状；

若肿瘤破裂至腹膜后，可致出血性休克。腹部触诊可发现肾脏上极肿块。

（二）辅助检查

1. 实验室检查　显示肾上腺功能正常。

2. 细针穿刺活组织检查　可在 B 超引导下行细针穿刺活检，以明确诊断。

3. 影像学检查　临床影像可见肾上腺占位性病变。

（1）X 线检查：①腹部平片，可显示肾上腺区点片状钙化的肿块；②排泄性尿路造影显示肾脏受挤压移位；③肾上腺静脉造影时，可显示肾上腺部位小肿瘤。

（2）B 超检查：显示圆形、界限清楚、内部回声不甚均匀的强回声肿块。

（3）CT、MRI 检查：显示肾上腺区脂肪密度为主的界限清楚、低密度、与脂肪等值的肿块阴影，在低密度软组织阴影中可见散在分布的片状阴影和少许分隔状的条索状阴影，无浸润和转移征象。行造影剂增强后扫描，显示肿块内无强化为其特征性表现。

四、肾上腺皮质腺癌

【诊断标准】（《泌尿生殖系肿瘤外科学》，2011）

1. 临床表现

（1）有功能肾上腺皮质腺癌：表现为内分泌紊乱者以库欣综合征为多见，可合并女性男性化，性征异常等。有些患者可出现原发性醛固酮增多症表现，如高血压，低血钾引起的症状，包括乏力、肢体感觉异常、有蚁行感、麻木或隐痛等。在生化检测中可以出现混合性异常改变，即血皮质醇增高和伴有低血钾。这种低钾往往表现为顽固性，常规口服补钾见效缓慢。

（2）无功能肾上腺皮质腺癌：这类患者无内分泌紊乱的临床表现，一般早期多无症状。肿瘤增大后出现局部疼痛，常有乏力、消瘦，部分患者出现间歇性低热，这可能与肿瘤内坏死组织吸收有关。肿瘤体积大者体检可触及腹部包块，极少数病例可因肿瘤体压迫肾动脉使动脉狭窄引起高血压。较大肿瘤可伴发低血糖。而在无功能紊乱表现者中常有尿 17 - KS 的增高。

（3）转移症状：肾上腺皮质腺癌进展快，容易发生转移。临床上常见的转移有肺转移、肝转移、骨转移、脑转移等。出现相应的临床症状，如咯血、骨痛骨折、神经症状等。

2. 实验室检查　发现肾上腺皮质肿瘤时，无论有无临床表现都应该进行肾上腺功能测定，有时虽无突出临床症状，不一定是非功能性肿瘤；而实验室检查异常者，不一定都有相应的临床表现。

肾上腺皮质分泌功能的检查，包括血浆皮质醇、17 - OHCS、17 - KS、CA、VMA 以及血浆醛固酮、肾素活性、电解质、性激素及糖耐量试验、小剂量地塞米松抑制试验等。有功能的肾上腺皮质腺癌多数会有相应的激素或代谢产物异常。非功能性肾上腺皮质肿瘤血、尿皮质醇多正常，因肿瘤过大，生长过快，消耗过多，可能引起低蛋白血症、低血糖。

3. 影像学检查　是肾上腺肿瘤诊断、分期的重要手段。B 超、CT 或 MR 等影像学检查协助肿瘤定位与确定肾上腺肿瘤性质。

【病例解析：肾上腺肿瘤】

一、病史资料

患者，男性，34 岁。主因"发现高血压 5 年余，检查发现左肾上腺肿瘤 10 余天"入院。患者于 5 年前，无明显诱因出现血压升高，血压最高达 170/120mmHg，不规律口服降压药（具体药物及剂量不详），血压控制在 140/90mmHg 左右，无头痛、头晕，无视物模糊，无四肢麻木。高血压呈明显阵发性，发作时常伴有心慌、大汗，患者未在意。10 余天前于当地县医院检查腹部平扫 CT 发现左侧肾上腺占位，直径约 4cm 左右，就诊于我院诊断左肾上腺肿瘤，现患者为求进一步诊治入住我院。患者自发病以来，精神睡眠可，饮食佳，二便正常，体重未见明显变化。否认高血压病家族史。

二、体格检查

T：36.6℃，P：80 次/分，R：20 次/分，BP：158/105mmHg。双肾区无隆起及叩击痛，两侧输尿管走形区无压痛，膀胱区无充盈及压痛，成人型外阴未见异常。

三、辅助检查

钾：3.6mmol/L，钠：137.0mmol/L，促肾上腺皮质激素：31.39pg/ml，皮质醇：10.60μg/dl，促肾上腺皮质激素：31.39pg/ml。

腹部 CT 平扫加强化：考虑左侧肾上腺腺瘤。

病理：（左肾上腺）嗜铬细胞瘤。

四、初步诊断

左肾上腺肿瘤。

五、鉴别诊断

1. 原发性高血压病　患者可表现为血压升高，多不呈阵发性，影像学检查无阳性发现，儿茶酚胺水平正常。

2. 肾上腺囊肿　患者可表现为肾上腺占位，多为囊性改变、无功能性。

六、诊疗经过

入院后给予对症治疗，完善术前相关检查，术前一周口服酚苄明，术前 3 天给予补液扩容，积极完善相关术前准备，于全麻下行后腹腔镜下左侧肾上腺切除术，术程顺利，安返病房，给予抗感染对症治疗，给予补充氢化可的松，逐天减量，一周后病情恢复可。术后病理回报：（左肾上腺）嗜铬细胞瘤。给予切口碘伏消毒换药，患者精神状况良好，未服用降压药物下，血压控制在 130/80mmHg 左右，切口愈合良好，出院。

七、出院诊断

左侧肾上腺嗜铬细胞瘤。

八、病例分析及诊断思路

患者中年男性，主要表现为阵发性高血压，检查发现左肾上腺肿瘤，不排除阵发性高血压与左肾上腺肿瘤有关。复查腹部 CT 示左肾上腺肿瘤。不排除左肾上腺嗜铬细胞瘤。

肾上腺嗜铬细胞瘤可表现为阵发性高血压，典型三联征为："头痛、心悸、多汗"，部分患者可表现为体位性低血压及心血管并发症表现。

主要指标：CT、MRI、24 小时尿儿茶酚胺、血浆游离 3 - 甲氧基肾上腺素及 3 - 甲氧基去甲肾上腺素、24 小时尿分馏的 3 - 甲氧基肾上腺素及 3 - 甲氧基去甲肾上腺素。

次要指标：24 小时尿总 3 - 甲氧基肾上腺素加 3 - 甲氧基去甲肾上腺素总量、24 小时尿香草基扁桃酸。

确诊条件：病理学检查。

治疗包括：术前控制血压，扩充血容量，控制心率；手术治疗可选择腹腔镜下肾上腺切除术、开放手术；术后需补液、监测、补充激素等。

九、治疗经验

肾上腺肿瘤如术前检查提示为功能性肿瘤，且患者伴有明显阵发性高血压表现，需警惕嗜铬细胞瘤的可能，嗜铬细胞瘤术中术后可出现血压骤升骤降，严重者危及生命，所以术前须进行充分的准备，包括控制血压、心率，适量扩容，疗程要充足。手术过程中需要与有经验的麻醉医师配合完成手术。

第八节　睾丸肿瘤

【诊断标准】(《中国泌尿外科疾病诊断治疗指南 2014 版》)

1. 症状和体征　睾丸肿瘤好发于 30 ~ 40 岁，一般表现为患侧阴囊内单发无痛性肿块，也有 20% ~27% 患者出现阴囊钝痛或者下腹坠胀不适。11% 左右患者出现背痛或腹胁部疼痛。10% 左右患者出现远处转移的相关表现，如颈部肿块，咳嗽或呼吸困难等呼吸系统症状，食欲缺乏、恶心、呕吐和消化道出血胃肠功能异常，腰背痛和骨痛，外周神经系统异常以及单侧或双侧的下肢水肿等。7% 的睾丸肿瘤患者还会出现男性女乳症（gynaecomastia），尤其是非精原细胞瘤。查体：睾丸增大，无痛，质坚硬，有沉重感，透光试验阴性。隐睾发生肿瘤时腹部和腹股沟区出现肿块。

2. 影像学检查　超声检查是睾丸肿瘤首选检查，即使临床较明确的睾丸肿瘤也推荐行超声检查。超声检查不仅可以确定肿块位于睾丸内还是睾丸外，明确睾丸肿块特点，还可以了解对侧睾丸情况，敏感性几乎为 100%。

3. 血清肿瘤标志物检查　血清肿瘤标志物对诊断、分期和预后有重要作用。主要包括：甲胎蛋白（AFP）、人绒毛膜促性腺激素（HCG）和乳酸脱氢酶（LDH），其中 LDH 主要用于转移性睾丸肿瘤患者的检查。在所有确诊的睾丸肿瘤中，51% 的病例中发现了血清肿瘤标志物的升高。

【病例解析：睾丸肿瘤】

一、病史资料

患者，男性，45 岁。主因"发现左睾丸肿大 1 年余，左阴囊间断疼痛 3 个月余"入院。

1年前无意中发现左睾丸肿大，无疼痛，无下坠感，无尿频尿急尿痛，未予重视，3个月余前出现左阴囊疼痛，不剧烈，呈间断性，可忍耐，可自行缓解，未予诊治，20余天前于我院就诊，行彩超示左睾丸体积增大，左侧睾丸内多发低回声结节，给予抗感染对症治疗，症状无明显好转，2天前再次于我院就诊，行彩超示左侧睾丸体积增大，左睾丸内多发低回声结节，性质待定，为求进一步诊治入院。自发病以来，饮食睡眠可，大便如常，体重无明显变化。

二、体格检查

T：36.8℃，P：80次/分，R：18次/分，BP：130/80mmHg。双肾区无隆起，无叩击痛，输尿管走行区无压痛，膀胱区空虚，无压痛。左睾丸体积增大，大小约4cm×5cm×6cm，质地较硬，无压痛，无触痛，透光试验（−），左侧附睾无异常。右侧睾丸附睾无异常，阴囊无破溃，成人型阴茎。

三、辅助检查

1. 甲胎蛋白 25ng/ml，CA−125：5.42U/ml，CEA：1.75ng/ml，绒毛膜促性腺激素：1.29mIU/ml。

2. 彩超 左侧睾丸体积增大，左睾丸内多发低回声结节，性质待定。

四、初步诊断

左睾丸肿瘤。

五、鉴别诊断

1. 睾丸鞘膜积液 睾丸鞘膜积液有囊性感，透光实验阳性，不能触及附睾及远段精索，肿物不沉重，一般容易与睾丸肿瘤区别。

2. 睾丸炎和附睾炎 发病急骤，局部压痛明显，发热，尿液检查有白细胞、脓细胞，多普勒超声仪和^{99m}Tc阴囊扫描检查都显示血流量增加，抗生素治疗有效。

六、诊疗经过

入院后给予对症治疗，完善术前相关检查，积极完善相关术前准备，于腰麻下行左睾丸根治性切除术，术程顺利，安返病房，给予抗感染对症治疗，病情恢复可。术后病理回报：（左侧睾丸）精原细胞瘤，瘤组织灶性退变坏死，侵及白膜，精索断端未见肿瘤侵犯。给予切口碘伏消毒换药，术后1周患者精神状况良好，切口愈合良好，出院。

七、出院诊断

左侧睾丸恶性肿瘤。

八、病例分析及诊治思路

患者中年男性，主要表现为睾丸肿大，查彩超发现左侧睾丸内多发低回声结节。入院后查AFP、HCG水平升高，透光试验阴性，不排除睾丸癌。

睾丸癌患者多表现为患侧阴囊无痛性肿块，部分患者可表现为阴囊坠痛或钝痛，远处转移患者可表现为颈部肿块、咳嗽、呼吸困难、食欲缺乏等。

主要指标：彩超、腹部盆腔CT、MRI、AFP、HCG。

次要指标：PET、LDH。

确诊条件：病理学检查。

治疗主要包括：严密监测、辅助性放化疗、根治性睾丸切除术、保留睾丸组织的手术、区域淋巴结清扫。

九、治疗经验

对于伴有或不伴有局部或全身症状的睾丸肿瘤均应进行局部或全身相关部位的体格检查，常规行胸部 X 线平片、腹盆腔 CT、阴囊 MRI，怀疑全身转移者可行全身 CT 检查，有条件的地区可行 PET 检查。如有手术机会可行根治性手术，如不能确诊为睾丸肿瘤者可术中行冰冻活检。

第九节　阴茎癌

【诊断标准】（《中国泌尿外科疾病诊断治疗指南（2014 版）》）

阴茎癌诊断指南：

1. 原发肿瘤

（1）体格检查：是常规检查，需记录阴茎病变的形态特征等信息，包括病变大小、数目、形态、颜色等，及与邻近的尿道、冠状沟关系等。阴茎无痛性硬节或基底硬韧的溃疡。晚期为菜花样肿物，有恶臭，易出血。

（2）组织学活检：是必需的检查，亦可采用细针穿刺活检。

（3）影像学：阴茎超声明确有无海绵体侵犯，必要时可选择 MRI 检查。影像检查非必需检查。

2. 区域淋巴结

（1）常规触诊检查。

（2）腹股沟触诊未及肿大淋巴结，也应常规行超声检查。

（3）原发肿瘤累及阴茎海绵体，建议行动态前哨淋巴结活检。

（4）如触及肿大淋巴结，应记录形态、大小和质地等组织特征；除常规腹股沟超声检查，应行盆腔影像学检查；必要时可行穿刺活检。

3. 远处转移

（1）腹股沟淋巴结转移时，必须行盆腔扫描；盆腔淋巴结转移（或可疑转移），应行腹腔淋巴结扫描。

（2）对所有淋巴结转移患者，应行胸部影像检查。

（3）对转移性阴茎癌患者，PET－CT 有助于了解转移范围，但不作为常规检查。

（4）有转移症状者，如骨痛，可行相应的影像检查。

【病例解析：阴茎癌】

一、病史资料

患者，老年男性，60 岁。主因"阴茎破溃结痂 1 个月"入院。患者 1 个月前洗澡时出现阴茎发痒不适，位置固定于冠状沟、包皮内板1点处，抓挠揉搓后破溃，间断出血，于当地卫生所破溃处消毒，口服抗感染药（具体不详），未发热，1个月来破溃处逐渐结痂、发硬，间断渗出，未正规诊疗，现为进一步明确入院。患者自发病以来，一般状况良好，尿线偏，大便正常。平素体健，否认过敏史，否认阴茎癌家族史，生长发育无异常。

二、体格检查

T：36.5℃，P：76次/分，R：18次/分，BP：120/80mmHg。外阴成人型，左侧阴茎头肿大，冠状沟、包皮内板1点处可见破溃、结痂，未见明显出血，左侧附睾增大，轻压痛。双侧腹股沟可及肿大淋巴结。

三、辅助检查

1. 血常规 淋巴细胞百分数：11.7%，单核细胞绝对值：1.22×10^9/L，中性粒细胞绝对值：16.42×10^9/L，中性粒细胞百分数：82.1%，白细胞计数：19.99×10^9/L。

2. 尿常规 尿潜血：（+－），Ca：10mg/dl，尿白细胞：（+－）。

3. 盆腔CT平扫+强化 右侧腹股沟区多枚肿大淋巴结，阴茎病变，请结合临床及活检。

4. 病理活检 阴茎中低分化鳞状细胞癌3.2cm×2.5cm×1.4cm，癌组织侵及海绵体，累及尿道固有层伴丰富淋巴细胞浸润，部分尿路上皮明显增生。

四、初步诊断

阴茎损伤，原因待查。

五、鉴别诊断

1. 阴茎癌 多以阴茎、龟头肿块为主要就诊原因，病程长，双侧腹股沟可及肿大，抗感染治疗不能好转。患者不爱清洁会阴，病理可确诊。

2. 阴茎梅毒 阴茎头部及包皮处无痛性溃疡，肉芽呈紫红色，边缘高起发硬，与阴茎癌早期表现相似。有冶游史，血清梅毒螺旋体血凝试验TPHA试验阳性，溃疡分泌物暗视野检查可以查到梅毒螺旋体。

六、诊疗经过

入院后给予对症治疗，完善术前相关检查，取活检行病理学检查示：阴茎恶性肿瘤，无手术禁忌，积极完善相关术前准备，行阴茎部分切除术+双侧腹股沟淋巴结活检，手术顺利，术后抗感染对症治疗。病理：阴茎中低分化鳞状细胞癌3.2cm×2.5cm×1.4cm，癌组织侵及海绵体，累及尿道固有层伴丰富淋巴细胞浸润，部分尿路上皮明显增生。阴茎断端慢性炎症，部分鳞状上皮非典型增生。（建议密切随诊）送检（左腹股沟）淋巴结0/5、（右侧）淋巴结0/5。给予切口碘伏消毒换药，术后1周患者精神状况良好，切口愈合良好，出院。

七、出院诊断

阴茎恶性肿瘤。

八、病例分析及诊治思路

患者为老年男性，主要表现为阴茎破溃、瘙痒。入院后查CT发现右侧腹股沟区多枚肿大淋巴结，不排除阴茎癌右侧腹股沟淋巴结转移，入院后阴茎处取活检，病理回报为阴茎癌，故修正诊断为阴茎癌。

阴茎癌多表现为阴茎肿物，多呈菜花样，可表现为肿物表面破溃、渗出、出血，多发于冠状沟附近，患者多为包皮过长。患者常羞于就诊，病情多轻重不一，可有腹股沟处包块，提示腹股沟淋巴结转移。

主要指标：阴茎肿物，病理学检查确诊为阴茎癌。

次要指标：腹股沟淋巴结肿大。

确诊条件：病理学活检可见阴茎癌细胞。

治疗主要包括：阴茎部分切除术、阴茎全切除术、保留阴茎的治疗、区域淋巴结清扫、辅助放化疗。

九、治疗经验

阴茎肿物，尤其菜花样肿物，伴有破溃渗出者，应尽早行病理学检查，如已确诊为阴茎癌，需继续对区域淋巴结行影像学检查，确定肿瘤分期，制订治疗方案。

第十节　隐　睾

【诊断标准】(《当代临床医学丛书外科学分册》, 2008)

1. 症状　没有并发症的隐睾患者一般无自觉症状。主要表现为患侧阴囊扁平，单侧者左、右侧阴囊不对称，双侧隐睾阴囊空虚、瘪陷。若并发腹股沟斜疝时，活动后患侧出现包块，伴胀痛不适，严重时可出现阵发性腹痛、呕吐、发热。若隐睾发生扭转，如隐睾位于腹股沟管或外环处，则主要表现为局部疼痛性肿块，患侧阴囊内无正常睾丸，胃肠道症状较轻。如隐睾位于腹内，扭转后疼痛部位在下腹部靠近内环处，右侧腹内型隐睾扭转与急性阑尾炎的症状和体征颇为相似，主要区别是腹内隐睾扭转压痛点偏低，靠近内环处。此外，患侧阴囊内无睾丸时应高度怀疑腹内睾丸扭转。

2. 实验室检查　双侧不能扪及的隐睾患者，术前应行性激素试验。试验前先测定血清睾酮、黄体生成激素(LH)和卵泡激素 FSH 值，然后肌内注射 HCG 绒毛膜促性腺激素 1000 ~ 1500U，隔天 1 次，共 3 次后复查睾酮、LH 和 FSH 值。若睾酮值升高或对 HCG 无反应，但 LH 和 FSH 不增高，则说明至少存在一个睾丸，应进行手术探查。若试验前 LH 和 FSH 已增高，注射 HCG 后睾酮值不升高，则可诊断为双侧睾丸阙如，无须手术探查。

3. 其他辅助检查　对于不能扪及的隐睾，术前可通过一些特殊检查来判断是否存在睾丸及隐睾所处的位置。如疝囊造影，睾丸动脉、静脉造影，这些检查操作复杂，成功率较低，且有一些副损伤和并发症，检查结果也不容易明确，现已很少应用。无损伤性检查，如 B 超除对腹股沟管内隐睾可准确定位外，对腹内隐睾的诊断无任何价值。CT、MRI 检查价格昂贵、特异性差，也只能作为参考。近年腹腔镜用于不能触及的隐睾的术前检查，取得了较满意的效果（具体方法见后）。另外一种较理想的睾丸定位方法是用核素标志的 HCG 放射性核素扫描，应用核素标志的 HCG，使睾丸的 LH/HCG 受体上聚集足够数量的 HCG，从而在 γ 照相扫描中显示睾丸。

【病例解析：隐睾】

一、病史资料

患者，男性少儿，18 个月。主因"发现右侧阴囊空虚 18 个月"入院。患者于 18 个月前出生后，即发现右侧阴囊空虚，至 6 个月前，仍无睾丸降至阴囊，在我科门诊就诊，应用绒毛膜促性腺激素（HCG）治疗，仍无睾丸降至阴囊，此次为求手术治疗而入院。患者自发病以来，精神睡眠可，饮食佳，二便正常。

二、体格检查

T：36.6℃，P：100 次/分，R：20 次/分。体重，双肾区无隆起及叩击痛，两侧输尿管走形区无压痛，膀胱区无充盈及压痛，阴茎幼儿型，包皮稍长，可上翻暴露龟头，包皮口不紧，两侧阴囊完备，大小不对称，右侧阴囊发育不良，内空虚，不能扪及睾丸；左侧睾丸及附睾未及明显异常。腹股沟处可触及质软肿物。

三、辅助检查

B 超检查：右侧腹股沟可见类似睾丸样物，考虑为右侧隐睾。

四、初步诊断

右侧隐睾。

五、鉴别诊断

应与睾丸阙如、异位睾丸、回缩性睾丸等相鉴别。

1. 回缩性睾丸　多见于婴幼儿，是由于提睾肌过度收缩所致，随着年龄增长，睾丸增大和提睾肌作用减弱，这种现象将逐渐减少。回缩睾丸用手轻柔地向下推挤，可回纳至阴囊内，松手后睾丸可在阴囊内停留一段时间。与滑动睾丸的区别是后者被推进阴囊后，一旦松手睾丸即退回原来位置，属隐睾范畴。

2. 异位睾丸　可在耻骨联合上方、股部或会阴部找到睾丸。正常睾丸下降时绝大多数情况下，沿着引带末端的阴囊分支而进入阴囊底部。如睾丸未降至阴囊底部，而沿睾丸引带末端的其他分支下降至耻骨部、股部或会阴部，则形成异位睾丸，约占隐睾的 1%。

3. 睾丸阙如　又称胚胎睾丸退化综合征，本病患者在胚胎时期睾丸发生退化或阙如。

六、诊疗经过

入院后给予完善术前相关检查，于全麻下行右侧隐睾引降固定术，术程顺利，安返病房，给予抗感染对症治疗，切口碘伏消毒换药，患儿精神状况良好，恢复顺利，切口愈合良好，出院。

七、出院诊断

右侧隐睾。

八、病例分析及诊断思路

患者幼儿男性，主要表现为阴囊空虚，查体在右侧腹股沟可触及类似睾丸肿物，彩超检查支持隐睾诊断，诊断较明确。

九、治疗经验

睾丸固定术是治疗隐睾的主要方法，初诊时已超过 6 个月或激素治疗无效，1 岁以后即可行手术治疗，采用腹股沟部斜切口的睾丸肉膜囊外固定已被国内外广泛应用，对精索血管过短的隐睾可分两期手术以充分保证睾丸的血供，但也有第 2 次手术误伤精索血管的可能。对长襻输精管高位隐睾可应用 fowler－stephens 术式，近来推荐此术式的改良方法，fowler－stephens 分期手术即初期手术仅高位切断精索血管蒂，不作睾丸固定，第 2 期有待丰富侧支循环建立后，将睾丸固定于阴囊内，减少了睾丸萎缩的机会。

第十一节 睾丸鞘膜积液

【诊断标准】(《中国泌尿外科疾病诊断治疗指南(2014 版)》)

1. 临床表现　表现为阴囊内或腹股沟区囊性肿块。积液量少时多无自觉症状，多于体检时偶然发现。如积液较多、囊肿增大、张力高时，可引起下坠感、胀痛或轻度牵扯痛。巨大积液可使阴茎内陷，影响排尿及性生活，亦可导致行动不便。交通性鞘膜积液其肿块大小可随体位变动而变化，立位时肿块增大，平卧后可缩小或消失。继发性鞘膜积液还会有原发病的表现。体检时可见阴囊内或腹股沟区卵圆形或梨形肿块，表面光滑，有囊性感。睾丸鞘膜积液其囊肿位于阴囊内，无法触及睾丸及附睾，而精索鞘膜积液则可触及囊肿下方的睾丸及附睾；交通性鞘膜积液挤压时囊肿可减小或消失。

2. 检查

(1)透光试验：阳性。但积液为乳糜性、合并出血及囊壁较厚时可为阴性。

(2)B 超：鞘膜积液肿块呈液性暗区，有利于进一步明确诊断及与其他疾病的鉴别。

【病例：睾丸鞘膜积液】

一、病史资料

患者青年男性，34 岁。主因"发现左侧阴囊渐进性增大 2 年，坠胀不适 1 个月"入院。患者于 2 年前发现左侧阴囊较左侧增大，无不适反应，表面皮肤无异常改变，自行检查未触及异常肿物，无触痛，未在意，未就诊。2 年来，左侧阴囊渐进性增大，1 个月前出现偶有坠胀不适感，骑自行车时偶可压迫该侧阴囊，不适感明显，自觉影响日常生活，今日为求诊治而来我院，门诊查体后考虑为睾丸鞘膜积液，行阴囊彩超检查示：左侧睾丸鞘膜积液、右侧精索静脉曲张(轻度)，其为求手术治疗而入院。患者自发病以来，精神睡眠可，饮食佳，二便正常。

二、体格检查

T：36.6℃，P：100 次/分，R：20 次/分，BP：120/75mmHg。双肾区无隆起及叩击痛，两侧输尿管走形区无压痛，膀胱区无充盈及压痛，阴茎成人型，包皮不长，包皮口不紧，两侧阴囊完备，大小不对称，左侧阴囊明显增大，可触及质软肿物，卵圆形，表面光滑，约 10cm×8cm×6cm 大小，张力较高，不能扪及睾丸，不能还纳，透光试验阳性，精索无增粗；右侧睾丸及附睾未及明显异常，精索稍增粗。

三、辅助检查

B 超检查：右睾丸鞘膜内大量液体，考虑为左侧睾丸鞘膜积液、右侧精索静脉曲张。

四、初步诊断

1. 左侧睾丸鞘膜积液。

2. 右侧精索静脉曲张。

五、鉴别诊断

1. 鞘膜积血　有外伤史，阴囊皮肤常有瘀斑。其重量也较积水为重。

2. 睾丸肿瘤　质坚硬、不光滑而有非凡的沉重感，多无触痛。包块后方可摸到附睾，透光试验阴性。

3. 鞘膜乳糜肿　有丝虫病的特点：粗腿、阴囊肿大、腹股沟淋巴结增大、血内嗜伊红细胞增高、夜间血内查到微丝蚴。阴囊包块透光试验为阴性，穿刺抽液可查到微丝蚴，液体为乳糜性。

4. 精液囊肿　多位于附睾头，穿刺液为乳白色，可查见精子。

六、诊疗经过

入院后给予完善术前相关检查，考虑患者右侧精索静脉曲张较轻，且患者无不适症状，暂不治疗，继续观察。于腰麻下行左侧睾丸鞘膜翻转术，术程顺利，安返病房，给予抗感染对症治疗，切口碘伏消毒换药，患者精神状况良好，恢复顺利，切口愈合良好，出院。

七、出院诊断

1. 左侧睾丸鞘膜积液。

2. 右侧精索静脉曲张（轻度）。

八、病例分析及诊断思路

睾丸鞘膜积液一般无全身症状，多由家人或本人发现一侧腹股沟或阴囊肿块，或两侧的局部肿块，生长较慢，不引起疼痛。当肿块较大者时，可有坠胀感。通过临床检查在患侧阴囊有边界清楚的囊性包块，无明显蒂柄与腹腔相连，透光试验阳性即可诊断。阴囊彩超可辅助诊断。

睾丸鞘膜积液对男性生育和健康有一定的影响：①睾丸周围的鞘膜积液压迫睾丸，影响血液循环，影响生精功能；②睾丸鞘膜积液过大，阴茎被阴囊皮肤包绕，不利于正常性交，且影响日常活动、工作、学习。

九、治疗经验

睾丸鞘膜翻转术是临床常用的术式，方法简便，效果好。但对于较大的鞘膜积液患者，切除大部分鞘膜壁层，将其边缘翻转缝合，可减少鞘膜分泌，使吸收加快，此术式不适用于鞘膜明显增厚者，因其易于在翻转后的残腔里复发。鞘膜边缘需缝合止血，鞘膜缝合至精索处时，注意勿太紧，以免影响睾丸血供，常规放置引流条，鞘膜积液较大者可放置引流管或负压吸引球，以免初期渗血渗液过多，不利于术后恢复，甚至需二次手术的可能。

第十二节　包皮或包茎过长

包皮过长【诊断标准】（《男科诊疗常规》，2016）

1. 临床表现　包皮覆盖于阴茎头和尿道口，上翻可露出尿道口和阴茎头。经可表现为包皮红肿、瘙痒、疼痛，包皮口有脓性分泌物溢出，包皮内板及阴茎头充血、水肿或有小溃疡及糜烂，反复感染可致包皮与阴茎头粘连、尿道外口狭窄等。

2. 辅助检查　包皮过长导致包皮阴茎头炎者，查血、尿常规明确感染情况；查包皮分泌物培养可明确致病菌情况。

包茎【诊断标准】（《男科诊疗常规》，2016）

1. 临床表现

（1）包茎：包皮口同针孔样狭小，在排尿时包皮鼓起如球状，可导致排尿困难，尿流缓慢。

（2）嵌顿：由于包皮口紧小，强行向上翻转后未及时完全复位，造成包皮口紧勒在冠状沟处，形成嵌顿性包茎。使远端包皮和阴茎头的血液和淋巴回流障碍，可表现为：疼痛剧烈、包皮水肿，其上缘可见狭窄环，阴茎头呈暗紫色，嵌顿时间过长，易导致阴茎头缺血、感染、溃烂，甚至坏死。

2. 辅助检查

（1）肾功能测定：测定血肌酐、尿素氮、内生肌酐清除率了解肾功能情况，可除外包茎导致排尿困难所致肾损伤。

（2）超声检查：肾、输尿管、膀胱超声，测定残余尿量，明确有无包茎导致的尿道口狭窄排尿困难引起的尿路梗阻、肾积水。

【病例：包茎】

一、病史资料

患者，男性，13岁。主因"发现包皮不能完全外翻6个月"入院。患者发现包皮不能完全外翻，无包皮红肿，无疼痛及瘙痒不适，未予治疗，此次来我院就诊，门诊以"包茎"收入院。患者自发病以来，二便正常，症状未见明显加重。既往体健，否认过敏史否认家属史。生长发育史无异常。

二、体格检查

T：36.3℃，P：84 次/分，R：20 次/分，BP：110/75mmHg。双肾区无隆起，无叩痛，膀胱区平坦，双侧输尿管走行区无异常，少儿型阴茎，包皮稍长，完全覆盖龟头，不可上翻，冠状沟不能暴露，包皮口处皮肤皮革样变，包皮与龟头处可触及包皮垢，两侧睾丸完备，双侧睾丸及附睾未及明显异常。

三、初步诊断

包茎。

四、鉴别诊断

1. 包皮过长　包皮过长的患者能够轻松上翻包皮，包茎的患者无法翻动包皮，会伴有很严重的疼痛感。

2. 隐匿型阴茎　患者一般腹部脂肪较厚，耻骨前区的脂肪垫也较厚，阴茎体会有一部分藏在脂肪垫里面，通过按压耻骨前区，阴茎体能够充分显露，就说明是隐匿型阴茎，反之为包茎。

五、辅助检查

根据病史和体格检查可明确包皮过长或包茎的诊断，一般无其他辅助检查。

六、诊治过程

患者入院后完善相关术前检查，无手术禁忌，在局麻下行包皮环切术，手术顺利，术后恢复好。经治疗后一般情况可，生命体征平稳，饮食正常，下地活动可，未诉不适，伤口愈合可，排尿通畅，控制佳。

七、出院诊断

包茎。

八、病例分析及诊治思路

患者少年儿童，以发现包皮不能完全外翻 6 个月为主要表现，既往体健，入院后进一步查体后，基本除外包皮过长、隐匿型阴茎的可能，可诊断为：包茎，完善其他相关术前常规检查，无手术禁忌，择日在在局麻下行包皮环切术。

包茎主要是由于先天性或后天性因素，使包皮口狭窄或包皮与龟头粘连，使包皮不能上翻、龟头和尿道口不能外露。小儿都存在包皮过长，青春期后几乎都会自行退缩而使龟头外露。先天性包茎大部分也能在青春期后随着阴茎发育而退缩使龟头外露。包茎可发生嵌顿，包皮囊内包皮垢蓄积常继发包皮龟头炎，长期不良刺激使包茎患者阴茎癌发病率明显升高。包茎的临床诊断要点如下：①根据病史和体格检查可明确包皮过长或包茎的诊断；②包皮口严重狭窄者排尿时包皮囊呈球状充盈，排尿困难，并可继发上尿路积水；③继发包皮龟头炎时，局部充血、水肿、糜烂或溃疡，有脓性分泌物；④发生嵌顿时，包皮头水肿、疼痛、绞窄处糜烂、溃疡，甚至龟头坏死。

本病的治疗主要包括以下几个部分：①包皮过长、反复发生包皮炎者应行包皮环切术；②成人包茎应行包皮环切术；③包茎嵌顿的处理；④须尽早手法复位；⑤复位失败者行绞窄环背侧切开术;⑥炎症消退后再行包皮环切术;⑦小儿包茎应严格掌握手术指征;⑧包皮口明显狭窄影响排尿;⑨反复发生包皮龟头炎;⑩曾有包皮嵌顿史;⑪包茎伴遗尿症为相对指征。

九、治疗经验

术中若有包皮粘连行松解术的患者,术后需每日清洁阴茎头处,再涂抹红霉素眼膏,以存进创面愈合,减少感染概率。

第十三节　精索静脉曲张

【诊断标准】(《中国泌尿外科疾病诊断治疗指南(2014 版)》)

(一)临床表现

患者可有男性不育史,也可以是以久站后患侧阴囊疼痛不适为主诉来诊。

1. 主要症状　立位时患侧阴囊肿胀,局部坠胀、疼痛感,可向下腹部,腹股沟区或后腰部放散,劳累或久站后症状加重,平卧、休息后症状减轻或消失。静脉曲张程度与症状可不一致。

2. 查体一般症状　立位时患侧阴囊胀大,睾丸下垂,表面可见或可触及蚯蚓状曲张的静脉团;卧位扩张的静脉团缩小。此点可与继发性精索静脉曲张相鉴别。

(二)辅助检查

1. 影像学检查　超声及彩色多普勒超声检查(推荐):彩色多普勒超声检查,可以准确判定精索内静脉中血液反流现象,具有无创伤、可重复性好、诊断准确等特点,应作为首选检查。对于亚临床型的精索静脉曲张,诊断标准尚未统一,一般认为静脉管径 > 2mm 可以考虑亚临床型精索静脉曲张。

2. 实验室检查

(1)精液分析(推荐):根据美国泌尿外科学会以及美国生殖医学会推荐,对精索静脉曲张导致的不育患者至少应行 2 次精液分析。

(2)精子抗体检测(可选择):对于精索静脉曲张的不育患者建议行血清或者精液精子抗体检测。

3. 睾丸体积测量(推荐)　在精索静脉曲张的检查中,为了解睾丸是否受损及是否具备手术指征,睾丸的大小必须要测量。多数学者认为,彩超是测量睾丸大小最为准确的方法。

【病例解析:精索静脉曲张】

一、病史资料

患者,男性,20 岁。主因"左侧睾丸间断疼痛 3 个月余"入院。患者缘于入院前 3 个月前无明显诱因出现左侧睾丸轻触痛，无明显放散，无明显坠胀，活动后、腹压增加时症状明显，休息时可缓解，发作不频繁。1 个月前可自行触及阴囊内睾丸周围蚯蚓状肿物，门诊查彩超提示左侧精索静脉曲张，左侧精索静脉迂曲扩张，较宽处 3.4mm，门诊以"左侧精索静脉曲张"收入院。患者自发病以来，二便正常，症状未见明显加重。既往体健，否认过敏史否认家属史，生长发育史无异常。

二、体格检查

T：36.7℃，P：80 次/分，R：18 次/分，BP：129/86mmHg。双肾区无隆起及叩击痛，两侧输尿管走行区无压痛，膀胱区无充盈及压痛，成人型外阴，可见阴囊左侧松垂，阴囊蚓团状肿物，质软，无压痛，平躺后变小，双侧 Valsalva 试验（−），左侧睾丸轻触痛。

三、辅助检查

1. 双肾、输尿管、膀胱、前列腺彩超 未见明显异常。

2. 阴囊、双侧睾丸、附睾彩超 左侧精索静脉曲张，右侧精索静脉较宽处 1.8mm。左侧精索静脉迂曲扩张，较宽处 3.4mm。

四、初步诊断

左侧精索静脉曲张。

五、鉴别诊断

1. 丝虫性精索淋巴管扩张 精索增厚、迂曲、扩张，与精索静脉曲张相似，但有反复发作的丝虫性精索炎史，触诊于精索下部有较细的索团状肿块，立位明显，卧位减轻，可伴有鞘膜积液，入睡后外周血可找到微丝蚴（有鞘膜积液者可在积液中找到）。

2. 腹股沟斜疝 斜疝位于腹股沟处，为可还纳肿物；精索静脉曲张位于阴囊处，为不可还纳肿物。

3. 输精管附睾结核 可有阴囊部位坠胀不适的症状，但多伴有输精管增粗呈串球状硬结，附睾尾部不规则肿大、变硬。

4. 慢性前列腺炎 常有睾丸胀痛，但多数伴有慢性前列腺炎的其他症状，如尿频、尿急、会阴胀痛或隐痛等，前列腺液常规检查白细胞增加；触诊无精索静脉曲张。

5. 继发性精索静脉曲张 系因腹膜后或腹腔巨大肿瘤、肾肿瘤、肾积水等病变压迫或癌栓阻塞肾静脉使静脉回流受阻所致的精索静脉曲张，可行腹膜后彩超检查进一步除外。

六、诊治过程

患者入院后完善相关术前检查，无手术禁忌，在腰麻下经腹股沟途径行左侧精索静脉高位结扎术，手术顺利，术后恢复好。经治疗后患者无发热，心肺查体未见异常，切口对合好，愈合好，无发红及渗出，阴囊无红肿，给予拆线出院。

七、出院诊断

左侧精索静脉曲张。

八、病例分析及诊治思路

患者青年男性，以左侧睾丸间断疼痛为主要表现，既往体健，入院后进一步询问相关病史及查体后，基本可排除丝虫性精索淋巴管、输精管附睾结核、慢性前列腺炎的可能，完善双肾、输尿管、膀胱、前列腺彩超未见明显异常，可排除继发性精索静脉曲张，可诊断为：原发性精索静脉曲张，完善其他相关术前常规检查，无手术禁忌，择日在腰麻下经腹股沟途径行左侧精索静脉高位结扎术。

原发性精索静脉曲张主要是因解剖学因素（如静脉瓣膜失效等）所致的血液淤滞，导致蔓状静脉丛迂曲扩张。主要症状为患侧阴囊坠大，局部坠胀、疼痛感，多于劳累、久立后加重，平卧休息后症状可减轻或消失。根据静脉曲张的程度分为轻、中、重度。轻度时局部触及不到曲张的静脉，但另患者做 Valsalva 动作时可触及曲张的静脉。中度时在正常站立位可触及阴囊内曲张的静脉，但表面看不到曲张的血管。重度时阴囊部可见蚯蚓状或团状静脉。原发性精索静脉曲张的临床诊断依据如下：

由于精索静脉曲张的病理生理机制尚不完全清楚，因此，临床上对于精索静脉曲张患者，尤其是无症状的青少年患者、成人有或无临床症状者，仍缺乏被广泛接受的诊断标准。

目前主要通过症状、体征以及以下辅助检查进行诊断。

1. 影像学检查

（1）超声及彩色多普勒超声检查：特别是采用彩色多普勒超声检查，可以判断精索内静脉中血液反流现象。具有无创、便捷、重复性好、分辨率高以及诊断明确等特点，可作为首选的检测方法，一般认为管径 >2mm 即可确诊。

（2）红外线阴囊测温法：为无创检查。研究表明，阴囊局部温度的高低与静脉曲张的程度呈正比，但受周围组织及环境温度影响较大，假阳性率较高。

（3）放射性核素^{99m}Tc 阴囊显像（RSI）：示是诊断临床型、亚临床型精索静脉曲张的简单、有效、安全的无创诊断方法。

（4）精索静脉造影：是诊断精索静脉曲张的金标准。

2. 实验室检查

（1）精液分析：可作为评价手术效果的指标之一。

（2）精子染色质或 DNA 完整性检测：精索静脉曲张可导致精子 DNA 损伤，因此，推荐对男性不育以及其他相关不育患者进行此项检查。

本病的治疗主要包括以下几个部分：①无明显症状并有正常生育者，一般不需手术治疗；②伴有不育或精液异常者，不论症状轻重均为手术指征；③手术方式：开放性手术：精索内静脉高位结扎术，可经腹股沟途径或髂窝途径；腹腔镜精索静脉结扎术；显微镜下精索静脉结扎术。

九、治疗经验

显微镜下精索静脉结扎术在对精液分析参数的改善、术后复发等方面明显优于腹膜后高位结扎术和腹腔镜手术，且创伤小、术后恢复快、医疗资源占有较少、易于被患者接受，目前受到广大医师的青睐。

试题与答案

【单选题】

A 型题

1. 尿道膜部断裂，最常见于（　）
   A. 会阴区骑跨伤
   B. 骨盆骨折
   C. 暴力性交
   D. 尿道结石

2. 阴茎折断，最常见于（　）
   A. 会阴区骑跨伤
   B. 骨盆骨折
   C. 暴力性交
   D. 尿道结石

3. 患者，青年男性，33 岁，既往体健，主因排尿时突发尿流中断伴下腹部胀痛 2 小时来诊。查体：耻骨联合上膨隆，叩诊浊音。首先考虑诊断（　）
   A. 前列腺增生
   B. 尿道狭窄
   C. 尿道断裂
   D. 膀胱结石

4. 肾破裂伤，最常采取的治疗方式是（　）
   A. 保守治疗
   B. 开放式修补手术
   C. 开放式肾切除术
   D. 介入栓塞手术

5. 肾损伤时，首选的检查手段是（　）
   A. B 超
   B. CT
   C. 排泄性尿路造影
   D. 动脉造影

6. 常引起会阴区血肿的外伤是（　）
   A. 会阴区骑跨伤
   B. 骨盆骨折
   C. 暴力性交
   D. 尿道结石

7. 前尿道损伤行导尿术留置尿管成功后，尿管应保留至少（　）
   A. 1 周
   B. 2 周
   C. 4 周
   D. 8 周

8. 泌尿系感染最常见的感染途径是（　）
   A. 逆行感染
   B. 血行感染
   C. 淋巴感染
   D. 直接感染

9. 直径小于（　）的结石，90% 可自行排出。
   A. 0.4cm
   B. 0.6cm
   C. 0.8cm
   D. 1.0cm

10. X 线阴性结石常见于（　）
    A. 尿酸结石
    B. 草酸盐结石
    C. 磷酸盐结石
    D. 钙盐结石

11. CT 不显影的结石可见于（　）
    A. 尿酸结石
    B. 胱氨酸结石

C. 磷酸盐结石

D. 英地那韦结石

12. 输尿管结石最常见的位置是（　）

A. 输尿管上 1/3

B. 输尿管中 1/3

C. 输尿管下 1/3

D. 肾盂输尿管连接部

13. 肾结石最常见的类型是（　）

A. 尿酸结石

B. 草酸钙结石

C. 磷酸盐结石

D. 钙盐结石

14. 泌尿系结石导致无尿及肌酐升高，往往提示（　）

A. 结石体积较大

B. 结石质地较硬

C. 双侧输尿管结石梗阻

D. 结石伴感染

15. 尿道结石最常停留于（　）

A. 后尿道

B. 前列腺部尿道

C. 尿道球部

D. 前尿道

16. 前列腺增生好发于前列腺的（　）

A. 移行带

B. 中央带

C. 外周带

D. 尿道周围腺体

17. 前列腺癌好发于（　）

A. 移行带

B. 中央带

C. 外周带

D. 尿道周围腺体

18. 前列腺增生最早期的症状是（　）

A. 尿频

B. 进行性排尿困难

C. 尿急

D. 肉眼血尿

19. 前列腺增生患者就诊的最常见原因是（　）

A. 尿频

B. 进行性排尿困难

C. 尿急

D. 肉眼血尿

20. 前列腺增生诊断过程中最重要的检查是（　）

A. 肛门指诊

B. 前列腺特异性抗原

C. 尿流率测定

D. I－PSS 评分量表

21. 能够缩小前列腺体积，减少前列腺增生远期并发症的药物是（　）

A. 非那雄胺

B. 坦索罗辛

C. 多沙唑嗪

D. 泊泌松

22. 能够快速改善前列腺增生所致排尿困难症状的药物是（　）

A. 非那雄胺

B. 坦索罗辛

C. 索利那新

D. 泊泌松

23. 前列腺增生目前手术治疗的金标准是（　）

A. 开放耻骨上经膀胱前列腺切除术

B. 腹腔镜下前列腺根治性切除术

C. 经尿道前列腺电切术

D. 经尿道前列腺剜除术

24. 关于肾母细胞瘤的描述正确的是（　）

A. 发生于胚胎性肾组织，是上皮源的恶性肿瘤

B. 与正常的肾组织有明显界限

C. 是婴幼儿最常见的腹部肿瘤

D. 常侵入肾盂肾盏内

E. 多在 5 岁以后发病

25. 患者，女性，64 岁，右肾中下极直径 5cm 肿瘤并右侧肾上腺占位，术前检查胸部 CT 及骨扫描未见明显异常。行腹腔镜右肾根治切除术，术后病理提示右肾透明细胞癌，侵及肾被膜，肾门淋巴结及血管断端未见癌，右侧肾上腺转移癌。肿瘤分期为（　）

A. $T_{3a}N_0M_0$

B. $T_{3b}N_0M_0$

C. $T_{3c}N_0M_0$

D. $T_4N_0M_0$

E. $T_{1b}N_0M_1$

26. 患者，男性，51 岁，既往身体健康，近 4 个月来出现 2 次肉眼血尿，经 CT 检查发现左肾实质及左肾静脉有实性占位性病变。下列最可能的诊断是（　）

A. 肾盂肿瘤

B. 肾囊肿

C. 肾癌

D. 肾损伤

E. 动脉瘤

27. 患者，男性，56 岁，主因体检行彩超发现右肾占位入院，强化 CT 提示右肾上极实性占位，质地均匀，内可见强化，最可能的诊断是（　）

A. 肾囊肿

B. 肾盂肿瘤

C. 肾错构瘤

D. 嗜铬细胞瘤

E. 肾恶性肿瘤

28. 左肾直径 2cm 肿物，高度怀疑恶性肿瘤，首选治疗方式（　）

A. 放疗

B. 化疗

C. 免疫治疗

D. 手术治疗

E. 内分泌治疗

29. 确诊肾恶性肿瘤的影像学检查，最有诊断意义的是（　）

A. 立位腹平片

B. 泌尿彩超

C. CT 平扫

D. 静脉肾盂造影

E. MRI

30. 肾癌常见就诊原因（　）

A. 腹痛

B. 腰痛

C. 血尿

D. 长期低热

E. 无症状，体检发现

31. 肾癌患者出现肉眼血尿，提示肾肿瘤（　）

A. 体积较大

B. 已处于晚期

C. 恶性度高

D. 侵犯集合系统

E. 有远处转移

32. 关于前列腺癌的诊断，下列哪项最准确（　）

A. 穿刺活检

B. MRI

C. PSA（前列腺特异抗原）

D. 经直肠 B 超

E. 尿常规

33. 直肠指检常出发现前列腺质硬，可及结节，压之有触痛，提示（　）

A. 前列腺炎

B. 前列腺增生

C. 前列腺结核

D. 前列腺恶性肿瘤

E. 直肠癌

34. 前列腺癌好发部位（　）
　　A. 中央区
　　B. 外周区
　　C. 移行区
　　D. 整个腺体
　　E. 以上都不是

35. PSA 升高最常见于（　）
　　A. 前列腺炎
　　B. 前列腺增生
　　C. 慢性膀胱炎
　　D. 前列腺癌
　　E. 膀胱癌

36. 诊断前列腺癌伴有骨转移患者，暂时不应采用（　）
　　A. 放疗
　　B. 化疗
　　C. 内分泌治疗
　　D. 手术治疗
　　E. 粒子植入治疗

37. 前列腺癌分期意义最大的是（　）
　　A. 精直肠彩超
　　B. 强化 CT
　　C. 立位腹平片
　　D. 精囊镜检查
　　E. MRI

38. 患者，男性，63 岁，诊断为列腺癌 2 年，2 年来内分泌治疗，每月复查 PSA 均低于 4ng/ml，近 2 个月出现 PSA 升高，为 13ng/ml，20ng/ml，最可能的情况是（　）
　　A. 肿瘤局部转移
　　B. 肿瘤增大
　　C. 肿瘤进入去势抵抗期
　　D. 雄激素水平回升
　　E. 肿瘤骨转移

39. 确定前列腺癌骨转移最常用的检查为（　）
　　A. 强化 CT
　　B. ECT
　　C. 腰椎核磁
　　D. 彩超
　　E. 胸腰椎 X 光

40. 中国泌尿系统最常见的肿瘤是（　）
　　A. 肾癌
　　B. 输尿管癌
　　C. 膀胱癌
　　D. 前列腺癌
　　E. 肾盂肿瘤

41. 在尿沉淀中找到移行上皮癌细胞，那么可不考虑下列哪种情况（　）
　　A. 肾盂癌
　　B. 输尿管癌
　　C. 膀胱癌
　　D. 尿道癌
　　E. 肾癌

42. 决定膀胱癌预后的是（　）
　　A. 肿瘤大小及部位
　　B. 肿瘤的单发多发
　　C. 治疗方法
　　D. 癌细胞分化程度和浸润深度以及机体的免疫能力
　　E. 血尿程度

43. 下列哪种疾病最易出现无痛性血尿（　）
　　A. 膀胱癌
　　B. 肾囊肿
　　C. 肾结核
　　D. 肾结石
　　E. 泌尿系感染

44. 关于膀胱肿瘤所致的血尿，下列哪项不是正确的（　）
　　A. 大多数为无痛性

B. 一般为间歇性出现

C. 多数为全程肉眼血尿

D. 血尿程度与肿瘤大小不一致

E. 血尿轻重与肿瘤恶性程度相平行

45. 临床常见膀胱移行细胞癌的最大特点( )

A. 易复发

B. 预后差

C. 转移快

D. 肾衰竭早

E. 早期即处理困难

46. 下列哪种膀胱肿瘤情况可采用经尿道电切或电凝( )

A. 肿瘤 <2cm, 有蒂, 单发或为数不多

B. 肿瘤侵犯膀胱肌层

C. 多发且基底较宽

D. 复发且恶性程度增加

E. 肿瘤边缘距输尿管口不足 2cm

47. 患者, 男性, 64 岁, 有化学染料接触史, 因血尿 2 天就诊, CT 提示膀胱右侧壁可见一直径 2cm 充盈缺损, 下一步最有意义的检查是( )

A. 经直肠彩超

B. 膀胱镜检查术

C. MRI

D. 尿脱落细胞

E. 逆行膀胱造影

48. 下列对阴茎癌的描述错误的是( )

A. 绝大多数发生于包茎的病人

B. 与 HPV 感染有关

C. 常浸润尿道海绵体, 影响排尿

D. 最常见的病理类型是乳头状瘤

E. 以手术治疗为主, 辅以放疗和化疗

49. 关于阴茎癌, 下列哪项是错误的( )

A. 大多有包茎或包皮过长史

B. 很少浸润尿道海绵体

C. 病理类型主要是鳞癌

D. 腹股沟淋巴结肿大提示有转移癌

E. 以手术治疗为主

50. 关于阴茎癌的叙述, 下列哪项是正确的( )

A. 以肿瘤细胞形态单一为特征

B. 常引起排尿困难和继发感染

C. 以肿瘤组织结构多样性为特征

D. 以高分化腺癌最多见

E. 以高分化鳞状细胞癌最多见

51. 关于阴茎癌, 下列哪项是错误的( )

A. 绝大多数发生于包茎或包皮过长的病人

B. 聚积在包皮内的包皮垢可致癌

C. 病理上主要是鳞癌

D. 年幼行包皮环切术可以减少和预防阴茎癌的发生

E. 成人包茎患者, 行包皮环切后一定不会发生阴茎癌

52. 阴茎癌最常见的病理类型是( )

A. 鳞癌

B. 腺癌

C. 尿路上皮细胞癌

D. 上皮和间质来源的恶性混合瘤

E. 肉瘤

53. 下列关于阴茎癌的 TNM 分期说法, 正确的是( )

A. T_1 非浸润性疣状癌, 无相关的破坏性浸润

B. T_1 伴有淋巴管/血管的浸润以及低分化或未分化

C. T_2 肿瘤侵犯精囊

D. T_3 肿瘤侵犯尿道

E. T_4 肿瘤侵犯阴茎/尿道海绵体

54. 关于阴茎癌的叙述正确的是( )

A. 通常经深部盆腔静脉转移

B. 罕见于婴儿期已做包皮环切的男性

C. 侵犯包皮，但不侵及阴茎头

D. 主要是腺癌

E. 上述都不是

55. 阴茎癌治疗方法的选择主要取决于（　）

A. 患者的年龄

B. 肿瘤生长方式

C. 肿瘤侵犯范围和淋巴结转移情况

D. 肿瘤的病理类型

E. 有无局部感染

56. 关于睾丸肿瘤的叙述，不正确的是（　）

A. 隐睾者发生睾丸肿瘤的几率是正常人的20～40倍

B. 肿瘤成分复杂

C. 组织学表现多样

D. 左右侧发病率无明显差异

E. 多为双侧发病

57. 下列与睾丸肿瘤诊断无关的蛋白是（　）

A. AFP

B. HCG

C. LDH

D. BLCAs

58. 下列关于睾丸肿瘤的TNM分期不正确的是（　）

A. T_{is}曲细精管内生殖细胞肿瘤。

B. T_2肿瘤局限于睾丸和附睾，不伴有血管/淋巴管浸润可以浸润睾丸白膜，但是无鞘膜侵犯。

C. T_3肿瘤侵犯精索有或没有血管淋巴管浸润。

D. T_4肿瘤侵犯阴囊有或没有血管淋巴管浸润。

59. 下列主要用于转移性睾丸肿瘤患者的检查是（　）

A. AFP

B. HCG

C. LDH

D. BLCAs

E. NMP22

60. 关于睾丸肿瘤的叙述，不正确的是（　）

A. 绒癌和纯精原细胞癌的血清AFP一般升高

B. LDH主要用于转移性睾丸肿瘤患者的检查

C. 睾丸发生肿瘤时HCG有肿瘤合体滋养层细胞产生

D. 超声检查是睾丸肿瘤首选检查

61. 关于睾丸肿瘤的叙述，不正确的是（　）

A. 在所有新发病例中精原细胞癌占绝大多数

B. 睾丸癌多为一侧发病，双侧睾丸癌少见

C. 隐睾或睾丸未降均是睾丸肿瘤的危险因素

D. 睾丸癌的病理分型多样，但大部分为非生殖细胞肿瘤

62. 睾丸癌的确诊可信度最高的是（　）

A. 彩超

B. CT

C. MRI

D. 穿刺活检

63. 下面对睾丸癌的诊断说法不正确的是（　）

A. 超声检查是睾丸肿瘤首选检查

B. 胸部X线检查对睾丸肿瘤肺部转移的诊断有很大价值

C. 腹部和盆腔CT目前被认为是腹膜后淋巴结转移的最佳检查方法

D. PET作为一种高新检查手段在睾丸肿瘤腹膜后淋巴结转移方面，与CT相比表现出较高的优势

64. 下列作为嗜铬细胞瘤"三联症"的是（　）

A. 头痛，心悸，多汗

B. 头痛，心悸，高血压

C. 高血压，心悸，多汗

D. 头痛，高血压，多汗

65. 下面关于嗜铬细胞瘤术前准备标准说法不正确的是（　）

A. 血压稳定在 120/80mmHg 左右，心率 <80 ~ 90 次/分

B. 无阵发性血压升高，心悸，多汗等现象

C. 体重呈增加趋势，红细胞比容 <55%

D. 轻度鼻塞，甲床红润等表现

66. 下列不属于 ACTH 非依赖性肾上腺肿瘤的是（　）

A. 肾上腺皮质腺瘤

B. 肾上腺皮质癌

C. 肾上腺皮质增生

D. 库欣病

67. 关于嗜铬细胞瘤的临床表现，以下说法不正确的是（　）

A. 可有体位性低血压

B. 表现为阵发性高血压或持续性高血压基础上有波动

C. 发作时可伴心律失常

D. 酚妥拉明试验阳性有助于诊断

E. 可表现为"头痛，头晕，多汗"三联征

68. 嗜铬细胞瘤的临床表现主要是由下列哪种物质作用于肾上腺素能受体所致（　）

A. 肾上腺髓质素

B. 嗜铬粒蛋白

C. 多种肽类激素

D. 儿茶酚胺

E. 糖皮质激素

69. 嗜铬细胞瘤最主要的症状是（　）

A. 高血压

B. 低血压

C. 心律失常

D. 心力衰竭

E. 肺水肿

70. 肾上腺外的嗜铬细胞瘤主要位于（　）

A. 颅内

B. 颈部

C. 胸腔

D. 腹主动脉旁

E. 髂窝

71. 嗜铬细胞瘤最常见的发生部位是（　）

A. 肾脏

B. 肾上腺

C. 膀胱

D. 腹主动脉旁

E. 颈部

72. 隐睾的简便检查方法是（　）

A. 查体

B. CT

C. 腹腔镜

D. B 超

E. MRU

73. 诊断隐睾最常用的特殊检查方法是（　）

A. 血管造影

B. CT

C. B 超

D. 膀胱镜

E. MRU

74. 2 岁以内的隐睾患者主张（　）

A. 观察

B. 肌内注射 HCG

C. 积极手术

D. 应用雄激素治疗

E. 应用雌激素治疗

75. 经影像学检查未发现睾丸，最可能有的诊断是（　）

A. 睾丸阙如

B. 高位隐睾

C. 睾丸萎缩

D. 设备误差

E. 睾丸坏死

76. 隐睾对人体构成的危险是（　）

A. 不育

B. 睾丸萎缩

C. 睾丸恶变

D. 睾丸炎

E. 睾丸鞘膜积液

77. 单侧隐睾对患者的生育能力有影响，其主要原因为（　）

A. 患侧睾丸发育不良

B. 先天性不育

C. 对侧睾丸发育不良

D. 患侧睾丸产生"抗睾丸因子"影响对侧睾丸

E. 双侧睾丸发育不良

78. 包皮嵌顿三天，阴茎头青紫、包皮明显水肿、淤血，紧急处理（　）

A. 用药物控制感染

B. 试行包皮复位

C. 包皮嵌顿环切开

D. 包皮水肿部位穿刺抽水

E. 包皮环切术

79. 鞘膜积液的特征是（　）

A. 均质实质性肿块

B. 透光试验阳性

C. 透光试验阴性

D. 肿块胀痛可闻及肠鸣音

E. 平卧时肿块可消失

80. 较大的睾丸鞘膜积液，对睾丸发育的不良影响是（　）

A. 癌变

B. 并发睾丸炎

C. 导致睾丸发育不良

D. 不育

E. 导致精索静脉曲张

81. 睾丸鞘膜积液的最佳治疗方法是（　）

A. 中药治疗

B. 硬化剂注射疗法

C. 手术治疗

D. 等待观察

E. 物理治疗

82. 5 岁男孩右侧阴囊内一包块，尿频、透光试验阳性，平卧后可部分消失不痛，考虑哪种可能性大（　）

A. 右侧斜疝

B. 右侧睾丸鞘膜积液

C. 右侧交通性睾丸鞘膜积液

D. 右侧睾丸肿瘤

E. 右侧精索静脉曲张

83. 左侧精索静脉回流入（　）

A. 上腔静脉

B. 下腔静脉

C. 肾静脉

D. 股静脉

E. 肠系膜静脉

84. 精索静脉从何处汇合成精索内静脉（　）

A. 腹膜后

B. 盆腔

C. 腹股沟管内环

D. 腹股沟管外环

E. 阴囊部

85. 继发性精索静脉曲张最常见于（　）

A. 前列腺癌

B. 睾丸癌

C. 输尿管癌

D. 肾癌

E. 肠系膜癌

86. 检查精索静脉曲张的患者,应采取( )

A. 俯卧位

B. 左侧卧位

C. 右侧卧位

D. 平卧位

E. 站立位

87. 患者,男性,30 岁,婚后 3 年未育,劳累时感下腹坠胀。检查阴囊可触及蚯蚓状团块,平卧可消失。治疗应为( )

A. 阴囊托带

B. 鞘膜翻转术

C. 精索内静脉高位结扎术

D. 抗虫药物治疗

E. 精索囊肿切除术

88. 患者,男性,1 岁,双侧隐睾,最佳治疗方案为( )

A. 等待自发下降

B. 先激素治疗

C. 先用性激素治疗,无效时到青春期前手术治疗

D. 先用性激素治疗,无效则行睾丸松解固定术

E. 立即行睾丸松解固定术

B 型题

A. 睾丸鞘膜积液

B. 精索鞘膜积液

C. 交通性鞘膜积液

D. 睾丸肿瘤

E. 腹股沟疝

89. 阴囊肿块,呈卵圆形,质软,无压痛,表面光滑,有弹性和囊样感,触不到睾丸和附睾,透光试验阳性( )

90. 囊性肿块,站立时肿块明显增大,透光试验阳性,卧位时肿块缩小或消失,

睾丸不能触及( )

91. 位于腹股沟或睾丸上方的囊肿,透光试验阳性,囊肿与睾丸有明显的分界( )

92. 阴囊一侧肿块,质地坚硬,托起和掂量有沉重感,透光试验阴性( )

C 型题

A. 透光试验阳性

B. 阴囊肿块

C. 两者都不是

D. 两者都不是

93. 腹股沟斜疝( )

94. 鞘膜积液( )

95. 隐睾( )

多选题(X 型题)

96. 隐睾可造成的危害有( )

A. 不育

B. 隐睾恶变

C. 前列腺炎

D. 精索静脉曲张

E. 睾丸扭转

97. 关于精索内静脉曲张,以下正确的是( )

A. 常见于左侧,静脉及其瓣膜无病变

B. 左肾癌可能出现双侧精索静脉曲张

C. 精索静脉曲张平卧可消失

D. 右侧精索静脉呈直角注入下腔静脉

E. 精索静脉曲张的常见症状是阴囊下坠感

98. 精索静脉曲张的治疗,下列做法正确的是( )

A. 无症状或症状较轻者,可穿弹力裤或用阴囊托带

B. 切除阴囊内部分扩张的静脉

C. 精索内静脉栓塞

D. 精索内静脉与腹壁深静脉吻

E. 高位结扎和切断精索内静脉

99. 下列可出现睾丸鞘膜积液的是（）

A. 隐睾

B. 附睾炎

C. 睾丸外伤

D. 睾丸肿瘤

E. 精索静脉曲张

100. 下列哪几项为膀胱镜检查的禁忌证（）

A. 膀胱容量过小

B. 急性膀胱炎

C. 尿道损伤

D. 大量肉眼血尿

E. 尿道狭窄

答　案

【单选题】

A 型题

1－5：B、C、D、A、B

6－10：A、A、A、A、A

11－15：D、C、A、B、B

16－20：A、C、A、B、A

21－25：A、B、C、C、E

26－30：C、E、D、E、E

31－35：D、A、D、B、D

36－40：D、E、C、B、C

41－45：E、D、A、E、A

46－50：A、B、C、D、E

51－55：E、A、D、B、C

56－60：E、D、B、C、A

61－65：D、D、D、A、C

66－70：D、E、D、A、D

71－75：B、A、C、B、B

76－80：C、D、C、B、C

81－85：C、C、C、C、D

86－88：E、C、D

B 型题

89－92：A、C、B、D

C 型题

93－95：B、C、D

【多选题（X 型题）】

96－100：ABE、CE、ACDF、BCD、ABCE

附：基本操作技术

一、直肠指诊

正确的指诊应先将手指戴上涂有滑润剂的指套后，轻轻按摩肛门缘，使肛门括约肌松弛，然后再将手指徐徐伸入肛门直肠内。检查时如暴力插入，肛门括约肌突然受到刺激而痉挛产生疼痛，使患者惧怕指诊而影响检查效果。检查时嘱患者张口深呼吸，不可憋气用力。如有肛裂，示指进入肛门直肠内，则可感到肛门紧缩，而再将手指入肛管，可引起疼痛。如需再进一步检查，宜在麻醉下进行。手指进入肛管后，在皮下部可扪得肛门外括约肌皮下部，在此部位的上缘可扪得一沟，即括约肌间沟。此沟是内、外括约肌交界的临床标志。指诊时可以了解到肛管皮肤有无硬结；齿线处有无凹陷；括约肌的紧张度。正常时肛管仅能伸入一成人示指。若括约肌松弛，说明有肛门失禁，应查明原因。再向上检查脏管直肠环，此环由肛管内括约肌及外括约肌深浅两部和耻骨直肠肌共同构成，呈环状，由于耻骨直肠肌在后方发达，故指诊时在肛管后方易于触及。破坏此环可引起肛门失禁。到达直肠壶腹时，应呈环状扣诊。直肠黏膜下是否有颗粒状改变，黏膜的质度，直肠腔内是否狭窄或有占位性病变，但注意占位与粪嵌塞的区别。在男性可扣及前列腺及膀胱。检查前列腺时，应注意其大小、硬度，有无压痛及硬结，中央沟是否存在。正常前列腺外形如栗子，底向上而尖向下，底部横径约4cm，纵径3cm，前后径2cm，包绕于膀胱颈下方。触诊时，应边界清楚，光滑无结节，无压痛。

二、导尿术

（一）女性患者导尿法

1. 目的

（1）采集尿液标本做细菌培养；测定膀胱容量、压力及残余尿量；注入造影剂或气体膀胱造影等以协助诊断。

（2）为尿潴留患者引流尿液，减轻痛苦。

（3）用于术前膀胱减压以及下腹、盆腔器官手术中持续排空膀胱，避免术中误伤。

（4）尿道损伤早期或手术后作为支架引流或经导尿管对膀胱进行药物灌注治疗。

（5）昏迷、尿失禁或会阴部有损伤时，留置导尿管以保持局部干燥、清洁，避免尿液的刺激。

（6）抢救休克或危重患者，正确记录尿量、比重，为病情变化提供依据。

2. 用物准备

（1）治疗盘内置一次性无菌导尿包，内有弯盘2个，10号及12号导尿管各1根、血管钳2把、小药杯、棉球数个、孔巾、消毒液、液状石蜡、有盖标本瓶或试管、无菌手套、无菌持物钳及浸泡容器。

（2）清洗外阴用物同会阴冲洗用物。

（3）橡胶单、垫巾。

3. 操作方法及程序

（1）将用物携至患者处，核对患者姓名并解释导尿目的以取得合作。关闭门窗，屏风遮挡。能自理的患者，嘱其自行洗净会阴，不能自理者，应给予协助。

（2）操作者站在患者一侧，协助患者脱去对侧裤腿盖在近侧腿上，对侧腿和上身用被遮盖。协助患者取仰卧屈膝位，双腿略外展，露出外阴，垫巾垫于臀下。

（3）清洗外阴。

（4）将橡胶单、垫巾垫于臀下，弯盘置于患者外阴旁，进行初步消毒，顺序是大腿内侧1/3处、阴阜、大阴唇、小阴唇、尿道口至肛门，由外向内，自上而下。每个消毒棉球只用1次。

（5）在患者两腿之间打开导尿包，按无菌技术操作打开内层治疗巾，倒消毒液于弯盘内，倒液状石蜡于小药杯内。

（6）戴无菌手套，铺孔巾，使之形成一无菌区。

（7）润滑尿管前端。

（8）将弯盘移近外阴处，以左手分开并固定小阴唇，再次消毒，顺序是尿道口、小阴唇、尿道口，自上而下，由内向外分别消毒。每个棉球限用1次。

（9）左手继续固定小阴唇，右手用血管钳持导尿管插入尿道内4～6cm，见尿液后，再插入1～2cm，松开固定小阴唇的手，固定导尿管。如需做尿培养，用无菌标本瓶接取中段尿液5ml，盖好瓶盖。

（10）导尿毕，拔出尿管，撤去孔巾，擦净外阴，脱手套。

（11）协助患者穿好裤子，取舒适卧位。

（12）整理床单位及用物，按消毒原则处理用物。将尿标本贴好标签后送检。

（13）做好记录。

4. 注意事项

（1）严格无菌技术操作，以防止尿路感染。

（2）注意保护患者自尊，耐心解释；操作环境要遮挡。

（3）导尿时如尿管误入阴道，应更换导尿管重新插入。

（4）尿潴留患者一次放出尿液不应超过1000ml，以防出现虚脱和血尿。

（二）男性患者导尿法

1. 目的

（1）采集尿液标本做细菌培养；测定膀胱容量、压力及残余尿量；注入造影剂或气体膀胱造影等以协助诊断。

（2）为尿潴留患者引流尿液，减轻痛苦。

（3）用于术前膀胱减压以及下腹、盆腔器官手术中持续排空膀胱，避免术中误伤。

（4）尿道损伤早期或手术后作为支架引流或经导尿管对膀胱进行药物灌注治疗。

（5）昏迷、尿失禁或会阴部有损伤时，留置导尿管以保持局部干燥、清洁，避免尿液的刺激。

（6）抢救休克或危重患者，正确记录尿量、比重，为病情变化提供依据。

2. 用物准备

（1）治疗盘内置一次性无菌导尿包，内有弯盘2个，10号及12号导尿管各1根、血管钳2把、小药杯、棉球数个、孔巾、消毒液、液状石蜡、有盖标本瓶或试管、无菌手套、无菌持物钳及浸泡容器。

（2）清洗外阴用物同会阴冲洗用物。

（3）橡胶单、垫巾，另备纱布2块。

3. 操作方法及程序

（1）携用物至患者床旁，核对患者姓名并解释导尿目的以取得合作。关闭门窗，屏风遮挡。能自理的患者，嘱其自行洗净会阴，不能自理者，应给予协助。

（2）操作者站在患者一侧，协助患者脱去对侧裤子盖在近侧腿上，对侧腿和上身用盖被遮盖。协助患者取仰卧屈膝位，双腿略外展，露出外阴，垫巾垫于臀下。

（3）清洁会阴，用肥皂水棉球依次擦洗左右腹股沟、阴阜、阴茎、阴囊。用无菌纱布裹住阴茎，将包皮向后推以暴露尿道口，自尿道口向外旋转擦拭数次，每个棉球只用1

次。垫无菌纱布于阴囊与阴茎之间。

（4）将橡胶单、垫巾垫于臀下，弯盘置于患者外阴旁，进行初步消毒，顺序是阴阜、阴茎、阴囊，用纱布裹住阴茎将包皮向后推，从尿道口螺旋擦拭龟头至冠状沟数次，由外向内，自上而下。每个消毒棉球只用 1 次。

（5）在患者两腿之间打开导尿包，按无菌技术操作打开内层治疗巾，倒消毒液于弯盘内，倒液状石蜡于小药杯内。

（6）戴无菌手套，铺孔巾，使之形成一无菌区。

（7）润滑尿管前端。

（8）将弯盘移近外阴处，左手用纱布包裹阴茎，提起阴茎使与腹壁成60°角，将包皮后推露出尿道口，以血管钳夹消毒棉球螺旋擦拭尿道口、龟头至冠状沟。

（9）右手持镊子夹导尿管，对准尿道口插入 20～22cm，见尿液后，再继续插入 1～2cm，固定尿管。按医嘱留取标本送检。

（10）导尿毕，拔出尿管，撤去孔巾，擦净外阴，脱手套。

（11）协助患者穿好裤子，取舒适卧位。

（12）整理床铺及用物，按消毒原则处理用物。将尿标本贴好标签后送检。

（13）做好记录。

4. 注意事项

（1）严格无菌技术操作，以防泌尿系统感染。

（2）保护患者，注意遮挡。

（3）消毒时要注意包皮和冠状沟的消毒。

（4）插管遇有阻力时，嘱患者缓慢深呼吸，慢慢插入尿管。

（5）尿潴留患者一次放出尿液量不应超过 1000ml，以防出现虚脱和血尿。

三、留置导尿管术

（一）目的

1. 抢救危重、休克患者时，准确记录尿量，测尿比重。

2. 盆腔内器官手术前，排空膀胱，避免术中误伤。

3. 某些泌尿系统疾病，术后留置尿管，便于持续引流和冲洗，并可减轻手术切口的张力，有利于愈合。

4. 昏迷、截瘫或会阴部有伤口者，可保持会阴部清洁、干燥。

（二）用物准备

1. 同导尿法用物。

2. 无菌引流袋、胶布、别针、普通导尿管，另备宽胶布一段和剪刀。

（三）操作方法及程序

1. 按导尿术操作插入尿管。

2. 固定导尿管。

（1）普通导尿管可采用胶布固定法：①女患者导尿固定法：取宽 4cm、长 12cm 胶布 1 块，将长度2/3处撕成 3 条，另1/3完整部分贴在阴阜上，撕开的 3 条中居中的一条螺旋形缠贴在导尿管上，其余两条分别交叉贴在对侧大阴唇上。再用一条胶布将尿管固定于一侧大腿内侧；②男患者导尿管固定法：取长 12cm，宽 2cm 的胶布，在一端的 1/3 处两侧各剪一个小口，折叠成无胶面，制成单翼蝶形胶布。将两条蝶形胶布分别固定在阴茎两侧，再用细长胶布螺旋形固定在阴茎上，开口向上，勿使两端重叠，以免影响血液循环致阴茎水肿，在距尿道口 1cm 处用胶布将折叠的两条胶布贴在导尿管上。再用一条胶布将尿管固定于大腿内侧。

（2）双腔气囊导尿管固定法：①插入导尿管见尿后，再插入 5～7cm；②向气囊内注入适量无菌生理盐水，轻拉导尿管有阻力感，即证实导尿管已固定于膀胱内。

3. 检查引流袋，取出引流管与导尿管相接，固定于床边。

（四）注意事项

1. 保持尿液引流通畅

（1）防止管道受压、扭曲、堵塞。

（2）鼓励患者多饮水、勤翻身，以利于排尿，避免感染与结石。

（3）经常观察尿液有无异常。如发现尿液浑浊、沉淀或结晶，应及时送检并行膀胱冲洗。

2. 防止逆行感染

（1）定时排放引流袋尿液，测量尿量并记录。倾倒时尿管末端须低于耻骨联合高度。如为一次性贮尿袋，可打开袋下端的调节器放出尿液。

（2）每天更换引流管及引流袋，每 1～2 周更换尿管。

（3）每天清洁消毒尿道口及外阴 1 次或 2 次，保持局部干燥、清洁。

3. 恢复膀胱张力　长期留置导尿管者，在拔管前应先锻炼膀胱的反射功能。可定期开放尿管引流，训练膀胱充盈和排空。

4. 合理固定尿管　如用普通导尿管，应剃去阴毛，以便于粘贴胶布固定导尿管；如用双腔气囊导尿管，插入前检查气囊有无漏气；固定时，膨胀的气囊不宜卡在尿道内，避免损伤尿道黏膜。

第四章 心胸外科

第一节 食管贲门癌

【诊断标准】(《胸外科诊疗常规》,2012)

1. 临床表现 典型症状为进行性吞咽困难。早期则主要表现为进食时阻挡感、胸骨后疼痛物滞留感等不典型症状,随着时间延长,吞咽梗阻症状逐渐明显,进行性加重。营养不良,患者消瘦、乏力。晚期患者淋巴结转移可出现声音嘶哑、饮水呛咳、胸痛或上腹痛等症状。部分患者锁骨上淋巴结可触及肿大。贲门癌患者往往在疾病中后期才有明显的临床症状,吞咽困难的症状不重,且伴有上腹部疼痛、黑便、贫血等症状。

2. 辅助检查

(1)食管造影:对早期病例的筛查、中晚期病例的诊断均具有重要意义。典型为:①局部食管黏膜病变、紊乱、中断、龛影、充盈缺损、聚集等;②局部食管窄,梗阻以上食管扩张;③局部食管壁僵硬,蠕动差。晚期患者可看到软组织肿块。

(2)胃镜检查典型表现为:①病变局部隆起、结节、溃疡、黏膜水肿;②管窄;③管壁僵硬。胃镜下病变活检,可以明确诊断。

(3)胸部 CT 扫描可以:①判断食管肿瘤大小、形态、范围以及与邻近组织器关系,预判手术难度和方式;②判断有无肺、胸腔内的淋巴结的可疑转移。食管肿瘤及贲门癌患者还应进行上腹部(增强)CT,以了解上腹部脏器、淋巴结有无转移以及癌肿的毗邻。

(4)常规腹部 B 超:对排除腹腔脏器尤其是肝脏转移和腹膜后淋巴结转移有帮助,而颈段和上胸段食管癌,还应进行颈部及锁骨上淋巴结 B 超检查,以了解此区域巴结情况,必要时还需活检,明确诊断。

(5)全身骨扫描检查可以了解食管(贲门)癌骨转移情况。

【病例解析】

病例1:全腔镜食管癌根治术

一、病史资料

患者,男性,66 岁,主因"进行性吞咽困难 4 个月"入院。患者于 4 个月余前无明显诱因下出现胸前区、上腹部烧灼感,无胸闷气促,无心尖区疼痛,无向背部放射,无明显反酸、嗳气,无恶心、呕吐,无黄染,进食硬物时困难伴疼痛,未行诊治,上述症状较前加重，进食半流质食物仍有异物感，遂行胃镜检查提示：食管距门齿 20~25cm 溃疡型肿物，累及食管 1/2 周。病理：鳞状细胞癌。以"食管肿物"收入我科。病后患者食欲缺乏、睡眠差，双下肢无水肿，无排血便，无明显消瘦。

二、体格检查

T：36.8℃；P：80 次/分；R：20 次/分；BP：110/60mmHg。发育正常，营养中等，全身皮肤黏膜无黄染，无杵状指趾。周身浅表淋巴结未及肿大。双肺呼吸音清，未闻干湿性啰音及胸膜摩擦音。腹平软，未见腹壁静脉怒张，上腹部压痛明显，无反跳痛，Murphy's 征（-），肝脾肋下未触及，未扪及包块。肝区叩痛（-），双肾区无叩痛。腹水征（-），肠鸣音正常，双下肢无指凹性水肿。

三、辅助检查

1. 胃镜检查　提示：食管距门齿 20~25cm 溃疡型肿物，累及食管 1/2 周。
2. 病理　鳞状细胞癌。

四、初步诊断

食管胸上段癌。

五、鉴别诊断

1. 贲门失弛缓症　系因食管神经肌间神经丛病变，引起 LES 松弛障碍所致的疾病。临床表现为间歇性咽下困难、食物反流和下段胸骨后不适后疼痛，病程较长，多无进行性消瘦。食管钡剂造影见贲门梗阻呈漏斗或鸟嘴状，边缘光滑，食管下段明显扩张。

2. 胃食管反流病　胃十二指肠内容物反流入食管，引起烧心、胸痛或吞咽困难，胃镜检查见有黏膜炎症、糜烂或溃疡。

3. 食管良性狭窄　一般由腐蚀性或反流性食管炎所致，也可因长期留置胃管、食管手术或食管胃手术引起。食管钡剂造影见食管狭窄、黏膜消失、管壁僵硬，无钡影残缺征。内镜检查可确定诊断。

六、诊治过程

常规检查血常规、尿常规、便常规、肝肾功能、血糖、血脂、乙肝五项、丙肝抗体、梅毒抗体、HIV 抗体等常规检查未见明显异常，分期检查，颅脑磁共振平扫未见明显异常。胸部增强（图 4-1）：食管胸上段局部增粗，可见肿块影，于气管后壁关系紧密，长度约 5cm，纵隔内淋巴结无明显肿大淋巴结。食管造影（图 4-2）：食管胸上段可见长约 5cm 的充盈缺损，管壁僵硬、狭窄。上腹部增强、ECT 全身骨扫描全身骨骼未见异常。气管镜：气管内未见异常。术前心肺功能评估：双下肢动脉＋深静脉＋浅表静脉彩超：双下肢深动脉粥样硬化伴斑块，未见深静脉血栓。心脏彩超未见异常。心电图为正常心电图。肺功能：FEV1：2.43L，实/预：95%，MVV 实/预：87%。血气分析正常。诊断 $cT_3N_0M_0$ Ⅱ期，心肺功能良好无绝对手术禁忌，全麻下行胸腹腔镜三切口食管癌根治术，并清扫双侧喉返神经链淋巴结、食管旁淋巴结、隆突下淋巴结、膈肌淋巴结、贲门旁淋巴结、胃左淋巴结、肝总动脉旁淋巴结、脾淋巴结淋巴结、腹腔淋巴结，手术顺利，术后恢复顺利，术后病理：鳞状细胞癌Ⅱ级，侵及食管外膜，残端阴性，所取淋巴结 0/20 转移。

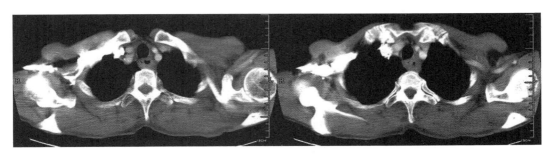

图 4 - 1　胸部增强 CT

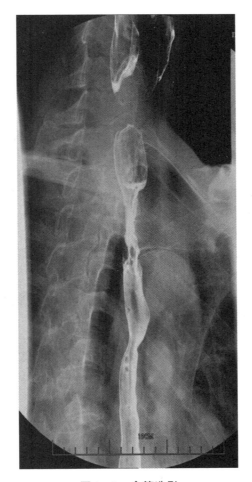

图 4 - 2　食管造影

七、出院诊断

食管胸上段鳞状细胞癌 $pT_3N_0M_0$ Ⅱ 期。

八、病例分析及诊治思路

患者进行性吞咽困难入院，为食管、贲门癌典型症状，胃镜：食管距门齿 20 ~ 25cm

溃疡型肿物，累及食管 1/2 周。病理：鳞状细胞癌。确诊食管癌，上消化道造影提示病变位于胸上段，长度约 5cm。胸部强化 CT 分析肿瘤与周围脏器关系时，发现肿物于气管后壁关系紧密，进一步性气管镜检查，未发现侵犯情况。分期检查中头 MR，胸腹强化 CT、ECT 全身骨扫描肺门、纵隔未见肿大淋巴结，未见远处转移，分期 $cT_3N_0M_0$ Ⅱ 期。为手术适应证，心肺功能评估正常，手术选择全麻下行胸腹腔镜三切口食管癌根治术，并行系统性淋巴结清扫。手术顺利，术后病理：鳞状细胞癌 Ⅱ 级，侵及食管外膜，残端阴性，所取淋巴结 0/20 转移。为 R_0 切除。最后诊断：食管胸上段鳞状细胞癌 $pT_3N_0M_0$ Ⅱ 期。

九、治疗经验

胸腹腔镜下三切口食管癌手术目前在微创食管外科领域占据主导地位，取得良好疗效。我们的体会：

1. 适应证的选择应注意食管肿瘤直径 <3cm，无软组织阴影者；肿瘤长度在 3～5cm 为宜，胸上段癌肿应在 3cm 以内，中下段若无明显外侵，8cm 以内已有成功切除病例；CT 等检查无明显外侵（≤T_3），无明显淋巴结转移与周围组织融合征象；无全胸膜粘连等。

2. CT 在肿瘤术前评估非常主要。主动脉受侵犯：在食管、胸主动脉及脊柱之间有一个三角形脂肪间隙，若此间隙存在，则表示胸主动脉未受侵，若此间隙不存在，则表示胸主动脉受侵，两者间接触面的角度 >90° 为阳性。气管、支气管受侵犯：气管、支气管有受压变形、移位或后壁不规则凹入，或食管气管瘘。心包受侵犯：心包后壁脂肪层消失并有受压变形。肺动、静脉受侵犯：肿瘤与肺动、静脉相贴并有受压、移位、变形。

3. 人工气胸的应用 8～10cmH$_2$O 的 CO_2 气胸可以使术侧肺在不通气的情况下快速、均匀萎陷，可以完成非单肺通气下的各种纵隔手术，打开纵隔胸膜后，由于气体的溢入，使得组织间隙增大，利于解剖，但应随时与麻醉师沟通，避免人工气胸的并发症。

4. 清扫双侧喉返神经淋巴结的意义 胸段食管癌发生喉返神经淋巴结转移的率为 20%～35%；即便早期癌，发生喉返神经淋巴结转移也不是低概率事件，是标准三野清扫的手术要求。

5. 吻合口瘘预防 胃的长度要充分，避免吻合张力；胃上提到颈部时应防止扭转，并保护好胃大弯血管弓，避免胃底部损伤；颈部吻合完毕将吻合口固定在颈部，防止出现吻合口瘘后胸腔感染、脓胸。

病例 2：贲门癌切除术

一、病史资料

患者，男性，70 岁，主因"进食哽噎感伴上腹饱胀感 1 个月"入院。患者于 1 个月前无明显诱因突然出现进食哽噎感，伴上腹部饱胀感，进食 1 小时后缓解，伴嗳气、食欲缺乏、消瘦、乏力，发病后未诊治，自服多潘立酮及健胃消食片，效果不佳，症状无缓解。当地医院行胃镜检查示：距门齿约 38cm 至贲门见溃疡性肿物。病理示：腺癌。为进一步检查及治疗来我院，门诊以贲门癌收住院。患者目前精神状态良好，体力情况良好，食欲食量一般，睡眠情况良好，体重明显减轻，1 年减轻 10kg，大便可，小便正常。吸烟 50 年，平均 3 支/日，未戒烟。饮酒 1 年，平均每日 2 两，未戒酒。

二、体格检查

T：36.5℃，P：60 次/分，R：15 次/分，BP：120/60mmHg。发育正常，营养中等，全身皮肤黏膜无黄染，无杵状指趾。周身浅表淋巴结未及肿大。双肺呼吸音清，未闻干湿性啰音及胸膜摩擦音。腹平软，未见腹壁静脉怒张，上腹部压痛明显，无反跳痛，Muphy's 征（－），肝脾肋下未触及，未扪及包块。肝区叩痛（－），双肾区无叩痛。腹水征（－），肠鸣音正常，双下肢无指凹性水肿。

三、辅助检查

1. 胃镜检查　距门齿约 38cm 至贲门溃疡型肿物。
2. 病理　腺癌。

四、初步诊断

贲门癌。

五、鉴别诊断

1. 食管贲门失弛缓症　患者多见于年轻女性，病程长，症状时轻时重。食管钡餐检查可见食管下端呈光滑的漏斗型狭窄，应用解痉剂时可使之扩张。

2. 食管良性狭窄　可由误吞腐蚀剂、食管灼伤、异物损伤、慢性溃疡等引起的瘢痕所致。病程较长，咽下困难发展至一定程度即不再加重。经详细询问病史和 X 线钡餐检查可以鉴别。

3. 食管良性肿瘤　主要为少见的平滑肌瘤，病程较长，咽下困难多为间歇性。X 线钡餐检查可显示食管有圆形、卵圆形或分叶状的充盈缺损，边缘整齐，周围黏膜纹正常。

4. 癔球症　多见于青年女性，时有咽部球样异物感，进食时消失，常由精神因素诱发。本病实际上并无器质性食管病变，亦不难与食管癌鉴别。

5. 缺铁性假膜性食管炎　多为女性，除咽下困难外，尚可有小细胞低色素性贫血、舌炎、胃酸缺乏和反甲等表现。

6. 食管周围器官病变　如纵隔肿瘤、主动脉瘤、甲状腺肿大、心脏增大等。除纵隔肿瘤侵入食管外，X 线钡餐检查可显示食管有光滑的压迹，黏膜纹正常。

六、诊治过程

入院后常规检查血常规、尿常规、肝肾功能、血糖、血脂、乙肝六项、丙肝抗体、梅毒抗体、HIV 抗体等常规检查未见明显异常，胸部、上腹部 CT（图 4－3）：贲门肿物。上消化道造影（图 4－4）：贲门处充盈缺损，管壁僵硬狭窄。分期检查，颅脑磁共振平扫未见明显异常。ECT 全身骨扫描全省骨骼未见异常。术前心肺功能评估：双下肢动脉＋深静脉＋浅表静脉彩超未见异常，心脏彩超未见明显异常，心电图为正常心电图，肺功能轻度阻塞性通气障碍，血气分析正常。诊断贲门癌，心肺功能良好无绝对手术禁忌，全麻下行经左胸贲门癌切除食管胃弓下吻合。并行系统性淋巴结清扫，手术顺利，术后恢复顺利，术后病理：溃疡型中分化腺癌，侵及肌层，切缘阴性，检出贲门淋巴结（0/5）均未见癌转移，检出大弯淋巴结（0/10）见癌转移，检出小弯淋巴结（0/10）见癌转移，检出幽门淋巴结（0/12）见癌转移，检出肠系膜淋巴结（0/6）。

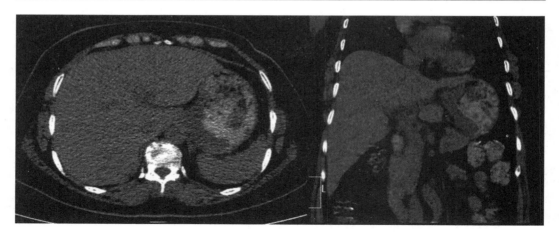

图 4 - 3　胸部、上腹部 CT 平扫

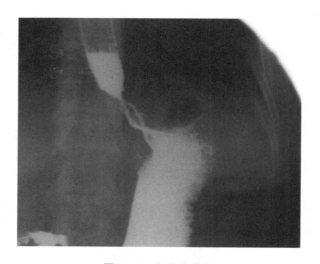

图 4 - 4　上消化造影

七、出院诊断

贲门癌 $pT_2N_0M_0$ I b 期。

八、病例分析及诊治思路

患者进食哽噎感、上腹胀满是贲门癌的常见疾病，确诊检查，首选气钡双重对比造影可发现微小病变。内镜检查：早期诊断，直接观察病灶形态学、活检。超声内镜对胃壁浸润情况、邻近器官侵犯及淋巴结转移情况有较大优势，对 T 分期有意义。CT 检查：早期胃癌价值有限，进展期胃癌有助于显示肿瘤累及胃壁的范围、与邻近器官的关系及有无转移。PET - CT 检查：N、M 分期有较大价值，指导术前分期、疗效评价、复发监测及再分期等。患者上消化道造影及胃镜检查明确贲门癌。分期检查胸部增强、腹部强化 CT 未发现肿大淋巴结及远处转移。头 MR、ECT 全身骨扫描，分期 $cT_2N_0M_0$ I b 期。为手术适应证，心肺功能评估正常，手术选择左开胸贲门癌切除，食管胃弓下吻合术并行系统淋巴结清扫。手术顺利,术后病理:溃疡型中分化腺癌,侵及肌层,切缘阴性,检出贲门淋巴结(0/5)均未见癌转移,检出大弯淋巴结(0/10)见癌转移,检出小弯淋巴结(0/10)见癌转移,检出幽门淋巴结(0/12)见癌转移,检出肠系膜淋巴结(0/6)。为 R_0 切除。最后诊断:贲门癌 $pT_2N_0M_0$ Ⅰb 期。

九、治疗经验

贲门癌是食管胃交界部的恶性肿瘤,经胸腔手术还是经腹腔手术还没有定论,两种术式各有优缺点,近年来胸腹腔镜下贲门癌根治术也有了比较多的实践。无论哪种方法完整的切除肿瘤,到位的淋巴结清扫都是手术成功的关键。贲门癌的淋巴结转移特点:贲门癌淋巴结转移重点在腹腔,类似胃癌;逐站转移与跳跃转移并存;转移率高,转移度大。所以规范的淋巴结清扫是很重要的,贲门癌的淋巴结引流,第一站(N_1):1~4 组淋巴结,即贲门右、贲门左、胃小弯、胃大弯淋巴结。第二站(N_2):5~11 组淋巴结,依次为幽门上、幽门下、胃左、肝总、腹腔动脉、脾门和脾动脉周围的淋巴结。第三站(N_3):12~14 及 110、111 组淋巴结,即肝十二指肠韧带内、胰腺后、肠系膜根部淋巴结及胸下段食管旁、膈上淋巴结。第四站(N4):超出第 14 组的淋巴结,即结肠中动脉周围和腹主动脉周围淋巴结及上纵隔内淋巴结。

第二节　食管良性疾病

【诊断标准】(《外科学》,2001)

食管良性肿瘤较少见,按发生部位分为黏膜型和黏膜外型。

1. 黏膜型　发生于黏膜或黏膜下,向食管腔内生长,包括食管息肉、纤维瘤及脂肪瘤等。一般无症状,也可出现进食梗阻感、疼痛或出血等症状。食管 X 线造影检查或内镜活检可以确诊。

2. 黏膜外型　发生于肌层内,常见为平滑肌瘤、食管囊肿,占食管良性肿瘤的大部分,多发生于中段或下段食管,常为卵圆形单发。可出现胸骨后钝痛、进食梗阻感。食管 X 线造影检查虽可见充盈缺损,但黏膜完整无破坏。食管内镜检查可见腔外肿块挤压食管壁而黏膜完整。CT 或 MRI 检查有鉴别诊断价值。

【病例解析:食管平滑肌瘤】

一、病例简介

患者,男性,30 岁,缘于"2 个月前无明显诱因出现前胸部不适,无咳嗽、咳痰,无胸闷、气短,无反酸、呃逆,无恶心、呕吐,无呼吸困难等不适",就诊于沧州市中西医结合医院。行电子胃镜(2016 年 11 月 17 日)距门齿 25cm 左侧壁见两处 1.0cm×1.0cm 球形隆起,表面黏膜光滑、规整,距门齿 30cm 左侧壁见一 0.8cm×0.8cm 带蒂息肉,表面充血粗糙,镜下钳取,回报病理(2016 年 11 月 21 日)慢性炎症,鳞状上皮乳头状增生。超声内镜

（沧州市中西医结合医院，2016 年 11 月 19 日）食管左侧壁见分叶状黏膜下隆起，纵行长度 3cm（距门齿 24～27cm），表面黏膜光滑，扫查此隆起，可探及一实性低回声肿物，形态为两叶，大小分别为 1.5cm×1.4cm、2.1cm×1.1cm，边界清楚，来源于内环肌层。

二、体格检查

T：36.6℃，P：80 次／分，R：20 次／分，BP：125/89mmHg。胸廓无畸形，双侧对称，呼吸动度一致；双侧触觉语颤均等，无增强或减弱；双肺叩清音，肺肝相对浊音界于右侧锁骨中线第五肋间；双肺呼吸音清晰，未闻干湿性啰音及胸膜摩擦音。心前区无隆起，未及震颤，心尖冲动不弥散，心界不大，心率 80 次／分，律整，心音有力，A2＞P2，各瓣膜听诊区未闻及器质性杂音，无心包摩擦音及心包叩击音。

三、辅助检查

电子胃镜（图 4－5）（沧州市中西医结合医院，2016 年 11 月 17 日）距门齿 25cm 左侧壁见两处 1.0cm×1.0cm 球星隆起，表面黏膜光滑、规整，回报病理（沧州市中西医结合医院，2016 年 11 月 21 日）慢性炎症，鳞状上皮乳头状增生。超声内镜（沧州市中西医结合医院，2016 年 11 月 19 日）食管左侧壁见分叶状黏膜下隆起，纵行长度 3cm（距门齿 24～27cm），表面黏膜光滑，扫查此隆起，可探及一实性低回声肿物，形态为两叶，大小分别为 1.5cm×1.4cm、2.1cm×1.1cm，边界清楚，来源于内环肌层。

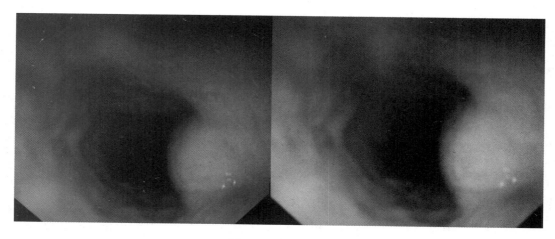

图 4－5　胃镜检查

四、初步诊断

食管黏膜下肿物。

五、鉴别诊断

1. 纵隔肿瘤　体积较大的食管平滑肌瘤向壁外生长时可造成纵隔内软组织影，易被误认为纵隔肿瘤，因此对后下纵隔与食管关系密切的肿块，不要满足于纵隔肿瘤的诊断，应警惕食管平滑肌瘤的存在。

2. 食管癌　多发性平滑肌瘤或不规则形的肿块环抱食管，致管腔凹凸不平，黏膜显示不清而与食管癌难以鉴别。食管癌可见管壁僵硬，充盈缺损不规则、黏膜破坏及龛影等黏膜肿瘤的特征。有的腔内型食管癌或癌肉瘤可以与平滑肌瘤相似，但仔细观察可见黏膜不整，而且腔外无软组织块影。较大的食管平滑肌瘤累及的食管较长，病变区黏膜菲薄，并可伴有充血等表现，故在食管造影时易误认为黏膜有破坏而诊断为食管癌。

3. 纵隔淋巴结肿大或炎性包块　因食管平滑肌瘤的症状表现为吞咽困难，钡餐检查示食管中段有充盈缺损，食管镜检显示食管中段有光滑球形病灶，这在纵隔淋巴结肿大或炎性包块的病例中也有类似表现。此时若在食管钡剂造影的同时拍摄侧位片或行CT扫描，则可能明确为外压性食管梗阻而明确诊断。

4. 某些生理变异　如右迷走锁骨下动脉或囊状动脉瘤的外压，左主支气管、主动脉弓产生的光滑压迹区别，也需与较少见的椎体附件压迫相鉴别。虽然食管钡餐检查是诊断食管平滑肌瘤的首选方法，但如与外压性病变难于鉴别时，CT是极好的进一步检查手段，尤其是位于主动脉弓水平和气管隆突水平的病变，CT检查显得更为重要。

六、诊治经过

患者住院后于2016年12月8日行食管平滑肌瘤切除术，纵行切开纵隔胸膜，游离胸段食管，见肿瘤位于食管中段，奇静脉弓水平下方，为两个，大小约2cm×1cm、2cm×1cm，质地中等。切开食管肌层，完整剥除肿瘤。食管黏膜无破坏。冲洗胸腔，检查无出血，安放胸腔闭式引流管，清点物品无误，关胸。术后病理："（食管）平滑肌瘤"。

七、出院诊断

食管平滑肌瘤。

八、病例分析及诊治思路

患者确诊食管平滑肌瘤，应积极手术治疗，否则平滑肌瘤会逐渐增大。

九、治疗经验

此病确诊后应积极手术切除治疗，手术中应尽量完整切除肿瘤，如食管平滑肌瘤>3.0cm或多个，建议胸腔镜下手术切除，不要损伤黏膜层。如食管平滑肌瘤<3.0cm，可经内镜下手术切除。

第三节　肺　癌

【诊断标准】（《中国原发性肺癌诊疗规范中国原发性肺癌诊疗规范》，2016）

1. 肺癌早期可无明显症状，当病情发展到一定程度时常出现以下症状　①刺激性干咳；②痰中带血或血痰；③胸痛；④发热；⑤气促。当呼吸道症状超过2周，经对症治疗不能缓解，尤其是痰中带血、刺激性干咳，或原有的呼吸道症状加重，要高度警惕肺癌存在的可能性。

2. 当肺癌侵及周围组织或转移时可出现如下症状 ①肿瘤侵犯喉返神经出现声音嘶哑；②肿瘤侵犯上腔静脉，出现面、颈部水肿等上腔静脉梗阻综合征表现；③肿瘤侵犯胸膜引起胸膜腔积液，往往为血性；大量积液可以引起气促；④肿瘤侵犯胸膜及胸壁，可以引起持续剧烈的胸痛；⑤上叶尖部肺癌可侵入和压迫位于胸廓入口的器官组织，如第一肋骨、锁骨下动、静脉、臂丛神经、颈交感神经等，产生剧烈胸痛，上肢静脉怒张、水肿、臂痛和上肢运动障碍，同侧上眼睑下垂、瞳孔缩小、眼球内陷、面部无汗等颈交感神经综合征表现；⑥近期出现的头痛、恶心、眩晕或视物不清等神经系统症状和体征应当考虑脑转移的可能；⑦持续固定部位的骨痛、血浆碱性磷酸酶或血钙升高应考虑骨转移的可能；⑧右上腹痛、肝大、碱性磷酸酶、天门冬氨酸氨基转移酶、乳酸脱氢酶或胆红素升高应考虑肝转移的可能；⑨皮下转移时可在皮下触及结节；⑩血行转移到其他器官可出现转移器官的相应症状。

3. 体格检查

（1）多数早期肺癌患者无明显相关阳性体征。

（2）患者出现原因不明、久治不愈的肺外征象，如杵状指（趾）、非游走性关节疼痛、男性乳腺增生、皮肤黝黑或皮肌炎、共济失调和静脉炎等。

（3）临床表现高度可疑肺癌的患者，体检发现声带麻痹、上腔静脉梗阻综合征、Horner 征、Pancoast 综合征等提示局部侵犯及转移的可能。

（4）临床表现高度可疑肺癌的患者，体检发现肝大伴有结节、皮下结节、锁骨上窝淋巴结肿大等提示远处转移的可能。

4. 影像学检查 肺癌的影像检查方法主要包括：X 线胸片、CT、磁共振成像（MRI）、超声、核素显像、正电子发射计算机断层扫描（PET‑CT）等方法。主要用于肺癌诊断、分期、再分期、疗效监测及预后评估等。在肺癌的诊治过程中，应根据不同的检查目的，合理、有效地选择一种或多种影像学检查方法。

5. 内镜检查

（1）支气管镜检查：支气管镜检查技术是诊断肺癌最常用的方法，包括支气管镜直视下刷检、活检、针吸，以及支气管灌洗获取细胞学和组织学诊断。上述几种方法联合应用可以提高检出率。

（2）经支气管针吸活检术（TBNA）和超声支气管镜引导的经支气管针吸活检术（EBUS‑TBNA）：可以穿刺气管或支气管旁的淋巴结和肿块，有助于肺癌诊断和淋巴结分期。

（3）经支气管肺活检术（TBLB）：可在 X 线、CT、气道超声探头、虚拟支气管镜、电磁导航支气管镜和细支气管镜引导下进行，适合诊断中外 2/3 的肺外周病变（PPL），在诊断 PPL 的同时检查了管腔内情况，是非外科诊断肺部结节的重要手段。

（4）纵隔镜检查：作为确诊肺癌和评估淋巴结分期的有效方法，是目前临床评价肺癌纵隔淋巴结状态的金标准。

（5）胸腔镜检查：可以准确地进行肺癌诊断和分期，对于 TBLB 和经胸壁肺肿物穿刺针吸活检术（TTNA）等检查方法无法取得病理标本的早期肺癌，尤其是肺部微小结节病变行胸腔镜下病灶楔形切除，可达到明确诊断及治疗目的。

6. 其他检查技术

（1）痰细胞学检查：是目前诊断肺癌简单方便的无创伤性诊断方法之一。

（2）TTNA：可在 CT 或超声引导下进行胸内肿块或淋巴结的穿刺。

（3）胸腔穿刺术：可以获取胸腔积液，进行细胞学检查。

（4）胸膜活检术：对于诊断不明的胸腔积液，胸膜活检可以提高阳性检出率。

（5）浅表淋巴结及皮下转移结节活检术：对于伴有浅表淋巴结肿大及皮下转移结节者，应常规进行针吸或活检，以获得病理学诊断。

7. 实验室检查

（1）实验室一般检测：患者在治疗前，需要行实验室常规检测，以了解患者的一般状况以及是否适于采取相应的治疗措施。①血常规检测；②肝肾功能等检测及其他必要的生化检查；③如需进行有创检查或手术治疗的患者，还需进行必要的凝血功能检测。

（2）血清学肿瘤标志物检测：目前美国临床生化委员会和欧洲肿瘤标志物专家组推荐常用的原发性肺癌标志物有癌胚抗原（CEA）、神经元特异性烯醇化酶（NSE）、细胞角蛋白片段 19（CYFRA21－1）和胃泌素释放肽前体（ProGRP），以及鳞状上皮细胞癌抗原（SCC）等。以上肿瘤标志物联合使用，可提高其在临床应用中的敏感度和特异度。

临床诊断时可根据需要检测肺癌相关的肿瘤标志物，行辅助诊断和鉴别诊断，并了解肺癌可能的病理类型。①小细胞肺癌（SCLC）：NSE 和 ProGRP 是诊断 SCLC 的理想指标；②非小细胞肺癌（NSCLC）：在患者的血清中，CEA、SCC 和 CYFRA21－1 水平的升高有助于 NSCLC 的诊断。SCC 和 CYFRA21－1 一般认为其对肺鳞癌有较高的特异性。若将 NSE、CYFRA21－1、ProGRP、CEA 和 SCC 等指标联合检测，可提高鉴别 SCLC 和 NSCLC 的准确率。

【病例解析 1：胸腔镜袖式肺叶切除术】

一、病史资料

患者，女性，62 岁，主因"干咳 15 天"入院，患者缘于 15 天前无明显诱因出现干咳，无胸闷、憋气，无咳痰，无发热，无呼吸困难，就诊于当地医院。胸部增强 CT（图 4－7、图 4－8、图 4－9）：①左肺上叶支气管阻塞，左肺上叶不张实变，纵隔肺门淋巴结无肿大，考虑肺癌可能性大，建议支气管镜检；②支气管炎，两肺灌注不均；③左侧少量胸腔积液。为求进一步诊治入院，门诊以"左肺上叶不张待查"收入院。吸烟 30 年，40 支/天，已戒烟 1 天，无酒等不良嗜好，无经常与有毒有害物质接触史。

二、体格检查

T：36.6℃，P：80 次/分，R：20 次/分，BP：120/80mmHg。发育正常，营养中等，全身皮肤黏膜无黄染，无杵状指趾。周身浅表淋巴结未及肿大。胸廓无畸形，双侧对称，呼吸动度左侧减弱；双侧触觉语颤左左侧增强；双肺叩清音，肺肝相对浊音界于右侧锁骨中线第五肋间；左上肺呼吸音低，未闻干湿性啰音及胸膜摩擦音。脊柱四肢无畸形，活动自如，双下肢无指凹性水肿。

三、辅助检查

胸部增强：①左肺上叶支气管阻塞，左肺上叶不张实变，纵隔肺门淋巴结无肿大，考虑肺癌可能性大，建议支气管镜检；②支气管炎，两肺灌注不均；③左侧少量胸腔积液。

四、初步诊断

左肺上叶不张待查。

五、鉴别诊断

1. 大叶性肺炎　发热症状明显，咳嗽黄痰，胸部 CT 早期为周围高密度影，迅速进展融合为均质的实变影通常以解剖边缘为界，通常可见通气支气管征，抗感染治疗有效，可排除此诊断。

2. 原发性肺结核　低热、乏力表现，好发于双肺上叶，右肺多于左肺，PPD 试验常阳性，感染结核 T 细胞常阳性，抗结核治疗有效。胸部 CT 常表现气腔实变阴影，甚至累及整个肺叶，治愈后转化为钙化结节。可排除此诊断。

3. 痰液阻塞　多见于术后或长期卧床患者，排痰不利，支气管镜检可明确。

4. 支气管内良性、恶性肿瘤　患者老年女性，长期大量吸烟史，胸部 CT：左肺上叶阻塞，左肺上叶不张。首先考虑支气管肺癌的可能，进一步行气管镜检查明确诊断。

六、诊治过程

入院后行支气管镜(图 4 - 10)：左肺上叶口见隆起型肿物，表面附白色坏死物，堵塞管腔，咬 5 块，左肺下叶各段支气管黏膜光滑，管腔通畅。右主支气管及上、中、下叶及各段支气管黏膜光滑，管腔通畅。病理：鳞状细胞癌，免疫组化 P40（＋）CK5/6（＋）CK7（－）TTF1（－）Syn（－）。常规检查血常规、尿常规、肝肾功能、血糖、血脂、乙肝六项、丙肝抗体、梅毒抗体、HIV 抗体等常规检查未见明显异常，分期检查，颅脑磁共振平扫未见明显异常。胸部增强，上腹部增强(图 4 - 7、图 4 - 8、图 4 - 9)：左肺上叶支气管阻塞，左肺上叶不张实变，纵隔内淋巴结无肿大，考虑肺癌可能性大；支气管炎，两肺灌注不均；左侧少量胸腔积液；肝囊肿，肝左叶低密度灶，考虑镰旁假病灶；两侧肾上腺增生。ECT 全身骨扫描全省骨骼未见异常。术前心肺功能评估：双下肢动脉 + 深静脉 + 浅表静脉彩超：双下肢深动脉粥样硬化伴斑块，未见深静脉血栓。心脏彩超：二、三尖瓣轻度反流，EF 值 57%。心电图为正常心电图。肺功能：FEV1：1.9L，实/预：89%，MVV 实/预：84%。血气分析正常。诊断左肺上叶鳞状细胞癌 $CT_2N_0M_0$ I b 期，心肺功能良好无绝对手术禁忌，全麻下行胸腔镜左肺上叶袖式切除术(图 4 - 7)，送检支气管残端快速病理未见癌侵犯，并清扫 4L、5、6、7、8L、9L、10L、11L 组淋巴结，手术顺利，术后恢复顺利，术后病理：鳞状细胞癌 II 级，未浸透支气管壁，残端（左主支气管侧、左下叶支气管侧）阴性，所取淋巴结 4L 组 0/2，5 组 0/1，6 组 0/1，7 组 0/4，8L 组 0/1，9L 组 0/1，10L 组 0/2，11L 组 0/3 转移。

七、出院诊断

左肺上叶鳞状细胞癌 $pT_2N_0M_0$ I b 期。

八、病例分析及诊治思路

患者干咳为首发症状，胸部 CT 提示：左肺上叶阻塞，左肺上叶不张。首先考虑肺癌的可能，取得病理最简单的方法是支气管镜的检查，入院后气管镜检查发现左肺上叶口外突肿物阻塞管腔。病理：鳞状细胞癌，明确诊断左肺上叶鳞状细胞癌。分期检查中头MR，胸腹强化 CT、ECT 全身骨扫描肺门、纵隔未见肿大淋巴结，未见远处转移，分期 $cT_2N_0M_0$ Ⅰ b 期。为手术适应证，心肺功能评估正常，手术选择胸腔镜下左肺上叶袖式切除术＋系统淋巴结清扫。手术顺利，术后病理：鳞状细胞癌Ⅱ级，未浸透支气管壁，残端（左主支气管侧、左下叶支气管侧）阴性，所取淋巴结 0/15 转移。为 R_0 切除。最后诊断：左肺上叶鳞状细胞癌 $pT_2N_0M_0$ Ⅰ b 期。

九、治疗经验

肺癌手术的两个原则：第一最大限度的完整彻底切除肿瘤，即达到 R_0 切除，第二尽可能地保留肺组织，肺功能，提高患者的生活质量。本例患者为中心型肺癌，为保证支气管切缘的阴性，往往需要行左全肺切除，严重影响患者的生活质量和后继的其他治疗。袖式切除术很好地解决了这个问题通过袖套式切除支气管气管，再行支气管吻合，保证了支气管切缘的阴性，同时保留了左肺下叶（图 4－6）。本例患者即采用了这种术式，获得良好效果。近年来随着胸腔镜技术的发展，胸腔镜下肺叶切除已逐渐普及，但胸腔镜下肺叶袖式切除仍有一定难度，我院的体会是：①中心型肺癌患者有时肿瘤不易探及，一定要仔细探查整个胸腔，看胸水的量、颜色及性状，看脏、壁胸膜有无结节及肺裂发育情况，对患者的情况以及接下来的手术方案和预案有一个正确的判断；②支气管袖式切除之前要先行纵隔淋巴结清扫，既减少了支气管开放的时间，同时又减少了由于清扫淋巴结出血引起的误吸的风；③支气管吻合方法：远、近切缘的快速冰冻病理检查，确认支气管切缘无癌细胞残留，减少术后支气管胸膜瘘的重要因素在于：支气管切缘是否平整、吻合口张力是否适中、吻合口周围的血供是否充足，采用 3－0 Prolene 线对端、全层、连续缝合的方法（针距 2～3mm，边距 3～5mm）。术中常规松解余肺，包括下肺韧带、肺门或隆突下等部位，以期吻合口张力最低。

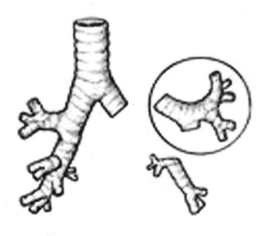

图 4－6　手术示意图

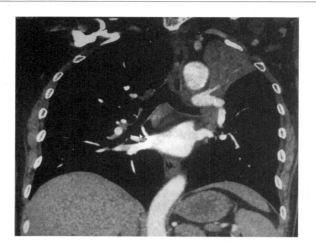

图 4 - 7　胸部增强 CT

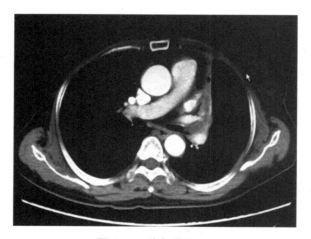

图 4 - 8　胸部增强 CT

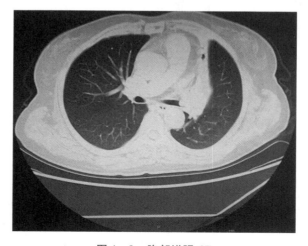

图 4 - 9　胸部增强 CT

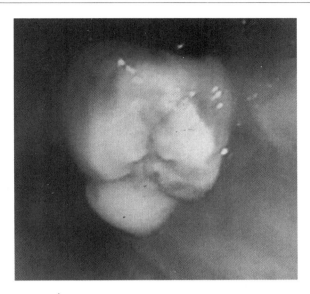

图 4－10　气管镜

【病例解析 2：胸腔镜肺叶切除术】

一、病史资料

患者，男性，53 岁，主因"咳嗽、痰中带血 2 个月"入院，患者缘于 2 个月前无明显诱因出现咳嗽、咳痰，痰中带少量血丝，痰液稀薄，量不多。无发热，无胸闷、气短，无盗汗、乏力、午后低热，无声音嘶哑。就诊于当地医院，胸部 CT：右肺上叶后段近肺门软组织肿物，分叶状，大小 3.2cm，边界不光滑可见毛刺，局部可见胸膜凹陷，肺门、纵隔淋巴结不大。门诊以"右肺肿物"收入院。无烟酒等不良嗜好。

二、体格检查

T：36.1℃，P：67 次/分，R：15 次/分，BP：140/80mmHg。无杵状指趾。周身浅表淋巴结未及肿大。胸廓无畸形，双侧对称，呼吸动度、双侧触觉语颤均等；双肺叩清音，肺肝相对浊音界于右侧锁骨中线第五肋间；双肺呼吸音清，未闻干湿性啰音及胸膜摩擦音。

三、辅助检查

胸部 CT：右肺上叶后段近肺门处软组织肿物，分叶状，大小 3.2cm，边界不光滑可见毛刺，局部可见胸膜凹陷，肺门、纵隔淋巴结不大。

四、初步诊断

右肺上叶肿物。

五、鉴别诊断

1. 结核球　结核球多见于青年，一般病程较长，发展缓慢。病变常位于上叶尖后段或下叶背段。X 线片上肿块影密度不均匀，可见到稀疏透光区和钙化点，肺内常有散在性结核灶。

2. 支气管肺炎 早期肺癌引起的阻塞性肺炎易被误诊为支气管肺炎。支气管肺炎发病较急，感染症状比较重，全身感染症状明显。X 线片上表现为边界模糊的片状或斑点状阴影，密度不均匀，且不局限于一个肺段或肺叶。经抗感染治疗后症状迅速消失，肺部病变吸收也较快。

3. 肺脓肿 肺癌中央部分坏死液化形成空洞时 X 线片上表现易与肺脓肿混淆。肺脓肿在急性期有明显感染症状，痰量较多、呈脓性，X 线片上空洞壁较薄，内壁光滑，常有液平面，脓肿周围的肺组织常有浸润，胸膜有炎性变。

4. 肺部良性肿瘤 如错构瘤、纤维瘤、软骨瘤等有时需与周围型肺癌鉴别。一般肺部良性肿瘤病程较长，生长缓慢，临床大多没有症状。X 线片上呈现为类圆形块影，密度均匀，可有钙化点。轮廓整齐，多无分叶。

六、诊治过程

入院后行支气管镜：未见明显异常。胸 CT 定位穿刺活检，病理：腺癌。常规检查血常规、尿常规、肝肾功能、血糖、血脂、乙肝六项、丙肝抗体、梅毒抗体、HIV 抗体等常规检查未见明显异常，分期检查，颅脑磁共振平扫未见明显异常。胸部增强 CT（图 4 - 11）：右肺上叶后段近肺门软组织肿物，分叶状，大小 3.2cm，可见强化，边界不光滑可见毛刺，局部可见胸膜凹陷，肺门、纵隔淋巴结不大。上腹部增强、ECT 全身骨扫描全省骨骼未见异常。术前心肺功能评估：双下肢动脉 + 深静脉 + 浅表静脉彩超未见异常。心脏彩超：左室舒张功能减低，EF 值 61%。心电图为正常心电图。肺功能：FEV1: 2.6L，实/预：90%，MVV 实/预：92%，血气分析：正常。诊断右肺上叶癌 $CT_2N_0M_0$ Ib 期，心肺功能良好无绝对手术禁忌，全麻下行胸腔镜右肺上叶切除术，并清扫 2R、4R、7、8R、9R、10R、11R 组淋巴结，手术顺利，术后恢复顺利，术后病理：腺癌，未侵及肺被膜，残端阴性，所取淋巴结 2R 组 0/2、4R 组 0/3、7 组 0/4、8R 组 0/1、9R 组 0/1、10R 组 0/2、11R 组 0/3 转移。

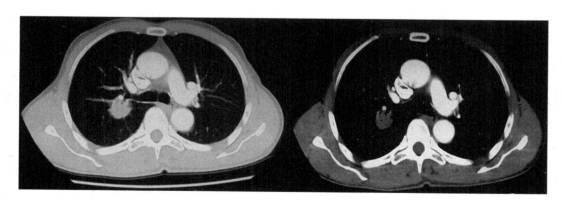

图 4 - 11 胸部增强 CT

七、出院诊断

右肺上叶腺癌 $pT_2N_0M_0$ Ib 期。

八、病例分析及诊治思路

患者咳痰带血为典型的肺癌临床表现，对诊断也具有重要参考价值，胸部增强：右肺上叶后段近肺门处软组织肿物，分叶状，大小 3.2cm，可见强化，边界不光滑可见毛刺，局部可见胸膜凹陷，肺门、纵隔淋巴结不大。影像学表现也体现了肺癌的典型表现，气管镜检查未获得病理，CT 引导下的经皮穿刺活检，病理：腺癌。术前明确的方法，应从无创到有创，由简单到复杂，近年来随着计算机及内镜技术的发展，磁导航气管镜已经可以实现亚段甚至更远端细支气管的活检或治疗。分期检查中头 MR，胸腹强化 CT、ECT 全身骨扫描肺门、纵隔未见肿大淋巴结，未见远处转移，分期 $cT_2N_0M_0$ I b 期。为手术适应证，心肺功能评估正常，手术选择胸腔镜右肺上叶切除 + 系统淋巴结清扫。手术顺利，术后病理：腺癌，未侵及肺被膜，残端阴性，所取淋巴结 0/16 转移。为 R_0 切除。最后诊断：右肺上叶腺癌 $pT_2N_0M_0$ I b 期。

九、治疗经验

随着胸腔镜技术安全性、有效性、微创性的发展，胸腔镜下肺切除术已经逐渐取代传统的开放手术的主导地位，并被 NCCN 指南推荐用于早期非小细胞肺癌的治疗，胸腔镜手术技术包括胸腔镜等精密设备，更包括手术前后的准备和手术中的操作，相关的操作规程和治疗原则，更为重要的是我们心中的微创理念。胸腔镜下肺叶切除术手术方法可分为以下几种：

1. 传统式　从打开叶间裂开始处理血管和支气管完成解剖性肺叶切除，A－V－B 或 V－A－B，其特点：①与传统开放手术思路一致，胸外科医生比较熟悉操作程序；②肺裂发育不良时曾作为禁忌证；③对肺叶翻动频繁。

2. 单向式　浅→深向一个方向推进，相当于传统的逆行切除，并且形成了一套固定模式。沿肺门平面自下向上（肺下叶切除）、从前向后（肺上叶切除）先切断血管和支气管，最后用内镜切割缝合器处理叶间裂，其特点：①思路清晰，不必翻动肺叶；②对肺裂发育不好的更是其优势所在，肺裂破坏轻，术后不易漏气。作为胸外科医生上述两种方法都要熟练掌握，这样当一种方法无法进行下去时，可采用另外一种方法，当积累到一定的经验又会衍生出很多别的方法，做到"胸有成竹""无招胜有招"。

第四节　支气管扩张症

【诊断标准】（《医疗规范与质量标准》，2004）

1. 反复咳脓痰或（和）咯血。

2. 肺内同部位反复发作的炎症。

3. 典型患者如有感染，听诊可闻及固定湿啰音。部分患者可有杵状指（趾）。

4. 支气管碘油造影或螺旋 CT 扫描可发现病变支气管呈囊状或柱状改变。

【病例解析】

病例1：支气管扩张

一、病史资料

患者，男性，66岁，农民，主因"间断咯血40余年，再发1个月，发热1天"入院。患者缘于40余年前无明显诱因出现咯血，诉为暗红色黏痰，量少，未见血块，无发热、胸痛，间断发作，未予重视，6年前因上述症状加重于当地医院就诊，诊断考虑"支气管扩张"，予治疗（具体不详）后症状好转出院，后咯血症状反复发作，且进行性加重。1个月前再次出现咯血症状，量多（量不详），无发热、胸痛，于当地医院就诊，给予输液治疗，好转后出院，3天前上述症状再发加重，最多时一次200ml左右，经当地医院治疗（具体不详）效果不佳，1天前患者出现发热，体温38.5℃，畏寒，无寒战，为进一步治疗于我院急诊就诊。

二、体格检查

神清，精神欠佳，口唇无发绀，双肺呼吸音低，左下肺可及湿啰音，心率105次/分，律齐，各瓣膜听诊区未及杂音，腹软，无压痛，无反跳痛及肌紧张，双下肢无水肿。

三、辅助检查

胸部CT（图4-12）：左下肺支气管扩张并感染，右肺可见多发磨玻璃影，考虑出血。

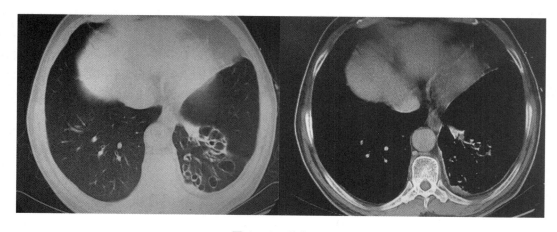

图4-12　胸部CT

四、初步诊断

1. 支气管扩张合并咯血。
2. 支气管扩张合并感染。

五、鉴别诊断

1. 慢性支气管炎　多于春、冬季节咳嗽、咳痰症状明显，痰为白色黏液泡沫状，发病年龄多在中老年。晚期患者往往伴有支气管扩张。

2. 肺结核 早期肺结核患者咳嗽轻，咳痰不多，伴有空洞者的痰液常呈黏液样或脓性，痰检查多能检出结核菌。全身情况可伴有乏力、消瘦、午后低热，盗汗等症状。

3. 肺脓疡 有起病急、畏寒、高热、咳嗽、咳大量黄或黄绿色脓痰的临床表现。肺病变部位叩诊浊音，呼吸音减低，有湿啰音。X线检查可见带有液平的空洞，周围可见浓密炎性阴影。

六、诊治经过

于2017年5月18日在全麻胸腔镜下行左肺下叶切除术，胸膜广泛分离粘连，锐性解离，见左肺下叶体积缩小，部分肺组织无炭末沉着。并可及条索状改变，决定行左肺下叶切除。提起下肺韧带，切断，解剖左下肺静脉，以endocut切断，解剖左下叶支气管，钳夹证实无误后，以endocut切断。展平左下肺，不全的肺裂，连同左肺下叶支气管以enducot连续切断。反复冲洗胸腔，检查无出血，麻醉师吸痰鼓肺，肺膨胀满意，无漏气。安放胸腔闭式引流管，清点物品无误，关胸。

七、出院诊断

1. 支气管扩张合并咯血。
2. 支气管扩张合并感染。

八、病例分析及诊治思路

支气管扩张因反复肺感染引起，咯血是其主要症状，如患者病情允许能够耐受手术，应积极手术治疗。

九、治疗经验

1. 有支气管扩张的明显症状，如反复呼吸道感染，咳脓痰，经内科长期治疗仍反复发作，且越来越严重者。在肺功能允许的范围内，作肺段切除或肺叶切除，全肺切除应慎重考虑。

2. 反复咯血或大咯血，病变部位已明确者，待病情稳定后，手术切除有病变的肺段或肺叶。在出血危及生命时，应行急症手术。

3. 对于双侧病变，原则上先切除病变较重的一侧，另一侧手术应根据术后呼吸功能的恢复情况，决定是否手术及手术的范围。

病例2：支气管扩张

一、病史资料

患者男，51岁。主因"间断咯血20天"入院。患者缘于20天前无明显诱因出现间断咯血，3~5口/日，无发热，无胸闷憋气，无胸痛，无胸闷憋气无呼吸困难。无声音嘶哑无饮水呛咳，无头痛头晕，无腹痛腹泻，无便血黑便。1周前就诊于任丘市医院胸部CT（图4-13）：右肺下叶支扩、大泡，肺部炎症。予以对症止血抗感染治疗（具体用药不详），咯血间断出现，为行进一步诊治就诊我院门诊以咯血原因待查右肺大疱收入院。

二、体格检查

口唇无发绀，气管居中，双侧锁骨上浅表淋巴结未及，胸廓对称，双肺呼吸音稍粗，右下肺呼吸音低。心率72次/分，心前区未闻及杂音，腹软肝脾未及双下肢无水肿。

三、辅助检查

胸部 CT：右肺下叶支扩大泡，肺部炎症。

四、初步诊断

1. 支气管扩张合并咯血。
2. 肺大疱。

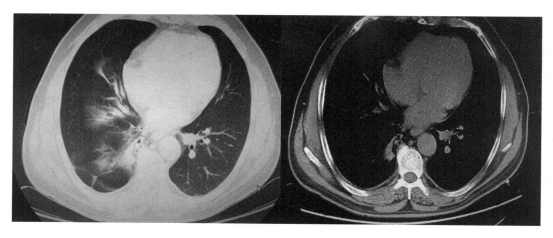

图 4 – 13　胸部 CT

五、鉴别诊断

1. 慢性支气管炎　慢性支气管炎患者多于春冬季节咳嗽、咳痰症状明显，痰为白色黏液泡沫状，发病年龄多在中老年。晚期患者往往伴有支气管扩张。

2. 肺结核　早期肺结核患者咳嗽轻，咳痰不多，伴有空洞者的痰液常呈黏液样或脓性，痰检查多能检出结核菌。全身情况可伴有乏力、消瘦、午后低热，盗汗等症状。

3. 肺脓疡　有起病急、畏寒、高热、咳嗽、咯大量黄或黄绿色脓痰的临床表现。肺病变部位叩诊浊音，呼吸音减低，有湿啰音。X 线检查可见带有液平的空洞，周围可见浓密炎性阴影。

六、诊治经过

2017 年 5 月 23 日在全麻胸腔镜下行右肺中、下叶切除术，胸内轻度粘连，肺裂发育较完全。按计划行中下叶切除。在裂间解剖，显露肺动脉。向后切断斜裂，游离中叶动脉，结扎切断。游离下肺动脉干，用内镜切割缝合器切断。在肺门前方切开纵隔胸膜，游离中叶静脉，结扎切断。在其间向裂间打通隧道，用内镜切割缝合器切断水平裂。在肺门下方解剖，切断下肺韧带，游离下肺静脉，用内镜切割缝合器切断。最后游离中间干支气管，用内镜切割缝合器切断。标本放入标本袋，取出。冲洗胸腔，检查无出血和漏气。清点纱布、器械无误，置引流管一根。常规缝合切口。

七、出院诊断

1. 支气管扩张合并咯血。

2. 肺大疱。

八、病例分析及诊治思路

支气管扩张因反复肺感染引起，咯血是其主要症状，如患者病情允许能够耐受手术，应积极手术治疗。

九、治疗经验

1. 有支气管扩张的明显症状，如反复呼吸道感染，咳脓痰，经内科长期治疗仍反复发作，且越来越严重者。在肺功能允许的范围内，作肺段切除或肺叶切除，全肺切除应慎重考虑。

2. 反复咯血或大咯血，病变部位已明确者，待病情稳定后，手术切除有病变的肺段或肺叶。在出血危及生命时，应行急症手术。

3. 对于双侧病变，原则上先切除病变较重的一侧，另一侧手术应根据术后呼吸功能的恢复情况，决定是否手术及手术的范围。

第五节　气管疾病

原发性气管癌：

【诊断标准】(《新编临床肿瘤诊疗学》, 2015)

1. 症状　对年龄在 40 岁以上，近期出现气喘性哮鸣，体位变化能诱发或减轻症状，哮喘药物治疗无效，伴有咯血或阵发性夜间呼吸困难，而无心脏病等。都是鉴别气道梗阻和支气管哮喘的要点，应做进一步检查除外气管肿瘤。气管肿瘤常容易被误诊或漏诊，多数直至呼吸困难、病情危重时才被认识，故临床诊断时对长期顽固性咳嗽伴有吸气性呼吸困难者，应引起警惕，及时做相应检查。

2. 实验室检查　痰脱落细胞学检查。气管肿瘤，尤其是恶性气管肿瘤痰细胞学阳性率较高，对判断肿瘤的良恶性有帮助。但对气管肿瘤部位、范围、侵犯程度则需要其他检查手段来明确。

3. X 线检查　X 线诊断以空气对比摄片和气管断层为最好。侧位片对颈段气管暴露较好，隆突部额面断层片能较好的显示胸段的气管全貌。如气管腔内有软组织阴影，管壁增厚，管腔狭窄可初步做出诊断。

4. CT 检查　在诊断气管肿瘤的累及范围、浸润深度、蔓延方向及有无淋巴结转移等方面较胸片有优势。气管恶性肿瘤常表现在气管及支气管腔内、外生长，CT 表现为沿气管生长的不规则形突起的软组织块影，多呈菜花状，并可沿气管环状生长而导致环行狭窄。肿瘤与主动脉或食管间的脂肪间隙消失，是表明纵隔已受侵犯的 CT 征象。纵隔及肺门淋巴结增大，提示气管肿瘤存在转移的可能。

5. 纤维支气管镜检查　纤支镜检查是诊断气管肿瘤最有效的手段，它既可在直视下获得细胞学及组织学诊断，又能对肿瘤的范围、部位做出定位。对气管肿瘤有较严重气管梗阻、有出血病史或在检查中发现肿瘤表面血管丰富者应慎做活检及刷检，以免出现意外。

【病例解析】

病例 1：体外循环下气管肿瘤切除

一、病史资料

患者，男性，43 岁，既往体健，20 天前无明显诱因出现咯血，无发热，日常活动无呼吸困难。行胸 CT 检查示气管右后壁肿物凸向管腔。行气管镜检查，肿瘤距离隆突约 4cm，大小约 1.5cm。病理活检考虑腺样囊性癌，为行手术治疗收住院。

二、体格检查

T：36.6℃，P：80 次/分，R：20 次/分，BP：120/80mmHg。发育正常，营养中等，全身皮肤黏膜无黄染，无杵状指趾。查体：患者神志清，精神好，呼吸平稳，气管居中，双锁骨上淋巴结未及，双肺呼吸音清，心腹查体无明显异常。四肢活动自如，双下肢无水肿。

三、辅助检查

1. 胸 CT（图 4 – 14）　气管右后壁肿物凸向管腔。
2. 气管镜检查　肿瘤距离隆突约 4cm，大小约 1.5cm。
3. 病理　腺样囊性癌。

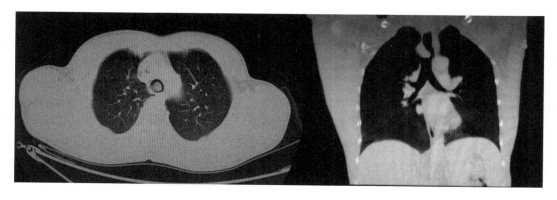

图 4 – 14　胸部 CT

四、初步诊断

气管肿瘤。

五、鉴别诊断

1. 慢性气管炎和支气管炎　本病为呼吸系统常见病，主要表现为长期咳嗽、咳痰或伴有喘息症状，多在寒冷季节反复发作，一般痰量较多，很少有咯血。气管肿瘤多为刺激性咳嗽，多有痰中带血或咯血。气管炎时，多有肺部感染，偶伴有喘息，听诊双肺可闻及干湿性啰音及哮鸣音，但以呼气时明显。气管肿瘤双肺多无啰音，哮鸣音在胸骨区和吸气时明显。

2. 支气管哮喘　本病主要症状为反复发作的带有哮鸣音的呼气性呼吸困难，持续时间一般较短，多在春秋季节发病，年龄多在 30 岁以下。气管肿瘤的喘鸣并非真正哮喘，一般症状出现缓慢，进行性加重，可随体位变动而加重或缓解。查体时，支气管哮喘多见胸廓饱满，呼吸动度变小，听诊双肺满布哮鸣音，且呼气末最明显；而气管肿瘤多无上述体征，其"哮鸣"多在胸骨区，平喘药物治疗效果不明显。

3. 支气管扩张症　本病多伴有咯血或痰中带血，有大量脓痰及慢性咳嗽，多见于儿童及青年，多因长期感染而出现消瘦、贫血、低热及杵状指。查体可闻及双肺湿性啰音。X 线检查仅肺纹理粗乱，支气管造影可确诊。气管肿瘤虽有痰中带血及咯血，但无上述其他表现及体征。

4. 气管良性狭窄　除气管肿瘤外，气管良性狭窄可出现进行性呼吸困难等症状，但根据引起狭窄的原因不同尚有其特点。常见的有：①气管损伤引起的狭窄：多有气管外伤、手术史；②气管结核：可伴有结核中毒症状，如低热、盗汗、乏力、消瘦，痰中查到结核菌；③气管硬结病：多伴有鼻硬结病，鼻腔分泌物中及黏膜浸润处可培养出鼻硬结菌。

六、诊治过程

入院后行常规行血常规、尿常规、肝肾功能、血糖、血脂、乙肝六项、丙肝抗体、梅毒抗体、HIV 抗体等检查未见明显异常，颅脑磁共振平扫未见明显异常。胸部增强、上腹部增强、ECT 全身骨扫描全省骨骼，肿瘤无明显外侵，未见远处转移。术前心肺功能评估：双下肢动脉＋深静脉＋浅表静脉彩超、心脏彩超、心电图、肺功能、血气分析未见明显异常。诊断气管腺样囊性癌，心肺功能良好，行手术治疗，先取半仰卧位，局部麻醉下经右侧腹股沟切口，全身肝素化后行股动脉、静脉插管，建立体外循环，灌注量保持在 30～40ml/（kg·min）；然后行静脉复合麻醉，气管插管过声门后固定，建立呼吸通道。患者改左侧卧位，经右后外侧切口第 4 肋间进胸，游离气管，距肿瘤上、下缘各 0.5cm 横断气管，切除肿瘤并行气管端－端吻合，气管插管继续深入越过吻合口。鱼精蛋白中和肝素，停止体外循环，以纵隔胸膜包埋吻合口，常规关胸。术后病理诊断为腺样囊性癌，切缘阴性。患者术后恢复顺利。

七、出院诊断

气管腺样囊性癌。

八、病例分析及诊治思路

患者咯血为首发症状，胸 CT 示气管右后壁肿物凸向管腔。气管镜检查：肿瘤距离隆突约 4cm，大小约 1.5cm。病理：腺样囊性癌。明确诊断气管腺样囊性癌。分期检查中头 MR，胸腹强化 CT、ECT 全身骨扫描：肿瘤局部无外侵，肺门、纵隔未见肿大淋巴结，未见远处转移。为手术适应证，心肺功能评估正常，原发性气管恶性肿瘤最佳的治疗方式为气管环形切除、端－端吻合，麻醉插管风险高，我们利用体外循环技术，可以提高手术安全性。故我们选择体外循环下行气管肿瘤切除，术中为保证充足的静脉引流量和动脉灌注量，动脉插管一般选择 F20，静脉选择 F22，并将静脉插管插至右心房，建立体外后，可全量转机后开胸行气管环形切除，端－端吻合。鱼精蛋白中和肝素，停止体外循环，以纵隔胸膜包埋吻合口，常规关胸。

九、治疗经验

气管肿瘤一旦诊断明确应及早进行治疗。治疗方法包括手术切除，放疗及支气管镜下治疗，首选手术治疗。根据肿瘤位置不同选择不同的切口：颈部横形切口，正中切口，胸后外侧切口，如肿瘤过大，气管腔狭窄，在气管镜引导下清醒插管，插管越过肿物，大多数能通过肿瘤至远端，常规插管可能致肿瘤破裂，阻塞呼吸道，慎重选择，术中及术后及时行气管镜检查。气管切除范围要求切缘距肿瘤上下各 0.5cm，气管切除不宜超过6cm，气管肿瘤切除行气管端－端吻合。气管肿瘤手术切除术后并发症：感染、出血、吻合口瘘、吻合口狭窄、肉芽肿形成。

体外循环下气管肿瘤切除适应证：肿瘤阻塞气管管腔 75% 以上，病史中已有过窒息者，麻醉诱导期间极易发生窒息死亡；气管肿瘤侵及隆突，范围广泛，手术难度大者；气管肿瘤侵犯纵隔大血管者；肿瘤可能因为气管插管造成脱落，引起远端气道阻塞。

无手术适应证的晚期肿瘤患者可选用经支气管镜腔内微波、激光、光动力、冷冻、高频电灼及氩气刀等姑息性治疗手段，达到缓解气道阻塞症状，提高患者生存质量的目的。

单纯放疗不能迅速缓解气道阻塞的症状，且放疗的早期可引起局部组织肿胀导致气道狭窄进一步加重而引起窒息。

支架植入对气道起到长期的支撑作用。但术前应详细了解气管狭窄的位置、长度，确定支架规格。支架植入后远期并发症发生率高，如肿瘤生长致管腔再次狭窄，支架脱落、移位、断裂等。

病例2：胸腔镜隆突切除重建术

一、病史资料

患者，男性，40 岁，工人。主因"痰中带血 1 个月"入院。缘于入院前 1 个月无明显诱因出现咳嗽咳痰，为白痰，痰中带血丝，严重时有暗红血块，不伴发热、寒战，无胸闷、气短，无胸痛及放射性痛，于当地诊所口服药物治疗，症状无明显改善，就诊于当地医院，行胸部 CT 增强示支气管分叉处占位影，肺气肿，现为进一步诊治，就诊于我院，门诊以"气管肿物"收入院。

二、体格检查

T：36.2℃，P：82 次/分，R：15 次/分，BP：120/80mmHg。神志清，精神可，口唇无明显发绀，气管居中，未见颈静脉怒张及颈动脉异常波动，双肺呼吸音粗，无干湿性啰音，心率82 次/分，律齐，各瓣膜听诊区未闻及杂音及额外心音，腹软，无压痛、反跳痛及肌紧张。双下肢无明显水肿。

三、辅助检查

胸部增强CT（图 4 - 15、图 4 - 16）：气管末端近隆突左侧壁见不规则软组织密度影。

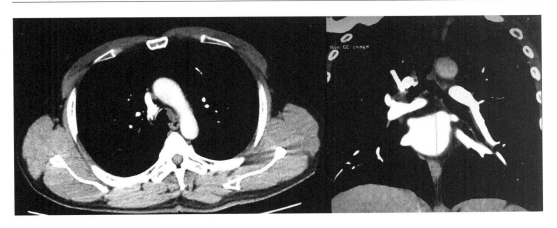

图 4 - 15　胸部增强 CT

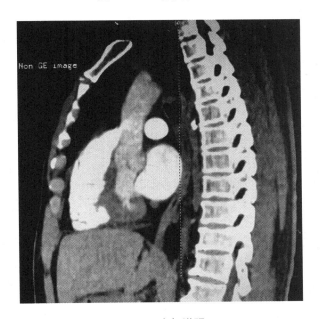

图 4 - 16　胸部增强 CT

四、初步诊断

气管肿物。

五、鉴别诊断

1. 原发性肺结核　低热、乏力表现，好发于双肺上叶，右肺多于左肺，发生于气管罕见，PPD 试验常阳性，感染结核 T 细胞常阳性，抗结核治疗有效。胸部 CT 常表现气腔实变阴影，甚至累及整个肺叶，治愈后转化为钙化结节。可排除此诊断。

2. 痰栓　多见于术后或长期卧床患者，排痰不利，支气管镜检可明确。

3. 支气管肺炎　支气管肺炎发病较急，感染症状比较重，全身感染症状明显。X 线片上表现为边界模糊的片状或斑点状阴影，密度不均匀，且不局限于一个肺段或肺叶。

经抗感染治疗后症状迅速消失，肺部病变吸收也较快。

4. 肺脓肿　肺癌中央部分坏死液化形成空洞时 X 线片上表现易与肺脓肿混淆。肺脓肿在急性期有明显感染症状，痰量较多、呈脓性，X 线片上空洞壁较薄，内壁光滑，常有液平面，脓肿周围的肺组织常有浸润，胸膜有炎性变。

六、诊治过程

入院后行支气管镜检查：气管近隆突外突肿物，约 1cm，基底宽。活检病理：腺样囊性癌，常规检查血常规、尿常规、肝肾功能、血糖、血脂、乙肝五项、丙肝抗体、梅毒抗体、HIV 抗体等常规检查未见明显异常，分期检查，颅脑磁共振平扫未见明显异常。上腹部增强、ECT 全身骨扫描未见异常。术前心肺功能评估、心脏彩超、心电图、肺功能、血气分析正常。诊断气管腺样囊性癌，心肺功能良好无绝对手术禁忌证，全麻下行胸腔镜气管隆突切除重建术，手术顺利，术后恢复顺利，术后病理：腺样囊性癌，残端（左主支气管侧、右下叶支气管侧、气管侧）阴性。

七、出院诊断

气管腺样囊性癌。

八、病例分析及诊治思路

患者咯血入院，胸部增强 CT：气管末端肿物；气管镜：气管近隆突外突肿物，约 1cm，基底宽。活检病理：腺样囊性癌。气管肿物多为低度恶性肿瘤，其中腺样囊性癌最为常见。本例患者肿瘤位置低，需要切除隆突，才能保证切缘隐形，相关检查无手术禁忌证，行胸腔镜下气管隆突切除重建术，为保证气管、隆突、双侧主支气管显露清楚，采取右胸入路，为保证通气先行单腔气管插管右侧主支气管气囊封堵，保证右侧肺良好萎陷。切除隆突是将气囊去除，气管插管撤至气管中段，另将备用无菌单腔气管插管直接插至左主支气管保证左肺通气，待缝合仅剩 3～4 针时，撤出左主支气管内的气管插管，再将经口气管插管插至左主支气管通气，继续缝合前壁。手术先将左右主支气管侧吻合，第一针缝合支气管膜部与软骨交接部，保证对位准确，防止气管扭转，待隆突重建完毕后再与气管端 - 端吻合。手术顺利，术后恢复顺利。术后病理：腺样囊性癌。

九、治疗经验

胸腔镜隆突切除重建隆突切除重建手术属于比较复杂高难度的手术，需严格掌握手术适应证。因目前尚无有效的移植物来代替切除的气管，术前所有病例应行纤维支气管镜及胸部 CT 检查，需明确病变的部位、范围及外侵程度，病变长度应控制在 6cm 以下；部分病例支气管镜无法通过，可行螺旋 CT 重建气道来显示。

手术操作需细致，尽量减少术野出血及积液，同时应及时吸出术野流至呼吸道的血液，这样可减少术后肺部并发症。根据肿瘤的大小和部位选择适合的重建方案减小吻合口张力，如肿瘤位于隆突部位，肿瘤相对较小，则采用先行两侧主支气管侧 - 侧缝合以重建隆突，周边再和气管下断端 - 端吻合，此方法较一侧主支气管与气管端 - 端吻合后另一侧主支气管再与该侧行端 - 侧吻合方法更符合生理解剖，且操作简便、吻合口张力小。良好的局部血供和无张力状况下气道重建是手术成功的关键，对特殊状况的处理应以安全为准则。

术后监护和处理应从手术室开始,吻合结束后即用纤维支气管镜观察吻合口,查看有无瘘口或出血,同时吸出支气管中残留的血液或分泌物。术后需仔细观察,特别是术后 36～72 小时,应密切观察呼吸情况,如有排痰困难,则需早期用纤维支气管镜吸出。静脉补液应维持在最低限度,预防容量过载和肺水肿的发生。

隆突切除重建手术创伤大,难度高,是治疗隆突部肿瘤的有效手段;而严格控制适应证、精细手术操作和加强术后监护和处理是降低该手术并发症和死亡率的关键。

第六节　胸部外伤、血胸、气胸

一、胸部外伤

【诊断标准】(《临床疾病诊疗常规》,2014)

1. 有胸部外伤史,胸部受到直接或间接暴力的作用,或有明确的刀刺伤、枪伤等。

2. 受伤后出现胸痛、咯血、呼吸困难、休克等症状。

3. 气管移位、胸廓畸形、反常呼吸、局部压痛、叩诊鼓音、呼吸音减弱或消失、脉数、心音低钝、胸背部伤口等体征。

4. 胸部 X 线平片或胸部 CT　可见胸腔积气征、积液征、肋骨骨折、胸骨骨折、肺挫伤等征象。

二、血胸

【诊断标准】(《临床医学专业知识》,2013)

1. 损伤性血胸的诊断

(1)出血量≤500ml,为少量血胸。

(2)出血量 500～1000ml,为中量血胸。

(3)出血量 >1000ml,为大量血胸。

2. 进行性血胸的判断

(1)脉搏持续逐渐加快、血压降低。

(2)虽然补充血容量血压仍不稳定;或血压升高后又下降。

(3)血红蛋白量、红细胞计数和血比容进行性降低。

(4)胸腔积血的血红蛋白和红细胞与周围血相接近,且离体后迅速凝固。

(5)闭式胸腔引流量每小时超过 200ml,持续 3 小时。必须是持续的,不间断的。

(6)由于血液凝固,虽然胸穿或引流均无液体流出,但是 X 线检查胸腔积液影继续增大。

3. 感染性血胸的判断

(1)有畏寒、高热等感染的全身表现。

(2)抽出胸腔积血 1ml,加入 5ml 蒸馏水,无感染呈淡红透明状,出现浑浊或絮状物提示感染。

（3）胸腔积血无感染时红细胞白细胞计数比例应为周围血相似，即 500∶1，感染时白细胞显著增加，比例达 100∶1，可确诊为感染性血胸。

（4）积血涂片和细菌培养发现致病菌有助于诊断。

三、气胸

【诊断标准】（《常见疾病的诊断与疗效判定》）

1. 症状　突然起病，多有不同程度的胸痛、刺激性咳嗽、呼吸加快、气短等，小儿表情惶恐不安，婴幼儿气胸发病多较急重，表现在原有疾病基础上突然恶化，出现呼吸困难、发绀、休克，甚至意识不清。

2. 体征　患侧胸廓饱满，呼吸运动减弱，叩诊过度反响，病侧呼吸音减弱或消失，气管和心脏均被推移至健侧。小量局限性气胸可无明显体征。

3. X 线检查　可见萎缩之肺边缘即气胸线，气胸部分透亮度增加。无肺纹，肺向肺门处收缩，密度增加，肺脏明显萎缩如团块状。张力性气胸可见气管及心脏被推向健侧，横膈下移，并发液气胸、血气胸时可有液气胸征。

4. 诊断分型

（1）根据胸膜腔内压力测定，分为以下 3 类：①闭合性气胸：胸膜腔压力接近或稍超过大气压。抽气后胸膜腔内压下降，停止抽气后压力不再增加；②开放性气胸：胸膜腔内压在"0"上下波动，抽气后压力不变；③张力性气胸：胸膜腔内呈正压，抽气至负压后，不久又上升为正压。

（2）按气胸的病因分为以下 3 类：①人工气胸；②创伤性气胸；③自发性气胸。

【病例解析1】

一、病史资料

患者，男性，55 岁，缘于 1 小时前因外伤导致全身多处疼痛，以右侧季肋区、右肩、左小腿疼痛为主。右肩活动受限，伴有呼吸困难，无意识障碍，无恶心呕吐，无头痛、头晕，无咯血，无肢体抽搐，于当地未予特殊处理急来我院急诊科，以"多发伤"收入急诊 ICU。

二、体格检查

T：36.7℃，R：23 次/分，P：92 次/分，BP：118/77mmHg。神清，语利。双侧瞳孔正大等圆，对光反射灵敏。颈软，无抵抗，口唇无发绀，下颌部可见长约 3cm 伤口，胸部可见反常呼吸，右侧季肋区可见大片擦伤，双肺呼吸音粗，两肺未闻及干湿性啰音。心律齐，各瓣膜听诊区未闻及干湿性啰音。腹平软，肝脾未及，全腹无压痛，无反跳痛及肌紧张，腹部移动性浊音阴性，双下肢无水肿。左小腿可见约 5cm×2cm 伤口，胫骨外露。肢端温暖。

三、辅助检查

心电图未见明显异常。胸 CT（图 4－17、图 4－18）：①胸骨、右侧肩胛骨、右侧多发肋骨、L2、3 左侧横突及 L4 两侧横突多发骨折，左侧部分肋骨可疑骨折？②右侧胸腹壁软组织肿胀、积气，右侧少量液－气胸，右肺挫伤，左肺上叶胸膜下气肿。

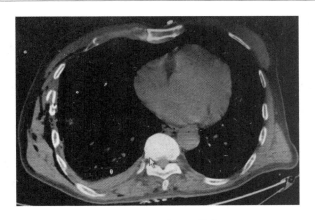

图 4 – 17　胸部 CT 检查

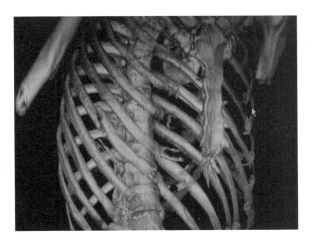

图 4 – 18　胸部 CT

四、初步诊断

多发伤

闭合性胸部外伤

右侧多发肋骨骨折

腰椎骨折

右肺挫伤

右侧血气胸

右侧肩胛骨骨折

左小腿皮裂伤

下颌外伤

五、鉴别诊断

外伤性肋骨骨折无须鉴别。

六、诊治经过

于 2016 年 8 月 19 日在全麻下行肋骨骨折内固定手术，胸腔内少量血性积液，吸除。局部肋骨骨折明显，断端突入胸腔，于骨折明显处切开皮肤及肌层组织，以接骨板固定肋骨骨折共 3 处，效果满意，冲洗胸腔，检查无出血。麻醉师吸痰鼓肺，肺膨胀满意。安放胸腔闭式引流管，清点物品无误，关胸。

七、出院诊断

多发伤

肋骨骨折

胸骨骨折

肩胛骨骨折

血气胸

肺挫伤

腰骶椎横突骨折

软组织挫伤

八、病例分析及诊治思路

患者因外伤入院，查体胸壁反常呼吸，胸 CT 提示多发肋骨骨折，多发肋骨骨折，连枷胸已经影响到患者呼吸循环的稳定，一旦确诊应积极手术治疗。

九、治疗经验

单纯性肋骨骨折的治疗原则是止痛、固定和预防肺部感染。对于多发肋骨骨折导致连枷胸的处理，除了上述原则以外，尤其注意尽快消除反常呼吸运动、保持呼吸道通畅和充分供氧、纠正呼吸与循环功能紊乱和防治休克。

【病例解析 2】

一、病史资料

患者，男，51 岁，缘于"1 天前外伤致胸痛、头痛、右上臂疼痛"入院。急入献县人民医院治疗，行胸部 CT（图 4 - 19）：双侧创伤性湿肺，右侧液气胸、左侧胸腔积液，双侧多发肋骨骨折，胸骨骨折，右侧皮下气肿，考虑蛛网膜下隙出血。于当地医院对症治疗（具体不详），8 小时前患者憋气加重，皮下积气加重，予患者于右胸壁切开减压后准入我院。

二、体格检查

胸廓无畸形，胸壁右侧可见反常呼吸，双侧对称，呼吸动度不一致；双肺叩清音，肺肝相对浊音界于右侧锁骨中线第五肋间；双肺呼吸音粗，可闻及湿性啰音。心前区无隆起，未及震颤，心尖冲动不弥散，心界不大，心率 86 次/分，律整，心音有力，A2 > P2，各瓣膜听诊区未闻及器质性杂音，无心包摩擦音及心包叩击音。

三、辅助检查

头胸 CT：双侧创伤性湿肺，右侧液气胸、左侧胸腔积液，双侧多发肋骨骨折，胸骨骨折，右侧皮下气肿，考虑蛛网膜下隙出血。

四、初步诊断

1. 胸部外伤

   双侧多发肋骨骨折

   双侧液气胸

   双肺挫伤。

2. 头部外伤。

3. 右上臂外伤。

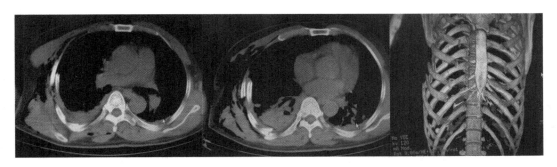

图 4 – 19　胸部 CT

五、鉴别诊断

外伤性肋骨骨折无须鉴别。

六、诊治经过

于 2016 年 6 月 24 日在全麻胸腔镜下行肋骨骨折内固定术，胸腔中等积液量，吸出，肺无明显漏气及出血。右胸多处骨折，与骨折明显处做手术切口，共 3 处，以肋骨接骨板固定骨折断端，共固定 6 处。固定效果满意，胸廓稳定性良好，反复冲洗胸腔，麻醉师吸痰鼓肺，肺膨胀满意，无漏气，检查无出血，安放胸腔闭式引流管，清点物品无误，关胸。

七、出院诊断

1. 胸部外伤

   双侧多发肋骨骨折

   双侧液气胸

   双肺挫伤。

2. 头部外伤。

3. 右上臂外伤。

八、病例分析及诊治思路

患者因外伤入院，查体胸壁反常呼吸，胸 CT 提示多发肋骨骨折，多发肋骨骨折，连枷胸已经影响到患者呼吸循环的稳定，一旦确诊应积极手术治疗。

九、治疗经验

单纯性肋骨骨折的治疗原则是止痛、固定和预防肺部感染。对于多发肋骨骨折导致连枷胸的处理，除了上述原则以外，尤其注意尽快消除反常呼吸运动、保持呼吸道通畅和充分供氧、纠正呼吸与循环功能紊乱和防治休克。

第七节　冠状动脉粥样硬化性心脏病

【诊断标准】(中华人民共和国卫生行业标准 WS – 319 – 2010)

一、稳定型心绞痛

(一)诊断依据

1. 病史　询问病史时应注意了解患者可能存在的危险因素，同时应注意排除其他可能引发胸痛症状和心电图 ST – T 改变的心血管疾病及其他非心脏疾病。

2. 临床表现

(1)症状：心绞痛的发作次数、诱因、发作性质和部位在 1～3 个月相对稳定。典型的心绞痛症状有以下特点：

1)部位：疼痛或不适大多位于胸骨中上段后方或左胸前区，可放射到左肩、左臂，也可放射到上腹部。

2)范围：手掌或拳头大小。

3)性质：常呈紧缩感、压迫感、憋闷感、沉重感。

4)持续时间：呈阵发性发作，持续数分钟，一般不会超过 10 分钟。

5)诱发因素及缓解方式：慢性稳定型心绞痛的发作与劳力、饱餐、寒冷或情绪激动等有关，诱发的劳力负荷相对固定。停止原来诱发症状的活动或舌下含服硝酸甘油，症状可在 2～5 分钟迅速缓解。

也有一些患者表现为不典型症状，如疼痛部位在下颌部、背部、头部、咽部或上腹部，性质为烧灼感或窒息感。

(2)体征：稳定型心绞痛患者常无明显特异性体征，有时伴随心率加快和血压增高。

3. 辅助检查

(1)血液生化检查：稳定型心绞痛患者的心肌损伤标志物无异常升高。应常规检查血脂、空腹血糖，必要时行糖耐量试验。

(2)心电图：所有胸痛患者均应行静息心电图检查，非特异性的 ST – T 改变不能作为冠状动脉粥样硬化性心脏病的诊断依据。最有临床意义的是胸痛发作时的心电图检查，注意有无缺血性 ST – T 变化(相邻 2 个或 2 个以上导联 ST 段下移 ≥0.1mV)，胸痛缓解后立即复查心电图，注意动态变化。

(3)心电图运动负荷试验：静息心电图无明显异常且无运动受限的不典型胸痛患者进行心电图运动负荷试验有助于明确诊断，也可用于对稳定性冠状动脉粥样硬化性心脏病患者进行危险分层。

1）阳性标准：符合下列一项即可判定：①运动中出现典型心绞痛；②运动中或运动后心电图出现 ST 段水平或下斜型下移≥1mm（J 点后 80ms），持续时间≥2 分钟；③运动中出现血压下降（≥10mmHg）。

2）不宜行心电图运动负荷试验的情况：①主动脉瓣狭窄；②肥厚梗阻性心肌病；③主动脉夹层；④不稳定型心绞痛；⑤静息心电图 ST 段下移 >1mm；⑥完全性左束支传导阻滞（LBBB）；⑦预激综合征；⑧心室起搏心律及正在服用地高辛的患者。

（4）超声心动图检查：有条件的医院可常规检查超声心动图，特别是在以下情况时应行超声心动图检查。

1）有收缩期杂音，怀疑主动脉瓣狭窄、室间隔破裂、二尖瓣反流、二尖瓣腱索断裂、瓣膜脱垂或肥厚型心肌病的患者。

2）有心肌梗死病史或心电图异常 Q 波者，可评价有无节段性左心室室壁运动异常。

3）有陈旧性心肌梗死病史、症状或体征提示有心力衰竭的患者，可通过评价左室功能进行危险分层。

（5）负荷超声心动图检查：负荷超声心动图中以多巴酚丁胺超声心动图应用较多，适用于下肢运动不便和部分行心电图运动负荷试验难以明确诊断的患者，其诊断冠状动脉粥样硬化性心脏病的敏感性高于心电图运动负荷试验。

选择负荷超声心动图检查应注意该试验的不良反应，权衡利弊风险。

（6）胸部 X 线检查：通常无异常发现，但有助于明确是否合并其他心肺疾病，如夹层动脉瘤、肺栓塞、充血性心力衰竭、心脏瓣膜病、心包疾病等。

（7）核素心肌灌注显像：药物负荷（腺苷、双嘧达莫）核素心肌灌注显像的临床适应证与心电图运动负荷试验大致相同，对冠状动脉粥样硬化性心脏病诊断的敏感性和特异性均高于运动心电图。另外，运动核素心肌灌注显像对于已明确诊断的冠状动脉粥样硬化性心脏病患者可提供重要的预后信息。稳定型心绞痛患者核素心肌灌注显像存在心肌缺血。

（8）冠状动脉多层 CT 血管造影：是显示冠状动脉病变及形态的无创检查方法。随着影像技术的不断发展，冠状动脉 CTA 已成为冠状动脉粥样硬化性心脏病筛查和诊断的重要手段，具有较高的阴性预测价值，若冠状动脉 CTA 未见狭窄病变，且患者症状不典型，可不进行有创检查。

（9）冠状动脉造影：对于无创检查难以确诊和高危（合并 2 个以上的心血管危险因素）的心绞痛患者，冠状动脉造影检查可以明确冠状动脉的病变情况、确定诊断、决定治疗策略及评价临床预后。

为诊断及危险分层进行冠状动脉造影的适应证如下：①严重稳定型心绞痛（CCS Ⅲ级或以上者），特别是药物治疗不能很好缓解症状者；②无创方法评价为高危的患者，不论心绞痛严重程度如何；③心脏骤停存活者；④有严重室性心律失常的患者；⑤血管重建术后，患者有中等或严重的心绞痛复发；⑥伴有慢性心力衰竭或左室射血分数明显减低的心绞痛患者；⑦无创评价为中－高危的心绞痛患者需行较大手术时。

（二）诊断

1. 典型心绞痛症状的发作特点，结合患者存在的心血管危险因素，要除外其他原因所致的胸痛。

2. 胸痛发作时有心电图缺血性 ST - T 动态改变，或心电图运动负荷试验为阳性改变。发作时心电图检查如能发现在以 R 波为主的导联中，ST 段下移，T 波低平或倒置，症状缓解后能逐渐恢复者有助于确立诊断。对于心电图无改变的患者可进行心电图运动负荷试验，如负荷试验能够诱发心绞痛或心电图缺血性改变亦可确诊。

3. 对于诊断困难的存在心血管危险因素的中高危患者，症状不典型可考虑冠状动脉 CTA 和(或)冠状动脉造影检查。

4. 稳定型心绞痛患者的心绞痛严重度分级(表 4 - 1)，稳定型心绞痛及其他冠状动脉粥样硬化性心脏病类型的鉴别诊断如下：

(1)心包炎：可有性质尖锐而持久的心前区疼痛。但心包炎的疼痛常与发热同时出现，呼吸和咳嗽时加重；听诊心率增快，早期有心包摩擦音；心电图有 ST 段弓背向下抬高，无异常 Q 波；超声心动图检查见液性暗区可确定诊断。

(2)主动脉夹层：胸痛剧烈，常放射到背、肋、腰、腹和下肢，两上肢的血压和脉搏可有明显差别，可有下肢暂时性瘫痪、偏瘫和主动脉瓣关闭不全的表现，但无血清心肌坏死标志物升高。超声心动图检查、X 线和磁共振体层显像有助于诊断。

(3)左室流出道梗阻性疾病：如肥厚型心肌病、主动脉瓣狭窄，临床可有阵发胸痛，含服硝酸甘油后症状可加重。胸骨左缘或心尖可闻及 Ⅲ ~ Ⅳ 级吹风样收缩期杂音。心电图可有窄而深的异常 Q 波，无 ST - T 动态改变。无血清心肌坏死标志物升高。超声心动图检查可明确诊断。

(4)急性肺血栓栓塞：临床多表现为阵发或持续憋闷、呼吸困难，活动时加重。有右心负荷急剧增加的表现。查体可见颈静脉充盈、肺动脉瓣区第二心音亢进和肝大。心电图示 $SIQ_{III}T_{III}$，窦性心动过速和右束支传导阻滞。超声心动图检查发现右室扩大、肺动脉增宽。

(5)消化系统疾病：食管疾病(反流性食管炎、食管裂孔疝、食管动力性疾病)、溃疡病、胆道疾病、胰腺疾病、急腹症等，均有胸痛。仔细询问病史、体格检查、心电图检查、纤维胃镜和腹部超声检查可协助鉴别诊断。

(6)胸壁疾病：如肋骨炎、肋软骨炎、胸壁带状疱疹、肋骨骨折、胸锁骨关节炎等，局部常有肿胀和压痛的体征易于同冠状动脉粥样硬化性心脏病心绞痛相鉴别。

(7)颈椎病：也可引发胸痛症状，但疼痛的发生常与颈部和脊椎的运动有关，颈椎 X 线或 CT 检查可明确诊断。

(8)心血管神经症：胸痛短暂或持久，与劳力无明显联系，好叹息，多伴有自主神经功能紊乱的表现，可行运动负荷心电图检查，必要时行冠状动脉造影检查以同心绞痛进行鉴别。

(9)心尖球形综合征：也称为 Tako - tsubo 综合征，其临床特征包括精神应激诱发的伴有胸痛的一过性左心室功能障碍和心尖局部室壁运动异常；类似急性心肌梗死心电图改变和轻度心肌酶升高。冠状动脉造影没有冠状动脉闭塞性病变，左室造影示一过性左心室不运动或者运动减弱。

表4-1　加拿大心血管学会(CCS)心绞痛严重分级

Ⅰ级	一般体力活动不引起心绞痛，例如行走和上楼，但紧张、快速或持续用力可引起心绞痛的发作
Ⅱ级	日常体力活动稍受限制，快步行走或上楼、登高、饭后行走或上楼、寒冷或风中行走、情绪激动可发作心绞痛或仅在睡醒后数小时内发作。在正常情况下以一般速度平底不行200m以上或登一层以上的楼梯受限
Ⅲ级	日常体力活动明显受限，在正常情况下以一般速度平地步行100~200m或登一层楼梯时可发作心绞痛
Ⅳ级	轻度活动或休息时既可以出现心绞痛症状

二、非 ST 段抬高急性冠状动脉综合征

(一)诊断依据

1. 临床表现

(1)症状：不稳定心绞痛(UA)有以下临床表现。

1)静息性心绞痛：心绞痛发作在休息时，持续时间通常在20分钟以上，其中包括变异性心绞痛，通常为自发性，其特点是一过性 ST 段抬高，多数自行缓解。

2)初发心绞痛：1个月内新发心绞痛，可表现为自发性发作与劳力性发作并存。

3)恶化劳力型心绞痛：既往有心绞痛病史，近1个月内心绞痛恶化加重，发作次数频繁、时间延长或痛阈降低。

NSTEMI 的胸痛与 UA 相似，但是比 UA 更严重，持续时间更长。也有一些患者临床症状不典型，尤其是老年人，以较严重的胸闷、气短为首要症状。

(2)体征：常伴随胸痛出现心率加快和血压增高。高危患者心肌缺血引起的心功能不全可有新出现的肺部啰音或原有啰音增加，也可能出现第三心音、心动过缓或心动过速，以及新出现二尖瓣关闭不全等体征。

2. 辅助检查

(1)心电图：对可疑 NSTE-ACS 患者应立即行心电图检查。心电图 ST-T 动态变化是诊断 NSTE-ACS 的可靠手段，但是心电图正常，不能完全排除 ACS。

NSTE-ACS 患者静息心电图可出现相邻2个或以上的导联 ST 段下移≥0.1mV 和 T 波倒置，NSTEMI 的心电图 ST 段下移和 T 波倒置比 UA 更明显和持久，并有系列演变过程，偶有一过性束支传导阻滞。UA 和 NSTEMI 的鉴别除了心电图外，应根据血清心肌损伤标志物水平是否升高。

(2)血清心肌损伤标志物：血清心肌损伤标志物包括肌红蛋白、CK-MB、cTnT 或 cTnI。

1)肌红蛋白：该蛋白的敏感性较高，开始升高时间和峰值时间较早。

2)CK-MB：CK-MB 升高如果超过正常范围，对心肌梗死有诊断意义。

3)cTnT 或 cTnI：是心肌损伤最特异的标志物，灵敏性和特异性均优于 CK-MB。对 NSTE-ACS 患者，cTnT/cTnI 和(或)CK-MB 水平升高为 NSTEMI，而心肌损伤标志物

水平没有超过正常范围为 UA。cTnT 和 cTnI 是 NSTE – ACS 患者早期危险分层的重要指标之一。

应密切观察心肌损伤血清标志物，注意其动态变化。ACS 时常规选用的血清心肌损伤标志物升高时间见表 4 – 2，建议检测时间见表 4 – 3。

表 4 – 2　血清心肌损伤标志物升高时间

升高时间	血清标志物			
	肌红蛋白	肌钙蛋白		CK – MB
		cTnT	cTnI	
开始升高时间（h）	1 ~ 2	2 ~ 4	2 ~ 4	6
峰值时间（h）	4 ~ 8	10 ~ 24	10 ~ 24	18 ~ 24
持续时间（d）	0.5 ~ 1.0	5 ~ 14	5 ~ 10	2 ~ 4

表 4 – 3　血清心肌损伤标志物建议检测时间

距症状发生时间	肌红蛋白	cTnT/cTnI	CK – MB
即刻	√	√	√
2 ~ 6 小时	√	√	√
6 ~ 12 小时			√
12 ~ 24 小时		√	√

（3）超声心动图：在急性期，超声心动图有助于发现缺血性室壁运动异常，并评估左室收缩功能和患者的临床预后。

（4）冠状动脉造影：NSTE – ACS 患者具有以下情况时应视为冠状动脉造影的强适应证。

1）心绞痛反复发作，胸痛持续时间较长，药物治疗效果不满意者可考虑及时行冠状动脉造影，以决定是否急诊介入治疗或急诊 CABG。

2）活动耐量明显减低。

3）梗死后心绞痛。

4）陈旧性心肌梗死合并新发的由非梗死区缺血所致的劳力型心绞痛。

5）严重心律失常、LVEF < 40% 或充血性心力衰竭。

（二）诊断

1. 典型的缺血性胸痛等临床表现。

2. 典型的缺血性心电图改变（新发生或一过性 ST 段下移 ≥ 0.1mV，或 T 波倒置 ≥ 0.2mV）。

3. 如果心脏标志物 cTnT/cTnI 或 CK – MB 水平升高，可以诊断 NSTEMI，如果标志物水平没有超过正常范围诊断为 UA。

对 NSTE – ACS 患者应及时进行早期危险分层，以便于对高危患者采取积极介入治疗。

三、ST 段抬高急性心肌梗死

（一）诊断依据

1. 临床表现

（1）症状：胸痛部位通常在胸骨后或左胸部，可向左上臂、下颌部、背部或肩部放射。有时疼痛部位不典型，可在上腹部、颈部、下颌等部位。疼痛常持续 20 分钟以上，通常呈剧烈的压榨性疼痛或紧迫、烧灼感，常伴有呼吸困难、烦躁不安、出汗、恶心、呕吐或眩晕等。女性不典型胸痛较为常见，而老年人可能以呼吸困难为首发表现。

（2）体征：心率多增快，少数也可减慢；心尖部第一心音减弱；可出现第三心音或第四心音，甚至出现奔马律。

除早期血压可增高外，几乎所有患者血压都较前降低。可有与心律失常、休克或心力衰竭有关的相应体征。

2. 辅助检查

（1）心电图：对疑诊 STEMI 的患者应尽快行心电图检查，以确定诊断和处理策略。

1）心电图特征性改变：STEMI 患者心电图的特征性改变包括，相邻 2 个或以上的导联：①ST 段呈弓背向上抬高；②病理性 Q 波；③T 波由高尖到逐渐倒置的动态变化。

部分患者在背向心肌梗死区的导联可出现相反的改变，即 R 波增高、ST 段压低和 T 波直立并增高，也可出现新发的束支传导阻滞。

2）心电图动态性改变：起病数小时内，心电图先出现高尖 T 波。数小时后，ST 段出现弓背向上抬高，与直立的 T 波连接形成单相曲线。数小时至 2 日内出现病理性 Q 波，同时 R 波减低或消失。Q 波在 3～4 日稳定不变，以后 70%～80% 永久存在。在早期如不进行治疗干预，ST 段抬高持续时间较长，逐渐回到基线水平，T 波则变为平坦或倒置。数周至数月后，T 波出现对称性倒置，可持久存在，也可在数月至数年内逐渐恢复正常。

（2）血清心肌损伤标志物：诊断心肌梗死的最佳血清标志物是 cTnT、cTnI，如果不能检测肌钙蛋白，替代指标是 CK－MB。

STEMI 血清心肌损伤标志物应有动态变化。

（3）超声心动图：主要改变为梗死区心室壁出现节段性运动减低、无运动甚至反向运动。超声心动图是诊断心肌梗死机械并发症、室壁瘤和梗死后心包炎的重要手段。

（二）诊断

至少有一项心肌损伤标志物（cTnT、cTnI 或 CK－MB）典型升高超过正常值上限，同时至少伴有下述情况中的一项，可诊断 STEMI。

1. 心肌缺血症状。

2. 提示有新发缺血的心电图改变（新发的 ST－T 改变或新发的左束支传导阻滞）。

3. 心电图出现病理性 Q 波。

4. 有新发的存活心肌丢失或新发的室壁运动异常的影像学证据。

如果症状明显，心电图表现为明确的 ST 段抬高，即应尽快开始再灌注治疗，而不必等待血清心肌损伤标志物检测结果。如果心电图表现无确定性诊断意义，早期血清心肌损伤标志物检测结果为阴性，但临床表现高度可疑，则应继续监测心电图和血清标志物，有助于尽早明确诊断。

对高度可疑的患者应进行冠状动脉造影，尽早明确诊断。如临床疑有再发心肌梗死，应连续测定血中存在时间短的心肌损伤标志物，例如肌红蛋白、CK－MB等，以确定再梗死的诊断和发生时间。

四、无症状性心肌缺血

1. 分型　无症状性心肌缺血可分为以下三种类型。Ⅰ型：临床完全无症状的心肌缺血；Ⅱ型：心肌梗死后的无症状心肌缺血；Ⅲ型：临床有心绞痛表现，同时伴有无症状心肌缺血。

2. 诊断　无症状性心肌缺血的诊断可依据的无创性检查包括以下内容：

（1）动态心电图或心电图运动负荷试验发现心肌缺血。

（2）负荷核素心肌显像发现有心肌缺血的改变。

（3）超声心动图或负荷试验发现节段性室壁运动异常。

Ⅱ型和Ⅲ型患者由于已明确冠状动脉粥样硬化性心脏病诊断，故只要以上无创性检查发现心肌缺血的证据，即可诊断。由于以上无创性检查皆有一定的假阳性，故不能单纯依靠这些检查确定Ⅰ型患者，必须进行选择性冠状动脉造影，提示存在有意义的固定狭窄，才能确立诊断，必要时考虑血管内超声检查协助诊断。

五、心脏性猝死

心脏骤停患者可在动脉粥样硬化的基础上发生冠状动脉痉挛或血栓栓塞，导致心肌急性缺血，造成局部电生理紊乱，引起严重心律失常（绝大部分是心室颤动，少部分是心室停搏，也可能出现心脏电－机械分离）。

前瞻性研究显示约50%冠状动脉粥样硬化性心脏病死亡是猝死，发生在症状开始后短时间（瞬间至1小时）内。半数患者事前无症状。部分患者有先兆症状常是非特异性且较轻，如疲劳、胸痛或情绪改变等，未能引起患者警惕和医师的注意。有些患者平素"健康"，夜间死于睡眠之中。部分患者则有心肌梗死的先兆症状。

【病例解析：冠状动脉粥样硬化性心脏病】

一、病史资料

患者，女性，76岁，因"间断心前区闷痛5年，加重半个月"入院。患者5年前无明显诱因出现心前区闷痛，为压榨样同，伴心悸、大汗、喘憋，无晕厥，无放射。在当地行心电图显示"多导联ST－T改变"，经对症治疗，症状缓解。上述症状间断出现，每次持续10~15分钟，休息或含服"救心丸"可缓解。近半个月，上述症状加重，每日均有发作，有夜间发作，就诊于心内科，行冠脉造影示"冠心病，左主干病变"，为行进一步手术治疗收入心胸外科。发病以来，无水肿，无夜间阵发性呼吸困难，精神、食欲、睡眠可，大小便正常。既往高血压病史15年，血压最高160/100mmHg，药物控制血压140/90mmHg。糖尿病10年，应用胰岛素治疗，血糖控制不佳。否认肝炎、结核病史，否认脑血管意外病史。

二、体格检查

R：20 次/分，P：85 次/分，BP：140/95mmHg。神志清，精神可，发育正常，体态中等，无颈静脉怒张。胸廓无畸形，双肺呼吸音清，未闻及啰音，心尖冲动正常，心音有力，心前区未闻及杂音。腹软，肝脾未触及。四肢、关节无水肿，桡动脉及足背动脉搏动正常，双下肢无水肿。神经系统查体无异常发现。

三、辅助检查

1. 心电图　窦性心律，80 次/分，广泛导联 ST－T 异常。

2. 超声心动图　各房室内径未见明显异常，LVEDD：50mm，LVEF：55%。

3. 胸片　双肺纹理清晰，心界不大。

4. 冠脉造影提示（图 4－20）　左主干末端 90% 狭窄，远端血流良好，右冠中段 90% 狭窄。

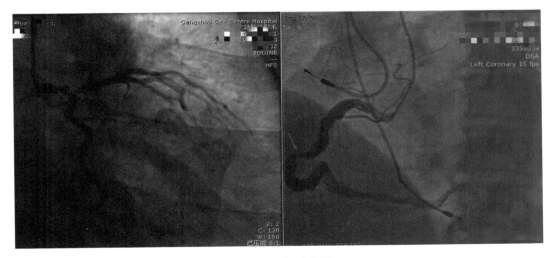

图 4－20　冠脉造影

四、初步诊断

1. 冠状动脉粥样硬化性心脏病
　　不稳定性心绞痛
　　原发性高血压 3 级。

2. 2 型糖尿病。

五、鉴别诊断

1. 心肌梗死　可有持续剧烈胸前区疼痛，心电图有动态 ST－T 和 Q 波改变，心肌酶及肌钙蛋白可升高。

2. 肺栓塞　除胸痛外有呼吸困难，增强 CT 及放射性核素肺扫描可明确诊断。

3. 主动脉夹层　患者可有突发胸痛，平素有高血压病史，可借助病史及心电图明确鉴别诊断。

六、诊治过程

患者术前予以控制血压、血糖，继续口服阿司匹林，停用氯吡格雷5天。完成术前常规检查后，患者行不停跳下冠脉旁路移植手术，正中开胸，获取左侧乳内动脉，同时获取下肢大隐静脉，行左乳内动脉——前降支，主动脉对角支——钝缘支，主动脉——后降支搭桥。

七、出院诊断

1. 冠状动脉粥样硬化性心脏病

　　　不稳定性心绞痛

　　　原发性高血压3级。

2. 2型糖尿病。

八、病例分析及诊治思路

患者老年女性，以频发劳累性胸痛为主要表现。既往高血压病及糖尿病史，入院查体心肺无特殊表现，典型冠脉造影检查结果，可以确诊。

冠脉旁路移植手术的适应证：①狭窄>50%的左主干病变或等同左主干病变，一般认为左主干病变超过50%即可诊断左主干病变；等同左主干病变为左前降支和回旋支同时狭窄>70%的狭窄；②冠状动脉三支病变，狭窄>75%；③冠状动脉病变合并左室功能受损；④心肌梗死并发症需要手术治疗时；⑤介入治疗后再狭窄或手术失败。

拟行冠脉旁路移植手术的患者，术前治疗包括控制心肌耗氧量和增加心肌血流灌注两个方面，可应用β受体阻滞药、钙离子拮抗药、硝酸酯及ACEI类药物。术前可继续口服阿司匹林，但需停用氯吡格雷及替罗非班。

九、治疗经验

冠状动脉旁路移植手术包括体外循环心脏停跳下CABG和常温、心脏非停跳下OPCABG。在全世界范围内看，大多数心外科医师仍然使用CABG手术。但据文献来看，越来越多患者接受了OPCABG手术，且效果良好。两种术式的治疗效果孰优孰劣尚无最终定论。部分前降支单支病变或少数双支病变可通过较小的手术切口进行冠脉旁路移植术。可以经左前胸、剑突下等位置进行直视手术或经胸腔镜辅助进行冠脉旁路移植手术。

第八节　常见先天性心脏病/瓣膜疾病

一、动脉导管未闭

【诊断标准】（《儿科疾病诊断与疗效标准》，2006）

1. 女性患儿多见，导管细者症状轻，重症病例常有呼吸急促，心悸，易患呼吸道感染，发育迟缓，声音嘶哑，可并发心力衰竭。

2. 心脏检查　示胸骨左缘第2肋间可闻及响亮的机器样连续性杂音，向左锁骨下、颈部和背部传导，可触及震颤。分流量大者，心尖部出现舒张中期隆隆样杂音。脉压增大，可见毛细血管搏动、水冲脉及枪击音等周围血管征。有显著肺动脉高压者，出现下半身青紫。

3. X线检查　示分流量大的患者左心室及左心房增大，肺动脉段突出，肺门血管影增粗，透视下见肺门"舞蹈"，肺野充血，主动脉弓影宽，有肺动脉高压时，右心室也增大。

4. 心电图检查　示分流量较大的患者有左心室肥大，肺动脉高压者双心室肥大或右心室肥大。

5. 超声心动图检查　示左心房和左心室内径增宽，主动脉内径增宽，左心房内径与主动脉根部内径比值 >1.2，二维超声心动图可直接探查到未闭合的动脉导管，脉冲多普勒在动脉导管开口处可探测到湍流，彩色多普勒可直接见到分流。

6. 心导管检查　可发现肺动脉血氧含量较右心室高，肺动脉和右心室压力可正常或升高，部分患者导管可通过未闭的动脉导管，由肺动脉进入降主动脉。升主动脉造影，可见肺动脉与主动脉同时显影，并可直接看到有动脉导管存在。

二、肺动脉口狭窄

【诊断标准】(《实用外科诊疗常规》，2011)

1. 症状　本病男女之比约为3∶2，发病年龄大多在 10~20 岁，症状与肺动脉狭窄密切相关，轻度肺动脉狭窄患者一般无症状，但随着年龄的增大症状逐渐显现，主要表现为劳动耐力差，乏力和劳累后心悸、气急等症状，重度狭窄者可有头晕或昏厥发作，晚期病例出现颈静脉怒张，肝脏大和下肢水肿等右心衰竭的症状，如并存房间隔缺损或卵圆窝未闭，可见口唇或末梢指(趾)端发绀和杵状指(趾)。

2. 体征　多数患者发育良好，主要体征是在胸骨左缘第2肋骨处可听到Ⅲ~Ⅳ级响亮粗糙的喷射性吹风样收缩期杂音，向左颈部或左锁骨下区传导，杂音最响亮处可触及收缩期震颤，杂音强度因狭窄程度、血流流速、血流量和胸壁厚度而异，肺动脉瓣区第二心音常减弱、分裂，漏斗部狭窄的患者，杂音与震颤部位一般在左第3或第4肋间处，强度较轻，肺动脉瓣区第二心音可能不减轻，有时甚至呈现分裂。

重度肺动脉口狭窄患者，因右心室肥厚可见胸骨左缘向前隆起，在心前区可扪冲动感，三尖瓣区因三尖瓣相对性关闭不全，在该处可听到吹风样收缩期杂音，当心房内血流出现右向左分流时，患者的口唇及四肢指(趾)端可出现发绀笔杵状指(趾)。

3. X线检查　轻度肺动脉口狭窄胸部X线可无异常表现，中、重度狭窄病例则显示心影轻度或中度扩大，以右室和右房肥大为主，心尖因右室肥大呈球形向上抬起，肺动脉瓣狭窄病例扩大的肺动脉段呈圆隆状向外突出，而漏斗部狭窄患者该段则呈平坦甚至凹陷，肺门血管阴影减少，肺野血管细小，尤以肺野外围1/3区域为甚，故肺野清晰。

肺动脉瓣狭窄 X线表现心影轻至中度扩大，心尖呈圆钝向上抬起，肺动脉段外隆，肺野清晰。

4. 心电图检查　心电图改变视狭窄程度而异轻度肺动脉口狭窄患者心电图在正常范围，中度狭窄以上则示电轴右偏，右心室肥大，劳损和T波倒置等改变，重度狭窄病例可出现心房肥大的高而尖的P波，一部分病例显示不全性右束支传导阻滞。

5. 超声心动图检查　肺动脉瓣狭窄病例超声心动图检查可显示瓣叶开放受限制，瓣叶呈圆顶形突起瓣口狭小，并可查明右室流出道肌肉肥厚和右心室和右心房扩大的程度。

根据临床体征，X 线及超声心动图检查，一般的肺动脉口狭窄不难做出初步诊断，但对某些病例为了进一步明确诊断或鉴别诊断的需要，了解狭窄程度和伴发的心脏畸形，有助于正确的手术选择，有必要做右心导管或右室造影检查。

6. 右心导管和选择性右室造影检查　正常右心室收缩压为 2.0 ~ 4.0kPa（15 ~ 30mmHg），舒张压为 0 ~ 0.7kPa（0 ~ 5mmHg），肺动脉收缩压与右心室收缩压相一致，如右心室收缩压高于 4.0kPa（30mmHg），且右室与肺动脉收缩压阶差超过 1.3kPa（10mmHg）即提示存在肺动脉口狭窄，跨瓣压力阶差的大小可反映肺动脉口狭窄的程度，如跨瓣压力阶差在 5.3kPa（40mmHg）以下为轻度狭窄，肺动脉瓣孔在 1.5 ~ 2.0cm；如压力阶差为 5.3 ~ 13.3kPa（40 ~ 100mmHg）为中度狭窄，瓣孔在 1.0 ~ 1.5cm；压力阶差在 13.3kPa（100mmHg）以上为重度狭窄，估计瓣孔为 0.5 ~ 1.0cm，右心导管从肺动脉拉出至右心室过程中，进行连续记录压力，根据压力曲线图形变化和有无出现第三种类型曲线可判断肺动脉口狭窄系单纯肺动脉瓣狭窄或漏斗部狭窄或两者兼有的混合型狭窄。

三、房间隔缺损

【诊断标准】（《儿科疾病诊断与疗效标准》，2006）

1. 第二孔型房间隔缺损

（1）女性患儿多见，小儿时期症状多较轻，分流量大的患儿可见发育迟缓，身体瘦小，乏力，活动后气促等。

（2）心脏检查：示心前区隆起，心尖冲动弥散，胸骨左缘第 2、第 3 肋间可听到 Ⅱ ~ Ⅲ级收缩期喷射性杂音，肺动脉瓣区第二心音亢进和固定分裂。左向右分流量大时，在胸骨左缘下方可听到舒张期杂音。显著肺动脉高压时，杂音减弱或消失，肺动脉瓣区第二心音显著亢进。

（3）X 线检查：心脏扩大为右心房、右心室增大所致，肺动脉段膨隆，肺门血管影增粗，肺门"舞蹈"，肺野充血，主动脉影较小。

（4）心电图表现：电轴右偏和不完全性右束支传导阻滞，可有右心房和右心室肥大。

（5）超声心动图：示左房增大，右室流出道增宽，室间隔与左室后壁呈矛盾运动，主动脉内径较小，二维超声可显示缺损的位置与大小，彩色多普勒血流显像可观察到分流的位置、方向，且能估测分流的大小。

（6）心导管检查：示右心房血氧含量高于上、下腔静脉平均血氧含量以上，导管可由右心房进入左心房，右心房、右心室和肺动脉压力多属正常。如临床表现典型，X 线、心电图检查结果符合，经超声心动图检查确诊者，术前可不必做心导管检查。

2. 第一孔型房间隔缺损和房室通道

（1）症状：比第二孔型房间隔缺损重且出现早，身体发育落后，反复患肺炎、心力衰竭，儿童期较多发生肺动脉高压。

（2）心脏常显著扩大，胸骨左缘第 2 ~ 3 肋间可闻及收缩期杂音，并可触及震颤，三尖瓣区可伴有舒张中期隆隆样杂音，心尖部可听到收缩期杂音，肺动脉瓣区第二心音亢进和固定分裂。

（3）X线检查：示左右室增大，肺动脉段膨隆，肺血管影增强，肺门舞蹈，主动脉弓影正常或缩小。

（4）心电图检查：示电轴左偏，右束支传导阻滞，Ⅰ度房室传导阻滞，左、右心室肥大。

（5）超声心动图检查：示右心室和肺动脉扩大，二尖瓣活动异常，剑突下四腔位可见心房间隔下部靠近房室交界处缺损，有时见二尖瓣三叶畸形，剑突下长轴位左室流出道见"鹅颈"状。

（6）心导管检查：示右心房血氧含量高于腔静脉，由于血液层流关系，右心室血氧含量常高于右心房。导管自右心房下部极易经缺损插入左心房乃至左心室，肺动脉压力常增高，严重肺动脉高压时，股动脉血氧含量降低。选择性左心室造影可显示各个畸形。

四、室间隔缺损

【诊断标准】（《儿科疾病诊断与疗效标准》，2006）

室间隔缺损是最常见的一种先天性心脏病，属于左向右分流型（潜伏青紫型）。根据解剖缺损部位分为漏斗部、膜部和肌部三种类型。

1. 小至中型室间隔缺损

（1）患儿常无症状，或仅在剧烈运动时发生呼吸急促。

（2）心脏大小多为正常或轻度扩大，胸骨左缘第3、第4肋间有粗糙、响亮的全收缩期杂音，可触及震颤，肺动脉瓣区第二心音增强或轻度亢进。

（3）X线检查：示心脏形态及大小正常或稍增大，肺动脉段稍饱满，肺门略充血，肺纹理正常或稍增加。

（4）心电图检查：正常或轻度左心室肥大。

（5）超声心动图检查：左心房和左心室内径增宽，右心室内径亦可增宽，主动脉内径缩小。二维超声心动图在心脏长轴和四腔切面可显示缺损的存在，彩色多普勒心动图可明确分流方向和速度，用多普勒技术可估测肺动脉压力。

（6）心导管检查：右心室的血氧含量比右心房高一定数值以上时即有诊断意义，肺动脉压力及阻力接近于正常。

（7）根据症状、杂音的特点及胸片、心电图、超声心动图结果进行诊断。临床表现典型，诊断明确者，可不用行心导管检查。如怀疑有合并畸形，或需要了解肺动脉压力者，可行心导管检查。

2. 大型室间隔缺损

（1）患儿体重增加迟缓，喂养困难，多汗，呼吸急促，易患肺炎及心力衰竭，可伴有声音嘶哑。青春期前由于肺动脉高压可出现皮肤青紫、杵状指（趾）。

（2）心脏扩大明显，心尖及剑突下波动强烈，胸骨左缘第3、第4肋间可触及收缩期震颤，并可听到收缩期杂音，分流量大者，心尖区可听到舒张中期隆隆样杂音，肺动脉瓣区第二心音亢进，显著肺动脉高压者，杂音减弱。

（3）X线检查：示心脏扩大，以左、右心室扩大为著，有时左心房也增大，肺动脉段饱满或膨隆，搏动强烈，肺部充血，肺门阴影扩大，主动脉弓影缩小。

（4）心电图检查：左心室肥大或左、右心室肥大，显著肺动脉高压者右心室肥大。

（5）超声心动图检查：左心房、左心室内径增宽，肺动脉高压时右室壁增厚，可显示肺动脉高压的指征。

（6）心导管检查：右心室血氧含量比右心房高一定数值以上时，导管自右心室直接插入主动脉，或经缺损入左心室，肺动脉及右心室压力增高，肺循环阻力也可增高，艾森曼格综合征时动脉血氧饱和度降低。

（7）分流量大，易合并肺炎、心力衰竭，早期发生肺动脉高压，应根据临床表现和胸片、心电图和超声心动图结果做出相应的诊断。

五、主动脉缩窄

【诊断标准】（《心血管疾病诊疗标准》，2001）

符合下列标准之一者，可诊断为主动脉缩窄。

1. 上下肢收缩压出现明显差别，而且上肢血压高。

2. 血管造影证实有缩窄。

根据 Monlaert 等提出主动脉缩窄诊断标准：主动脉横弓近端（无名动脉与左颈总动脉之间的主动脉弓内径）、主动脉横弓远端（左颈总动脉与左锁骨下动脉之间的主动脉弓内径）、主动脉峡部（左锁骨下动脉与动脉韧带之间的主动脉）内径与升主动脉起始部的内径比值分别 <60%、50%、40% 为主动脉缩窄；若主动脉弓某段狭窄长度 >5mm，则诊断主动脉弓发育不良。

六、主动脉窦动脉瘤破裂

【诊断标准】（《胸腹部疾病的急救与护理》，2009）

1. 突然胸痛、心悸、气促。

2. 胸骨左缘 3~4 肋间闻及连续性机器样杂音，伴震颤，有水冲脉和大血管区枪击音。

3. 心电图　左室高电压或双室肥厚。

4. X 线检查　心影增大，肺纹理增加。

5. 彩色多普勒超声心动图　发现主动脉窦瘤及其破口的部位及大小。

6. 心导管检查　在右房或右室水平由左向右分流。

7. 心血管造影　显示窦瘤破入心脏的部位。

七、法洛四联症

【诊断标准】（《儿科疾病诊断与疗效标准》，2006）

1. 一般在出生后 3~6 个月出现青紫，活动耐力差，稍活动即可出现气急及青紫加重，多有蹲踞症状、杵状指（趾）。婴儿有时在吃奶或哭闹后出现阵发性呼吸困难，甚者晕厥、抽搐，为脑缺氧发作。红细胞增多，可引起脑血栓。

2. 心脏检查　示心前区稍隆起，胸骨左缘 2~4 肋间闻及 Ⅱ~Ⅲ 级喷射样收缩期杂音，可伴有震颤，肺动脉第二心音减弱。

3. X 线检查　示心脏大小正常或稍增大，右心室大，心尖圆钝上翘，肺动脉段凹陷或平直,构成"靴状"心影,肺门血管影缩小,两侧肺纹理减少,透亮度增加。

4. 心电图检查 示电轴右偏,右心房、右心室肥大。

5. 超声心动图检查 示主动脉骑跨于室间隔上,内径增宽,右心室内径增大,流出道狭窄。彩色多普勒血流显像常可见室间隔缺损处呈双向分流,右心室将血流直接注入骑跨的主动脉。

6. 心导管 较容易从右心室进入主动脉,说明有主动脉骑跨;导管从右心室进入左心室,说明有室间隔缺损;导管不易进入肺动脉,提示肺动脉狭窄较重。若能进入肺动脉,则将导管逐渐拉出时,可记录到肺动脉和右心室之间的压力阶差。股动脉血氧饱和度降低。右心室选择性造影可见造影剂自右心室经室间隔缺损流向左心室,主动脉与肺动脉几乎同时显影,可显示肺动脉狭窄的部位、程度以及肺动脉分支的形态。

八、二尖瓣狭窄

【诊断标准】(《诊断学》,2013)

1. 呼吸困难、咯血、咳嗽、声嘶。

2. 心尖区隆隆样舒张期杂音。

3. X线或心电图示左心房增大。

4. 超声心动图检查 明确和量化诊断二尖瓣狭窄的最可靠方法,无创,分为 M 超和 B 超两种。

(1)M 超表现:二尖瓣前叶的城墙样改变,二尖瓣前后叶同向运动。左心房扩大、右心室肥大、有心室流出道变宽。

(2)B 超表现:舒张期前叶膨出呈拱形、后叶活动度减小。前后叶交界处粘连、瓣膜增厚、瓣膜口面积变小。

5. 心导管检查。

九、二尖瓣关闭不全

【诊断标准】(《心血管外科诊疗常规》,2013)

1. **症状** 早期可无症状,逐渐出现活动后心悸,气促和活动耐量下降。严重时可有反复肺部感染、呼吸困难、咯血,以及肺水肿、左心衰竭等。可有房颤及动脉栓塞等。

2. **体征** 心尖冲动向左下移位或弥散性搏动,心尖触及局限性抬举性冲动,伴收缩期细震颤。心界向左下扩大。心尖部闻及全收缩期杂音,并向左腋下及左肩胛间区传导,P2 亢进。左心衰竭时可闻及舒张早期奔马律,双肺底湿啰音;右心衰竭时可有体循环淤血体征。

3. **辅助检查**

(1)X 线胸片(心脏远达位):可见肺纹理增粗,肺门影增大,肺动脉段突出,双心房影,食管受压移位及左心室扩大等。

(2)心电图窦性或房颤心律,电轴左偏,左心房肥大及左心室肥厚。

(3)超声心动图:可见腱索乳头肌异常,如断裂、挛缩和冗长;瓣叶可有增厚。彩色多普勒可探及反流束。心内膜炎病例可见瓣膜穿孔、赘生物、腱索断裂和瓣膜脱垂,左心房、左心室扩大。

（4）心导管检查及心血管造影：适用于症状体征与检查不相符或怀疑合并冠心病等情况。

【病例解析】

病例1：动脉导管未闭

一、病史资料

患者，男性，6 岁，发现心脏杂音 6 年。患儿生后 2 个月体检发现心脏杂音。1~2 岁时患儿易患上呼吸道感染。今为行进一步诊治收入院。患者自幼无长期发热病史，无口唇发绀史，饮食及大小便正常。否认过敏史，无外伤及手术史。生长发育史无异常。

二、体格检查

T：36.8℃，P：105 次/分，R：22 次/分，BP：90/52mmHg。营养发育基本正常，神态清，精神好，反应可。口唇无发绀，浅表淋巴结未及肿大。胸部无畸形，双肺呼吸音清，心尖冲动增强，无震颤，心音有力，胸骨左缘 2~3 肋间闻及连续性机械样杂音。腹平软，肝脾未及。四肢关节无红肿，双下肢无水肿，神经系统检查无异常发现。

三、辅助检查

1. 胸片　双肺充血，肺动脉段突出，右房、右室增大，心胸比为 0.58。

2. 心电图　窦性心律，左室肥厚伴不完全性右束支传导阻滞。

3. 超声心动图　左室增大，在主动脉根部短轴切面显示左、右肺动脉分叉处之间有回声失落区，与后方的降主动脉相通，导管的形态为管型，肺动脉端 4mm，主动脉端 6mm，长度为 5mm。冠状静脉窦未见扩张，二尖瓣、三尖瓣形态关闭活动均无异常，主动脉内径不宽。

四、初步诊断

动脉导管未闭。

五、鉴别诊断

1. 主动脉窦瘤破裂　突发胸痛，病程进展快，易心衰。听诊杂音位置较低，舒张期较响，超声提示扩张的主动脉窦突入某心腔，造影可见升主动脉与窦瘤之间同时显影。

2. 主肺动脉间隔缺损　胸骨左缘第 3~第 4 肋间以收缩期杂音多见，右心导管易进入升主动脉，主动脉造影肺动脉与升主动脉同时显影。超声可明确诊断。

六、诊治过程

患者完成手术前常规的化验检查。测量患儿四肢血压除外可能合并的主动脉畸形，如主动脉离断和主动脉缩窄。患者在全麻下左侧开胸行动脉导管未闭结扎术，手术顺利，术后恢复顺利。

七、出院诊断

动脉导管未闭。

八、病例分析及诊治思路

患者自幼易感冒，查体胸部听诊心前区可闻及明显杂音。胸片提示心影增大。心脏超声可明确诊断。

动脉导管未闭治疗包括 4 种：①经皮介入封堵；②外科微创封堵；③体外循环下直视修补术；④侧开胸结扎。该患者年龄较小，可以考虑侧开胸结扎。

九、治疗经验

患者最佳手术年龄 2~5 岁。如导管较粗，分流量较大或合并肺动脉高压（左向右分流为主），应尽早手术治疗，不受年龄限制。目前介入封堵术是一种有效可靠的首选治疗方法。

病例 2：肺动脉口狭窄

一、病史资料

患者，男性，46 天，生后青紫气促，加重 1 天。患儿生后至今一直有青紫，气促，哭闹时症状加重。在当地医院行心脏超声提示肺动脉瓣重度狭窄，卵圆孔未闭，动脉导管未闭。1 天前患儿吃奶后出现青紫加重。今为行进一步诊治收入院。患者自幼无长期发热病史，饮食及大小便正常。否认过敏史，无外伤及手术史。

二、体格检查

T：36.8，P：160 次/分，R：35 次/分，BP：60/35mmHg。营养发育基本正常，神态清，精神差，反应可。口唇发绀，浅表淋巴结未及肿大。胸部无畸形，双肺呼吸音清，心尖冲动增强，无震颤，心音有力，胸骨左缘 2 肋间闻及 4 级收缩期喷射样杂音。腹平软，肝肋下 1.5cm 可及。四肢关节无红肿，四肢末端青紫明显。

三、辅助检查

1. 胸片　心影不大，肺动脉段凹陷，肺野血少。
2. 心电图　窦性心律，右室肥厚伴不完全性右束支传导阻滞。
3. 超声心动图　肺动脉瓣重度狭窄，压差 90mmHg，卵圆孔未闭，右向左分流，动脉导管未闭，肺动脉端 0.2cm，左向右分流。

四、初步诊断

1. 肺动脉瓣狭窄。
2. 卵圆孔未闭。
3. 动脉导管未闭。

五、鉴别诊断

1. 法洛四联症　生后一般青紫不明显，6 个月左右逐渐出现青紫，进行性加重。胸片以右室大，肺血少为特点。胸骨左缘 3~4 肋间可闻及收缩期杂音。
2. 重度三尖瓣下移畸形　此病患儿肺阻力尚未下降，重度三尖瓣反流导致右房室容量负荷增大，血流通过未闭的卵圆孔或房间隔缺损进入左心系统而青紫。临床上与肺动脉狭窄表现类似。但不同的是本病以右心房扩大为主，且由于房化右心室的影响，右室的收缩功能是显著降低的。

六、诊治过程

患者完成手术前常规的化验检查，患儿术前青紫较严重，有酸中毒表现，首先调整一般情况，生命体征、血气分析趋于稳定后在体外循环下行肺动脉瓣狭窄切开、动脉导管结扎手术。手术顺利，术后恢复顺利。

七、出院诊断

1. 肺动脉瓣狭窄。

2. 卵圆孔未闭。

3. 动脉导管未闭。

八、病例分析及诊治思路

患者出生后青紫，查体胸部听诊心前区可闻及明显杂音。胸片提示心影增大。心脏超声可明确诊断。

肺动脉瓣狭窄治疗包括两种：①经皮球囊肺动脉瓣膜扩张术；②体外循环下直视肺动脉瓣交界切开术。该患者年龄较小，可以考虑手术治疗。

九、治疗经验

肺动脉瓣狭窄的手术处理应遵循"宁梗阻勿反流"的原则。因为心室对压力负荷的耐受能力比对容量负荷的耐受能力要大得多。残余梗阻对右心功能的影响要远小于瓣膜反流。手术中外科医师应该以保护瓣膜功能为第一要务。近年来，经皮球囊肺动脉瓣膜扩开技术迅速开展，包括低龄病例。由于介入导管技术的结果和外科手术相当，其逐渐替代了一期手术。目前为治疗首选。

病例3：房间隔缺损

一、病史资料

患者，男性，12岁，因"自幼查体发现心脏杂音"入院。患者自幼易患上呼吸道感染，当地医生听诊发现心脏杂音，限于经济原因，未进一步诊治。现患者平时活动力下降，易气喘，为行进一步诊治收入院。患者自幼无长期发热病史，无口唇发绀史，饮食及大小便正常。否认过敏史，无外伤及手术史。生长发育史无异常。

二、体格检查

T：36.8℃，P：90次/分，R：22次/分，BP：100/52mmHg。营养发育基本正常，神态清，精神好，反应可。口唇无发绀，浅表淋巴结未及肿大。胸部无畸形，双肺呼吸音清，心尖冲动增强，无震颤，心音有力，胸骨左缘2~3肋间闻及吹风样收缩期杂音。腹平软，肝脾未及。四肢关节无红肿，双下肢无水肿，神经系统检查无异常发现。

三、辅助检查

1. 胸片　双肺充血，肺动脉段突出，右房、右室增大，心胸比为0.55。

2. 心电图　窦性心律，不完全性右束支传导阻滞。

3. 超声心动图（图4-24）　右房、右室增大，房间隔中断最大径2.5cm。房间隔边缘回声弱，前部无边缘，彩色多普勒心房水平收缩期左向右分流。右上肺静脉似与右房相连，其余三支肺静脉与左房相连，冠状动脉窦未见扩张。

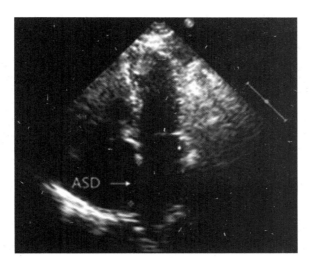

图 4 - 21　超声心动图

四、初步诊断

继发孔房间隔缺损。

五、鉴别诊断

1. 原发孔房间隔缺损　常合并二尖瓣病变等其他心内畸形，故在小儿或少年期即可出现症状。在心尖部可听到二尖瓣反而产生的收缩期杂音。心电图可有一度房室传导阻滞。超声可发现房缺位置偏低及二尖瓣前瓣裂伴反流。

2. 室间隔缺损　当室间隔缺损很小或合并肺动脉高压时，心脏杂音也可能很轻，因此，房缺有时应注意与室缺鉴别。但室缺患者多少症状出现较早且严重，心脏杂音多较响亮和粗糙，且位置一般在 3 ~ 4 肋间。超声可明确诊断。

六、诊治过程

患者完成手术前常规的化验检查。测量患儿四肢血压除外可能合并的主动脉畸形，如主动脉离断和主动脉缩窄。患者在全麻体外循环下行房间隔缺损修补术，术中探查未合并其他心内外畸形，手术顺利，术后恢复顺利。

七、出院诊断

继发孔房间隔缺损。

八、病例分析及诊治思路

患者自幼易感冒，查体胸部听诊心前区可闻及明显杂音。胸片提示心影增大。心脏超声可明确诊断。

房间隔缺损治疗包括 3 种：①经皮介入封堵；②外科微创封堵；③体外循环下直视修补术。该患者心脏超声疑右上肺静脉与右房相连，故选择体外循环下房缺修补术，该手术可以发现合并的心内畸形并可同期矫治。

九、治疗经验

患者最佳手术年龄 2～5 岁。近年传统的心内直视修补术虽然受到来自介入封堵术的挑战，但它仍是目前不能为其他治疗方法完全取代的一种有效可靠的手术方法。

病例 4：室间隔缺损

一、病史资料

患儿，女，3 岁，体重 15kg，因"反复感冒、肺炎"入院，诊断"室间隔缺损、肺动脉高压"。患者自出生以来，无长期发热，无发绀、蹲踞，无活动后气促，饮食及大小便正常。否认过敏史，无外伤及手术史。生长发育史无异常。

二、体格检查

T：36.6，P：110 次/分，R：22 次/分，BP：90/45mmHg。营养发育基本正常，神态清，精神好，反应可。口唇无发绀，浅表淋巴结未及肿大。胸部无畸形，双肺呼吸音清，心尖冲动增强，无震颤，心音有力，胸骨左缘 2～3 肋间闻及 2/6 级收缩期杂音。腹平软，肝脾未及。四肢关节无红肿，双下肢无水肿，神经系统检查无异常发现。

三、辅助检查

1. 胸片　肺部充血，肺动脉段突出，双室增大，心胸比 0.58。
2. 心电图　窦性心律，电轴正常，右室肥厚，左室高电压。
3. 超声心动图（图 4-22）　示双心室大，室间隔中断 1.2cm，位于肺动脉干下部，心室水平左向右分流，估测肺动脉收缩压 40mmHg。

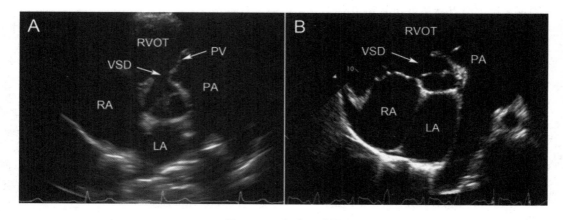

图 4-22　超声心动图

四、初步诊断

1. 室间隔缺损。
2. 肺动脉高压。

五、鉴别诊断

1. 肺动脉瓣狭窄　室间隔小缺损，尤其位于室上嵴和肺动脉瓣之间或肺动脉干下者,很易与肺动脉瓣狭窄混淆,特别是隔膜型狭窄。但后者的震颤和杂音部位较高,肺动脉瓣区第二心音减弱,胸片显示肺动脉狭窄后扩张和肺纹理减少。

2. 继发孔房间隔缺损　收缩期吹风样杂音较柔软,部位在胸骨左缘第2肋间,多半无震颤。心电图显示不完全性右束支传导阻滞或右心室肥大,超声心动图检查容易鉴别。

六、诊治过程

患者完成手术前常规的化验检查。测量患儿四肢血压除外可能合并的主动脉畸形,如主动脉离断和主动脉缩窄。患者在全麻体外循环下行室间隔缺损修补术,术中探查未合并其他心内外畸形,手术顺利,术后恢复顺利。

七、出院诊断

1. 室间隔缺损。
2. 肺动脉高压。

八、病例分析及诊治思路

患儿自幼易感冒,查体胸部听诊心前区可闻及明显杂音。胸片提示心影增大。心脏超声可明确诊断。

室间隔缺损治疗包括两种:①经皮介入封堵术;②体外循环下直视修补术。该患儿的心脏超声检查为干下型室间隔缺损,故选择体外循环下修补术。

九、治疗经验

室间隔缺损修补术是常见心脏手术,相对简单。但手术仍有一定并发症。如残余分流和Ⅲ度房室传导阻滞。所以术前必须牢记各种类型缺损的病理解剖、缺损与传导组织、主动脉瓣、肺动脉瓣和三尖瓣的关系。术中经食管超声心动图(TEE)可为外科医师提供缺损关闭手术疗效图像。

病例5:主动脉缩窄

一、病史资料

患者,女,5岁,因"发现心脏杂音2个月"就诊。患儿2个月在当地医院体检时发现有心脏杂音,来我院门诊行心脏超声提示主动脉缩窄。患儿平素易患"感冒",无咳嗽、劳力性呼吸困难,无头晕、头痛、晕厥,无发绀及蹲踞现象。今为进一步诊治收入院。患儿自入院以来,饮食、睡眠可,大小便正常。

二、体格检查

T:36.5℃,P:105 次/分,R:22 次/分,左上肢血压 120/75mmHg、右上肢 128/78mmHg,左下肢血压 72/50mmHg,右下肢血压 75/50mmHg。营养发育基本正常,神态清,精神好,反应可。口唇无发绀,浅表淋巴结未扪及肿大。胸部无畸形,双肺呼吸音清,心尖冲动增强,无震颤,心音有力,胸骨右缘第2肋间可闻及3/6级收缩期杂音。腹平软,肝脾未及。四肢关节无红肿,双下肢无水肿,神经系统检查无异常发现。

三、辅助检查

1. 心电图　ST－T 改变,左心室肥厚。

2. X 线胸片 肺野清晰，中上肺野肺血增多。肺门结构清晰，心影增大，心胸比例 0.50。主动脉结增宽。肋膈角锐利。

3. 超声心动图 心脏左位，心房正位。上下腔静脉回流入右心房，左、右肺静脉回流入左心房。右心房大小正常，左心房增大，房间隔完整。三尖瓣、二尖瓣形态及功能正常。右心室结构正常，左室壁增厚，室间隔完整。主肺动脉正常。主动脉缩窄，于左锁骨下动脉 10mm 处可见缩窄环，内径 4.5mm，压差 50mmHg，主动脉弓完整，降主动脉正常。

4. 心脏螺旋 CT(图 4 - 23) 肺血正常，肺内未见病变。心脏增大。房间隔、室间隔完整，心室动脉连接未见异常。降主动脉起始段局限性狭窄，最窄处约 6mm。缩窄段长约 3mm。升主动脉宽约 15mm，降主动脉宽约 11mm。

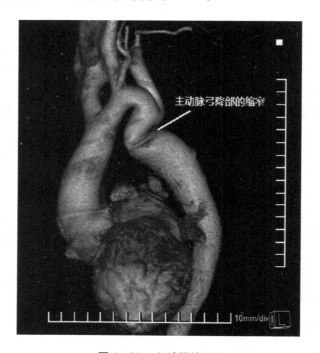

图 4 - 23 心脏螺旋 CT

四、初步诊断

主动脉缩窄。

五、鉴别诊断

略。

六、诊治过程

患者诊断明确后，全麻下行左后外侧切口行主动脉缩窄矫治术，切除缩窄段主动脉，端 - 端吻合。手术顺利，术后上下肢无压差，患儿恢复良好。

七、出院诊断

主动脉缩窄。

八、病例分析及诊治思路

主动脉缩窄的发生率在我国明显低于西方国家。临床上根据狭窄部位分导管前型（婴儿型）和导管后型（成人型）。导管前型患儿动脉导管保持开放，缩窄范围较广泛，可累及主动脉弓部，侧支循环不丰富，常常合并其他心内畸形，新生儿和婴幼儿即可出现症状。导管后型患者，动脉导管大多闭合，缩窄范围较局限，侧支血管比较丰富，很少合并心内畸形，在年龄较大儿童或成人多见，临床表现与年龄和合并心内畸形有关。常见的合并畸形除了动脉导管未闭外，可有主动脉二瓣化、室间隔缺损和二尖瓣畸形。婴幼儿常表现为充血性心力衰竭症状和体征，也可无症状，而仅表现为上肢高血压和心前区及左肩背部的收缩期杂音。

主动脉缩窄两端的压力阶差超过 40mmHg 应手术治疗。婴幼儿出现心力衰竭等症状需要及早手术，否则可延迟 4~6 岁手术，此时主动脉已经发育达正常直径的 50%，且主动脉壁弹性良好，易于手术吻合。合并其他心内畸形也应及早手术治疗。无论是利用血压袖带或多普勒超声心动图，所测得的跨缩窄区压力阶差都不可以作为手术与否的决策因素，影像学资料才是手术与否的决定性因素。

九、治疗经验

术前应通过超声心动图、CT、MRI 等检查，进一步明确诊断，了解合并畸形情况，必要时行心血管造影，有助于手术方案的选择。术后高血压的处理，主动脉缩窄术后高血压发生率为 5%~10%，多见于年龄较大及侧支循环发育不良的患者。术后早期应该加强血压检测，必要时给予血管扩张药物，以减少术后出血和心脑血管意外的发生。

病例6：主动脉窦瘤破裂

一、病史资料

患者，女性，29 岁，因"心悸伴咳嗽胸闷 1 周"入院。1 周前患者无明显诱因出现心悸伴咳嗽胸闷，无粉红色泡沫样痰，严重时夜间不能平卧。在我院就诊，超声提示先天性右冠动脉窦瘤破裂。为行进一步治疗收入院，患者神志清，精神可，饮食可，大小便正常。既往体健，无手术外伤史及药物过敏史。

二、体格检查

T：36.5℃，R：20 次/分，P：89 次/分，BP：130/60mmHg。急性病容，神志清，精神可，发育正常，体态中等。无颈静脉怒张。胸廓无畸形，双肺呼吸音清，未闻及啰音，心尖冲动正常，心音有力，胸骨左缘 3、4 肋间闻及连续性杂音。腹软，肝脾未触及。四肢、关节无水肿。双下肢无水肿。神经系统查体无异常发现。

三、辅助检查

1. 心电图　大致正常。
2. 胸片　双肺充血，心胸比 0.53。
3. 超声心动图（图 4-24）　双房右室扩大，主动脉右冠窦壁呈囊袋样脱入右室，大小约 11mm×20mm，瘤口宽约 10mm，顶端见多个破口，最大破口宽约 8mm。彩色多普勒显示高速由右冠窦至右室的双期分流信号。主动脉瓣可见少量反流信号。

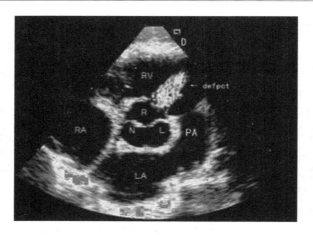

图 4 - 24 超声心动图

四、初步诊断

主动脉窦瘤破裂。

五、鉴别诊断

1. 室间隔缺损合并主动脉瓣关闭不全 心脏听诊时为双期杂音。生后即可有杂音，出现症状早，超声心动图可明确鉴别。

2. 动脉导管未闭 听诊为连续性杂音，杂音最响为胸骨左缘第 2、3 肋间。窦瘤破裂杂音最响为第 3、第 4 肋间，如破入右房，胸骨右缘杂音最响。生后出现心脏杂音，起病渐进。超声心动图可明确诊断。

六、诊治过程

患者经强心利尿药物治疗，心功能改善。正中开胸，体外循环心脏停跳下经右室及主动脉切口行主动脉窦瘤修补术，手术顺利，术后患者恢复顺利。

七、初步诊断

主动脉窦瘤破裂。

八、病例分析及诊治思路

主动脉窦是主动脉壁上与主动脉瓣叶相对应、向外侧呈壶腹样膨出的部分，通常分三个，依据左右冠状动脉开口所在分别称为左冠窦、右冠窦及无冠窦。先天因素造成的主动脉壁上的薄弱点，受高压血流冲击，逐渐扩张并向低压处突入形成窦瘤，撞击或用力、炎症、主动脉中层囊性坏死等可使窦瘤破裂。右冠窦破入右心室最常见，其次是无冠窦窦瘤破入左心房。确诊依据超声心动图。

已破裂的主动脉窦动脉瘤常导致患者心功能迅速恶化，应尽早手术。主动脉窦瘤合并室间隔缺损、主动脉瓣关闭不全等畸形，应尽早手术。

手术行主动脉窦瘤破裂修补，合并室间隔缺损一同修补。合并室间隔缺损可经右心室或右心房手术，伴主动脉瓣关闭不全时应经主动脉根部手术；部分病例需经心腔和主动脉根部两个途径完成手术。

九、治疗经验

主动脉窦瘤患者有35%～60%合并室间隔缺损,窦瘤内口与室间隔缺损之间仅以主动脉瓣环分隔。修补时要缝合确实,不要缝合在瘤壁上。心脏复跳后注意主动脉瓣关闭是否满意,必要时用食管超声观察。对于发生残余漏和主动脉瓣关闭不全的病例,特别是出现左心衰竭者,要及早二次手术。

病例7:法洛四联症

一、病史资料

患者男,8个月,因"发现心脏杂音半年,苦恼后口唇青紫"入院。患者出生后2个月,体检听诊发现心脏杂音,当时心脏彩超诊断"法洛四联症"。近来患儿苦恼后出现口唇青紫,为进一步诊治就诊于我院。患儿饮食及大小便正常。否认过敏史,无外伤及手术史。生长发育史无异常。

二、体格检查

T:36.9℃,P:130次/分,R:28次/分,BP:86/45mmHg。营养发育基本正常,神态清,精神好,反应可。口唇发绀,浅表淋巴结未及肿大。胸部无畸形,双肺呼吸音清,心尖冲动增强,胸骨左缘2、3肋间触及收缩期震颤,心音有力,胸骨左缘2、3肋间闻及3级收缩期杂音。腹平软,肝脾未及。四肢关节无红肿,双下肢无水肿,神经系统检查无异常发现。

三、辅助检查

1. 胸片 双肺血管影减少,心影呈靴形。

2. 心电图 窦性心律,心率130次/分,双室大。

3. 超声心动图(图4-25) 右房、右室增大,右心室肥厚,圆锥隔前移,肺动脉瓣及瓣下狭窄,肺动脉瓣环0.7cm,VSD对位不良,双向分流,1.5cm,左右室部分血流入主动脉,主肺动脉0.64cm,流速4.26m/s,压差70mmHg,左肺动脉开口0.4cm,内径0.52cm,右肺动脉开口0.41cm,内径0.7cm。

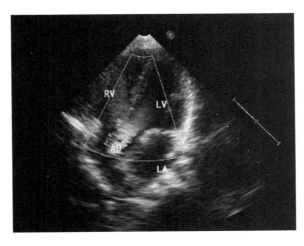

图4-25 超声心动图

4. 心导管造影　主动脉骑跨，室间隔缺损，左心室发育良好。肺动脉瓣及瓣下狭窄，左肺动脉起始0.4cm，远端分叉处0.9cm，右肺动脉起始0.38cm，远端分叉0.83cm。

四、初步诊断

1. 先天性心脏病。
2. 法洛四联症。

五、鉴别诊断

1. 完全性大动脉转位　出生后即严重青紫，呼吸急促，生后1~2周可发生充血性心力衰竭，X线检查显示肺充血，心影增大有时呈卵圆形，一般无右位主动脉弓，上纵隔阴影较狭窄。四联症除严重型或肺动脉闭锁者外，一般发绀出现偏晚，不发生心力衰竭，X线检查显示肺缺血，心影增大，可有右位主动脉弓，上纵隔阴影增宽。

2. 右室双出口伴肺动脉瓣狭窄　临床症状与四联症相似，本病较少蹲踞，喷射性收缩期杂音较四联症更粗长些，X线显示大心脏，超声心动图与心血管造影才能确诊。

六、诊治过程

患者完成手术前常规的化验检查。测量患儿四肢血压除外可能合并的主动脉畸形，如主动脉离断和主动脉缩窄。患者在全麻体外循环下行右室流出道疏通+室间隔缺损修补，术中探查未合并其他心内外畸形，手术顺利，术后恢复顺利。

七、出院诊断

1. 先天性心脏病。
2. 法洛四联症。

八、病例分析及诊治思路

患者自幼哭闹后易出现口唇青紫，查体胸部听诊心前区可闻及明显杂音。胸片提示心影增大。心脏超声可明确诊断。

法洛四联症手术治疗包括两种：①姑息性手术；②根治性手术。一般对左右肺动脉及其分支发育良好，McGoon比值 >1.2，Nakata指数 $>150mm^2/m^2$，左心室舒张末期容量指数 >30ml，适合根治术。否则应先行姑息性手术，一期、二期进行根治手术。该患者肺动脉发育良好，故选择体外循环下根治手术，该手术近中期效果良好。远期效果，特别是跨瓣补片存在肺动脉瓣反流的患者，还需要进一步随访观察。

九、治疗经验

妥善解除右心室流出道梗阻和完全闭合室间隔缺损是法洛四联症根治术成败的关键。右心室流出道梗阻解除是否彻底有两个标准：①测量右心室流出道的大小，应保证满足相应体重要求的最小允许直径；②测压标准，采用术闭右心室与左心室（桡动脉）收缩压比值应 <0.75，右心室–肺动脉压力阶差应 <30mmHg。如果达不到上述标准，应重新考虑右心室流出道的成形。

病例8：二尖瓣狭窄

一、病史资料

患者，女性，38岁，因"胸闷、气短18年，加重2年"入院。患者反复胸闷气促约18

年。曾在当地医院检查，听诊时发现心脏杂音。近2年来症状加重，心慌气短，活动受限。发病以来长期服用地高辛和利尿药，饮食及大小便正常。无外周血管栓塞史。

二、体格检查

T：36.8℃，P：98次/分，BP：100/52mmHg。房颤心律，营养发育正常，神态清。心尖部闻及隆隆样舒张期杂音。腹部平软，肝脏不大。双下肢轻度水肿。

三、辅助检查

1. 心电图 心房纤颤，左房扩大，右心室肥厚。

2. 胸片（图4-26） 左心房和右心室增大，肺淤血和间质性肺水肿。

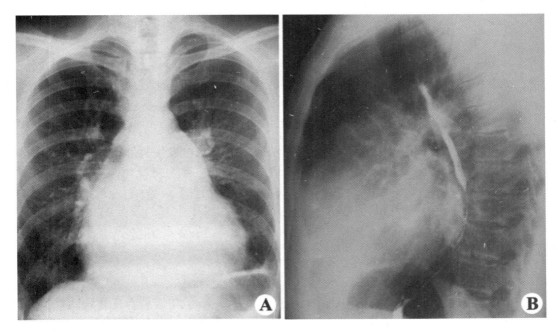

图4-26 胸片

3. 超声心电图 右心房25mm，右心室28mm，左心室35mm，左心房60mm。二尖瓣前后叶均增厚、钙化。前后交界融合，瓣下检索增粗伴融合。多普勒检查：二尖瓣开口面积1.0cm^2，估测肺动脉压力70mmHg。三尖瓣探及中量以下反流。左室EF 50%。左房未探及血栓。

四、初步诊断

1. 风湿性心脏病。

2. 二尖瓣狭窄。

3. 心功能Ⅲ级。

五、鉴别诊断

略。

六、诊治过程

患者经强心利尿药物治疗,心功能改善。积极防治慢性感染病灶如慢性牙周炎、中耳炎等,以防术后感染性心内膜炎的发生。患者在全麻体外循环下行二尖瓣机械瓣置换术,术后恢复顺利。随访心功能Ⅰ级。

七、出院诊断

1. 风湿性心脏病。
2. 二尖瓣狭窄。
3. 心功能Ⅲ级。

八、病例分析及诊治思路

患者主诉劳累后胸闷,可胸部听诊,大部分患者心前区可闻及明显杂音。胸片提示心影增大,心电图多有心房颤动。心脏超声可明确诊断。

治疗包括药物治疗和手术治疗。药物治疗主要是强心利尿药,注意监测电解质,尤其是钾离子。二尖瓣狭窄手术有介入二尖瓣球囊扩张和外科手术。此患者由于二尖瓣瓣下结构融合等病理改变严重,不宜选择二尖瓣球囊扩张。外科主要是行瓣膜置换。

九、治疗经验

在瓣膜选择上主要有机械瓣和生物瓣。机械瓣本身很少发生故障,有非常好的耐受性,明显优于生物瓣,缺点是须终身抗凝。晚期并发症主要为抗凝相关的出血和血栓。生物瓣不需要终身抗凝,但瓣膜组织可有退行性变及钙化。患者越年轻生物瓣退化越快,一般在 50~70 岁,有出血倾向,无法监测抗凝和渴望生育的育龄妇女最好置换生物瓣。

病例9:二尖瓣关闭不全

一、病史资料

患者,男性,55 岁,因"胸闷、气短 8 年,加重 2 年"入院。患者反复胸闷气促约 8 年。近 2 年来症状加重,尤其是稍活动后感心慌气短,乏力。发病以来长期服用地高辛和利尿药。发病以来饮食及大小便正常。无外周血管栓塞史。

二、体格检查

T:36.8℃,P:75 次/分,BP:100/55mmHg。营养发育正常,神态清。心律齐,心尖部闻及吹风样全收缩期杂音。腹部平软,肝脏不大。双下肢无水肿。

三、辅助检查

1. 心电图 窦性心律,左心室肥大。
2. 胸片 左心房和右心室增大,肺淤血和间质性肺水肿。
3. 超声心电图(图 4-27) 右心房 25mm,右心室 28mm,左心室 60mm,左心房 65mm。二尖瓣瓣环扩大,二尖瓣瓣叶轻度增厚,二尖瓣后叶在收缩期均突向左房。多普勒检查提示:二尖瓣口中大量反流。左心室 LVEF 50%。

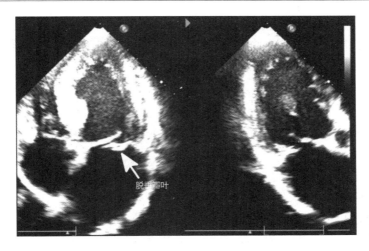

脱垂瓣叶

图 4 - 27　超声心电图

四、初步诊断

1. 二尖瓣关闭不全。

2. 心功能 Ⅱ 级。

五、鉴别诊断

略。

六、诊治过程

患者经强心利尿药物治疗，心功能改善。积极防治慢性感染病灶如慢性牙周炎、中耳炎等，以防术后感染性心内膜炎的发生。患者在全麻体外循环下行二尖瓣成形术，成形后食道超声显示仍有中量反流，改行二尖瓣置换术，术后恢复顺利。随访心功能 Ⅰ 级。

七、出院诊断

1. 二尖瓣关闭不全。

2. 心功能 Ⅱ 级。

八、病例分析及诊治思路

患者主诉劳累后胸闷，大部分患者心前区可闻及明显杂音。胸片提示心影增大。心脏超声可明确诊断。二尖瓣关闭不全患者一旦出现症状，心功能在 Ⅱ 级以上者，都列为手术适应证。重度二尖瓣关闭不全者即使症状较轻也应该选择手术治疗。急性二尖瓣关闭不全，心力衰竭不能控制者，应该选择急诊手术。

二尖瓣关闭不全的外科治疗有两种方法可以选择，即二尖瓣成形和二尖瓣置换。二尖瓣成形是一种不定型的手术方式，主要依据二尖瓣具体的病理改变为依据选择相应的术式。术中尽量备用食道超声（TEE）进行术前、术后二尖瓣对比性监测，一旦二尖瓣成形不满意可及时进行瓣膜置换。

九、治疗经验

二尖瓣关闭不全的病因学往往决定了成形的远期效果。风湿性瓣膜病变由于瓣叶及瓣下结构的钙化融合，成形的效果较差。术后再手术率较高。二尖瓣退行性病变或缺血性病变导致的瓣环扩大或瓣叶脱垂或腱索断裂等所致的二尖瓣关闭不全的成形机会多，术后长期效果较好。

第九节　纵隔肿瘤、肺大疱

一、纵隔肿瘤

【诊断标准】（《现代实用纵隔外科学》，2008）

1. 有干咳、胸痛、气促或声嘶、膈肌麻痹及上腔静脉压迫综合征。
2. 胸片或 CT 检查发现纵隔内病源。
3. 甲状腺扫描见胸骨后甲状腺肿。
4. 纵隔镜检查可帮助诊断。

二、肺大疱

【诊断标准】（《临床疾病诊断与疗效判断标准》，2010）

1. 有慢性咳嗽病史，心慌、气短、活动时偶有反复发生的自发性气胸。
2. X 线见肺部有囊泡样改变，泡中无肺纹理，其壁菲薄。有时囊腔中有气液面。
3. CT 检查或静脉灌注扫描有助于诊断。

【病例解析】

病例 1：胸腔镜神经鞘瘤切除术

一、病史资料

患者，男性，51 岁，主因"查体发现左后纵隔肿物 2 天"入院，患者缘于 2 天前体检行胸部强化 CT：左后纵隔脊柱旁沟区软组织肿物，约 4.2cm，表面光滑，与胸壁关系密切。为求进一步诊治入院，门诊以"纵隔肿物"收入院。吸烟 20 年，20 支／天，已戒烟 1 个月，无酒等不良嗜好，无经常与有毒有害物质接触史。

二、体格检查

T：36.2℃，P：82 次／分，R：20 次／分，BP：130/80mmHg。发育正常，营养中等，全身皮肤黏膜无黄染，无杵状指趾。周身浅表淋巴结未及肿大。胸廓无畸形，双侧对称，呼吸动度、触觉语颤双侧均等；双肺叩清音，肺肝相对浊音界于右侧锁骨中线第五肋间；双肺呼吸音清，未闻干湿性啰音及胸膜摩擦音。脊柱四肢无畸形，活动自如，双下肢无指凹性水肿。

三、辅助检查

胸部强化 CT（图 4 - 28）：左后纵隔脊柱旁沟区软组织肿物，约 4.2cm，表面光滑，与胸壁关系密切，可见不规则强化。

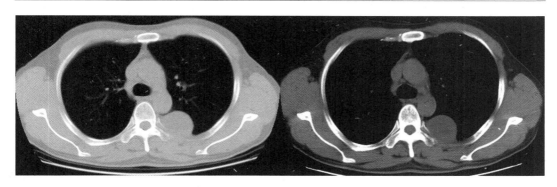

图 4 - 28　影像学检查

四、初步诊断

左后下纵隔肿物。

五、鉴别诊断

1. 胸膜间皮瘤　　发病率较低，多数起源于胸膜，可位于胸腔的任何部位。临床症状无特异性，通常表现为隐袭性的胸痛、胸闷、咳嗽、气急，少数患者有发热、腹痛，部分患者仅在体检时发现。恶性者，胸膜不规则弥漫增厚，沿胸膜表面多个结节，结节直径常超过 10mm，密度不均，增强强化不均；常累及胸腔下部，大多伴有胸腔容积的缩小；胸膜厚度 >1cm，可包绕肺组织，或侵犯纵隔、心包，心包增厚、积液，胸腔积液常见。

2. 胸膜转移瘤　　临床上多有其他部位的原发肿瘤病史，影像表现为双侧胸膜受累及，胸膜面上各自分离的多个小结节状阴影；大多呈弥漫性分布或中下胸多见，同时肺内转移较多，但较少有胸腔容积的缩小。

3. 胸壁结核　　好发于青壮年，往往继发于肺内、胸膜或纵隔结核，胸壁软组织内形成无痛性冷脓肿。CT 平扫为穿破肋间隙向胸壁突出的囊性病灶，内部为干酪性物质，密度较高，增强无增强或均匀环形增强。邻近肋骨除伴有皮质断裂或虫蚀样破坏外，还多伴有膨胀性改变。

六、诊治过程

入院后常规检查血常规、尿常规、肝肾功能、血糖、血脂、乙肝五项、丙肝抗体、梅毒抗体、HIV 抗体等未见明显异常，术前心肺功能评估：双下肢动脉 + 深静脉 + 浅表静脉彩超、心脏彩超、心电图、肺功能、血气分析正常。诊断左后下纵隔肿物，心肺功能良好无绝对手术禁忌，全麻下行胸腔镜左开胸探查术行胸腔镜下左后纵隔肿瘤切除术，手术顺利，术后恢复顺利。术后病理：左后纵隔梭形细胞肿瘤（考虑神经鞘瘤伴出血囊性变）。

七、出院诊断

左侧纵隔神经鞘瘤。

八、病例分析及诊治思路

患者查体行胸部强化 CT：左后纵隔脊柱旁沟区软组织肿物，约 4.2cm，表面光滑，与胸壁关系密切，可见不规则强化。提示可能性大，神经鞘瘤（施万细胞瘤）为周围神经肿瘤中最常见的，可发生于任何有神经纤维分布的组织和器官。好发于脊柱、躯干及肌肉深部。胸部神经鞘瘤 70%～80% 位于后纵隔脊柱旁沟区，一般起源于肋间或脊神经根。心肺功能评估正常，手术选择左开胸探查术行胸腔镜下左后纵隔肿瘤切除术，手术顺利，术后恢复顺利，术后病理：左后纵隔梭形细胞肿瘤(考虑神经鞘瘤伴出血囊性变)。最后明确诊断：左侧纵隔神经鞘瘤。

九、治疗经验

神经鞘瘤常无临床症状，多数为体检发现，部分以胸痛为首发症状就诊，常与胸壁其他恶性肿瘤混淆，故鉴别诊断较为重要。

影像学检查出现的一些征象有助于神经鞘瘤的诊断：①肿块增强后明显不均匀强化，内见囊变坏死区，边缘光滑，多有完整包膜；②压迫邻近组织，但分界常清晰、不发生浸润，有助定位诊断；③肋骨的凹陷切迹和肋间隙的改变，有助判断肿瘤起源于胸壁；④肿瘤位于肋间隙间，相应肋间隙增宽，肋骨骨质吸收或硬化；⑤肿块较大凸向肺内者，与相应胸壁交角呈钝角且邻近肺野清晰邻近周围组织器官受推压改变，边界清晰。

神经鞘瘤手术比较简单，但如果为哑铃型，部分椎管内生长，应行 MR 检查评估与脊髓关系，明确侵犯椎间孔，联合骨科，先后正中入路，去除一侧椎板，自椎管内分离肿瘤酌情切除神经根，再胸腔镜下胸内完整切除肿瘤，可保证安全彻底切除肿瘤。

病例 2：胸腺瘤

一、病史资料

患者，男性，52 岁，缘于"1 周前胸痛"就诊。行胸 CT："前纵隔肿物，考虑胸腺瘤"，无发热，无双眼睑下垂，无胸闷、气短，未给予任何治疗，门诊以"胸腺瘤"收入院。

二、体格检查

T：36.3℃，P：80 次/分，R：20 次/分，BP：120/75mmHg。周身浅表淋巴结未及肿大。胸廓无畸形，双侧对称，呼吸动度一致；双侧触觉语颤均等，无增强或减弱；双肺叩清音，双肺呼吸音清晰，未闻干湿性啰音及胸膜摩擦音。腹软，肝脾未触及，双下肢无水肿。

三、辅助检查

胸 CT（图 4 - 29）：前纵隔肿物，考虑胸腺瘤。

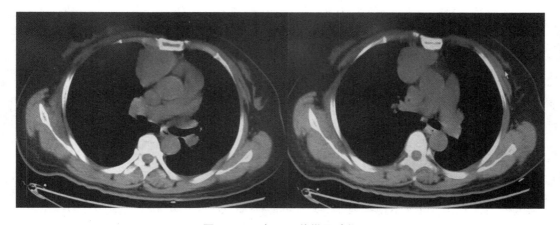

图 4 - 29　胸 CT：前纵隔肿物

四、初步诊断

纵隔肿物。

五、鉴别诊断

1. 神经源性肿瘤 多发于交感神经,多位于后纵隔脊柱旁。

2. 畸胎瘤与皮样囊肿 多位于前纵隔。

3. 胸腺瘤 多位于前纵隔,分为上皮细胞型、淋巴细胞型和混合型。约15%合并重症肌无力。

4. 纵隔囊肿 较常见的有支气管囊肿、食管囊肿、心包囊肿。

六、诊治经过

患者住院后完善相关检查,无手术禁忌于2016年10月12日在全麻下行胸腔镜纵隔肿瘤切除术。在胸骨后间隙锐性分离,显露胸腺。切开两侧纵隔胸膜,保护膈神经。游离胸腺左上极,向下游离,超声刀切断胸腺静脉,保护无名静脉。向右、向下游离,完整切除胸腺。反复冲洗,检查创面无出血。安放胸腔闭式引流管,清点物品无误,关胸。术后病理为:"胸腺瘤"。

七、出院诊断

胸腺瘤。

八、病例分析及诊治思路

患者成年男性,既往体健,胸CT:"前纵隔肿物,考虑胸腺瘤"。如无手术禁忌,应手术切除治疗。

九、治疗经验

胸腺瘤发现后应积极手术治疗,如患者合并重症肌无力,积极改善重症肌无力后也应积极手术治疗,术后继续治疗重症肌无力。完整切除肿瘤是提高手术疗效的关键,注意解剖邻近血管。

病例3:肺大疱

一、病史资料

患者,男性,48岁,缘于"半月前无诱因出现咳嗽,为干咳,无发热,无胸闷、气短",就诊于我院。胸CT:"右侧气胸,右下肺大疱",门诊以"右侧气胸"收入院。

二、体格检查

T:36.3℃,P:80次/分,R:20次/分,BP:120/75mmHg。周身浅表淋巴结未及肿大。胸廓无畸形,双侧对称,呼吸动度一致。右侧触觉语颤减弱。右肺叩过清音,右肺呼吸音低,未闻干湿性啰音及胸膜摩擦音。腹软,肝脾未触及,双下肢无水肿。

三、辅助检查

胸CT(图4-30):右侧气胸,右下肺大疱。

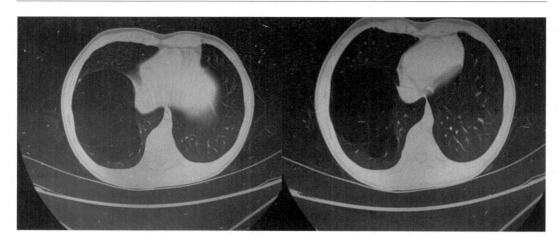

图 4 - 30　胸 CT

四、初步诊断

右侧自发性气胸。

五、鉴别诊断

1. 肺囊肿　是一种先天性疾病，多数情况下是一个包膜内有液体存在。

2. 肺气肿　是指终末细支气管远端(呼吸细支气管、肺泡管、肺泡囊和肺泡)的气道弹性减退、过度膨胀、充气和肺容积增大。

六、诊治经过

患者无手术禁忌，于 2016 年 7 月 12 日在全麻胸腔镜下行肺大疱切除术。胸内无粘连，无积液。右肺下叶有一巨大肺大疱，用内镜切割缝合器楔形切除肺大疱。冲洗胸腔，麻醉师膨肺，无漏气。查无出血。干纱布摩擦壁层胸膜，安放胸腔闭式引流管，清点物品无误，关胸。术后病理：肺泡腔不同程度囊性扩张，形态复合肺大疱病理改变。

七、出院诊断

右肺大疱。

八、病例分析及诊治思路

肺大疱引起自发性气胸一般均由胸腔压力突然增大引起肺大疱破裂，导致自发性气胸，出现胸闷、憋气、胸痛等症状。发现肺大疱应积极手术切除治疗，如不手术治疗，会经常复发自发性气胸。

九、治疗经验

肺大疱手术应充分切除肺大疱，并形成人工胸膜炎，让肺与胸壁粘连，防止气胸复发。

第十节 胸壁肿瘤

【诊断标准】(《临床疾病诊断与疗效判断标准》, 2010)

1. 胸壁肿块, 逐渐肿大。
2. 肿块活动或固定。
3. X 线检查可见肿块影及胸骨或肋骨有部分骨质被侵蚀或破坏。
4. 胸部 CT 片能清楚显示肿块的大小、范围及骨质破坏情况。
5. 肿块穿刺或活检确定肿块性质。

【病例解析】

病例 1: 胸壁肿瘤切除胸壁重建

一、病史资料

患者, 48 岁, 主因"右侧胸痛 2 个月"入院, 患者缘于 2 个月前无明显诱因出现右侧胸痛, 为持续性钝痛。胸部 CT: 右侧第 4 前肋水平软组织肿物, 侵及肋骨, 大小 4.5m, 边界不清, 门诊以"胸壁肿物"收入院。无烟酒等不良嗜好。既往乳腺癌双侧乳腺切除术及化疗病史 1 年余, 病理为神经内分泌癌。

二、体格检查

T: 36.4℃, P: 77 次/分, R: 15 次/分, BP: 140/80mmHg。无杵状指趾。周身浅表淋巴结未及肿大。右侧前胸壁可见局部隆起, 可触及约 4cm 肿物, 质硬, 活动度差, 压痛明显, 双肺呼吸音清, 未闻干湿性啰音及胸膜摩擦音。

三、辅助检查

胸部 CT: 右侧第 4 前肋水平软组织肿物, 侵及肋骨, 大小为 4.5cm, 边界不清。

四、初步诊断

胸壁肿物, 乳腺癌胸壁转移?

五、鉴别诊断

1. **胸壁结核** 好发于青壮年, 往往继发于肺内、胸膜或纵隔结核, 胸壁软组织内形成无痛性冷脓肿。CT 平扫为穿破肋间隙向胸壁突出的囊性病灶, 内部为干酪性物质, 邻近肋骨除伴有皮质断裂或虫蚀样破坏外, 还多伴有膨胀性改变。

2. **胸膜转移瘤** 临床上多有其他部位的原发肿瘤病史, 影像表现为双侧胸膜受累及胸膜面上各自分离的多个小结节状阴影; 大多呈弥漫性分布或中、下胸多见, 同时肺内转移较多, 但较少有胸腔容积的缩小。

六、诊治过程

入院后行常规检查血常规、尿常规、肝肾功能、血糖、血脂、乙肝五项、丙肝抗体、梅毒抗体、HIV 抗体等常规检查未见明显异常，分期检查，颅脑磁共振平扫未见明显异常。胸部 CT：右侧第 4 前肋水平软组织肿物，侵及肋骨，大小为 4.5cm，边界不清。上腹部增强、ECT 全身骨扫描全身骨骼未见异常。术前心肺功能评估：双下肢动脉 + 深静脉 + 浅表静脉彩超、心脏彩超、心电图、肺功能、血气分析正常。穿刺病理：低分化癌。诊断右胸壁肿物，心肺功能良好无绝对手术禁忌证，全麻下行右胸壁肿物切除术 + Prolene 网胸壁重建，手术顺利，术后恢复顺利，术后病理：（右侧胸壁）低分化神经内分泌癌伴坏死，肿瘤大小为 4.5cm×4cm×2cm，癌组织侵犯肋骨，切缘阴性。

七、出院诊断

乳腺癌术后胸壁转移。

八、病例分析及诊治思路

患者胸痛为主要表现，胸部 CT（图 4 - 31）：右侧第 4 前肋水平软组织肿物，侵及肋骨，大小 4.5cm，边界不清。结合既往乳腺癌病史，诊断乳腺癌胸壁转移，术前行穿刺活检病理为：低分化癌。分期检查中未见其他转移病灶，心肺功能评估正常，手术选择胸壁肿物切除，距肿瘤 5cm 连同右侧第 3～4 部分前肋整块切除肿物，造成局部较大的胸壁缺损，Prolene 网胸壁重建，手术顺利，术后恢复顺利，术后病理：（右侧胸壁）低分化神经内分泌癌伴坏死，肿瘤大小 4.5cm×4cm×2cm，癌组织侵犯肋骨，切缘阴性。

最后诊断：乳腺癌胸壁转移。

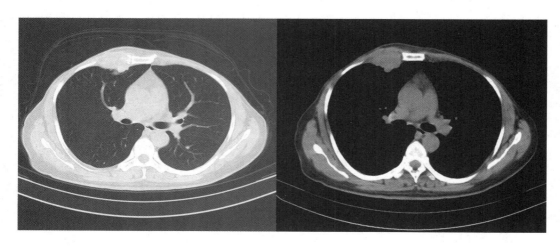

图 4 - 31　胸部 CT

九、治疗经验

凡具有下列条件之一者均属于大块缺损：①由于手术或外伤须切除 3 根以上肋骨及其肋间组织；②胸骨大部切除后的胸壁缺损；③肋骨切除虽在 2 根以内，但系全层胸壁缺损，无法严密闭合胸膜腔，并可产生反常呼吸或肺疝者。故本例患者符合第 3 项，为胸壁大块缺损。

胸壁大块缺损重建的原则是：①骨性重建（SR）：利用有关材料重建硬性胸壁，恢复胸廓的坚固性和稳定性；②骨及软组织重建（SR + STR）：采用软组织和皮肤覆盖在重建的硬性胸壁上，保持胸壁的密闭性，各种皮瓣；③对于缺损＜5cm，不管在胸廓什么部位，通常都不需重建；④后上胸廓的缺损＜10cm 也不需重建，因其表面的肩胛骨可提供支持。

常见的修补材料包括：①PROLENE 网补片＋自体肋骨条；②聚四氟乙烯网片＋钛合金条；③金属丝支架＋大网膜片；④钛网 Dacron(涤纶布)片＋骨水泥＋Dacron 片三明治式复合体；⑤PROLENE 片＋甲基丙烯酸甲酯＋PROLENE 三明治式复合体。

以往我科采用钛网固定重建的较多，优点：①硬度、强度大，支撑力强；②质地较韧，塑形；③网状结构，易于引流，结缔组织可沿着钛网两面生长融合，更有利于胸廓结构的稳定。手术操作简单，钛网经塑形后以数根不锈钢丝或钛丝固定于周边正常肋骨处即可。

但其缺点也很明显：①X 线透光性差；②遇较强外力作用时易发生变形；③不利于胸壁肿瘤的术后放疗；④易松动，随呼吸运动有产生金属疲劳导致钛网局部断裂的风险；⑤钛板的柔韧性较差，影响机体局部活动等。

本例患者我们采用 PROLENE 网补片修补胸壁缺损，取得良好效果，其优点明显：①有较好的坚硬度：聚丙烯做成的细丝有钢一样的强度，而它的密度仅是铁的 1/80，不影响以后胸部 X 线检查；②较强的抗感染能力：无菌性炎症反应很小，且短期内人体组织纤维即可生长覆盖在补片网上；③塑形和使用简便，其型号齐全，出厂的产品都是消毒灭菌好的；④耐腐蚀：不会被身体组织的酶所吸收、降解、退化，不会随时间而削弱变薄；⑤补片呈网柱状结构：在术后早期，可使其表面与肌皮层之间的渗液漏入胸腔内，再经胸腔引流管引出体外，防止局部积液感染是目前较为满意的胸廓重建修补材料，但是若胸壁缺损范围较大时，其硬度和支撑力不是十分满意，术后早期虽然胸壁相对紧绷而稳定，但在愈合过程中，随着呼吸运动，其固定缝线会逐渐松动，胸壁就会逐渐变软，这是其不足之处。

第十一节　其他心血管外科病

一、主动脉瓣狭窄

【诊断标准】(《外科疾病诊断标准》，2001)

1. 自幼出现心悸气促，伴头昏和眼前发黑，严重者有心前区疼痛。轻症者则发病缓慢，到成年后始出现症状。

2. 心电图示左心室肥厚和劳损。

3. 左心导管测压，发现左心室与升主动脉间收缩期有明显压差，若压差＞6.7kPa(50mmHg)者考虑手术治疗。

4. 二维超声心动图和左心室造影检查，可显示狭窄部位在瓣膜、瓣上或瓣下水平，亦可为混合型狭窄。

二、感染性心内膜炎

【诊断标准】(ESC 2015 版 IE 管理指南指诊断标准)

(一)主要标准

1. IE 血培养阳性

(1)2 次独立取样的血培养结果显示存在典型微生物感染符合 IE 诊断：草绿色链球菌、解没食子酸链球菌(牛链球菌)、HACEK 细菌组[备注：HACEK 是一组革兰阴性菌：嗜血杆菌属(H)、放线菌属(A)、人心杆菌属(C)、啮蚀艾肯菌属(E)、金氏杆菌属(K)的英文缩写，该组微生物都是口咽部正常菌群的一部分]、金葡菌；或社区获得性肠球菌，未发现原发感染灶。

(2)连续血培养阳性发现的微生物感染符合 IE 诊断相隔 >12 小时取样的 ≥2 次血培养结果阳性；或所有 3 次血培养或 >4 次独立取样血培养(首次和末次取样间隔时间 ≥1 小时)结果中多数阳性。

(3)单次血培养发现伯纳特氏立克次氏体阳性或 I 期 IgG 抗体滴度 >1∶800。

2. 成像技术提示 IE

(1)超声心动图提示 IE：赘生物；脓肿、假动脉瘤或心内瘘；瓣膜穿孔或动脉瘤；人工瓣膜新发部分裂隙。

(2)经 ^{18} F – FDG PET/CT (仅当假体植入超过 3 个月时)或放射性标记白细胞 SPECT/CT 发现植入部位附近存在异常活动。

(3)经心脏 CT 确定发现瓣膜周围病变。

(二)次要标准

1. 诱发心脏病倾向或静脉注射药物诱使发病。

2. 发热体温 >38℃。

3. 血管征象(仅包括通过成像技术发现的血管事件) 大动脉栓塞、化脓性肺梗死、真菌感染性动脉瘤、颅内出血、结膜出血及 Janewav 损害。

4. 免疫征象 肾小球肾炎、Osler 结节、Roth 点和类风湿因子。

5. 微生物学证据 血培养阳性但是不满足上述有关微生物证据的主要标准，或符合 IE 诊断的微生物活动性感染的血清学证据。

三、主动脉夹层动脉瘤

【诊断标准】(美国纽约心脏病学会)

典型的疼痛：突然发生剧烈的、持续的、撕裂样或挤压样胸痛，且向背部放射，同时伴下列一种或几种表现。

1. 主动脉瓣关闭不全。

2. 胸主动脉增宽。

3. 脉搏非对称性减弱。

4. 主动脉造影显示一个假管道或夹层膜将主动脉腔分为两个腔道。

符合以上一项标准者可诊断。

【病例解析】

病例 1：主动脉瓣狭窄

一、病史资料

患者，女性，55 岁，因"反复活动后胸痛、呼吸困难 1 年，加重 2 周"入院。患者 1 年前出现活动后胸痛、呼吸困难，休息可缓解。胸痛持续时间随活动量变化，疼痛主要位于心前区，无明显放射，无大汗等。病程中无发热、无咳嗽、咳痰，无发绀，无晕厥史。饮食睡眠可，大小便正常。

二、体格检查

P：90 次/分。R：20 次/分，BP：110/70mmHg。神志清，精神可，发育正常，体态中等。无颈静脉怒张。胸廓无畸形，双肺呼吸音清，未闻及啰音，心尖冲动增强，胸骨右缘第 2 肋间主动脉瓣区闻及粗糙的 4/6 级高调粗糙的杂音。腹软，肝脾未触及。四肢、关节无血肿，桡动脉搏动弱。双下肢无水肿。神经系统查体无异常发现。

三、辅助检查

1. 心电图　窦性心律，心率 90 次/分，电轴左偏，左室高电压，左室肥厚，胸导联 S - T 段压低。

2. 胸 CT（图 4 - 32）　双肺纹理增粗。心影增大，升主动脉增粗，主动脉瓣钙化。

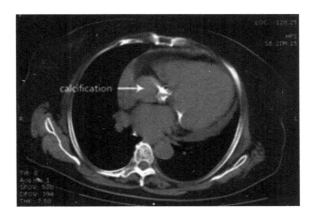

图 4 - 32　胸部 CT

3. 超声心动图　右心房 42mm，右心室 45mm，左室 61mm，左房 45mm。升主动脉增宽，最宽 48mm。室间隔厚度 14mm，左心室射血分数（EF）51%。主动脉瓣瓣叶回声增强、增厚，开放明显受限。主动脉瓣瓣环直径 23mm。余均无异常。

四、初步诊断

主动脉瓣狭窄。

五、鉴别诊断

1. 冠心病　冠脉造影提示无特殊异常，前降支及右冠脉多发斑块，无须手术治疗。

超声心动图提示主动脉瓣重度狭窄，完全可以解释胸痛症状。

2. 主动脉瓣关闭不全　杂音发生在舒张期，较主动脉瓣狭窄柔和，脉压往往较大，周围血管体征阳性。因杂音的位置和患者症状与主动脉瓣狭窄者相似，诊断时需要鉴别。超声心动图可以帮助鉴别。

六、诊治过程

患者经强心利尿药物治疗，心功能改善。积极防治慢性感染病灶如慢性牙周炎、中耳炎等，以防术后感染性心内膜炎的发生。患者在全麻体外循环下行主动脉瓣置换术，术后恢复顺利。随访心功能Ⅰ级。

七、出院诊断

主动脉瓣狭窄。

八、病例分析及诊治思路

患者主诉劳累后胸闷，胸痛，可头晕，大部分患者主动脉瓣听诊区可闻及明显杂音。胸片提示心影增大，心电图多有心肌缺血。心脏超声可明确诊断。

治疗包括药物治疗和手术治疗。药物治疗注意事项：①重度主动脉瓣狭窄患者的循环必须很好地维持，这对防止心搏骤停的发生尤有意义；②硝酸甘油会降低前负荷、β受体阻滞剂会降低心率并增加左心室舒张末期容积，两者需慎用；③心功能不全者，可酌情应用少量洋地黄和利尿药物，注意电解质和心电图变化，防止室性心律失常；④血管扩张药物一般不用，因为主动脉瓣狭窄时外周血管内容量不足，过多扩张血管可引起血压下降和脏器灌注不足。外科主要是行瓣膜置换，手术指证：①症状严重主动脉瓣狭窄患者；②严重主动脉瓣狭窄患者行外科冠状动脉搭桥术；③严重主动脉瓣狭窄患者行主动脉瓣等瓣叶外科手术时；④严重主动脉瓣狭窄患者伴左心室收缩功能不全（射血分数 EF < 0.50）。换瓣后长期效果良好。

九、治疗经验

在瓣膜选择上主要有机械瓣和生物瓣。机械瓣本身很少发生故障，有非常好的耐受性，明显优于生物瓣，缺点是需终身抗凝。晚期并发症主要为抗凝相关的出血和血栓。生物瓣不需要终身抗凝，但瓣膜组织可有退行性变及钙化。患者越年轻生物瓣退化越快。通常建议65岁以上，有出血倾向，无法监测抗凝和渴望生育的育龄妇女最好置换生物瓣。

病例2：感染性心内膜炎

一、病史资料

患者，男性，62岁，因"反复发热2个月伴不能平卧15天"入院。患者2个月前开始每日出现发热，伴乏力。经静脉滴注青霉素后好转，停药后又出现发热。15天前出现心悸，不能平卧。无咳嗽咳痰，无发绀、晕厥史、栓塞史。既往体健，无心脏病，糖尿病病史，无外伤、手术史，无过敏史。

二、体格检查

T：38.9℃，R：22次/分，P：105次/分，BP：135/52mmHg。神志清，精神可，发育

正常，体态中等。无颈静脉怒张。胸廓无畸形，双肺呼吸音清，未闻及啰音，心尖冲动增强，胸骨右缘第 2 肋间主动脉瓣区 3/6 级叹息样杂音。腹软，肝脾未触及。四肢、关节无血肿，桡动脉搏动弱。双下肢无水肿。神经系统查体无异常发现。股动脉枪击音阳性，有水冲脉。

三、辅助检查

1. 心电图　窦性心律，心率 105 次/分，电轴左偏左室肥大。

2. 胸片　肺淤血。上纵隔增宽，主动脉结突出，心尖向左下移位，心胸比为 0.61。

3. 超声心动图（图 4-33）　左右心房和右心室内径正常。左室收缩末内径 40mm，舒张末内径 63mm。升主动脉根部内径 36mm。主动脉瓣瓣叶回声增强，可探及赘生物 0.5cm×1.2cm，主动脉瓣瓣环直径 23mm，多普勒检查主动脉瓣中重度反流。左心室射血分数（EF）51%。

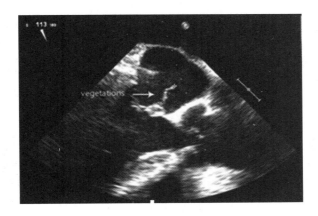

图 4-33　超声心动图

4. 血常规　白细胞：$9.5×10^9/L$，中性粒细胞百分比：85%，红细胞：$3.2×10^{12}/L$，血红蛋白：9.0g/L。

5. 血培养　金黄色葡萄球菌。

四、初步诊断

1. 感染性心内膜炎。

2. 主动脉瓣关闭不全 心功能不全。

五、鉴别诊断

略。

六、诊治过程

患者经应用去甲万古霉素后体温控制，经强心利尿后，心功能改善，查冠脉 CTA 冠脉无明显异常。拟手术治疗。术前患者出现赘生物脱落，脑梗死。患者放弃治疗，自动出院。出院后 1 个月内死亡。

七、初步诊断

1. 感染性心内膜炎。

2. 主动脉瓣关闭不全 心功能不全。

八、病例分析及诊治思路

患者老年男性，以发热及胸闷为主要表现。既往体健。入院查体主动脉瓣听诊区闻及 3/6 级叹息样杂音，心脏超声提示主动脉瓣赘生物，主动脉瓣关闭不全。血培养金黄色葡萄球菌。

感染性心内膜炎分为急性和亚急性。急性心内膜炎多发生在正常瓣膜上，致病菌多为金黄色葡萄球菌、草绿色链球菌，其次真为菌等毒力较强的菌种。亚急性心内膜炎起病缓慢，多有心脏病的基础，如心脏瓣膜病或先天性心脏病。

九、诊治经验

怀疑感染性心内膜炎，在应用抗生素前及时抽取 3 次血培养（隔 2 小时 1 次），每次采血取不同部位静脉，分别行需氧和厌氧培养。明确诊断后，如超声提示赘生物 >10mm 或心力衰竭不易缓解，或应用抗生素后仍持续发热，应积极行手术治疗。持续保守治疗，患者可能因此丧失生命。

病例 3：主动脉夹层动脉瘤

一、病史资料

患者，男性，41 岁，因"突发胸背部剧痛 1 天"入院。患者 1 天前突发剧烈胸痛，向腹部延展，为撕裂样疼痛，伴大汗，测血压 180/120mmHg，为行进一步诊治来我院急诊，予以降压、镇痛治疗，查胸部 CTA 显示"主动脉夹层"。病程中无发热、无咳嗽、咳痰，无发绀，无晕厥史。饮食睡眠可，大小便正常。既往高血压病史 2 年，未规律服药。

二、体格检查

P：90 次/分，R：20 次/分，BP：140/90mmHg。急性病容，神志清，精神可，发育正常，体态中等。无颈静脉怒张。胸廓无畸形，双肺呼吸音清，未闻及啰音，心尖冲动正常，心音有力，心前区未闻及杂音。腹软，肝脾未触及。四肢、关节无水肿，桡动脉及足背动脉搏动正常。双下肢无水肿。神经系统查体无异常发现。

三、辅助检查

1. 心电图 窦性心律，心率 90 次/分，电轴左偏，左室高电压，左室肥厚，胸导联 S－T 段压低。

2. 胸部 CTA（图 4 - 34） 升主动脉增宽，升主动脉壁增厚，主动脉弓似可见内膜破口，至肠系膜上动脉上方可见一纵行内膜将主动脉腔分为两腔，真腔小而假腔大。

3. 超声心动图 右心房 42mm，右心室 45mm，左室 61mm，左房 45mm。升主动脉增宽，最宽 48mm。室间隔厚度 14mm，左心室射血分数（EF）51%。主动脉瓣未见明显关闭不全。

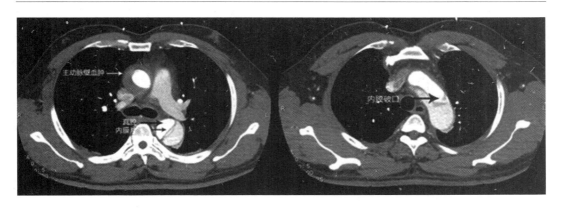

图 4 - 34 胸部 CTA

四、初步诊断

A 型主动脉夹层。

五、鉴别诊断

1. 心肌梗死 可有胸前区剧烈疼痛,但心电图有其特征性 ST – T 改变。如果夹层累及冠脉开口造成心肌梗死,可增加鉴别难度。但主动脉夹层往往有双侧肢体血压不对称,脉搏减弱。床旁超声及增强 CT 可帮助鉴别。

2. 肺栓塞 除胸痛外科有呼吸困难,增强 CT 及放射性核素肺扫描可明确诊断。

六、诊治过程

患者予以降压、控制心率、止痛治疗。积极行主动脉 CTA 明确夹层范围,行冠脉 CTA 除外冠心病。患者在全麻深低温停循环下行升主动脉 + 主动脉弓置换 + 降主动脉支架术,术后恢复顺利。随访心功能 Ⅰ 级。

七、出院诊断

A 型主动脉夹层。

八、病例分析及诊治思路

患者青年男性,以突发胸痛为主要表现。既往高血压病史。入院查体心肺无特殊表现。典型的 CT 和超声心动图检查,特别是增强 CT 的检查结果,可以确诊。

主动脉夹层是指主动脉中层发生撕裂后,血压在撕裂层(假腔)中流动,原有的主动脉腔成为真腔。真、假腔之间由内膜与部分中层分隔,并有一个或数个破口相通。主动脉夹层的分型如下:

DeBakey 分型:Ⅰ型:原发破口位于升主动脉或主动脉弓部,夹层累及升主动脉、主动脉弓部、胸主动脉、腹主动脉大部或全部;Ⅱ型:原发破口位于升主动脉,夹层累及升主动脉。少数可累及部分主动脉弓;Ⅲ型:原发破口位于左锁骨下动脉开口远端。

Stanford 分型:A 型:夹层累及升主动脉,无论远端范围如何;B 型:夹层累及左锁骨下动脉开口以远的胸主动脉或胸腹主动脉。

主动脉夹层是一种发病率较低的凶险疾病。主动脉夹层可引起主动脉破裂、主动脉关闭不全及重要脏器供血障碍三方面病理生理变化。主动脉破裂是主动脉夹层的首要原因。有资料表明，如未经治疗，急性主动脉夹层约33%在24小时内死亡，50%在48小时内死亡，80%在1周内死亡。约75%死于主动脉破裂。

治疗包括药物治疗和手术治疗。药物治疗不仅是主动脉夹层的非手术治疗方法，同时也是手术前、手术后处理的重要手段。药物治疗的目的是控制血压和心排血量，防止主动脉破裂和夹层继续发展。急性主动脉夹层一般以静脉持续输入硝普钠为主，同时配合应用β受体阻滞药或钙离子拮抗药。以使血压维持在收缩压100～110mmHg为宜。发病前血压较高者要注意患者神志、尿量等，以防止血压下降后造成重要脏器供血不全。其他治疗还有镇静止痛、控制心力衰竭等。

Stanford A型夹层均应在确诊后手术治疗，Stanford B型主动脉夹层急性期手术治疗效果与药物治疗大致相同。破口位置与左锁骨下动脉距离＞1.0cm，可适合介入治疗。

九、诊治经验

主动脉夹层是少见凶险疾病，医生诊治急性胸痛时容易漏诊此病。保持警惕，及时行增强CT及心脏超声可协助诊断。

试题与答案

【单选题】

患者男性，61岁，退休工人，主因"咯血1天"入院。1天前无明显诱因出现咯血，伴胸闷，无发热、胸痛，无头晕、呕吐，就诊于我院急诊，胸部CT示：左肺上叶舌段周围型软组织肿物，最大径约3.5cm，分叶，边缘毛刺，肿物未侵及胸壁，纵隔肺门淋巴结不大，考虑肺癌，收入我科。

既往心肌梗死病史，否认"高血压、糖尿病"病史，否认"肝炎、结核、伤寒、疟疾"等传染病史，无手术外伤及输血史，无药物过敏史，预防接种史不详，系统回顾无特殊。

生于原籍，久居本地，未到过疫区牧区，起居、生活、饮食规律，无烟酒等不良嗜好，居住条件良好，否认毒物接触史，否认性病冶游史。

适龄结婚，非近亲结婚，配偶健康，育有一子一女。

兄弟姐妹体健，子女体检，家族中否认传染病史、遗传病史，无同类病患者。

体格检查：T：37℃，P：85次/分，R：18次/分，BP：120/85mmHg。胸廓对称无畸形，呼吸动度一致，双侧触觉语颤均等，无增强或减弱，双肺叩清音，肺肝相对浊音界位于右锁骨中线第5肋间，双肺呼吸音清，未闻及干湿性啰音。

辅助检查：胸部CT示：左肺上叶舌段周围型软组织肿物，最大径约3.5cm，分叶，边缘毛刺，肿物未侵及胸壁，纵隔肺门淋巴结不大。

初步诊断：左肺上叶癌。

1. 肺癌的体征下列描述不正确的是（　）

A. 多数早期肺癌患者无明显相关阳性

体征。

B. 患者出现原因不明、久治不愈的肺外征象，如杵状指（趾）、非游走性关节疼痛、男性乳腺增生、皮肤黝黑或皮肌炎、共济失调和静脉炎等。

C. 临床表现高度可疑肺癌的患者，体检发现声带麻痹、上腔静脉梗阻综合征、Muphy 征、Pancoast 综合征等提示局部侵犯及转移的可能。

D. 临床表现高度可疑肺癌的患者，体检发现肝大伴有结节、皮下结节、锁骨上窝淋巴结肿大等提示远处转移的可能。

2. 患者下一步需要进一步完善那些检查及其目的哪项是错误的（ ）

A. 血常规、凝血常规、尿常规、便常规、肝肾功能、血糖、血脂、离子系列、免疫系列等常规检查。

B. 因患者既往心梗病史，行心肌酶学、BNP、心脏彩超、24 小时动态心电图、冠脉 CTA 等检查评价心功能及目前冠脉狭窄情况，并请心内科会诊协助治疗，管控风险。

C. 头 MRI，全腹 CT，胸部强化 CT、ECT，了解患者局部淋巴结情况，及远处有无转移，其中 ECT 检查特异性高，如发现骨骼有放射性浓聚灶，则可诊断为骨转移，为手术禁忌。

D. 肺功能、血气分析、心肺运动试验等评价肺功能情况，了解患者可否耐受手术。

3. 患者经分期检查，心肺功能良好，无远处转移，胸部强化 CT 未发现肺门纵隔淋巴结转移，那该患者的术前分期为：（ ）

A. $cT_{1b}N_0M_0$ I a
B. $cT_{1b}N_1M_0$ II a
C. $cT_{2a}N_0M_0$ I b
D. $cT_{2a}N_1M_0$ II a

4. 患者拟行手术治疗，根据 2015 版卫计委原发肺癌的诊疗规范，最合适的治疗是（ ）

A. 胸腔镜肺楔形切除术
B. 胸腔镜肺段切除术
C. 胸腔镜肺叶切除术
D. 常规开胸肺叶切除术
E. 常规开胸左全肺切除术
F. 胸腔镜左全肺切除术

5. 手术需行系统性淋巴结清扫，该患者需要清扫的淋巴结站数是（ ）

A. 4、5、6、7、8、9、10、11 站，第 12 站淋巴结位于肺叶内，可以同肺一并切除，术中不必要清扫。

B. 5、6、7、9、10、11 站，第 12 站淋巴结位于肺内，可以同肺一并切除，术中不必要清扫。

C. 10、11 站，第 12 站淋巴结位于肺内，可以同肺一并切除，术中不必要清扫。

D. 1、2、3a、3p、4、5、6、7、8、9、10、11 站，第 12 站淋巴结位于肺内，可以同肺一并切除，术中不必要清扫。

6. 患者术后病理回报：左肺上叶舌段浸润性腺癌（微乳头为主），3.5cm 大小，侵及肺被膜，所取淋巴结 7 组 1/6 转移，余淋巴结均阴性，残端（－）病理分期（ ）

A. $pT_{2a}N_1M_0$ II a
B. $pT_{2b}N_1M_0$ II b
C. $pT_{2a}N_2M_0$ III a
D. $pT_{2b}N_2M_0$ III a

7. 男性，38 岁，半月前拔牙，次晨畏寒发热，咳嗽，痰量逐渐增多。呈脓性有臭味，胸片示左下大片阴影，有空洞。最可能的诊断是（ ）

A. 左下肺炎
B. 左下肺脓肿
C. 左下肺结核

D. 肺癌

E. 左下肺支气管扩张症

8. 诊断气管肿物最重要的检查是（ ）

A. 胸部 CT 气管断层扫描

B. 气管镜

C. 胸部 X 线气管造影

D. MR

9. 关于气管肿瘤的手术适应证下列说法错误的是（ ）

A. 气管肿瘤的治疗是以手术治疗为主，一旦明确诊断，首先应考虑手术治疗。

B. 由于气管切除的长度受到一定的限制，在目前的条件下，手术治疗尚限制在允许切除的一定范围内。

C. 手术切除病例的选择，主要是取决于能否彻底切除，以及切除后能否维持呼吸道的通畅。

D. 腺样囊性癌虽然病程较长，但手术切除后较易复发，放疗效果不佳。

E. 甲状腺肿瘤侵犯气管者，原则上应一并切除但不再进行颈部淋巴结清扫。

F. 气管肿瘤侵犯食管或食管肿瘤侵犯气管者，由于手术的彻底性欠佳，应慎重考虑。

患者，男性，67 岁，主因进食梗阻感 6 个月入院，缘于 6 个月前无明显诱因出现进食梗阻感，进食干硬食物时明显，无反酸、嗳气、腹胀、胸腹痛及声音嘶哑，无呕血及黑便，无发热、胸闷、气短、咳嗽、咳痰等，未予诊治，进食梗阻感进行性加重，现能进半流食，进食馒头需水送服。就诊于我院，上消化道造影提示食管平主动脉弓下缘可见 3cm 狭窄，黏膜僵硬、中断、破坏。胃镜：食管距门齿 25 ~ 28cm 可见溃疡性肿物，累计食管 3/4 周，管腔狭窄。咬检病理：低分化鳞状细胞癌。为行进一步治疗入院。

既往体健，否认"高血压、糖尿病、冠心病"病史，否认"肝炎、结核、伤寒、疟疾"等传染病史，无手术外伤及输血史，无药物过敏史，预防接种史不详，系统回顾无特殊。

体格检查：T：36.3℃，P：80 次/分，R：16 次/分，BP：180/95mmHg。胸廓对称无畸形，呼吸动度一致，双侧触觉语颤均等，无增强或减弱，双肺叩清音，肺肝相对浊音界位于右锁骨中线第 5 肋间，双肺呼吸音清，未闻及干湿性啰音。腹平坦，无腹壁静脉曲张，软，全腹无压痛、反跳痛及肌紧张，肝脾未触及，叩鼓音，移动性浊音（ - ），肠鸣音正常。

10. 现病史中"无声音嘶哑"是有鉴别意义的阴性体征，那么如果出现了声音嘶哑常提示（ ）

A. 食管癌颈部淋巴结转移压迫气管

B. 食管肿瘤外侵侵犯喉返神经（多为左侧）

C. 颈段食管发生跳跃式转移影像声带功能

D. 食管肿瘤外侵侵犯膈神经（多为左侧）

11. 胸部强化 CT 显示肿瘤无明显外侵于毗邻支气管、主动脉及心包正常组织间隙均存在，其他相关检查无局部淋巴结及远处转移，预计肿瘤已侵犯食管肌层那么正确的诊断及分期应该是（ ）

A. 食管胸中段癌 $T_2N_0M_0G_3$ Ⅱ b

B. 食管胸下段癌 $T1 N_0M_0G_1$ Ⅱ a

C. 食管胸上段癌 $T_2N_0M_0G_3$ Ⅱ b

D. 食管颈段癌 $T_1N_0M_0G_1$ Ⅱ a

12. 患者在全麻下行经胸腹腔镜下腹正中、右胸、左颈部三切口食管癌根治下列表述不正确的是（ ）

A. 气管插管采取单腔气管插管，利于

左侧喉返神经的暴露。

B. 胸部手术体位采取半俯卧位，重力作用下肺自然下垂，利于术野的暴露，同时增加了后纵隔食管床的宽度。

C. 人工气胸，CO_2 压力 $8 \sim 10mmH_2O$，便于肺的萎陷，纵隔内软组织充气后组织间隙更清楚。

D. 胸部操作淋巴结清扫应包括食管旁、膈肌上、隆突下、左右喉返神经链淋巴结。

E. 术前 6 小时口服橄榄油 $80 \sim 100ml$，使胸导管充盈，便于胸导管的显露，避免误损伤。

F. 腹部操作游离胃应注意保护胃网膜右动脉及胃网膜左动脉，清扫贲门周围、胃左动脉旁及肝总动脉旁淋巴结。

G. 左颈部切口应注意勿损伤左侧喉返神经，注意减低吻合口张力，保证管胃血运。

13. 双侧喉返神经链淋巴结清扫，下列说法错误的是（ ）

A. 胸段食管癌发生喉返神经淋巴结转移的率为 $20\% \sim 35\%$；即便早期癌，发生喉返神经淋巴结转移也不是低概率事件

B. 双侧喉返神经链淋巴结清扫是标准三野清扫的手术要求

C. 损伤双侧喉返神经，会导致声音嘶哑，但不会引起严重的并发症

D. 左侧喉返神经位置深，胸部走形长，应充分暴露保护的基础上，清扫左喉返神经链淋巴结

14. 为了保证患者术后营养，采取的措施是（ ）

A. 肠外营养

B. 空肠造瘘或经鼻放置空肠营养管进行肠内营养

C. 术后第 2 日即可拔除胃管进食高热

量、高蛋白饮食

D. 术后易出现低蛋白血症，当白蛋白 $<30g/min$ 时，在保证热量摄入的同时静脉给予人血白蛋白。

E. 患者出院后可继续留置空肠造瘘管或鼻肠管输入营养溶液，作为经口进食的补充。

15. 术后 7 天出现发热、颈部切口处红肿，最恰当的处理是（ ）

A. 考虑为颈部切口感染，加强换药

B. 需行上消化造影排除吻合口瘘

C. 高度怀疑为颈部吻合口瘘，立即停止进食，拆开颈部切口部分缝线，如发现脓液、胃液及坏死物质、咳嗽时有气体排出，可诊断，加强换药，但不要填塞纱布，给予肠内、外营养

D. 密切观察，更换强效抗生素

16. 如果患者未发生任何并发症，那么术后什么时间可以进食普食（ ）

A. 术后 5 天

B. 术后 2 周

C. 术后 3 周

D. 术后 4 周

17. 患者术后病理回报：食管低分化鳞状细胞癌，侵及浅肌层，食管上、下残端（－）、淋巴结右喉返神经旁淋巴结 0/2、左喉返神经淋巴结 0/4、食管旁淋巴结 1/5、膈肌上淋巴结 0/2、隆突下淋巴结 0/4、贲门周围淋巴结 1/3、胃左动脉旁淋巴结 1/3、肝总动脉旁淋巴结 0/2 转移。那么给患者的术后病理分期是（ ）

A. $pT_2N_2M_0G3$ Ⅲa

B. $pT_1N_1M_0G3$ Ⅱa

C. $pT_2N_2M_0G_1$ Ⅲa

D. $pT_1N_1M_0G_1$ Ⅱa

18. 患者术后第 14 日突然出现进食后呛咳，伴发热，高度怀疑残胃气管瘘，下列

说法不正确的是( )

    A. 应行上消化道造影或胃镜检查进一步明确诊断,但应该注意上消应采用泛影葡胺等不会沉积在肺内的显影剂

    B. 明确残胃食管瘘后应立即禁食,胃肠减压

    C. 应用敏感抗生素控制肺内感染

    D. 肠内肠外营养

    E. 必须立即给予覆膜气管支架,以免感染进一步加重,以及其他严重并发症

    F. 发生残胃气管瘘的原因主要是手术食管床软组织彻底清除,电刀超声刀等热损伤,胸胃瘘破入邻近气管

19. 贲门失弛缓的 X 线典型表现( )

    A. 食管蠕动减弱

    B. 食管下段不规则狭窄

    C. 食管下段鸟嘴样或漏斗样改变

    D. 钡剂通过缓慢

    E. 食管极度扩张

20. 一贲门失弛缓症患者,病史 10 余年,近一月症状加重,反复呕吐,其治疗方法为( )

    A. 少食多餐

    B. 饭后散步

    C. 应用平滑肌松弛药

    D. 扩张疗法

    E. 食管下段及贲门肌层切开

21. 关于食管平滑肌瘤表示错误的是( )

    A. 患者病史较长,可有进食梗阻及胸骨后疼痛感

    B. 肿瘤边缘锐利,充盈缺损明显

    C. 肿瘤表面钡剂涂抹不均匀,可有小的溃疡

    D. 食管壁光滑柔软,食管蠕动正常

    E. 食管黏膜皱襞无破坏,典型可见"环形征"

22. 患者,女性,16 岁,活动后心慌、气短 12 年,查体心率 95 次/分,律齐,血压 115/50mmHg,胸骨左缘第二肋间有震颤,并可闻及连续性机器样杂音,肺动脉瓣区第二心音亢进,股动脉有枪击音。考虑最有可能的诊断是( )

    A. 室间隔缺损

    B. 动脉导管未闭合并肺动脉高压

    C. 房间隔缺损

    D. 肺动脉口狭窄

    E. 法洛四联症

23. 男患儿,9 岁,活动后心悸 3 年,胸骨左缘第二肋间扪及收缩期震颤,并于此部位听到 4 级粗糙的喷射性收缩期杂音,肺动脉瓣第二心音减弱,X 线胸片显示肺血管影减少,心电图右室大,临床诊断最可能是( )

    A. 房间隔缺损

    B. 室间隔缺损

    C. 主动脉瓣狭窄

    D. 动脉导管未闭

    E. 肺动脉口狭窄

24. 下列哪项不是法洛四联症的解剖畸形( )

    A. 肺动脉瓣狭窄

    B. 主动脉骑跨

    C. 室间隔缺损

    D. 左室肥大

    E. 右室肥大

25. 关于主动脉窦瘤的手术治疗,叙述错误的是( )

    A. 主动脉窦瘤没有破裂也应手术治疗

    B. 手术需要在体外循环下完成

    C. 合并室间隔缺损者应一并缝合修补

    D. 合并主动脉瓣关闭不全者应主动脉瓣置换术

    E. 急性破裂者,积极控制心力衰竭,应尽早手术治疗

26. 以下关于二尖瓣狭窄(MS)描述最恰当的是( )

　　A. MS 最常见的病因是风湿性心脏病

　　B. 风湿性 MS 病理过程是风湿性炎症对瓣膜结构毁损的进展过程

　　C. 不合并二尖瓣病变的单纯主动脉瓣疾病肯定不是风湿病引起的

　　D. MS 直接导致的血流动力学改变是肺循环淤血和心排血量的减少

　　E. 以上均正确

　　患者男，48 岁，因"心悸气短 10 年，胸闷胸痛，活动中晕厥发作，下肢水肿"来诊。查体心脏增大，心尖部舒张期杂音，胸骨左缘第 3 肋间收缩期杂音，肝大，下肢水肿。心电图：心房颤动。超声：二尖瓣、主动脉瓣增厚，开放受限。

27. 诊断是( )

　　A. 感染性心内膜炎心力衰竭

　　B. 扩张型心肌病

　　C. 风湿性心脏病，二尖瓣狭窄并主动脉瓣狭窄

　　D. 风湿性心脏病，二尖瓣狭窄并主动脉瓣关闭不全

28. 若考虑外科治疗，最佳选择是( )

　　A. 二尖瓣闭式分离，主动脉瓣置换

　　B. 二尖瓣、主动脉瓣双瓣置换

　　C. 扩张，主动脉瓣置换

　　D. 单纯二尖瓣置换

29. 患者，男性，72 岁，因"劳累性心悸、胸骨后疼痛 1 年"来诊。查体：可闻及主动脉瓣区粗糙的喷射性杂音，主动脉瓣区第二心音减弱。X 线检查：左心室扩大和升主动脉扩张。可能的诊断是( )

　　A. 冠心病心绞痛

　　B. 非梗阻性肥厚型心肌病

　　C. 主动脉瓣狭窄

　　D. 主动脉瓣关闭不全

　　E. 高血压心脏病。

30. 患者，男性，72 岁，因"劳累时心悸，胸骨后疼痛 1 年"来诊。查体：主动脉瓣区收缩期粗糙的喷射性杂音，主动脉瓣区第二心音减弱。X 线检查：左心室扩大和升主动脉扩张，可能的诊断是( )

　　A. 冠心病心绞痛

　　B. 主动脉瓣狭窄

　　C. 高血压心脏病

　　D. 主动脉瓣关闭不全

31. 患者女，40 岁，因"发热、心悸、气促 2 周"来诊。静脉滴注抗生素效果不好。7 个月前曾因风湿性二尖瓣病变行二尖瓣机械瓣置换术，术后多次复查正常。

　　该患者首先应怀疑的诊断为( )

　　A. 肺炎

　　B. 风湿活动

　　C. 感冒发热

　　D. 人工瓣膜性心内膜炎

32. 患者，男性，60 岁，因"进餐后出现持续性胸痛伴大汗、恶心 2 小时"来诊。患者既往有糖尿病病史 3 年，高血压病史 12 年。查体：BP：100/70mmHg，HR：120 次/分，心电图 V1 ~ V5 ST 抬高 0.2 ~ 0.4mV。考虑诊断( )

　　A. 急性非 ST 段抬高型心肌梗死

　　B. 急性心包炎

　　C. 急性前壁心肌梗死

　　D. 变异性心绞痛

33. 对该患者诊断最有帮助的实验室检查指标是( )

　　A. LDH

　　B. CK

　　C. CK－MB

　　D. AST

34. 该患者急诊冠脉造影显示：前降支

闭塞，左回旋支 80% 狭窄，右冠状动脉 75% 狭窄，此时首选的治疗方法是（ ）

A. 急诊冠状动脉旁路移植完全再血管化

B. PCI 开通前降支

C. 抗血小板、抗凝及其他抗缺血治疗

D. PCI 开通全部血管

35. 该患者家属不愿承担急诊治疗风险，要求保守治疗，胸痛症状缓解。入院后第 3 天患者突发剧烈胸痛，同时合并端坐呼吸、肢端湿冷等表现，听诊胸骨左缘可闻及全收缩期吹风样杂音伴震颤，此时首先考虑的诊断为（ ）

A. 不稳定型心绞痛

B. 急性心肌梗死

C. 左心室破裂

D. 左心室室壁瘤

E. 室间隔穿孔

36. 患者，男性，48 岁，高血压病史 10 年，1 小时前突发剧烈的胸背部疼。查体：血压 170/120mmHg，脉搏 88 次/分。面色苍白，心电图正常。该患者最有可能的诊断是（ ）

A. 不稳定型心绞痛

B. 急性心肌梗死

C. 主动脉窦瘤破裂

D. 急性主动脉夹层

37. 下列有关胸壁肿瘤的治疗原则，正确的是（ ）

A. 只有恶性肿瘤需要切除

B. 只有良性肿瘤能够切除

C. 不论良性或恶性，均不需手术切除

D. 不论良性或恶性，在条件许可下均应及早做手术切除治疗

E. 转移性胸壁肿瘤无须切除

38. 关于胸壁肿瘤的临床表现不正确的是（ ）

A. 胸壁肿瘤在很早期即出现症状，局部受撞击可引起疼痛

B. 症状的轻重取决于肿瘤的部位、大小、组织类型、生长速度及与周围组织器官的关系

C. 最常见的症状是局部疼痛、压痛和包块

D. 如果肿瘤累及或压迫肋间神经，则可能有较为明显的肋间神经痛，甚至反射到上腹部。胸壁恶性肿瘤常侵犯肋骨造成骨质破坏和病理性骨折，但肿块多不明显

E. 生长较快的肿瘤常为恶性，或良性肿瘤恶性变。生长很快的肿瘤可发生中心坏死、溃破、感染或出血，引起更为严重的症状，多为肉瘤

F. 若肿瘤向胸腔内生长，可产生咳嗽、呼吸困难、胸腔积液等症状

39. 患者，男性，25 岁，因车祸致右胸部疼痛、胸闷、气促而来诊查，第 6 肋平腋中线处明显压痛、胸廓挤压征（＋）、左胸部呼吸运动呼吸减弱、左肺呼吸者减低，本病初步可诊为（ ）

A. 左第 6 肋骨折

B. 左第 6 肋骨折并闭合性气胸

C. 左第 6 肋骨折并开放性气胸

D. 左第 6 肋骨折并进行性气胸

E. 左第 6 肋骨折非进行性气胸

40. 反常呼吸往往发生于（ ）

A. 一根肋骨骨折

B. 数根肋骨骨折

C. 一根肋骨两处骨折

D. 多根肋骨双处骨折

E. 后肋骨折

41. 支气管肺组织的感染和阻塞所致的支气管扩张症的最常见原因是（ ）

A. 肺结核

B. 支气管曲菌感染

C. 婴幼儿麻疹、百日咳、支气管肺炎等感染

D. 肿瘤、异物吸入引起的支气管阻塞

E. 有害气体的吸入损害气道

42. 支气管扩张症的治疗下列哪项是错误的（ ）

A. 体位引流的作用有时较抗生素治疗尤为重要

B. 有时可考虑环甲膜穿刺，注入抗生素及湿化液

C. 经纤支镜局部灌洗后，注入抗生素也有显著疗效

D. 大咯血者，病变超过二叶肺手术治疗

E. 在引流痰量较多时，应注意将痰液逐渐咳出，以防发生窒息

43. 支扩患者清晨突然咯血 200ml，中午 T 37.4℃，左胸闷，最可能的情况是（ ）

A. 精神过度紧张

B. 肺内继发感染

C. 潜在结合病变播散

D. 血块阻塞气道

E. 心脏可能有问题

44. 男性，27 岁，反复发作自发性气胸，查胸片及胸 CT 示右肺多发肺大疱，最佳治疗方案（ ）

A. 胸膜腔穿刺

B. 胸腔闭式引流术

C. 胸腔镜下肺大疱切除

D. 肺叶切除术

E. 以上都不是

45. 关于纵隔肿瘤症状，下述哪项是错误的（ ）

A. 其症状的程度及发生时间与肿瘤的部位、生长速度相关

B. 大部分患者在体检时偶然发现

C. 每一类肿瘤都有相应的症状

D. 一部分患者有胸闷、胸痛症状

E. 一部分患者有压迫相应器官的症状

46. 关于胸腺瘤，哪项是错误的（ ）

A. 多位于前上纵隔

B. 分为上皮细胞型、淋巴细胞型、混合型

C. 潜在恶性

D. 约 15% 合并重症肌无力

E. 重症肌无力都合并有胸腺瘤

47. 患者，男性，18 岁。入学查体胸透，发现左侧胸腔第 6 胸椎旁有直径 6cm 圆形肿大影。最可能的诊断是（ ）

A. 畸胎瘤

B. 胸腺瘤

C. 中央型肺癌

D. 神经源性肿瘤

E. 淋巴源性肿瘤

48. 原发性肺脓肿多发生于右肺最主要原因是（ ）

A. 右支气管较粗

B. 右支气管较短

C. 右主支气管与气管夹角较大

D. 右主支气管周围淋巴结多

E. 右主支气管较长

49. 血源性肺脓肿好发部位最多见于（ ）

A. 右上叶后段

B. 左下叶背段

C. 右下叶背段

D. 下叶基底段

E. 两肺外周部

50. 关于吸入性肺脓肿，下列哪一项是不正确的（ ）

A. 多属厌氧菌为主的混合感染

B. 好发于右上叶后段和右或左下叶背段

C. 空洞内壁凹凸不平，为偏中心的

空洞

    D. 病后 10 天咳大量脓痰,且常有恶臭味

    E. 有效抗生素治疗,不应少于 8 周

51. 关于贲门失弛缓的临床特点哪一项是正确的( )

    A. 最早症状为反胃及呕吐

    B. 多起病青春期

    C. 男性多于女性

    D. 占食管良性疾病第二位

    E. 在早期阶段滞留食物刺激迷走神经引起胸痛

52. 全身肝素化后,检测 ACT 在多少秒以上方可开始体外循环( )

    A. 120s

    B. 240s

    C. 360s

    D. 480s

    E. 720s

53. 目前心内直视手术须常规建立体外循环,在体外循环时( )

    A. 血液非肝素化

    B. 维持着体循环和肺循环

    C. 血泵内为混合血

    D. 冠脉系统循环停止

    E. 双肺仍起血液氧和作用

54. 心脏手术后慢心率时,最有效的治疗措施( )

    A. 静脉持续予以肾上腺素

    B. 体外循环辅助

    C. 多巴胺静脉滴注

    D. 肌内注射阿托品

    E. 安置临时起搏器

55. 刺激支配心脏的迷走神经会引起( )

    A. 窦房结自律性增加

    B. 心率增加

    C. 心房肌收缩力增加

    D. 房室结传导时间延长

    E. 心室肌收缩力增加

56. 哪项是室间隔缺损的典型体征( )

    A. 心尖部舒张期杂音

    B. 肺动脉瓣区第二心音亢进

    C. 胸骨左缘 3、4 肋间 3~4 级全收缩期杂音

    D. 心前区隆起

    E. 肺动脉瓣区舒张期杂音

57. 关于心包填塞的症状,下列哪项是错误的( )

    A. 颈动脉怒张

    B. 心尖冲动弥散

    C. 心音遥远

    D. 奇脉

    E. X 线显示心脏各弓平直

58. 二尖瓣狭窄(隔膜型),首选( )

    A. 直视扩张术

    B. 经皮穿刺球囊导管二尖瓣交界扩张分离术

    C. 瓣膜置换术

    D. 直视二尖瓣成形术

    E. 心脏移植术

59. 在风心病二尖瓣狭窄的病理改变过程中首先引起压力升高的是( )

    A. 右心室

    B. 左心室

    C. 右心房

    D. 左心房

    E. 左右心室

60. 风湿性心脏病最常累及的瓣膜为( )

    A. 肺动脉瓣

    B. 二尖瓣

    C. 三尖瓣

    D. 主动脉瓣

    E. 三尖瓣和主动脉瓣

61. 风湿性心脏病二尖瓣狭窄，出现急性肺水肿的最可能的原因是（）

A. 肺泡与毛细血管之间组织增厚

B. 肺毛细血管压力超过正常血浆渗透压

C. 肺小动脉痉挛

D. 肺血管阻力增高

E. 右心衰竭

62. 目前临床上应用生物瓣膜的主要缺陷是（）

A. 组织相容性差

B. 需终生抗凝

C. 血栓栓塞率高

D. 易并发感染

E. 耐久性差，易发生退行性改变而需再次手术

63. 目前临床上应用的心脏机械瓣膜主要缺点是（）

A. 噪音大

B. 耐磨性差

C. 易变形

D. 组织相容性差

E. 需终生抗凝

64. 冠状动脉搭桥手术一般不应用哪个血管为桥血管（）

A. 大隐静脉

B. 小隐静脉

C. 桡动脉

D. 胃左动脉

E. 胸廓内动脉

65. 不负担左心室血液供应的冠状动脉分支血管是（）

A. 对角支

B. 后降支

C. 锐缘支

D. 前降支

66. 急性心肌梗死后心室重构过程中最容易出现梗死后膨出的部位是（）

A. 室间隔

B. 心尖部

C. 左心室侧壁

D. 心底部

67. 下列哪种情况不应首选冠状动脉搭桥术（）

A. 不稳定心绞痛，内科治疗效果不好

B. 左主干病变

C. 右冠状动脉50%狭窄的单支病变

D. 内科介入治疗后冠脉再狭窄

E. 三支病变

68. 最易造成血栓形成的瓣膜病是（）

A. 二尖瓣关闭不全

B. 三尖瓣狭窄

C. 主动脉瓣关闭不全

D. 主动脉瓣狭窄

E. 二尖瓣狭窄

69. 干性支气管扩张是指（）

A. 反复咯血，无咳嗽、咳痰，其发生部位引流不畅

B. 反复咯血，无咳嗽、咳痰，其发生部位引流良好

C. 反复痰中带血，但痰极少，其发生部位引流良好

D. 反复咳嗽，咳大量脓血痰，其发生部位多位于下叶

E. 反复咯血、干咳，其发生部位多位于右下基底段

70. 支气管扩张症的治疗主要是（）

A. 手术治疗

B. 气功锻炼

C. 保持呼吸道通畅和控制感染

D. 治疗鼻窦炎和上呼吸道感染

E. 预防应用气管炎菌苗

71. 下列哪项不是咯血常见的病因（　）
A. 肺癌
B. 支气管扩张
C. 肺炎
D. 肺结核

72. 肺癌患者伴胸痛，常提示我们（　）
A. 肿瘤较大
B. 病理类型特殊
C. 肿瘤侵及壁层胸膜
D. 肿瘤合并肺梗死

73. 食管失弛缓与食管下段癌的鉴别点：（　）
A. 狭窄上方扩张明显
B. 食管蠕动减弱或消失
C. 狭窄段黏膜完整，管壁柔软
D. 钡剂通过缓慢
E. 扩张食管内出现液平

74. 下列哪种疾病可引起反常呼吸（　）
A. 肋骨单处骨折
B. 肋骨双处骨折
C. 闭合性气胸
D. 开放性气胸
E. 张力性气胸

75. 肋骨骨折并发血胸时施行胸腔穿刺利血的点在（　）
A. 腋前线5~6肋间
B. 腋前线6~7肋间
C. 腋中线5~6肋间
D. 腋后线5~6肋间
E. 腋后线6~7肋间

76. 重症肌无力常与哪种病合并存在选项（　）
A. 小细胞肺癌
B. 甲状腺功能亢进
C. 多发性肌炎
D. 胸腺肥大或胸腺瘤

E. 系统性红斑狼疮

77. 关于纵隔肿瘤症状，下述哪项是错误的（　）
A. 其症状的程度及发生时间与肿瘤的部位，生长速度相关
B. 大部分患者在体检时偶然发现
C. 每一类肿瘤都有相应的症状
D. 一部分患者有胸闷，胸痛症状
E. 一部分患者有压迫相应器官的症状

78. 肺气肿的病变中，下列哪种是错误的（　）
A. 肺泡高度扩张
B. 肺泡间隔断裂
C. 肺泡间隔胶原纤维增生
D. 肺大疱形成
E. 肺小动脉内膜增厚

79. 自发性气胸最常见原因（　）
A. 肺大疱
B. 肺结核
C. 肺癌
D. 用力咳嗽，屏气，打喷嚏

80. 患者，男性，65岁，吸烟45年。咳嗽，近一月余偶有血痰，伴乏力、低热。体格检查发现：左胸饱满，语颤减弱，叩诊为浊音，左中下肺呼吸音消失。该患者肺部病变应考虑（　）
A. 左肺不张
B. 左胸腔积液
C. 左肺实变
D. 左肺大疱
E. 左侧气胸

【多选题】

1. 肺癌常见的临床症状（　）
A. 咳嗽
B. 咯血或痰中带血
C. 发热

D. 气促

E. 胸痛

F. 心悸

2. 肺手术需常规放置胸腔闭式引流，下面正确的是（　）

A. 引流胸腔内的积液、积气

B. 如果是全肺切除，可以调节胸腔内压力

C. 观察术后引流情况，如胸内积血术后第 1 小时引流＞300ml，其后每小时＞100ml，提示活动性出血，应积极二次手术止血。

D. 术后引流液颜色转淡清亮，每天引流＜100ml，即可拔除胸管。

3. 术后患者管理是很重要的一项工作，具体内容是（　）

A. 如无特殊情况，术后第一日晨可进食

B. 半卧位，膈肌下沉，改善呼吸

C. 低流量吸氧

D. 坐立有效的拍背咳痰

E. 雾化吸入治疗

F. 按摩双腿，早期下床，下肢弹力袜，预防下肢动脉血栓

G. 加强深呼吸、主动咳嗽、吹气球的呼吸锻炼

4. 近年来食管癌手术尤其是胸中上段食管癌手术已由左开胸过度到右胸两、三切口手术，那么右胸手术的优点是（　）

A. 食管表浅，暴露清楚，不易发生误损伤

B. 可以清扫左右喉返神经链淋巴结

C. 不破坏膈肌

D. 开腹腹部淋巴结清扫较左开胸容易、彻底

E. 杜绝了主动脉弓对手术的影响

5. 如何预防食管癌手术吻合口瘘的发生，下面正确的是（　）

A. 胃的长度要充分，避免吻合张力

B. 胃上提到颈部时应防止扭转

C. 保护好胃大小弯血管供，避免胃底部损伤

D. 颈部吻合完毕将吻合口固定在颈部，防止出现吻合口瘘后胸腔感染、脓胸

6. 提示食管癌预后不良的因素（　）

A. 食管癌位于食管上段、病变长度超过 5cm

B. 侵犯食管肌层及以远

C. 癌细胞分化程度差

D. 局部淋巴结转移及远处转移

7. 男性，40 岁，间歇性进食哽噎感 2 年，偶有胸骨后隐痛和饭后不适感，无腹痛，无消瘦；查体：神情查体合作，浅表淋巴结无肿大，心肺未闻及异常，腹平软，未及肝脾肿大，肠鸣音正常。该患者食管平滑肌瘤位于弓下 3cm，行食管肌层切开平滑肌瘤切除术，你认为对于该患者的做法正确的是（　）

A. 宜行右侧剖胸切开

B. 宜行左侧剖胸切开

C. 术前可不放胃管

D. 食管肌层要纵行切开

E. 摘除完毕后肌层及纵隔胸膜不缝合

F. 检查黏膜有无缺损，有破裂应缝合修补

G. 术中不必送冰冻切片

H. 食管肌层要横行切开

8. 下列哪些特点正确（　）

A. 肿瘤具有光滑完整包膜

B. 大多数肿瘤生长在黏膜下介于黏膜与肌层之间

C. 肿瘤生长在肌层与外膜之间

D. 肿瘤四周均为疏松结缔组织

E. 相当肿瘤部位黏膜不完整

F. 少数肿瘤连同部分黏膜为蒂样形成

息肉样

G. 肿瘤上方管腔不会扩大

H. 巨大肿瘤不论生长在壁间或食管腔内均会引起局部黏膜炎变

9. 该患者择期行了剖胸探查术,术中证实了食管平滑肌瘤,对食管平滑肌瘤下列述说正确的是( )

A. 食管平滑肌瘤起源于食管固有肌层

B. 以纵行肌为主

C. 肿瘤可发生食管任何部位

D. 肿瘤大多数为多发

E. 肿瘤除圆形、椭圆形,也有不规则形状

F. 肿瘤大小不一

G. 食管平滑肌瘤变为肉瘤的很多

H. 组织切片为分化良好的平滑肌细胞

10. 由于大部分胸壁肿瘤切除术后留有骨架的缺损,因此手术的一项重要任务要完成胸壁的重建其目的在于( )

A. 尽量保持胸廓的原形及美观

B. 封闭胸腔,保持胸廓完整性及维持胸内负压

C. 保护心肺纵隔等重要脏器

D. 减轻疼痛

11. 关于胸壁结核下列说法正确的是( )

A. 好发于青壮年

B. 往往继发于肺内、胸膜或纵隔结核,胸壁软组织内

C. 波动性疼痛,出现局部皮肤红肿,皮温升高

D. CT平扫为穿破肋间隙向胸壁突出的囊性病灶,内部为干酪性物质,密度较高,增强无增强或均匀环形增强

E. 邻近肋骨除伴有皮质断裂或虫蚀样破坏外,还多伴有膨胀性改变

12. 单纯肋骨骨折一般无须手法整复是因为( )

A. 病人活动较少

B. 移位不明显

C. 肋间肌的保护

D. 胸大肌的保护

E. 其余肋骨的支持

13. 以下情况不用或慎用机械通气( )

A. 急性呼吸衰竭,经鼻管或面罩给氧无效

B. 呼吸骤停或将停止

C. 肺大疱

D. 张力性气胸

E. 支气管异物取出之前

14. 有关"侵袭性"胸腺瘤,正确的是( )

A. 很少经血行和淋巴管转移

B. 易侵入肺内

C. 可沿胸膜蔓延或侵犯心包

D. 可伴发胸水

E. 局部侵袭性生长

15. 有关风湿性心脏二尖瓣狭窄的描述正确有( )

A. 心尖区可听到舒张中期隆隆样杂音和第一心音亢进

B. 二尖瓣瓣口面积缩小到 < $2.5mm^2$ 后

C. 在胸骨左缘第3、第4肋间常可听到二尖瓣开瓣音

D. 二尖瓣狭窄三联征是指心尖区隆隆样收缩期杂音,开瓣音,P2亢进

E. M型超声心动图可显示瓣叶活动受限,大瓣正常活动波形消失,代之出现城墙垛样的长方波。

16. 以下关于冠心病外科治疗描述不正确的是( )

A. 冠心病外科治疗的目的就是实现缺血心肌的血运重建,包括CABG、TMLR等手术方式

B. 冠心病"三支病变"是指冠状动脉

病变累及左主干前降支和后降支

C. 急性透壁性心梗发生 6 小时以上是急诊手术的禁忌证,必须在急性心梗 4 周以上方可手术治疗

D. 冠状动脉旁路移植术俗称为冠脉搭桥术,英文全称是 coronary artery bypass graft,缩写为 CABG

E. CABG 手术后症状缓解率高,远期效果好,因此患者在手术后几乎不用再长期服用药物

17. 以下能在 CABG 手术中作为旁路血管移植材料的有( )

A. 小隐静脉

B. 尺动脉

C. 桡动脉

D. 腹壁上浅动脉

E. 胃左动脉

18. 以下关于先天性心脏病描述正确的是( )

A. 非发绀性先天性心脏病是指先天性心血管畸形导致血流动力学出现"左向右分流"的改变,但是其临床经过中可能出现发绀

B. 艾森曼格综合征是所有"左向右分流"型先天性心脏病施行完全矫治手术的禁忌证

C. 对于患有动脉导管未闭的患者,只要没有出现艾森曼格综合征就可以针对动脉导管未闭行完全矫治手术

D. 继发孔房间隔缺损患者出现肺动脉高压时,即使出现了少量的"右向左分流"但仍可以考虑施行完全矫治手术

E. 室间隔缺损有自愈趋势,少部分患者可以暂时观察而不进行外科手术治疗

19. 以下关于二尖瓣狭窄(MS)描述最恰当的是( )

A. MS 最常见的病因是风湿性心脏病

B. 风湿性 MS 病理过程是风湿性炎症

对瓣膜结构毁损的进展过程

C. 不合并二尖瓣病变的单纯主动脉瓣疾病肯定不是风湿病引起的

D. MS 直接导致的血流动力学改变是肺循环淤血和心排血量的减少

20. 冠状动脉旁路移植术(简称"搭桥术")的手术适应证为:( )

A. 冠脉双支及双支以上的血管狭窄 >75%

B. 左主干狭窄

C. 左心室射血分数 >30%

D. 狭窄远端的冠脉血管通畅,供作吻合处管腔 >1.0～1.5mm

答案

【单选题】

1 - 5:C、C、C、C、A

6 - 10:C、B、B、E、B

11 - 15:A、F、C、C、C

16 - 20:C、A、E、C、E

21 - 25:C、B、E、D、D

26 - 30:E、C、B、C、B

31 - 35:D、C、C、B、E

36 - 40:D、D、A、D、D

41 - 45:C、D、D、C、C

46 - 50:C、D、C、C、C

51 - 55:E、D、D、E、D

56 - 60:C、B、B、D、B

61 - 65:B、D、D、D、D

66 - 70:B、C、E、E、C

71 - 75:B、C、C、D、D

76 - 80:D、C、C、A、B

【多选题】

1 - 5:ABCDE、ABC、ABCDEFG、ABCDE、ABCD

6 - 10:ABCD、BDF、ABDF、EFH、ABC

11 - 15:ABDE、BCDE、CDE、BCD、ACE

16 - 20:ABCE、ABCD、ABDE、ABCD、ABCD

附：基本操作技术

一、胸腔穿刺术

胸腔穿刺术是从胸腔内抽取积液或积气的操作。

（一）适应证与禁忌证

1. 适应证

（1）胸腔内大量积液或气胸者，排除积液或积气，以缓解压迫症状，避免胸膜增厚。

（2）胸腔积液性质未明者，抽取积液检查，协助病因诊断。

（3）脓胸抽脓灌洗治疗，或恶性胸腔积液需胸腔注入药物者。

2. 禁忌证　无绝对禁忌证，出血性疾病或有出血倾向的患者应谨慎施行。

（二）操作前准备及要点

1. 患者准备　向患者及家属解释穿刺目的、操作步骤以及术中注意事项，减轻患者的心理压力，以配合穿刺，胸腔穿刺术是一种有创性操作，术前应签署知情同意书。

2. 患者指导　操作前指导患者练习穿刺体位，并告知患者在操作过程中保持穿刺体位，避免随意活动，避免咳嗽或深呼吸，以免损伤胸膜或肺组织。必要时给予镇静药。

3. 操作要点

（1）用物准备：无菌胸腔穿刺包、无菌手套、皮肤消毒液、局麻药、靠背椅或靠背架。

（2）体位

1）坐位：适用于病情较轻或能下床活动的患者。患者面对椅背反坐在椅上，双前臂放于椅背上缘，腹部垫一薄枕，暴露穿刺部位。

2）床上坐位：适用于不能下床活动的患者。床上置一矮桌，桌上放一薄枕，患者双臂放在桌面枕上，将头伏于手臂上，暴露穿刺部位。

（3）穿刺部位

1）排气：患侧锁骨中线 2~3 肋间。

2）排液：一般常在患侧肩胛线 7~8 肋间或腋中线 5~6 肋间。

（4）方法

1）穿刺部位皮肤常规消毒，术者戴无菌手套，铺无菌治疗巾。穿刺部位局部麻醉。

2）术者左手绷紧皮肤，右手持穿刺针，沿穿刺点肋骨上缘缓慢刺入，直到阻力消失，连接注射器，抽吸。

3）抽吸完毕，拔除针头，覆盖纱布，嘱患者休息。

（三）注意事项

1. 患者体位要正确，穿刺点位置要准确。穿刺过程中应避免患者说话、咳嗽、深呼吸或变动体位。必要时可先给予可待因。

2. 掌握进针技术　应沿肋骨上缘垂直于胸廓球面进针，以免损伤肋间神经和血管。进针不要过快、过深。

3. 控制抽吸速度。穿刺抽气、抽液量不宜过多过快，抽液量首次一般不超过600ml，以后不超过1000ml，以免造成纵隔摆动、胸腔内压突然降低而危及生命。

4. 注意术中监测　观察患者有无头晕、心悸、出汗、面色苍白、脉细弱、四肢发冷等"胸膜反应"表现，如发现应立即停止操作，让患者平卧，监测生命体征，必要时可予肾上腺素0.5~1mg皮下注射等相应处理。

5. 穿刺后病情观察　胸腔穿刺抽液或抽气后，应连续临床观察，可能数小时内胸腔内液体或气体又会增多，必要时可重复穿刺。

（四）操作后护理

1. 患者静卧，24小时后方可洗澡，以免穿刺部位潮湿感染。

2. 记录穿刺的时间、抽液抽气量、胸液的颜色以及患者在术中状态。

3. 鼓励患者深呼吸，促进肺膨胀。

4. 监测患者穿刺后的反应，观察患者的脉搏和呼吸状况，注意血胸、气胸、肺水肿等并发症的发生。观察穿刺部位，如出现红、肿、热、痛，体温升高或液体溢出等及时通知医生予以处理。

二、胸腔闭式引流术

（一）适应证

1. 胸腔大量积液或积气，需排出积液或积气以缓解压迫症状。

2. 脓胸抽脓灌洗治疗或恶性胸腔积液，需胸腔内注入药物者。

（二）禁忌证

1. 心、肺功能严重不全，不能耐受手术者。

2. 因各种原因不能合作者。

3. 饥饿者。

（三）操作前准备

1. 护士

（1）向患者及家属解释胸腔引流的目的、操作步骤及术中、术后注意事项。胸腔闭式引流术是一种有创性操作，术前应确认患者或家属签署知情同意书。

（2）详细了解病史和体格检查，评估胸片，了解肝功能及出、凝血时间，血气分析，血小板等检查结果。

（3）着装整洁，洗手，戴口罩。

2. 患者　操作前练习穿刺体位，并告知患者在操作过程中保持穿刺体位，避免随意活动，避免咳嗽或深呼吸，以免损伤胸膜或肺组织。必要时给予镇咳药。

3. 物品准备　胸穿包1个；酒精、碘酒1套；带针胸管（气胸）或可分裂中心静脉导管（胸腔积液）1条；水封瓶或负压瓶（胸腔积液）1个等。

4. 环境准备　空气消毒机消毒手术间，通风，妥善摆放物品、方便操作。

（四）操作中配合

1. 协助患者摆体位，操作中传递物品。抽气或抽液时，协助患者反坐于靠背椅上，双手平放椅背上；或取坐位，可用床旁桌支托；亦可仰卧于床上，举起上臂；完全暴露胸部或背部。如患者不能坐直，还可采用侧卧位，床头抬高30°。抽气时，协助患者取半卧位。

2. 病情观察　穿刺过程中应密切观察患者的脉搏、面色等变化，以判定患者对穿刺的耐受性。注意询问患者有无异常的感觉，如患者有任何不适，应减慢或立即停止操作。操作过程中，若患者突觉头晕、心悸、冷汗、面色苍白、脉细、四肢发凉，提示患者可能出现"胸膜反应"，应立即停止操作，使患者平卧，吸氧，密切观察血压，防止休克。

（五）操作后护理

1. 记录穿刺引流的时间、引流液或气体的量、胸液的颜色以及患者在术中的情况。开护嘱单、安排更换引流瓶及伤口敷料的时间等。

2. 观察患者的一般情况，如脉搏、呼吸等，注意血胸、肺水肿等并发症的发生。

3. 观察穿刺部位，如出现红、肿、热、痛，体温升高或液体渗出等及时通知医生。

4. 观察引流情况，引流管有无堵塞或脱出，保持引流通畅。

5. 做好健康教育，鼓励患者在床上活动或带瓶下床活动，多做深呼吸，促进肺膨胀。注意保持引流瓶低于腰部以下。

三、心包穿刺技术

1. 目的　穿刺心包放液，解除心脏压塞。对心包液进行常规、生化、细菌及细胞学检查，以明确病因。心包内注入药物用于治疗。

2. 用物准备

（1）物品准备：基础治疗盘1套，心包穿刺包1个（内含心包穿刺导管、穿刺针、导丝、止血钳2把、纱布数块、孔巾1块、弯盘1个），2ml、10ml、50ml注射器各1支，无菌治疗碗1个，量杯1个，无菌手套2副，试管数支，心电监护仪及心肺复苏器械。

（2）药品准备：需备心肺复苏药物、阿托品、多巴胺、局部麻醉药、2%利多卡因。

3. 操作方法及配合

（1）查对床号、姓名，向患者解释操作目的及注意事项，以取得合作。

（2）心电监护。

（3）建立静脉通路，静脉输入生理盐水500ml。

（4）取半卧位或坐位。

（5）协助术者确定穿刺部位后，常规消毒局部皮肤，铺孔巾，局部麻醉。

（6）穿刺成功后，通过导丝将心包穿刺导管插入心包腔内，即可抽液。记录抽液总量，将抽出的液体按需要分别盛于试管内送检。

（7）留置导管，局部以无菌纱布覆盖，用胶布固定。

4. 注意事项

（1）严格无菌操作。

（2）术中严密心电图、血压监护。

（3）抽液速度宜缓慢，防止空气进入心包内。

（4）首次抽液量以100ml左右为妥，以后每次抽液300~500ml，以免抽液过多引起心脏急性扩张。

（5）若抽出液体为血性积液，应先抽出3~5ml，如放置5~10分钟不凝固，再行抽液。

（6）术中若患者感到不适，如心跳加快、出冷汗、头晕、气短等，应立即停止操作，做好急救准备。

（7）术后静卧4小时，测脉搏、血压，每30分钟测量1次，共4次，以后24小时内，每2~4小时测量1次。

（8）观察穿刺部位有无渗血，保护伤口，防止感染。

（9）冲洗导管1次/天，以防导管堵塞。

第五章　神经外科

第一节　颅脑损伤

一、颅骨凹陷骨折

【诊断标准】(《临床诊疗指南——神经外科学分册》, 2012 年)

1. 临床表现

(1) 头皮血肿: 在受力点有头皮血肿或挫伤。

(2) 局部下陷: 急性期可检查出局部骨质下陷。

(3) 神经功能障碍: 当骨折片下陷较深时, 可刺破硬脑膜, 损伤及压迫脑组织而出现偏瘫、失语和(或)局灶性癫痫。

2. 实验室检查

(1) 血常规化验: 了解机体对创伤的反应状况, 有无继发感染。

(2) 血红蛋白下降表明出血严重。

3. 影像学检查

(1) X 线平片: 骨折部位切线位, 可显示出骨折片陷入颅内深度。

(2) CT 扫描: 不仅可了解骨折情况, 且可了解有无合并脑损伤。

二、急性硬膜外血肿

【诊断标准】(《临床疾病诊疗常规》, 2014)

1. 加速损伤所致外伤比例较多。

2. 典型症状为昏迷 – 清醒 – 再昏迷病史, 即"中间清醒期"。

3. 原发伤重者颅内压增高症状进展明显。

4. 颅脑 CT 扫描表现为骨板下硬膜外"双凸镜形"或"梭形"密度增高区。

三、急性硬膜下血肿

【诊断标准】(《临床诊疗指南——神经外科学分册》, 2012 年)

1. 临床症状较重, 并迅速恶化, 尤其是特急性血肿, 伤后仅 1~2 小时即可出现双侧瞳孔散大、病理性呼吸的濒死状态。

2. 意识障碍　意识障碍的变化中有中间清醒或好转期者少见, 多数为原发性昏迷与继发性昏迷相重叠, 或昏迷的程度逐渐加深。

3. 颅内压增高的症状出现较早，其间呕吐和躁动比较多见，生命体征变化明显。

4. 脑疝症状出现较快，尤其是特急性硬脑膜下血肿，一侧瞳孔散大后不久，对侧瞳孔亦散大，并出现去脑强直、病理性呼吸等症状。

5. 局灶症状较多见，偏瘫、失语可来自脑挫裂伤和（或）血肿压迫。

6. 实验室检查　同脑挫裂伤。

（1）血常规：了解应激状况。

（2）血气分析：在迟缓状态可有血氧低、高二氧化碳血症存在。

（3）脑脊液检查：脑脊液中有红细胞或血性脑脊液。

7. 影像学检查

（1）头颅 X 线平片：半数病例伴有颅骨骨折。

（2）头颅 CT 扫描：在脑表面呈新月形或半月形高密度区，有助于诊断。

【病例解析】

病例 1：左额部颅骨凹陷性骨折

一、病史资料

患儿，女，6 岁，头部外伤后头痛 3 小时，步行时被自行车撞倒，伤后无昏迷，诉头痛、头晕，无呕吐；患儿自发病以来少量饮水，无肢体抽搐，大小便正常，体重无明显变化。既往体健，否认药物过敏史。

二、体格检查

T：36.5℃，P：96 次/分，R：18 次/分，BP：110/73mmHg。查体：神志清楚，自动睁眼，应答切题，遵嘱活动，GCS：15 分，双侧瞳孔左：右 =3：3mm，对光反应存在，头左额部可触及头皮血肿及颅骨凹陷，双侧肢体巴氏征（-）。

三、辅助检查

头颅 CT：左额部颅骨骨折（图 5-1）。

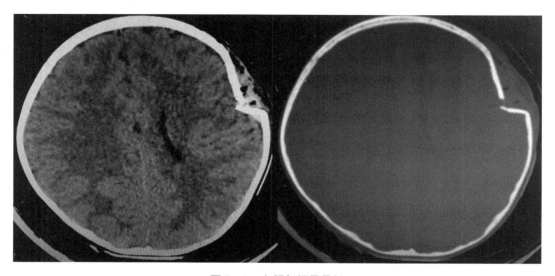

图 5-1　左额部颅骨骨折

四、初步诊断

颅骨凹陷性骨折。

五、鉴别诊断

1. 硬膜外血肿　患者多有暴力外伤史，有"昏迷－清醒－再昏迷"病史，头颅 CT 表现颅骨内板下双凸镜形或梭形高密度影。

2. 头皮血肿　皮下血肿一般体积小，有时因血肿周围组织肿胀隆起，中央反而凹陷，易误认为凹陷性颅骨骨折，需用颅骨 X 线摄片做鉴别。

六、诊疗过程

患者入院后完善相关检查，行颅骨凹陷复位固定术，术后给予抗生素抗炎、抗癫痫、抑酸、维持水电解质平衡等治疗，约 1 周后患者伤口愈合良好出院。

七、出院诊断

颅骨凹陷性骨折。

八、病例分析及诊断思路

凹陷性骨折诊断要点：儿童头部外伤有可能出现颅骨凹陷骨折，轻者局部凹陷，严重者可出现局部脑挫裂伤、颅内血肿，儿童的颅骨凹陷性骨折与成人不一样，因为儿童处于生长发育期，颅骨随着发育而出现头围逐步增大，颅骨变厚改变，凹陷性骨折如果不及时处理就会逐步出现骨折周围颅骨生长加重局部错位而发生继发性骨折的情况。在成人，颅骨凹陷性骨折只要凹陷超过 1cm 或位置极为重要，或是有明显症状，均需要立即手术。在儿童，颅骨凹陷性骨折均应尽早处理，尤其是处于功能区附近的颅骨骨折，此外凹陷呈现锐角情况尤其要重视。

九、治疗经验

该患者为女性患儿，以"车祸后头痛 3 小时"入院，伤后意识清楚，查体：神志清楚，自动睁眼，应答切题，遵嘱活动，GCS：15 分，双侧瞳孔左：右 = 3：3mm，对光反应存在，头左额部可触及头皮血肿及颅骨凹陷，双侧肢体巴氏征（－）。头 CT 颅骨凹陷性骨折，行颅骨凹陷复位固定术，术后给予抗生素抗炎、抗癫痫、抑酸、维持水电解质平衡等治疗，约 1 周后患者伤口愈合良好出院。

病例 2：左顶部颅骨凹陷性骨折

一、病史资料

患儿，男，1 岁，外伤后头部凹陷 1 周，患儿自行摔伤头部，伤后无昏迷，精神状态可，进食可，无呕吐；患儿自发病以来少量饮水哺乳，无肢体抽搐，大小便正常，体重无明显变化。既往体健，否认药物过敏史。

二、体格检查

T：36.5℃，P：101 次/分，R：18 次/分，BP：110/73mmHg。查体：神志清楚，自动睁眼，可发音，四肢可动，双侧瞳孔左：右 = 3：3mm，对光反应存在，头左顶部可触及颅骨凹陷，双侧肢体巴氏征（－）。

三、辅助检查

头颅 CT：左顶部颅骨骨折（图 5 - 2）。

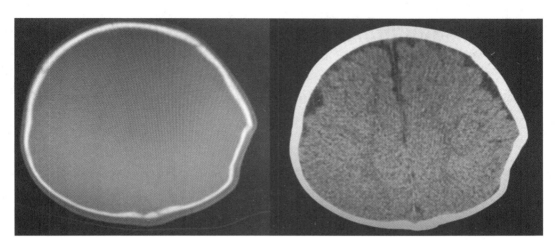

图 5 - 2　头颅 CT：左顶部颅骨骨折

四、初步诊断

颅骨凹陷性骨折。

五、鉴别诊断

1. 硬膜外血肿　患者多有暴力外伤史，有昏迷 - 清醒 - 再昏迷病史，头颅 CT 表现颅骨内板下双凸镜形或梭形高密度影；

2. 头皮血肿　皮下血肿一般体积小，有时因血肿周围组织肿胀隆起，中央反而凹陷，易误认为凹陷性颅骨骨折，需用颅骨 X 线摄片做鉴别。

六、诊疗过程

患者入院后完善相关检查，行颅骨凹陷复位固定术，术后给予抗生素抗炎、抗癫痫、抑酸、维持水电解质平衡等治疗，约 1 周后患者伤口愈合良好出院。

七、出院诊断

颅骨凹陷性骨折。

八、病例分析及诊断思路

凹陷性骨折诊断要点：儿童头部外伤有可能出现颅骨凹陷骨折，轻者局部凹陷，严重者可出现局部脑挫裂伤、颅内血肿，儿童的颅骨凹陷性骨折与成人不一样，因为儿童处于生长发育期，颅骨随着发育而出现头围逐步增大，颅骨变厚改变，凹陷性骨折如果不及时处理就会逐步出现骨折周围颅骨生长加重局部错位而发生继发性骨折的情况。

该患者为男性患儿，以"外伤后头部凹陷 1 周"入院，伤后意识清楚，查体：神志清楚，自动睁眼，可发音，四肢可动，双侧瞳孔左：右 = 3:3mm，对光反应存在，头左顶部可触及颅骨凹陷，双侧肢体巴氏征（－）。头 CT 颅骨凹陷性骨折，行颅骨凹陷复位固定术。

九、治疗经验

在成人，颅骨凹陷性骨折只要凹陷超过 1cm 或位置极为重要，或是有明显症状，均需要立即手术。在儿童，颅骨凹陷性骨折均应尽早处理，尤其是处于功能区附近的颅骨骨折，此外凹陷呈现锐角情况尤其要重视。患者应该行颅骨凹陷复位固定术。术后给予抗生素抗炎、抗癫痫、抑酸、维持水电解质平衡等治疗，约 1 周后患儿伤口愈合良好出院。

病例 3：急性左顶部硬膜外血肿

一、病史资料

患者，男性，25 岁，被高处落下的硬板砸伤左顶部 1 小时，当时晕倒在地，神志不清，即被他人送入我院急诊科，到急诊科时病人清醒，诉头痛，右侧肢体稍麻木，伴恶心，呕吐，呕吐物为胃内容物，未经治疗，病人自发病以来精神状态差，未进食，无肢体抽搐，小便失禁，大便未排，体重无明显变化。既往体健，否认过敏史。

二、体格检查

神志清楚，GCS 15 分，双侧瞳孔正常，右顶部可见头皮肿胀，无裂口，左侧肢体肌力 4 级，右侧病理征阳性，余无特殊。故行 CT 检查，在行 CT 检查过程中，发现病人意识障碍逐渐加重，后呼之不应（CT 结果如图 5 - 3），返急诊科查体发现左侧瞳孔直径约 4mm，光反应消失，右侧正常，左侧肢体偏瘫。

三、辅助检查

头颅 CT：左侧顶部硬膜外血肿，左侧顶骨骨折。

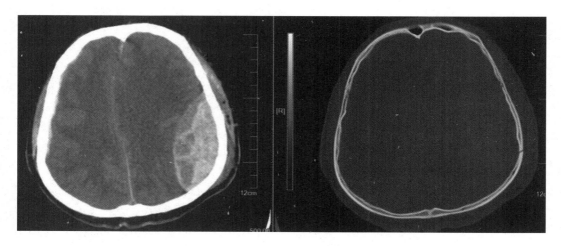

图 5 - 3　头颅 CT：左侧顶部硬膜外血肿，左侧顶骨骨折

四、初步诊断

1. 急性左顶部硬膜外血肿。
2. 左侧顶骨骨折。

五、鉴别诊断

1. 硬膜下血肿　患者多有暴力外伤史，持续进行性意识障碍加重，CT 表现形状大多呈新月状，可超过颅缝，甚至可占据整个大脑半球的硬脑膜下腔。

2. 硬膜外积脓　多有手术史或外伤史，伴发热，CT 增强扫描在颅骨与脑之间有时可见有时可见一增强带，代表被感染增厚的硬膜。

六、诊疗过程

患者入院后完善相关检查，急诊全麻下行"硬膜外血肿清除术"，术后患者无明显发热，无明显神经功能障碍，术后 1 周出院。

七、出院诊断

1. 急性左顶部硬膜外血肿。

2. 左侧顶骨骨折。

八、病例分析及诊断思路

硬膜外血肿诊断要点：患者有暴力外伤史，典型症状为昏迷 – 清醒 – 再昏迷病史，头颅 CT 为首选的检查方法。最好发部位为颞顶区，其次为额顶矢状窦旁，可单侧或双侧；因硬膜与颅骨粘连紧密，故血肿的范围局限，在颅骨内板下方呈"双凸透镜"形或"梭形"边缘清楚的高密度影，少数血肿可呈半月形或新月形，边界清晰锐利，CT 值在 40 ~ 100HU；血肿有占位效应，表现为脑质移位，病变侧脑室受压、变形和移位，中线结构移位；可跨越脑膜反折处如大脑镰和天幕，但一般不会跨越硬脑膜附着点如颅缝；MR 检查硬膜外血肿的形态边缘和 CT 相仿，血肿的信号强度改变与血肿的期龄有关，血肿急性期 T_1WI 呈等信号，血肿内缘可见低信号的硬膜，T_2WI 呈低信号，亚急性期和慢性期 T_2WI 呈高信号。

九、治疗经验

该患者为青年男性，以"头部外伤 1 小时"入院，有伤后昏迷 – 清醒 – 再昏迷病史，头 CT 左侧顶部硬膜外血肿，左侧顶骨骨折，查体：昏迷，左侧瞳孔散大，左侧直、间接光反应消失，CT 示血肿占位效应明显，提示脑疝形成，病情危急，需急诊行硬膜外血肿清除术，挽救患者生命。

病例 4：急性右额顶部硬膜外血肿

一、病史资料

患者，男性，28 岁，被电动车撞倒，右顶部着地，意识不清约 20 分钟，醒后诉头痛，伴恶心、呕吐，被路人发现呼"120"送入我院急诊科。未经治疗，病人自发病以来精神状态差，未进食，无肢体抽搐，小便失禁，大便未排，体重无明显变化。既往体健，否认过敏史。

二、体格检查

神志清楚，精神差，自动睁眼，应答切题，遵嘱活动，GCS 15 分，双侧瞳孔直径约 3mm，直间接光反应存在，头部无裂伤及颅骨凹陷，双侧肢体肌力正常，病理征阴性。

三、辅助检查

头颅 CT：急性右额顶部硬膜外血肿，右顶骨骨折（图 5 - 4）。

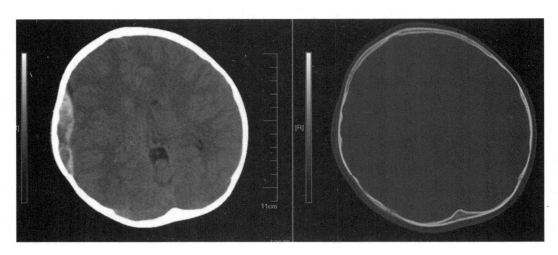

图 5 - 4　头颅 CT：急性右额顶部硬膜外血肿，右顶骨骨折

四、初步诊断

1. 急性右额顶部硬膜外血肿。
2. 右顶骨骨折。

五、鉴别诊断

1. 硬膜下血肿　CT 表现形状大多呈新月状，可超过颅缝，甚至可占据整个大脑半球的硬脑膜下腔；

2. 硬膜外积脓　CT 增强扫描在颅骨与脑之间有时可见有时可见一增强带，代表被感染增厚的硬膜。

六、诊疗过程

患者入院后完善相关检查，密切观察患者神志、瞳孔及生命体征变化，营养神经及对症治疗，做好开颅清除准备，向患者家属交代血肿增大及迟发型脑内血肿可能。经保守治疗患者硬膜外血肿基本稳定，无明显神经功能障碍，住院 10 天后出院。

七、出院诊断

1. 急性右额顶部硬膜外血肿。
2. 右顶骨骨折。

八、病例分析及诊断思路

硬膜外血肿诊断要点：患者有暴力外伤史，典型症状为昏迷 - 清醒 - 再昏迷病史，头颅 CT 为首选的检查方法。最好发部位为颞顶区，其次为额顶矢状窦旁，可单侧或双侧；因硬膜与颅骨粘连紧密，故血肿的范围局限，在颅骨内板下方呈"双凸透镜"形或"梭形"边缘清楚的高密度影，少数血肿可呈半月形或新月形，边界清晰锐利，CT 值在

40～100HU；血肿有占位效应，表现为脑质移位，病变侧脑室受压、变形和移位，中线结构移位；可跨越脑膜反折处如大脑镰和天幕，但一般不会跨越硬脑膜附着点如颅缝；MR检查硬膜外血肿的形态边缘和CT相仿，血肿的信号强度改变与血肿的期龄有关，血肿急性期 T_1WI 呈等信号，血肿内缘可见低信号的硬膜，T_2WI 呈低信号，亚急性期和慢性期 T_2WI 呈高信号。

九、治疗经验

该患者为青年男性，以"头部外伤20分钟"入院，有伤后昏迷－清醒病史，头CT右侧额顶部硬膜外血肿，右侧顶骨骨折，查体：神志清楚，双侧瞳孔等大等圆，直、间接光反应灵敏，CT示血肿占位效应较轻，病情较轻，密切观察患者神志、瞳孔等变化，向患者家属交代血肿增大可能，做好术前准备，禁用甘露醇以防血肿增大。

病例5：急性右侧额颞顶部硬膜下血肿

一、病史资料

患者，男性，23岁，驾驶摩托车撞至公路护栏，摔伤左枕部，随即昏迷不醒，伴呕吐，被路人发现呼"120"送入我院急诊科。未经治疗，病人自发病以来精神状态差，未进食，无肢体抽搐，小便失禁，大便未排，体重无明显变化。既往体健，否认过敏史。

二、体格检查

神志昏迷，GCS5分，右侧瞳孔直径约5mm，光反应消失，左侧正常，左枕部可见头皮肿胀，无裂口，无颅骨凹陷，双侧肢体肌力低，病理征未引出。

三、辅助检查

头颅CT：急性右侧额颞顶部硬膜下血肿，脑疝（图5－5）。

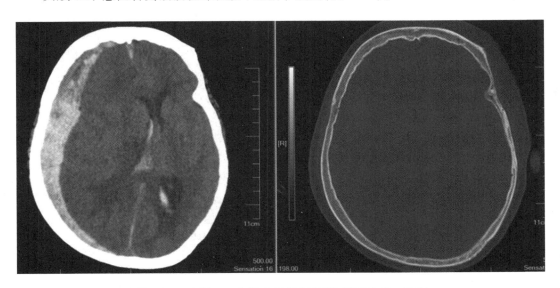

图5－5　头颅CT：急性右侧额颞顶部硬膜下血肿，脑疝

四、初步诊断

1. 急性右侧额颞顶部硬膜下血肿。

2. 脑疝。

五、鉴别诊断

1. 硬膜外血肿　患者多有暴力外伤史，有"昏迷－清醒－再昏迷"病史，头颅 CT 表现颅骨内板下双凸镜形或梭形高密度影。

2. 硬膜外积脓　CT 增强扫描在颅骨与脑之间有时可见有时可见一增强带，代表被感染增厚的硬膜。

六、诊疗过程

患者入院后完善相关检查，急诊全麻下行"硬膜下血肿清除＋去骨瓣减压术"，术后行气管切开术，予脱水防治脑水肿、抑酸、抗炎、化痰、预防癫痫等治疗，患者逐渐恢复意识，1 个月后病情基本稳定，拔除气切套管出院。

七、出院诊断

1. 急性右侧额颞顶部硬膜下血肿。

2. 脑疝。

八、病例分析及诊断思路

硬膜下血肿诊断要点：急性硬膜下血肿一般为加速或减速性暴力引起皮质与静脉窦之间的桥静脉撕断或是脑挫裂伤皮质血管破裂引起出血，多发生在着力点的对冲部位。临床上以枕部减速伤所致对冲性急性硬膜下血肿最为多见。临床表现：①意识障碍：因为脑挫裂伤重，原发性昏迷一般比较深，以后又因血肿出现，在原发性昏迷基础上又加上继发性昏迷。所以，意识障碍比较重，昏迷程度呈进行性加重。但单纯性硬脑膜下血肿或亚急性硬脑膜下血肿则多有中间清醒期；②颅内压增高症状：急性硬脑膜下血肿多为复合性损伤，颅内压增高症状比较明显。由于病人处于昏迷之中，所以喷射性呕吐和躁动比较多见。生命体征变化明显，多有"两慢一高"的表现；③神经损害体征：脑挫裂伤和血肿压迫均可造成中枢性面瘫和偏瘫，有的发生局灶性癫痫等。神经损害体征也呈进行性加重。但由于血肿弥散，以及不同程度的脑挫裂伤或双侧血肿的存在，病人亦可表现为无定位体征或双侧体征；④脑疝症状出现较快：急性硬脑膜下血肿，尤其是特急性血肿，病情常急剧恶化，伤后很快出现双侧瞳孔散大，在 1～2 小时即出现去大脑强直或病理性呼吸，病人处于濒危状态。CT 表现为范围广，可跨越颅缝线，甚至覆盖整个大脑半球的新月形影，急性：新月形高密度影，亚急性：新月形或过渡型，高或等密度，慢性：高低混合密度，也可呈等密度或低密度；MRI 表现：急性期：T_1 等信号，T_2 低信号，亚急性期：T_1 和 T_2 高信号，慢性期：T_1 低信号，T_2 高信号。

九、治疗经验

该患者为青年男性，以"头部外伤后意识不清"入院，伤后持续昏迷，瞳孔散大，查体：神志昏迷，GCS5 分，右侧瞳孔直径约 5mm，光反应消失，左侧正常，左枕部可见头皮肿胀，无裂口，无颅骨凹陷，双侧肢体肌力低，病理征未引出。头 CT 急性右侧额颞顶部硬膜下血肿，脑疝，病情凶险，应急诊行"颅内血肿清除＋去骨瓣减压术"，术后给予甘露醇防治脑水肿，患者预计昏迷时间较长，早期行气管切开术，勤翻身拍背，及时吸痰，穿弹力袜，预防治疗褥疮，预防应激性溃疡、肺炎、颅内感染、泌尿系感染、下肢静脉血栓形成等并发症。

病例6：急性右侧额颞顶部硬膜下血肿

一、病史资料

患者，男性，45岁。在工地由高处坠落1小时，呕吐2次，于11时急诊就医。伤后立即昏迷。既往身体健康。病人自发病以来精神状态差，未进食，无肢体抽搐，小便失禁，大便未排，体重无明显变化。既往否认过敏史。

二、体格检查

T：37.6℃，P：82次/分，R：19次/分，BP：150/98mmHg。GCS：6分。双侧瞳孔左：右＝2.5：5.0，右侧直接、间接对光反射消失。右颞顶部头皮肿胀，左侧Babinski征（＋）。

三、辅助检查

头颅CT：急性右侧额颞顶部硬膜下血肿，脑疝（图5-6）。

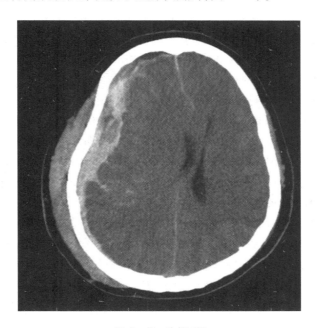

图5-6　头颅CT

四、初步诊断

1. 急性右侧额颞顶部硬膜下血肿。
2. 脑疝。

五、鉴别诊断

1. 硬膜外血肿　患者多有暴力外伤史，有昏迷 - 清醒 - 再昏迷病史，头颅 CT 表现颅骨内板下双凸镜形或梭形高密度影。

2. 硬膜外积脓　CT 增强扫描在颅骨与脑之间有时可见有时可见一增强带，代表被感染增厚的硬膜。

六、诊疗过程

患者入院后完善相关检查，急诊全麻下行"硬膜下血肿清除 + 去骨瓣减压术"，术后行气管切开术，予脱水防治脑水肿、抑酸、抗炎、化痰、预防癫痫等治疗，患者逐渐恢复意识，3 ~ 4 周后病情基本稳定，拔除气切套管出院。

七、出院诊断

1. 急性右侧额颞顶部硬膜下血肿。
2. 脑疝。

八、病例分析及诊断思路

硬膜下血肿诊断要点：急性硬膜下血肿一般为加速或减速性暴力引起皮质与静脉窦之间的桥静脉撕断或是脑挫裂伤皮质血管破裂引起出血，多发生在着力点的对冲部位。临床上以枕部减速伤所致对冲性急性硬膜下血肿最为多见。临床表现：①意识障碍：因为脑挫裂伤重，原发性昏迷一般比较深，以后又因血肿出现，在原发性昏迷基础上又加上继发性昏迷。所以，意识障碍比较重，昏迷程度呈进行性加重。但单纯性硬脑膜下血肿或亚急性硬脑膜下血肿则多有中间清醒期；②颅内压增高症状：急性硬脑膜下血肿多为复合性损伤，颅内压增高症状比较明显。由于病人处于昏迷之中，所以喷射性呕吐和躁动比较多见。生命体征变化明显，多有"两慢一高"的表现；③神经损害体征：脑挫裂伤和血肿压迫均可造成中枢性面瘫和偏瘫，有的发生局灶性癫痫等。神经损害体征也呈进行性加重。但由于血肿弥散，以及不同程度的脑挫裂伤或双侧血肿的存在，病人亦可表现为无定位体征或双侧体征；④脑疝症状出现较快：急性硬脑膜下血肿，尤其是特急性血肿，病情常急剧恶化，伤后很快出现双侧瞳孔散大，在 1 ~ 2 小时即出现去大脑强直或病理性呼吸，病人处于濒危状态。CT 表现为范围广，可跨越颅缝线，甚至覆盖整个大脑半球的新月形影，急性：新月形高密度影，亚急性：新月形或过渡型，高或等密度，慢性：高低混合密度，也可呈等密度或低密度；MRI 表现：急性期：T_1 等信号，T_2 低信号，亚急性期：T_1 和 T_2 高信号，慢性期：T_1 低信号，T_2 高信号。

九、治疗经验

该患者为青年男性，以"高处坠落后意识不清"入院，伤后持续昏迷，瞳孔散大，查体：神志昏迷，GCS6 分，右侧瞳孔直径约 5mm，光反应消失，左侧正常，右颞顶部可见头皮肿胀，无颅骨凹陷，左侧 Babinski 征(+)。头 CT 急性右侧额颞顶部硬膜下血肿，脑疝，病情凶险，应急诊行"颅内血肿清除 + 去骨瓣减压术"，术后给予甘露醇防治脑水肿，患者预计昏迷时间较长，早期行气管切开术，勤翻身拍背，及时吸痰，穿弹力袜，预防治疗褥疮、癫痫、应激性溃疡、肺炎、颅内感染、泌尿系感染、下肢静脉血栓形成等并发症。

第二节　脑血管病

一、脑动脉瘤

【诊断标准】（《临床疾病诊断依据治愈好转标准》，2002）

1. 诊断标准

（1）有一次或多次蛛网膜下隙出血史、慢性头痛史。后交通动脉瘤可有动眼神经麻痹症状，表现为病侧眼睑下垂、瞳孔扩大。

（2）动脉瘤破裂时患者头痛剧烈，可转入昏迷，可因颅内血肿引起急性脑受压。

（3）脑血管造影可发现单一或多发囊状或梭形动脉瘤影像。

（4）X 线平片偶见动脉瘤钙化影。CT、MRI 扫描检查只能显示较大动脉瘤。MRA 扫描多可显示动脉瘤，并提示载瘤动脉。

（5）眼眶部位有时听到血流杂音。

2. 颅内动脉瘤的分级

（1）颅内动脉瘤的分级：颅内 AN 的分级对于选择治疗方式、估计预后、统一疗效评价均有重大意义。Botterell 首先将破裂 AN 分为五级如下：

Ⅰ级：出血少，意识清，无神经功能障碍。

Ⅱ级：出血少，意识清，轻度神经功能障碍，如动眼神经麻痹、颈项强直等。

Ⅲ级：出血中等，嗜睡或意识模糊，颈项强直，有或无神经功能障碍。

Ⅳ级：①出血中等或量多，有明显神经功能障碍，并呈进行性加重；②老年患者，出血量少，神经功能障碍较轻，但有严重的心血管疾病。

Ⅴ级：垂危病例，有中枢神经衰竭或去大脑强直表现。

（2）Hunt 和 Hess 于 1968 年在 Botterell 分级的基础上做了一些改进，使之能适用于所有的 AN。分级的标准如下：

0 级：未破裂动脉瘤，有或无神经系统症状与体征。

Ⅰ级：无意识障碍，轻微头痛，颈强硬，无神经功能障碍。

Ⅱ级：无意识障碍，中度头痛，颈强硬，轻偏瘫及脑神经障碍，如动眼神经麻痹。

Ⅲ级：轻度意识障碍，颈强硬、神经功能障碍同Ⅱ级。

Ⅳ级：中度意识障碍，偏瘫，去大脑强直及自主神经功能障碍。

Ⅴ级：深昏迷，去大脑强直，濒死状态。

（3）Yasargil 采用上述分级标准对他所手术的 1012 例进行分析，发现这一分级标准在预测手术的死亡率时有相当可靠性，但在测定术后的病残率存在着相当缺点。患者术前就有神经功能障碍的术后病残率要比术前没有神经功能障碍的要高得多。因此，他提出 0、Ⅰ、Ⅱ、Ⅲ级病例均应分为两个亚级，即亚级 a 为没有神经功能障碍组及亚级 b 为有神经功能障碍组。于是分级的标准修改如下：

0a 级：未破裂 AN，无神经功能障碍。

0b 级：未破裂 AN，有神经功能障碍。

Ⅰa 级：SAH，清醒，无神经功能障碍。

Ⅰb 级：SAH，清醒，无脑膜刺激征，但有长期存在的神经功能障碍，例如偏瘫、失语、视野缺损等。

Ⅱa 级：SAH，清醒，有脑膜刺激征，无神经功能障碍。

Ⅱb 级：同上，但有明显的神经功能障碍。

Ⅲa 级：SAH，有轻度意识障碍，失定向力，但无神经功能障碍。

Ⅲb 级：同上，但有神经功能障碍。

Ⅳ级：浅昏迷，对痛刺激有反应，瞳孔对光反应存在，四肢呈强直性姿势，有或无单侧性体征。因Ⅳ级以上对预后的估计已无多大意义，故不再分亚级。

Ⅴ级：深昏迷，瞳孔反应消失，伸性姿势，对痛刺激无反应，生命体征呈衰退表现。

二、脑血管畸形

【诊断标准】(《外科疾病诊断标准》，2001)

（一）脑动静脉畸形

1. 常有脑内或蛛网膜下隙出血史，或有血肿和颅内压增高表现，或有癫痫发作。

2. 头部听诊有时听到血流杂音。

3. 因病变部位不同，出现相应部位的脑局灶症状。

4. 脑血管造影可显示病变，包括异常增粗的血动脉、引流静脉。有时可显示合并的动脉瘤。

5. CT 及 MRI、MRA 扫描可协助诊断。

（二）脑动静脉畸形的分类

1. 根据脑 AVM 的部位

（1）Rodesch 等将其分类

1）皮质 AVM：位于脑表面，进入脑沟而侵入周围脑组织称脑沟 AVM 或皮层本身（脑回 AVM），仅由皮质动脉供血，引流入皮层静脉。

2）皮质 - 皮质下 AVM：由皮质动脉供血。侵及皮质下白质，向脑深或浅部静脉引流。

3）皮质 - 脑室 AVM：由皮质穿支动脉供血，引流入浅或深部静脉。

4）皮质 - 胼胝体 AVM：除穿支动脉供血外，类似皮质 - 脑室 AVM，占据脑表面和胼胝体的一部分。

5）深部 AVM：仅由穿支动脉供血并仅引流入深部静脉。

6）脉络膜丛 AVM：仅由脉络膜和室管膜下动脉供血，引流入同名静脉。

（2）Stein 等的分类法

1）表浅型（软膜、皮质）主要累及脑膜及皮层。

2）深部型（或中央型）：累及皮质灰质及其邻近的白质。

3）髓质型：主要累及髓质动脉及静脉。

4）旁中央（基底节及脑室）及中线型（胼胝体、脑干、小脑）。

2. 根据畸形团大小 Spetzler 分类法：小型＜3cm，中型 3～6cm，大型＞6cm，边界＜1cm，供血动脉、引流静脉为正常大小管径的畸形团被称为小 AVM（隐匿性），其被发现的唯一方式是出血，急性出血期由于血肿的压迫，小 AVM 不易诊断。Munshi 报道，即使认为手术全切的 AVM，经术中血管造影后仍有约 8％ 的检出率。因此，血肿溶解吸收后多次的脑血管造影是非常必要的。

3. 根据影像学检查 Lasjaunias 等将脑 AVM 分为以下几类：

（1）动脉直接输入畸形血管团（终末型）。

（2）动脉发出分支输入畸形血管团（路过型）。

（3）与血流有关的动脉扩张成动脉瘤。

（4）发育不良性动脉瘤（不在动静脉畸形的供血动脉上）。

（5）直接的动脉瘘。

（6）病灶内的动脉扩张形成动脉瘤。

（7）病灶内的静脉扩张形成动脉瘤。

（8）引流静脉扩张。

（三）硬脑膜动静脉畸形的分类

1. Herbert 从手术观点将硬脑膜动静脉畸形（DAVM）分成四类

（1）颅后窝 DAVM，为 DAVM 的最常见类型，主要供应血管是枕动脉。

（2）颅中窝 DAVM，主要由硬脑膜中动脉后支供血。

（3）颅前窝 DAVM，主要由硬脑膜中动脉前支供血。

（4）海绵窦 DAVM，主要由硬脑膜中动脉和颌内动脉的分支供血。

2. Djindjinan 根据选择性脑血管造影将 DAVM 分两个类型

（1）纯 DAVM，即 DAVM 所有吻合均在硬脑膜内，根据动脉造影表现和静脉回流方式又分四型。

1）纯 DAVM 回流入静脉窦或脑膜静脉，这是最常见的一类，分四种：①横窦和乙状窦部位；②海绵窦部位；③上矢状窦部位；④大脑凸面。

2）纯 DAVM 回流入硬脑膜静脉窦，伴有入窦的皮质静脉的逆流，此为前一类型的变异，一般伴有局灶性神经体征和较为明显的颅内压增高。

3）纯 DAVM 直接回流入皮质静脉，此型也伴有局灶性神经体征。

4）纯 DAVM 并大静脉池（硬膜或硬膜下），供血动脉直接回流入大的硬膜或硬膜下的静脉池内，在幕上或幕下起占位性病变作用，引起一系列的中枢神经系统症状与体征。

（2）混合性 DAVM，即 DAVM 的部分吻合发生在硬脑膜内，分两种。

1）皮下、骨和硬脑膜的 DAVM：此种畸形血管有较大的分布范围及较大的分流量，供应血管明显扩张，并有数量较多的表浅板障和皮质的回流静脉。往往引起颅内压增高、视盘水肿、眶部静脉逆流。

2）脑膜－皮质的 DAVM：供应血管同时来自硬脑膜和皮质。Djindjinan 的分类把造影所见的 DAVM 部位与其临床表现结合在一起，更有利于临床诊断和决定手术方法。

三、烟雾病

【诊断标准】（《临床诊疗指南——神经外科学分册》，2012 年）

1. 青少年型　缺血症状常见，包括短暂性脑缺血发作（TIA）、可逆性缺血性神经功能缺损（RINDs），严重者可出现脑梗死。可因用力或过度换气（如吹奏乐器、哭喊）而诱发。一般在 10 岁左右病理变化明显，之后逐渐稳定。典型的临床表现有交替性肢体偏瘫。也可表现为癫痫发作、感觉障碍、智力迟钝和头痛。

2. 成年型　出血更常见。可表现为卒中样发作、癫痫发作和不自主动作等。多由于脆弱的颅底烟雾状血管或伴发的微小动脉瘤破裂而产生。出血部位为基底节、丘脑或脑室出血或有蛛网膜下腔出血（SAH）。

3. 影像学检查

（1）全脑血管造影（DSA）：是确诊本病的主要检查方法。烟雾病血管造影的 6 个时期分别表现为：①1 期：颈内动脉床突上段狭窄，通常为双侧；②2 期：在脑底形成异常烟雾状血管（Moyamoya 血管）；③3 期：颈内动脉狭窄进展，Moyamoya 血管明显（大多数病例在此时期得以诊断）；④4 期：整个 Willis 环闭塞，颅外侧支循环开始出现，Moyamoya 血管开始减少；⑤5 期：4 期的进一步发展；⑥6 期：Moyamoya 血管和主要的脑动脉完全消失

（2）SPECT 或 PET：可了解全脑缺血程度。

（3）头颅 CT 和 MRI：约 40% 有缺血症状的患者 CT 表现正常。低密度区常局限于皮质及皮质下（与动脉硬化性疾病或急性婴儿偏瘫不同，后者低密度区多在基底节），倾向于多发及双侧，特别是大脑后动

脉供血区的病变（因其侧支循环差），多见于儿童。

（4）脑电图（EEG）：在成人多无特异性。在少儿病例中，休息时可见高电压慢波，主要在枕叶和额叶。过度换气可产生一种单相慢波（delta - 暴发）并在过度换气 20～60 秒后恢复正常。在一半以上的病例中，在此之后会出现一个与前一个慢波相延续的二相慢波（称为"重组"），它比前一个慢波更不规则并更慢，通常在 10 分钟内恢复正常。

4. 颈内动脉超声波检查　可了解颈内动脉的狭窄程度及血流速度。

【病例解析】

病例 1：动脉瘤破裂出血

一、病史资料

患者，女性，50 岁，主因"突发剧烈头痛伴呕吐 4 小时"入院。患者缘于入院 4 小时前无明显诱因出现头痛，撕裂样，剧烈难忍，伴恶心、呕吐胃内容物。即送当地医院就诊，查头 CT 示蛛网膜下隙出血，考虑动脉瘤破裂出血可能性大，由当地医院转院进一步诊治。

二、体格检查

T：37.5℃，R：20 次/分，P：90 次/分，BP：135/84mmHg。意识清楚，言语对答正确。颈部轻度抵抗，余神经系统查体未见明显异常。

三、初步诊断

动脉瘤破裂出血。

四、辅助检查

1. CT　示蛛网膜下隙出血，以基底池、侧裂池、环池明显（图5-7）。
2. 脑血管造影　左侧颈内动脉后交通段动脉瘤（图5-8）。

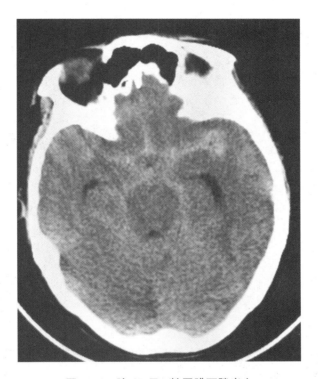

图5-7　脑CT示：蛛网膜下隙出血

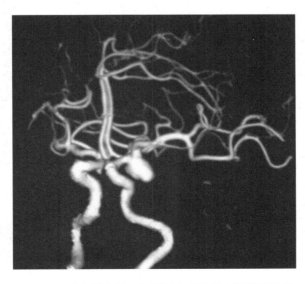

图5-8　脑血管造影：左侧颈内动脉后交通段动脉瘤

五、鉴别诊断

1. 动静脉畸形　引起自发性蛛网膜下隙出血的常见原因之一，脑血管造影可见畸形血管团。

2. 烟雾病　出血性烟雾病的常见表现，出血前期可有脑缺血症状，脑血管造影可见颈内动脉系统闭塞表现。

六、诊疗过程

患者入院后完善化验检查，脑血管造影检查显示左侧颈内动脉后交通段动脉瘤，行全麻开颅手术夹闭动脉瘤。术后给予预防颅内感染、抗血管痉挛等药物治疗，待手术切口拆线并出血吸收后出院。

七、出院诊断

左侧后交通动脉瘤破裂出血。

八、病例分析及诊治思路

该患者为中年女性，自发性蛛网膜下隙出血，既往无高血压病史，高度怀疑脑动脉瘤破裂。头 DSA 示左侧颈内动脉后交通段囊状突起，可确诊动脉瘤（图 5 - 9）。

九、治疗经验

该动脉瘤瘤颈宽，超过颈内动脉管径 1/2，可选择支架辅助弹簧圈栓塞治疗，也可选择开颅夹闭治疗。本病例考虑介入栓塞复发率较高，行开颅夹闭，术中跨血管动脉瘤夹塑性夹闭，术后药物对症治疗。治疗期间未出现颅内感染及继发脑积水。

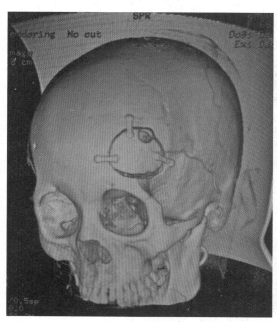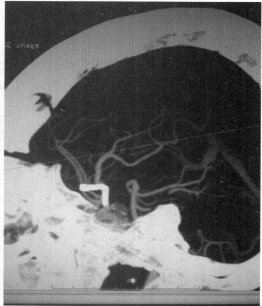

图 5 - 9　头颅 DSA

病例2：后交通动脉瘤破裂出血

一、病史资料

患者，女性，49岁，主因"突发头痛伴恶心呕吐2小时"入院。患者2小时前无明显诱因出现突发头痛，无意识障碍，无视物模糊，无大小便失禁。急诊就诊，查头CT显示蛛网膜下隙出血，入院进一步诊治。

二、体格检查

T：36.7℃，R：19次/分，P：87次/分，BP：125/70mmHg。神志清楚，言语流利；双侧瞳孔L：R=3：3mm，对光反射灵敏，视力视野无异常；面纹对称，伸舌不偏；四肢活动自如，右侧肢体肌力Ⅴ级；四肢肌张力不高；双侧Babinski征阴性。

三、辅助检查

头CT示蛛网膜下隙出血，DSA示后交通动脉瘤（图5-10）。

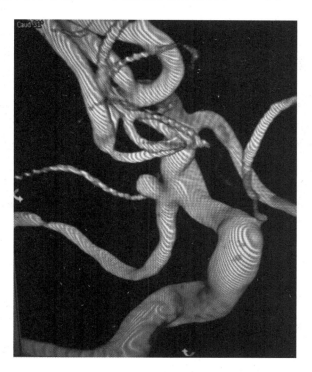

图5-10　DSA示后交通动脉瘤

四、初步诊断

蛛网膜下隙出血。

五、鉴别诊断

1. 动静脉畸形　引起自发性蛛网膜下隙出血的常见原因之一，脑血管造影可见畸形血管团。

2. 烟雾病　出血性烟雾病的常见表现,出血前期可有脑缺血症状,脑血管造影可见颈内动脉系统闭塞表现。

六、诊疗过程

患者入院后完善血常规、凝血常规、生化、免疫、心电图等检查,行脑血管造影显示后交通动脉瘤,胚胎型大脑后动脉(图5-11)。弹簧圈栓塞动脉瘤,后交通动脉保留。术后药物对症治疗,包括尼莫地平预防脑血管痉挛,营养神经等,治愈出院。未出现术后并发症。

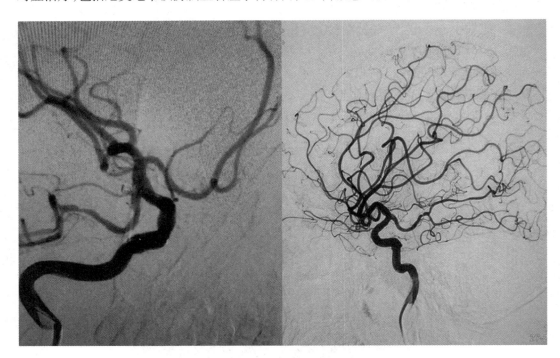

图5-11　脑血管造影

七、出院诊断

后交通动脉瘤破裂出血。

八、病例分析及诊治思路

该患者为中年女性,自发性蛛网膜下隙出血,既往无高血压病史,首先脑动脉瘤破裂。DSA检查示后交通动脉瘤,胚胎型大脑后动脉。

九、治疗经验

该动脉瘤瘤颈较窄,可直接弹簧圈栓塞并保留后交通动脉,无须支架辅助,术后无须口服抗血小板药物,创伤轻微,综上,结合患者及家属意愿选择介入治疗。

病例3：右额动静脉畸形

一、病史资料

患者,男性,23岁,主因"癫痫发作4个月"入院。患者缘于入院前4个月出现癫痫发作，发作时肢体抽搐，意识丧失，数分钟缓解。无头痛，无恶心、呕吐，无意识障碍及四肢活动障碍。曾口服药物治疗，效果不佳。来院就诊查头部 CTA 示：右额动静脉畸形。

二、体格检查

T：36.0℃，R：17 次/分，P：70 次/分，BP：115/76mmHg。神志清楚，言语流利。神经系统查体未见明显异常。

三、辅助检查

CTA：右侧额叶畸形血管团，大脑中动脉及大脑前动脉扩张迂曲，参与血管团供血，静脉回流入矢状窦（图 5-12）。

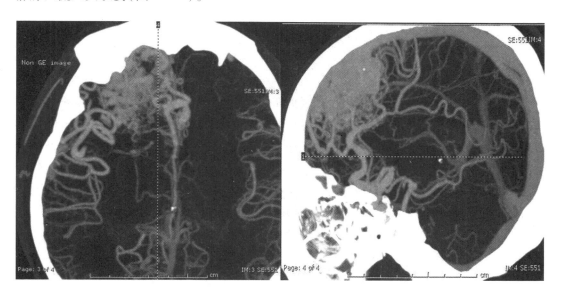

图 5-12　CTA

注：右侧额叶畸形血管团，大脑中动脉及大脑前动脉扩张迂曲，参与血管团供血，静脉回流入矢状窦

四、初步诊断

1. 右额动静脉畸形。
2. 癫痫。

五、鉴别诊断

1. 海绵状血管瘤　反复少量出血为主要临床特点，脑血管造影阴性，占位效应轻或无占位效应，无粗大供血动脉或扩张，MRI 常见周围低信号环。
2. 脑肿瘤　有占位效应，胶质瘤、转移瘤、脑膜瘤等，无粗大供血及引流静脉。
3. 动脉瘤　蛛网膜下隙出血首要原因，典型临床表现及 DSA 可鉴别。

六、诊疗过程

患者入院后完善化验检查，全麻下行颅内动静脉畸形切除术。术后左侧肢体轻度偏瘫，经药物治疗及康复锻炼肢体功能恢复良好。

七、出院诊断

1. 右额动静脉畸形。
2. 继发性癫痫。

八、病例分析及诊治思路

该患者为青年男性，癫痫起病，常见继发性癫痫原因为脑肿瘤、动静脉畸形、颅内感染等原因。头 CTA 示右额巨大畸形血管团，可确诊。

九、治疗经验

根据病人年龄、动静脉畸形部位、体积、供血引流特点等，建议患者开颅手术切除治疗。根据病人家属意愿，亦可选择介入栓塞治疗，或栓塞后手术切除治疗。

病例 4：动静脉畸形

一、病史资料

患者，女性，69 岁，主因"间断癫痫发作 10 余年，加重半个月"入院。患者 10 余年前因癫痫行脑血管检查，发现颅内动静脉畸形，患者选择保守治疗，口服抗癫痫药物，年平均发作 3~4 次。近半月来频繁发作，抗癫痫药物控制无效，来我院就诊。

二、体格检查

T:36.0℃,R:19 次/分,P:88 次/分,BP:175/99mmHg。神志清楚,言语流利;双侧瞳孔 L: R = 3:3mm,对光反射灵敏,眼球各象限运动充分;粗测双眼视野无缺损;面纹对称,伸舌不偏;四肢活动自如,肢体肌力 Ⅴ 级;四肢肌张力不高;双侧 Babinski 征阴性。

三、辅助检查

头 CTA 可见右侧额叶畸形血管团，右侧大脑前动脉粗大，供血畸形团，引流入矢状窦(图 5 - 13)。

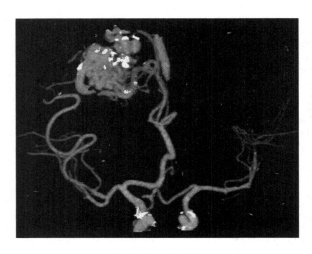

图 5 - 13　头 CTA

注:可见右侧额叶畸形血管团,右侧大脑前动脉粗大,供血畸形团,引流入矢状窦

四、初步诊断

1. 动静脉畸形。

2. 高血压。

五、鉴别诊断

1. 海绵状血管瘤 反复少量出血为主要临床特点，脑血管造影阴性，占位效应轻或无占位效应，无粗大供血动脉或扩张，MRI 常见周围低信号环。

2. 脑肿瘤 有占位效应，胶质瘤、转移瘤、脑膜瘤等，无粗大供血及引流静脉。

3. 动脉瘤 蛛网膜下隙出血首要原因，典型临床表现及 DSA 可鉴别。

六、诊疗过程

患者入院后行头 CT 及 CTA 检查，未见颅内出血，CTA 示右额动静脉畸形，较 10 余年前无明显变化。给予静脉丙戊酸钠控制癫痫，48 小时后口服药物代替，未出现癫痫发作，家属选择继续观察，暂不手术治疗。

七、出院诊断

1. 右额动静脉畸形。

2. 高血压。

八、病例分析及诊治思路

该患者为老年女性，主要表现为癫痫症状。患者入院后行头 CT 及 CTA 检查，未见颅内出血，CTA 示右额动静脉畸形，较 10 余年前无明显变化。

九、治疗经验

给予静脉丙戊酸钠控制癫痫，48 小时后口服药物代替，未出现癫痫发作。患者年龄大，10 余年病变形状、体积等未见明显变化，可选择保守观察。

病例 5：烟雾病

例 1：

一、病史资料

患者，男性，51 岁，主因"发作性示齿左偏伴口角歪斜 15 天"入院。患者缘于入院前 15 天前无明显诱因出现示齿左偏伴口角歪斜，呈发作性，持续时间约数分钟，可自行缓解。无头痛，无恶心、呕吐，无意识障碍及四肢活动障碍。就诊于当地医院查头部 CTA 示：两侧大脑中动脉闭塞。为求进一步诊疗来我院就诊，以"烟雾病合并短暂性脑缺血发作"收入我科。

二、体格检查

T：36.5℃，R：18 次/分，P：80 次/分，BP：140/80mmHg。神志清楚，言语流利。神经系统查体未见明显异常。

三、辅助检查

脑血管造影（图 5 - 14）：DSA 示双侧颈内动脉床突上段狭窄，两侧大脑中动脉闭塞；

右侧颈内动脉造影显示基底部位纤细的异常血管网，呈烟雾状。尚未累及大脑前动脉及大脑后动脉。

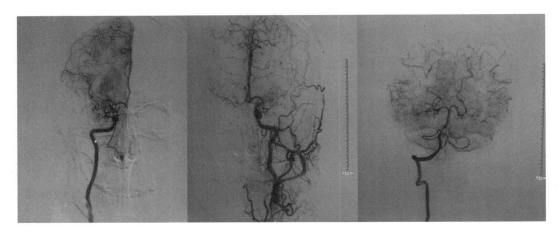

图 5 – 14　脑血管造影

四、初步诊断

1. 烟雾病。

2. TIA 发作。

五、鉴别诊断

1. 动脉粥样硬化性脑血管病　脑动脉血管内膜积聚的脂质，外观呈黄色粥样，因此称为动脉粥样硬化，患者常有高血压、高血糖、高血脂等危险因素。

2. 动脉炎　脑血管动脉炎是一种因感染、药物或变态反应等因素导致脑动脉管腔狭窄、闭塞、供血区脑组织缺血、梗死引起的，以肢体瘫痪、失语、精神症状为主要表现的脑血管疾病。

六、诊疗过程

患者入院后完善化验检查，全麻下行颅内外血管搭桥术（颞浅动脉 – 大脑中动脉吻合），术后查头 CTA 示颞浅动脉大脑中动脉吻合通畅，脑供血改善，术后未在出现脑缺血发作症状。

七、出院诊断

1. 烟雾病。

2. TIA 发作。

八、病例分析及诊治思路

该患者为中年男性，主要表现为 TIA 发作，无三高病史，不首先考虑动脉粥样硬化性脑血管病。头 DSA 示双侧颈内动脉床突上段狭窄，两侧大脑中动脉闭塞；右侧颈内动脉造影显示基底部位纤细的异常血管网，呈烟雾状，可确诊。

九、治疗经验

烟雾病目前认为抗血小板药、降脂药等无确切效果，唯一有确切疗效的方法为脑血运重建手术。手术方法包括脑缺管搭桥、血管贴敷、颞肌贴敷、硬膜翻转、颅骨多点钻孔。此患者颞浅动脉与大脑中动脉分支直径匹配，优选血管搭桥。术后示病情进展情况决定对侧是否实施脑血运重建手术。

例2：

一、病史资料

患者，女性，49岁，主因"右侧肢体无力2年，言语不利半年"入院。患者2年前无明显诱因出现右侧肢体无力，无意识障碍，无视物模糊，无大小便失禁，期间未检查治疗。半年前出现言语不利，进行性加重，曾外院活血药物治疗，无明显好转。现为求进一步诊治来我院，门诊查头CTA后以"烟雾病"收住我科。

二、体格检查

T：37.0℃，R：19次／分，P：85次／分，BP：145/95mmHg。神志清楚，言语不利，呈混合性失语表现；双侧瞳孔L：R＝3:3mm，对光反射灵敏，眼球各象限运动充分；粗测双眼视野无缺损；面纹对称，伸舌不偏；四肢活动自如，右侧肢体肌力Ⅴ－级；四肢肌张力不高；双侧Babinski征阴性。

三、辅助检查

头DSA示双侧颈内动脉床突上段闭塞，累及两侧大脑中动脉、大脑前动脉，大脑后动脉无明显异常，未见典型烟雾血管表现。

四、初步诊断

1. 烟雾病。
2. 高血压。

五、鉴别诊断

1. 动脉粥样硬化性脑血管病　脑动脉血管内膜积聚的脂质，外观呈黄色粥样，因此称为动脉粥样硬化，患者常有高血压、高血糖、高血脂等危险因素。

2. 动脉炎　脑血管动脉炎是一种因感染、药物或变态反应等因素导致脑动脉管腔狭窄、闭塞、供血区脑组织缺血、梗死引起的，以肢体瘫痪、失语、精神症状为主要表现的脑血管疾病。

六、诊疗过程

患者入院后完善血常规、凝血常规、生化、免疫、心电图等检查，全麻下行脑血管搭桥＋血管贴敷＋颞肌贴敷术，术后失语及肢体无力症状逐渐好转（图5－15）。

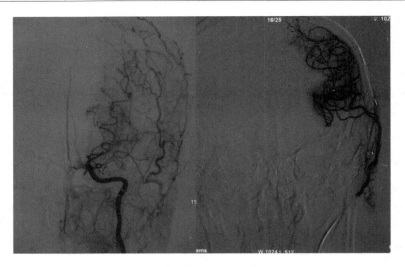

图 5 - 15　搭桥术前术后对比

七、出院诊断

1. 烟雾病。

2. 高血压。

八、病例分析及诊治思路

该患者为中年女性，主要表现为左脑缺血引起的右侧肢体无力及混合性失语症状。脑灌注检查显示左脑较右侧缺血严重，失代偿。DSA 示两侧颈内动脉床突段以上闭塞，造影未见典型烟雾血管诊断为烟雾病铃木分期Ⅳ期或Ⅴ期。

九、治疗经验

全麻下行脑血管搭桥 + 血管贴敷 + 颞肌贴敷术，术后失语及肢体无力症状逐渐好转。

第三节　颅脑肿瘤

一、胶质瘤

【诊断标准】（《临床疾病诊疗常规外科》，2014）

1. 进行性颅内压增高。

2. 症状性癫痫。

3. 进行性神经系统定位体征。

4. 颅脑 CT 或 MRI 可表现为密度、信号不均，周围水肿明显的征象，强化多呈不规则强化征象。

二、脑膜瘤

【诊断标准】(《临床疾病诊疗常规》,2014)

1. 病变发生于脑皮层者,发生癫痫的概率高。

2. 容易出现颅骨改变,肿瘤的基底部常出现颅骨增生性改变,以内板改变为主,少数患者出现破坏性改变。

3. 病史长,病情进展缓慢,颅内压增高出现较晚,程度相对轻。

4. 肿瘤的神经定位体征与肿瘤的具体部位有关。

5. 颅脑 CT 可见肿瘤界限清楚。多数密度均匀一致,增强扫描效果明显;颅脑 MRI 可见等 T_1、等 T_2 信号,可见均匀强化。如肿瘤生长迅速,中心可呈低信号,为坏死部分。

6. 脑血管造影表现为双重供血,血运丰富,可出现肿瘤染色的特点。

三、垂体瘤

【诊断标准】(《内分泌与代谢疾病诊疗标准》,2014)

1. 头痛、视力下降、视野缺损,眼底改变。

2. 内分泌激素分泌异常,停经、泌乳、巨人症、肢端肥大症、满月脸、水牛背、尿崩症等。

3. X 线平片示蝶鞍扩大,骨质破坏,MRI 微腺瘤示垂体局部隆起,密度下降,垂体柄偏斜,动态增强扫描垂体微腺瘤延迟强化;大腺瘤实体部分平扫以等信号为主,增强扫描明显强化,突破鞍隔时形成"束腰征"。

【病例解析】

病例 1:胶质瘤

例 1:

一、病史资料

患者,男性,58 岁,主因"发现颅内占位 2 年余,右半身无力半年"入院。患者缘于 2 年前主因"头晕,恶心、呕吐",行头 CT 及 MRI 示颅内占位性病变,当时拒绝开颅手术,给予保守输液治疗,出院 5 个月后于外院行伽玛刀治疗,具体病情变化不详。期间间断出现头痛、头晕,定期于当地医院给予脱水、营养神经治疗,症状好转后出院。半年前开始出现右半身无力,走路不稳,无恶心、呕吐,无饮水呛咳,无呼吸困难,无大小便失禁,无意识障碍,为求进一步治疗来我院,门诊查头颅 CT 示:颅内占位性病变,周围水肿较重。门诊以"颅内占位性病变"收住我科。患者自发病以来,体重无明显减轻。

二、体格检查

T:36.7℃,R:18 次/分,P:78 次/分,BP:137/78mmHg。神志清楚,言语流利,正确对答;双侧瞳孔 L:R＝3mm:3mm,对光反射灵敏,眼球各象限运动充分;粗测双眼视野无缺损;面纹对称,伸舌不偏;颈软;转头、耸肩有力;左侧肢活动自如,肌力Ⅴ级;右侧肢体力弱,肌力Ⅳ级;四肢肌张力不高;双侧肱二头肌腱、膝反射、踝反射对称,无增强或减弱;双侧 Babinski 征阴性。

三、辅助检查

头 MRI 平扫及强化示(图 5-16):左侧额顶叶交界区可见不规则稍长 T_1、长 T_2 信号影,DWI 呈低信号,病变周边可见不规则环形稍长 T_1、稍长 T_2 信号影,DWI 呈稍高信号,边界不清,病变占位效应明显,周围脑质受压变形,并可见大片状水肿信号影。增强后左侧额顶叶病变不规则环形强化,边界尚清,大小约 $5.0 cm \times 5.0 cm \times 3.8 cm$,邻近顶叶可见结节样,周边明显环形强化,内部轻中度强化,边界尚清。左侧侧脑室体后部受压变窄,余脑质系统轻度扩张,中线结构轻度右移。

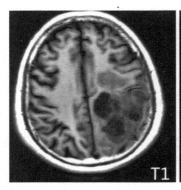 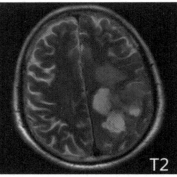 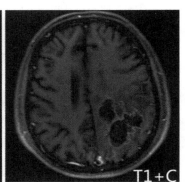

图 5-16 头 MRI 平扫及强化

四、初步诊断

颅内占位性病变。

五、鉴别诊断

1. 脑膜瘤 为颅内常见良性肿瘤(部分脑膜瘤为恶性肿瘤),多位于大脑凸面、矢状窦旁、大脑镰旁、颅底等部位。肿瘤生长缓慢,症状相对轻微。典型头 MRI 表现为圆形或类圆形肿物,T_1 为高信号,T_2 为低信号,强化时可见均匀强化,典型肿瘤可见"脑膜尾征"。

2. 颅内转移瘤 为颅内常见恶性肿瘤,多位于脑灰白质交接处,头痛为常见症状。脑转移瘤 CT 多为圆形,边界清楚的等或低密度肿块,周围水肿明显,其特征性表现为"小病灶,大水肿"。

六、诊疗过程

患者入院后完善头 MRI 平扫及强化检查,完善血常规、凝血常规、生化、免疫等检查后全麻下颅内肿瘤切除术。术后病理回报(额顶叶)星形细胞瘤 Ⅱ~Ⅲ级。由于患者肿瘤病理切片提示部分为 WHO Ⅲ级,予 50Gy(45~54Gy)照射剂量放疗后出院。

七、出院诊断

星形细胞瘤(WHO Ⅱ~Ⅲ级)。

八、病例分析及诊治思路

该患者为老年男性患者,病史 2 年,以右侧半身无力为主要表现。病史较长,呈进展趋势,期间行伽玛刀放疗后未见明显好转,故手术指正明确。

九、治疗经验

该患者术后肿瘤切片病史提示部分肿瘤组织为WHO Ⅲ级,故术后及采取放射治疗。对于恶性胶质瘤,应采取以手术切除为主辅以放射治疗及化疗等综合治疗措施。

例2:

一、病史资料

患者,男性,65岁。主因"间断闻见异味7个月余,伴间断头痛、头晕10余天"入院。患者缘于入院前7个月余无明显诱因出现间断闻见异味,性状难以描述,不伴头痛、头晕,无恶心、呕吐,无意识障碍及肢体活动障碍,多处就诊行鼻腔及心脏检查未见确切异常。入院前10余天,患者出现头痛、头晕,间断发作,严重时可致恶心,无呕吐,无肢体活动障碍,头CT示右颞叶占位性病变。今患者为求进一步诊疗就诊于我院。患者自发病以来,饮食、睡眠可,自觉体征无明显减轻。

二、体格检查

T:36.7℃,R:18次/分,P:79次/分;BP:135/88mmHg。神志清楚,言语流利,正确对答;双侧嗅觉存在;双侧瞳孔 L:R=3mm:3mm,对光反射灵敏,眼球各象限运动充分;粗测双眼视野无缺损;面纹对称,伸舌不偏;颈软;转头、耸肩有力;四肢活动自如,肌力Ⅴ级;四肢肌张力不高;双侧肱二头肌腱、膝反射、踝反射对称,无增强或减弱;双侧Babinski征阴性。

三、辅助检查

头MRI平扫及强化(2015年9月10日)示(图5-17):右侧颞叶见团块状混杂信号影,以长T_1长T_2信号为主,边界清,周围脑实质可见水肿,增强后呈环形强化并团块样强化,内见非强化区,邻近脑室受压,中心向左侧移位。

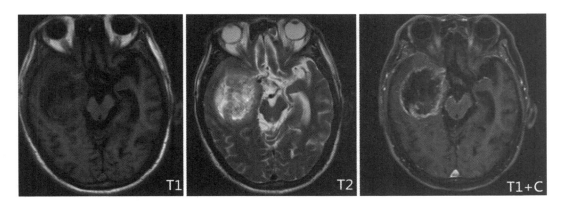

图5-17　头MRI平扫及强化

四、初步诊断

颅内占位性病变。

五、鉴别诊断

1. 嗅沟脑膜瘤　典型临床表现：①精神症状：为缓慢进展的额叶精神症状；②慢性高颅压症状：头痛、恶心、呕吐等；③失嗅：可单侧或双侧，具诊断意义；④视力障碍：一侧视盘原发性萎缩，对侧视盘水肿。

2. 颅内转移瘤　为颅内常见恶性肿瘤，多位于脑灰白质交接处，头痛为常见症状。脑转移瘤 CT 多为圆形，边界清楚的等或低密度肿块，周围水肿明显，其特征性表现为"小病灶，大水肿"。

六、诊疗过程

患者入院后完善相关术前检查，行开颅肿瘤切除术。术后病理汇报（右颞）胶质母细胞瘤（WHO Ⅳ级）。患者术后采取总剂量为 60Gy 的 X 线外照射，并辅以替莫唑胺化疗（5 天/28 天方案）。

七、出院诊断

胶质母细胞瘤（WHO Ⅳ级）。

八、病例分析及诊治思路

该患者为老年男性，初以嗅觉异常发病，继而出现头痛、头晕等颅内压增高表现，在未阅片时需与嗅沟脑膜瘤相鉴别。患者颅内病变占位效应明显，且结合头 MRI 表现提示恶性肿瘤可能性大，手术切除指征明确。

九、治疗经验

患者术后病理提示胶质母细胞瘤（WHO Ⅳ级），为高级别胶质瘤。对于此类肿瘤患者，术后放疗并辅以替莫唑胺化疗为强烈推荐治疗方案。

病例 2：脑膜瘤

例 1：

一、病史资料

患者，男性，62 岁，主因"间断头晕 10 天余"入院。患者缘于入院前 10 天余无明显诱因出现头晕，为间断发作，无头痛，无恶心、呕吐，无意识障碍及四肢活动障碍。就诊于当地医院查头部 MRI 示：前颅窝底部正中占位性病变。家属为求进一步诊疗来我院就诊，以"颅内占位性病变"收入我科。

二、体格检查

T：36.7℃，R：18 次/分，P：79 次/分，BP：135/85mmHg。神志清楚，言语流利，正确对答；双侧嗅觉存在；双侧瞳孔 L：R＝3mm：3mm，对光反射灵敏，眼球各象限运动充分；粗测双眼视野无缺损；双侧视盘无水肿；面纹对称，伸舌不偏；颈软；转头、耸肩有力；四肢活动自如，肌力Ⅴ级；四肢肌张力不高；双侧肱二头肌腱、膝反射、踝反射对称，无增强或减弱；双侧 babinski 征阴性。

三、辅助检查

头 MRI 平扫及强化（图 5-18）：前颅窝底部正中脑外可见约 3.3cm×3.0cm×2.5cm

大小团块状稍长 T_1、稍长 T_2 信号影，DWI 呈高信号，边界清楚，信号不均，内部可见小斑片状长 T_1、长 T_2 信号影。肿块以广基底与前颅窝底部相连，占位效应明显，邻近脑室受压变形、移位，双侧侧脑室前角受压变窄，周围可见脑脊液信号围绕，邻近左侧额叶、胼胝体膝部可见片状水肿信号影。增强后，肿物明显强化，信号不均，内部可见斑片状强化减低区，邻近颅底硬膜增厚、强化，周围水肿无强化。

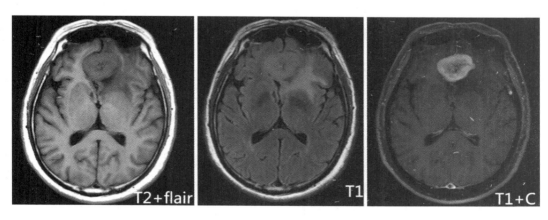

图 5 – 18　头 MRI 平扫及强化

四、初步诊断

颅内占位性病变（脑膜瘤？）。

五、鉴别诊断

1. 颅内转移瘤　为颅内常见恶性肿瘤，多位于脑灰白质交接处，头痛为常见症状。脑转移瘤 CT 多为圆形，边界清楚的等或低密度肿块，周围水肿明显，其特征性表现为"小病灶，大水肿"。

2. 淋巴瘤　占颅内肿瘤的 1% ~ 3%，好发于胼胝体、基底核、脑室旁，多无特异性临床表现，可出现颅高压症、精神状态改变、癫痫等表现。头 MRI 在 T_1 和 T_2 像上为较均匀的等信号或稍低信号改变，增强后呈均匀一致强化。

六、诊疗过程

患者入院后完善血常规、凝血常规、生化、免疫、心电图等检查，全麻下行颅内肿瘤切除术，术后病理回报（前颅窝底）脑膜瘤（皮细胞型），局灶退变坏死，灶性侵犯邻近脑组织。

七、出院诊断

脑膜瘤。

八、病例分析及诊治思路

该患者为老年男性，病程较短，主要表现为头晕，无明显颅高压症状（头痛、恶心呕吐、视盘水肿）。头 MRI 示前颅窝底脑外占位病变，首先考虑嗅沟脑膜瘤或前颅底脑膜瘤。故体格检查是需注意有无明显 Foster – Kennedy 综合征表现（病变侧视盘原发性萎缩，对侧视盘水肿）、有无嗅觉障碍等表现。

九、治疗经验

该患者肿瘤体积较大，占位效应明确，手术切除为首选治疗方案。皮细胞型脑膜瘤为 WHO Ⅰ级，然患者术后病理示肿瘤灶性侵犯邻近脑组织，提示肿瘤可能有恶变倾向，故出院后应密切随诊。

例2：

一、病史资料

患者，女性，60 岁，主因"间断头痛、头晕 2 年，加重 1 天"入院。患者缘于 2 年前无明显诱因出现头痛、头晕，无恶心、呕吐，无视物模糊，无走路不稳，无四肢无力，无饮水呛咳，无呼吸困难，无大小便失禁，无意识障碍，期间未给予检查和治疗。1 天前患者感觉头痛、头晕较前加重，就诊于当地医院查头颅 CT 示：左额部占位性病变。现为求进一步治疗来我院，门诊以"颅内占位"收住我科。

二、体格检查

T：37℃，R：18 次/分，P：69 次/分，BP：132/87mmHg。神志清楚，言语流利，正确对答；双侧瞳孔 L：R = 3：3mm，对光反射灵敏，眼球各象限运动充分；粗测双眼视野无缺损；面纹对称，伸舌不偏；颈软；转头、耸肩有力；四肢活动自如，肌力Ⅴ级；四肢肌张力不高；双侧肱二头肌腱、膝反射、踝反射对称，无增强或减弱；双侧 babinski 征阴性。

三、辅助检查

头 MRI 平扫及强化（图 5 - 19）：左侧额部颅骨内板下见不规则稍长 T_1、稍长 T_2 信号影，边界清晰，DWI 呈混杂信号，直径约 2.8cm，矢状位见皮质扣压征，左侧额叶内见片状稍长 T_2 信号影，边界模糊，占位效应明显，左侧侧脑室受压变窄，中线结构右移，增强后病变明显均匀强化，与脑膜以宽基底相连。

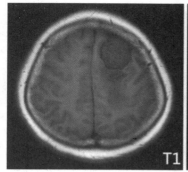 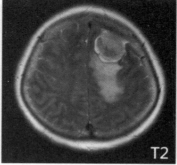 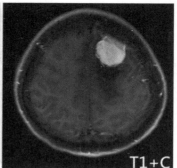

图 5 - 19　头 MRI 平扫及强化

四、初步诊断

颅内占位性病变（脑膜瘤？）。

五、鉴别诊断

1. 颅内转移瘤　为颅内常见恶性肿瘤，多位于脑灰白质交接处，头痛为常见症状。脑转移瘤 CT 多为圆形，边界清楚的等或低密度肿块，周围水肿明显，其特征性表现为"小病灶，大水肿"。

2. 淋巴瘤　占颅内肿瘤的 1%～3%，好发于胼胝体、基底核、脑室旁，多无特异性临床表现，可出现颅高压症、精神状态改变、癫痫等表现。头 MRI 在 T_1 和 T_2 像上为较均匀的等信号或稍低信号改变，增强后呈均匀一致强化。

六、诊疗过程

患者入院后完善血常规、凝血常规、生化、免疫、心电图等检查，全麻下行颅内肿瘤切除术，术后病理回报（额叶）脑膜瘤（皮细胞型）。

七、出院诊断

脑膜瘤。

八、病例分析及诊治思路

该患者为老年女性，病程较长，主要表现为头痛、头晕，有较明显颅内压缓慢增高表现。结合头 MRI 典型表现，故术前脑膜瘤诊断基本明确，术后病理予以证实。

九、治疗经验

患者入院后，行全麻下行颅内肿瘤切除术。

病例 3：垂体瘤

例 1：

一、病史资料

患者，男性，52 岁，主因"间断头痛 1 周"入院。患者缘于入院前 1 周无明显诱因出现头痛，间断发作，不伴头晕，无恶心、呕吐，无视物模糊或视物旋转，无肢体活动障碍及二便异常。就诊于当地医院查头 CT 示鞍区占位性病变，今为求进一步诊疗就诊于我院。患者自发病以来饮食、睡眠良好。既往体健，否认过敏史。

二、体格检查

T：36.7℃，R：18 次/分，P：78 次/分，BP：137/78mmHg。正常面容，无肢端肥大表现；神志清楚，言语流利，正确对答；双侧瞳孔 L：R＝3mm：3mm，对光反射灵敏，眼球各象限运动充分；粗测双眼视野无缺损；面纹对称，伸舌不偏；颈软；转头、耸肩有力；四肢活动自如，肌力 V 级；四肢肌张力不高；双侧肱二头肌腱、膝反射、踝反射对称，无增强或减弱；双侧 babinski 征阴性。

三、辅助检查

鞍区 MRI 平扫及强化（图 5-20）：垂体前叶中部及左侧部见类球状稍长 T_1、稍长 T_2 信号肿物影，内部见点片状长 T_2 信号。病灶边界较清，大小约为：1.5cm×1.4cm×1.3cm，动态增强扫描垂体病灶呈渐进样中等程度欠均匀强化。

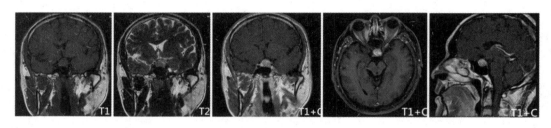

图 5 - 20　鞍区 MRI 平扫及强化

四、初步诊断

鞍区占位性病变(垂体腺瘤)。

五、鉴别诊断

1. 颅咽管瘤　为颅内最常见先天性良性肿瘤,好发于儿童及青少年,多位于鞍部,临床表现与垂体腺瘤类似,主要表现为颅内高压症状及局灶压迫症状。成人患者颅内高压症状相对少见,以视神经受压、精神症状出现较多。颅咽管瘤多发生钙化,且年龄越大发生钙化机会越大。该患者入院前头 CT 未见钙化影,需待头 MRI 平扫及强化进一步协助诊断。

2. 鞍结节脑膜瘤　为较为常见的鞍上肿瘤,多偏向一侧生长,以鞍结节部位骨质改变为主,头 MRI 强化后可见"脑膜尾征"。

六、诊疗过程

患者入院后完善头 MRI 平扫及强化检查,完善垂体激素、血常规、凝血常规、生化、免疫及视力、视野检查后,全麻下行经鼻蝶入路鞍区病变切除术。术后病理回报(鞍区)腺瘤,免疫组化支持多激素腺瘤。患者术后头晕症状缓解,无视力、视野缺损,无激素分泌异常表现,无脑脊液鼻漏发生,术后 1 周出院。

七、出院诊断

垂体腺瘤(多激素腺瘤)。

八、病例分析及诊治思路

1. 垂体腺瘤　主要临床表现如下:

(1)头痛:主要位于眶后、前额、双颞部,程度较轻,间歇性发作。

(2)视力视野障碍:典型表现为双颞侧偏盲,如肿瘤偏向一侧可出现单眼偏盲或全盲。

2. 功能性垂体腺瘤　主要临床表现如下:

(1)泌乳素腺瘤:多见于青年,女性患者显著多于男性。女性泌乳素腺瘤典型临床表现为泌乳素增高、雌激素减少所致的闭经、溢乳、不育。男性患者表现为性欲减退、阳痿、乳房发育、溢乳、胡须稀少。

(2)生长激素腺瘤:主要表现为肢端肥大和巨人症。

(3)垂体源性库欣综合征:主要表现为脂肪代谢分布异常、糖代谢异常、水电解质代谢异常。

　　该患者为中年男性，以间断头痛为主要表现，头 CT 是鞍区占位病变。接诊后可考虑垂体腺瘤或其他常见鞍区肿瘤。入院查体主要检查患者视力、视野是否存在异常，注意观察患者有无胡须稀疏或体毛较少等表现。术前化验检查主要注意患者垂体相关激素有无异常；术前检查需完善视力、视野和鞍区 MRI 平扫及强化。术后需观察患者有无脑脊液鼻漏及视力、视野缺损表现，注意监测患者电解质变化，警惕术后尿崩。

九、治疗经验

　　该患者应该全麻下行经鼻蝶入路鞍区病变切除术。

例 2：

一、病史资料

　　患者，男性，61 岁，主因"垂体腺瘤术后 10 年，视物模糊加重 4 个月"入院。患者缘于入院前 10 年因垂体腺瘤于当地医院行经鼻手术切除，近年来自觉视物模糊，偶有头痛症状，不伴恶心呕吐、肢体麻木无力，无二便失禁症状。近 4 个月来自觉视物模糊加重，曾就诊于沧州市人民医院行影像学检查提示鞍区占位性病变，为求进一步诊治遂来我院，考虑"垂体腺瘤"复发收入我科。

二、体格检查

　　T：36.7℃，R：18 次/分，P：78 次/分，BP：137/78mmHg。正常面容，无肢端肥大表现；神志清楚，言语流利，正确对答；双侧瞳孔 L：R = 3mm：3mm，对光反射灵敏，眼球各象限运动充分；粗测双眼视野无缺损；面纹对称，伸舌不偏；颈软；转头、耸肩有力；四肢活动自如，肌力 V 级；四肢肌张力不高；双侧肱二头肌腱、膝反射、踝反射对称，无增强或减弱；双侧 Babinski 征阴性。

三、辅助检查

　　鞍区 MRI 直接增强（图 5-21）：鞍内及鞍上见葫芦状渐进样中等程度欠均匀强化肿物影，大小约为 3.7cm×3.0cm×2.3cm，侵犯两侧海绵窦，包绕两侧颈内动脉海绵窦段，视交叉明显受压上抬，相邻脑实质受压变形。

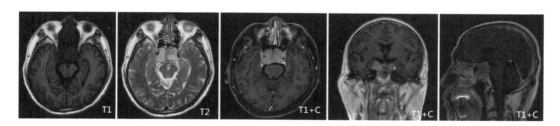

图 5-21　鞍区 MRI 直接增强

四、初步诊断

　　鞍区占位性病变（垂体腺瘤）。

五、鉴别诊断

　　1. 颅咽管瘤　为颅内最常见先天性良性肿瘤，好发于儿童及青少年，多位于鞍部，临床表现与垂体腺瘤类似，主要表现为颅内高压症状及局灶压迫症状。成人患者颅内高压症状相对少见，以视神经受压、精神症状出现较多。颅咽管瘤多发生钙化，且年龄越大发生钙化机会越大。该患者入院前头 CT 未见钙化影，需待头 MRI 平扫及强化进一步协助诊断。

2. 鞍结节脑膜瘤　为较为常见的鞍上肿瘤，多偏向一侧生长，以鞍结节部位骨质改变为主，头 MRI 强化后可见"脑膜尾征"。

六、诊疗过程

患者入院后完善垂体激素、血常规、凝血常规、生化、免疫及视力、视野检查后，向其交代手术方案(经鼻蝶入路切除、开颅切除)后患者及家属一致同意先行经鼻手术。术后病理回报(鞍区)腺瘤，符合生长激素腺瘤 ACTH(−)、TSH(−)、FSH 弱(+／−)、GH(+)、PRL(−)、LH(−)。患者术后视物模糊症状缓解，无视力、视野缺损，无激素分泌异常表现，无脑脊液鼻漏发生，术后 1 周出院。

七、出院诊断

垂体腺瘤。

八、病例分析及诊治思路

患者为老年男性，既往 10 年前垂体腺瘤手术史，故入院诊断垂体腺瘤复发基本明确。鞍区 MRI 检查：鞍内及鞍上见葫芦状渐进样中等程度欠均匀强化肿物影。垂体腺瘤虽多为良性肿瘤，但因其周围毗邻重要结构(视神经、颈内动脉、海绵窦)，如与周围粘连紧密易造成手术残留，故术后易复发。

九、治疗经验

该患者鞍区 MRI 检查提示肿瘤侵犯两侧海绵窦，包绕两侧颈内动脉海绵窦段，肿瘤呈葫芦状，无论选择经鼻手术或是开颅手术均不能完全切除肿瘤。此类患者可先行经鼻手术切除侵入蝶窦内部肿瘤，如症状不能缓解，则可二期行开颅手术切除。

第四节　脊髓、脊柱病变(常见脊髓病变)

一、椎管内肿瘤

【诊断标准】(《临床神经系统疾病理论与实践》, 2014)

1. 持续进行性的脊髓受压症状和脊髓损害体征。

2. 腰穿　椎管部分或完全梗阻、蛋白明显增高。

3. 脊柱 X 片　继发于肿瘤的骨侵蚀、骨破坏或骨钙化。

4. 怀疑转移瘤者有原发肿瘤部位的异常发现。

5. 脊髓 MRI 或椎管造影　有明确的髓内或髓外占位病变。

　　二、脊髓损伤

　　【诊断标准】(《临床诊疗指南——神经外科学分册》,2012)

　　1. 外伤史　可为屈曲性损伤、伸展性损伤、挥鞭性损伤、刀戳伤和火器伤。伤后立即出现损伤水平以下运动、感觉和括约肌功能障碍,脊柱骨折部位可有后突畸形,伴有胸、腹脏器伤者,可有呼吸困难、休克等表现。

　　2. 脊髓震荡　表现为不完全性神经功能障碍,持续数分钟至数小时后恢复正常。

　　3. 脊髓休克　损伤水平以下感觉完全消失,肢体迟缓性瘫痪、尿潴留、大便失禁、生理反射消失、病理反射阴性,持续时间依损伤严重程度而不同。一般多需 2～4 周或更长。

　　4. 脊髓完全性损伤　休克期过后表现为损伤平面以下肌张力增高,腱反射亢进,出现病理反射,自主运动及感觉完全消失。

　　5. 脊髓不完全性损伤　可在休克期过后,亦可在伤后立即出现。表现为损伤平面以下感觉、运动和直肠膀胱括约肌功能的部分丧失。

　　6. 实验室检查　腰椎穿刺测量脑脊液的压力,行脑脊液动力学检查,了解脑脊液是否含血和椎管通畅情况。

　　7. 影像学检查

　　(1)X 线平片:脊柱 X 线正、侧位片,检查脊柱损伤的水平和脱位情况,椎体有无骨折,并根据脊椎骨受损位置估计脊髓受损的程度。

　　(2)CT:可显示骨折部位,有无椎管内血肿。

　　(3)MRI:可清楚显示脊髓受压及损伤的程度、性质、范围,有无出血以及晚期出现的外伤性脊髓空洞及软化灶。

　　【病例解析】

　　病例1:颈椎管内脊膜瘤

　　一、病史资料

　　患者,女性,51 岁。主因"全身疼痛 10 年,急性加重 1 周"入院。现病史:患者缘于 10 前无明显诱因出现劳累后全身疼痛,间断加重,疼痛为酸胀痛,无放射痛,双下肢疼痛,蹲起无力,偶伴右侧肢体麻木,在当地医院行保守治疗,无明显效果,近 1 周来疼痛急性加重,受凉受寒后疼痛加重,VAS 评分 8 分,严重影响患者生活质量,为求进一步治疗,随来我院,拍摄 MRI 提示"枢椎水平椎管后壁富血供结节,考虑脊膜瘤可能",门诊以"颈椎管内占位性病变"收入我院。

　　患者自发病以来,精神状态可,睡眠差,饮食二便可。

　　二、体格检查

　　T:36.5℃,P:80 次/分,R:20 次/分,BP:156/116mmHg。发育正常,营养中等,神志清楚,反应正常,自动体位,查体合作。全身皮肤黏膜无黄染,无肝掌、蜘蛛痣。皮肤弹性正常,未见皮疹、出血点等。周身浅表淋巴结未及肿大。头颅无畸形,眼睑无水肿,结膜无苍白,巩膜无黄染,双侧瞳孔正大等圆,对光反射灵敏。耳鼻无异常,双侧乳突区及鼻窦区无压痛。口唇红润,无苍白及发绀。伸舌居中,薄白苔。咽无充血,扁桃体不大。颈部对称，无颈静脉怒张及颈动脉异常搏动。颈软无抵抗，气管居中，甲状腺不大。胸廓无畸形，双侧对称，呼吸动度一致；双侧触觉语颤均等，无增强或减弱；双肺叩清音，肺肝相对浊音界于右侧锁骨中线第五肋间；双肺呼吸音清晰，未闻干湿性啰音及胸膜摩擦音。心前区无隆起，未及震颤，心尖冲动不弥散，心界不大，心率80次/分，律整，心音有力，A2＞P2，各瓣膜听诊区未闻及器质性杂音，无心包摩擦音及心包叩击音，周围血管征阴性。腹平坦，未见胃肠型及蠕动波，无腹壁静脉曲张；全腹无压痛、无反跳痛及肌紧张，肝脾未及，Murphy征阴性；腹部叩鼓音，移动性浊音阴性，肝区、双肾区无叩击痛，肠鸣音正常存在。肛门及外生殖器未见异常。

专科情况：脊柱四肢未见明显畸形。颈部皮肤无红肿、破溃及窦道形成等，局部皮温正常，颈肩部无明显压痛。颈椎活动无明显受限，前屈旋颈试验阴性，椎间孔挤压试验阴性。颈脊神经牵拉试验阴性，Adson试验阴性。双上肢未见明显肌肉萎缩，双手灵活度略下降，双拇指对掌功能尚可，上肢无明显震颤。左上肢自肩锁关节以远刺痛觉减退、温度觉减弱，右上肢腕关节以远刺痛觉减退、温度觉减弱，双侧三角肌、肱二头肌、腕屈伸肌、指屈伸肌、肱三头肌肌力左侧4级，右侧5级，肌张力无增高或减低。双侧肱二头肌腱反射、肱三头肌腱反射、桡骨骨膜反射稍减弱。右侧霍夫曼征阳性，左侧未引出。躯干部皮肤感觉无明显减退。双下肢未见明显肌肉萎缩，自膝关节以远刺痛觉减退、温度觉减弱。双侧髂腰肌、胫骨前肌、腓肠肌、拇趾背伸肌、趾屈肌肌力5级，肌张力略增高。双侧托马斯征、"4"字征阴性，双侧膝腱反射略亢进，跟腱反射正常。双侧髌阵挛、踝阵挛未引出，双侧巴宾斯基征阴性。

三、辅助检查

1. 颈胸腰椎正侧位（2017年4月4日，我院）　示：①胸腰椎退行性变；②颈椎病。
2. 颈椎MRI　MRI提示"枢椎水平椎管后壁富血供结节，考虑脊膜瘤可能"。

四、初步诊断

1. 颈2～3椎水平椎管内占位性病变：脊膜瘤？
2. 颈椎病。
3. 高血压病。

五、鉴别诊断

1. 肌萎缩性侧索硬化　该病变主要累及脊髓前角细胞、延髓运动神经核及锥体束，以运动障碍为主，一般无感觉障碍，早期可有根性疼痛，其特征性表现是上肢手部肌肉萎缩和舌萎缩，严重者构音困难。脑脊液生化、常规检查正常。

2. 急性脊髓炎　起病较急，常伴有全身不适，如发热、肌肉酸痛等前驱症状。脊髓损害症状往往骤然出现，数小时至数天便发展到高峰。受累平面较清楚，肢体多呈迟缓性瘫痪，合并有感觉和括约肌功能障碍。脑脊液常规检查白细胞增多，以单核细胞及淋巴细胞为主，蛋白质亦有轻度增高。

六、治疗过程

平卧休息，监测生命体征变化，观察呼吸、血氧饱和度变化，给予激素、甘露醇减轻脊髓神经水肿，营养神经药物辅助治疗，积极完善相关术前检查，排除手术禁忌，限期行椎管减压肿瘤切除手术治疗。术后予预防感染、脱水、护胃、营养神经等治疗，病理回报提示：（椎管内）脊膜瘤（内皮细胞为主型），告知患者及家属。

七、出院诊断

1. 颈 2~3 椎水平椎管内占位性病变。

2. 颈椎病。

3. 高血压病。

八、病例分析及诊治思路

椎管内占位性病变应首先确定病变节段，即定位，明确病变是原发还是继发，在髓内还是髓外、硬膜囊内还是硬膜囊外，病变位于左右侧还是腹背侧，病变或病灶的多少及分布等；其次明确病变性质及原因，即定性，考虑疾病为感染性、肿瘤性、血管性、外伤性、退变性、代谢营养性、遗传性疾病等，如为感染性疾病可呈急性或亚急性起病，病情进展迅速。骨科疾病定位相对容易，行 MRI 检查可明确病灶位置，定性在术前往往不能完全区分，即便行 PET-CT 亦不能完全确定，需借助病理诊断才能最终确定，脊膜瘤是椎管内常见良性肿瘤之一，占椎管内肿瘤的 11.4%。可发生于任何年龄，无明显性别差异。分类：按发生位置可分为硬脊膜外、髓外硬脊膜下及脊膜瘤骑跨硬脊膜。临床表现：依病程发展可分为三个阶段：①刺激期：表现为神经根痛；②部分受压期：脊髓半横断综合征；③脊髓完全受压期：脊髓横贯性损害。诊断：①病史：病变较缓慢，1~3 年；②体检：深浅感觉障碍；③影像学检查：CT、MRI 意义较大，常可明确诊断；④脑脊液检查：蛋白细胞分离现象；⑤脊髓血管造影；⑥脊髓造影：是蛛网膜下隙是否梗阻的直接影像；⑦X 线片：椎管内占位可引起骨质的改变治疗。

九、治疗经验

手术切除椎管内肿瘤是唯一有效的方法。预后主要取决于以下几方面：①早诊断、早治疗；②患者术前的一般状况及神经系统功能状态；③肿瘤是否全切及手术造成的脊髓副损伤程度；④术后良好的护理及康复。诊断是明确的，应手术治疗，选取择后路可手术。

病例2：胸椎管内神经鞘瘤

一、病史资料

患者，女性，45 岁。主因"右下肢麻木、乏力半年，加重伴左足麻木 2 个月"就诊。现病史：患者自诉于半年前无明显诱因下开始出现右下肢麻木、乏力，以麻木为主，右大腿、小腿、足部均有麻木，右足明显，同时伴有活动无力、步态不稳，呈持续性存在，无明显缓解因素，未予特殊诊治，无明显低热、盗汗大小便障碍及双下肢踩棉感，于当地医院行腰椎 MRI 提示：①腰椎退行性变，腰椎脊柱侧弯畸形；②考虑腰$_{2~4}$椎体前缘上下角终板炎；③腰$_{2/3}$、腰$_5$/骶$_1$ 椎间盘变性、膨出；④腰$_{4/5}$、腰$_5$/骶$_1$ 椎间盘水平椎管继发性狭窄；⑤腰背部皮下水肿。诊断"腰椎间盘突出症"，予药物及对症治疗，上症无明显缓解，之后原有症状逐步加重，2 个月前右下肢麻木、乏力感较前明显加重，无法行走，同时伴有左足麻木不适，未行特殊治疗，前来我院，门诊查 MRI 示：胸 8~9 水平椎管内占位性病变。拟"胸椎管内占位性病变"收入我科。患者发病以来精神尚可，体力正常，食欲正常，睡眠正常，体重无明显变化，大便正常，排尿正常。

二、体格检查

T：36.2℃，P：80 次/分，R：17 次/分，BP：135/800mmHg。患者轮椅入科，体重无法测量。发育正常，营养一般，正常面容，平卧位，神志清晰，语言流利，语调正常，应答切题，检查配合。皮肤色泽正常，无黄染、皮疹及皮下出血。毛发分布正常，皮肤温度、湿度正常，弹性好，皮肤无水肿，无肝掌、蜘蛛痣及皮下结节。全身浅表淋巴结无肿大。头颅大小正常，无畸形及肿块。眼睑无水肿，巩膜无黄染，双侧瞳孔等大等圆、对光反射灵敏。双侧耳郭正常无畸形，外耳道无异常分泌物，乳突无压痛，鼻腔通气良好，鼻窦无压痛。咽部无充血，扁桃体不肿大。颜面部外形对称、无畸形。口唇无发绀，口腔无特殊气味。舌苔正常，伸舌无偏斜，口腔黏膜无溃疡，牙龈无出血，无龋齿。颈软、双侧对称，颈静脉无怒张，气管居中，甲状腺不肿大，未触及结节。胸廓对称无畸形，双肺呼吸运动对称，呼吸运动和呼吸频率正常，双肺语颤和语音传导正常，无胸膜摩擦感，胸壁和肋骨无压痛，胸骨无叩痛，双肺叩诊清音，听诊呼吸音清晰，未闻及干湿啰音和胸膜摩擦音。心前区无隆起及凹陷，心尖冲动位于第五肋间左锁骨中线内 1cm，搏动范围正常，心前区未触及震颤和心包摩擦感，心相对浊音界正常，心率80 次/分，心律齐，各瓣膜区未闻及心脏杂音，双侧桡动脉搏动强弱正常、对称，脉律规则。无洪脉、细脉、水冲脉、交替脉、奇脉、迟脉和重搏脉，动脉壁光滑，柔软，弹性好。未闻及枪击音、Duroziez 双重杂音、毛细血管搏动征和动脉静脉杂音。腹部平坦，腹式呼吸存在，无腹壁静脉曲张，未见肠型及蠕动波，无压痛及反跳痛，未触及包块，肝、脾肋下未触及，未触及胆囊，Murphy 征阴性。腹部鼓音区正常，无移动性浊音。肝上界位于右锁骨中线第 5 肋间，下界位于右季肋下缘，肝区无叩痛，脾浊音区正常，胆囊区无叩痛。肠鸣音正常，未闻及血管杂音及摩擦音。肋脊角及腰部无隆起，无腰大肌刺激征，平卧位肾脏未触及。季肋点、上输尿管点、中输尿管点、肋脊点和肋腰点无压痛。肋脊角无叩击痛。剑突下、肋脊角未闻及血管杂音。耻骨上区无膨隆、无压痛，未触及包块。

专科情况：脊柱及四肢发育正常，未见明显畸形，胸腰椎棘突及棘突间隙无明显压痛及叩击痛，双下肢直腿抬高试验（－），右侧腹股沟平面以下皮肤深、浅感觉减退，右侧髂腰肌、股四头肌、股二头肌肌力4 级，右侧胫前肌力 1 级，腓骨长短肌肌力 0 级，拇趾背伸肌、跖屈肌力 1 级，肌张力增高，右侧膝、腱反射（＋），右侧踝阵挛、髌阵挛（＋），左侧踝关节以远浅感觉减退，左下肢肌力、肌张力正常。双侧 Babinski 征（＋）。

三、辅助检查

胸椎 MRI 提示；胸8～9 椎体层面椎管内占位，脊髓受压变扁。黄韧带未见明显肥厚。

四、初步诊断

胸椎管内占位性病变。

五、鉴别诊断

1. 后纵韧带骨化症　因为后纵韧带的骨化使椎管狭窄，影响脊髓血液循环。严重者可以压迫脊髓引起瘫痪。脊髓造影和 CT 及核磁共振对其诊断有很大的帮助。

2. 原发性侧索硬化症　这是一种原因不明的神经系统疾病，当侵犯皮层脊髓运动束时，表现为双侧锥体束损伤，肌张力增高，浅反射消失，肌肉萎缩。其特点是：①无感觉障碍；②脊髓造影无阻塞现象。其运动神经元变性仅限于上运动神经元而不波及下运动神经元，较前者为少见，主要表现为进行性、强直性截瘫或四肢瘫，无感觉即膀胱症状如病变波及皮质延髓束时，则可出现假性延髓性麻痹（假性球麻痹）征象。

六、诊疗过程

入院后予完善血常规、凝血常规、生化、免疫及胸椎 CT 等相关检查，排除手术禁忌后，在全麻下行胸 9 椎管内占位摘除、椎管扩大减压、椎弓根系统内固定术，术程顺利，术后予预防感染、脱水、护胃、营养神经等治疗，病理回报提示：神经鞘瘤，告知患者及家属。

七、出院诊断

胸椎管内占位性病变。

八、病例分析及诊治思路

神经鞘膜瘤是椎管内常见的肿瘤，多发于 30~45 岁，发病缓慢，病程较长，部分病例经对症治疗后可暂时缓解。早期常误诊为肋间神经炎或腰椎间盘突出症等，症状进行性加重，神经鞘膜瘤多起源于脊神经后根，以神经根性疼痛为首发症状，早期即可出现受累神经根分布区放射性疼痛，当咳嗽、喷嚏或解大便时可加重疼，该患者无明显肋间神经受压症状，肿瘤从侧方压迫脊髓首先受累及下肢运动和感觉神经纤维，逐渐出现自远端向近端的运动和感觉功能障碍，结合影像学检查符合诊断及手术适应证。

九、治疗经验

神经鞘瘤对放化疗不敏感，临床上一旦确诊，应采用手术切除，原则是在不加重脊髓神经损伤的前提下尽可能地切除肿瘤。

病例 3：胸$_{12}$椎体爆裂骨折并脊髓损伤、双下肢不全截瘫

一、病史资料

患者，男，61 岁。主因"高处坠落摔伤致腰背疼痛、双下肢感觉运动障碍 16 小时"入院。患者缘于 16 小时前，患者高处作业时不慎坠落摔伤致腰背部疼痛、双下肢感觉运动障碍，无呼吸困难、意识障碍，无头痛、头晕，无恶心、呕吐等，就诊于南皮县人民医院，骨盆正位、右股骨远端正侧位示"右髋关节发育不良、右股骨颈发育不良；未见明显骨折征象"，腰椎、骶椎 CT 示"胸$_{12}$椎体爆裂骨折，椎体后缘骨折块向椎管移位，相应水平椎管狭窄"，并予以保留尿管，随后为求进一步治疗而转我院，急诊科请我科会诊后，考虑住院进一步检查手术治疗，遂以"急性创伤：胸$_{12}$椎体爆裂骨折并双下肢不全瘫、右侧股骨颈骨折？"收入院。

患者自发病以来，无头痛，头晕，无咳嗽，咳痰，无胸闷，心慌，无腹泻，二便正常。

二、体格检查

T：36.6℃，P：76 次/分，R：20 次/分，BP：120/87mmHg。发育正常，营养中等，神志清楚，反应正常，自动体位，查体合作。全身皮肤黏膜无黄染，无肝掌、蜘蛛痣。皮肤弹性正常，未见皮疹、出血点等。周身浅表淋巴结未及肿大。头颅无畸形，眼睑无水肿，结膜无苍白，巩膜无黄染，双侧瞳孔正大等圆，对光反射灵敏。耳鼻无异常，双侧乳突区及鼻窦区无压痛。口唇红润，无苍白及发绀。伸舌居中，被薄白苔。咽无充血，扁桃体不大。颈部对称，无颈静脉怒张及颈动脉异常搏动。颈软无抵抗，气管居中，甲状腺不大。胸廓无畸形，双侧对称，呼吸动度一致；双侧触觉语颤均等，无增强或减弱；双肺叩清音，肺肝相对浊音界于右侧锁骨中线第五肋间；双肺呼吸音清晰，未闻干湿性啰音及胸膜摩擦音。心前区无隆起，未及震颤，心尖冲动不弥散，心界不大，心率76次/分，律整，心音有力，A2＞P2，各瓣膜听诊区未闻及器质性杂音，无心包摩擦音及心包叩击音，周围血管征阴性。腹平坦，未见胃肠型及蠕动波，无腹壁静脉曲张；全腹无压痛、无反跳痛及肌紧张，肝脾未及，Murphy 征阴性；腹部叩鼓音，移动性浊音阴性，肝区、双肾区无叩击痛，肠鸣音正常存在。肛门及外生殖器未见异常。脊柱四肢见专科情况。

专科情况：脊柱未见明显畸形，胸$_{12}$棘突叩痛，平卧制动，双上肢感觉运动血运正常；右下肢短缩、轻度外旋畸形，右髋无叩痛、右下肢无纵向叩击痛，双大腿上段水平以下（包括鞍区）皮肤感觉疼痛、针刺痛觉减退，双下肢关键肌肌力 0 级，肌张力减弱，双侧膝腱、跟腱反射未引出，双侧髌阵挛、踝阵挛未引出，双侧 Kernig 征、Babinski 征以及 Hoffmann 征均未引出。双侧 4 字试验阴性，双侧提睾反射存在，双下肢无指凹性水肿，双侧桡动脉、足背动脉搏动可及，四肢末梢血运良好。

三、辅助检查

骨盆正位、右股骨远端正侧位示（南皮县某医院 2017 年 6 月 17 日）：右髋关节发育不良、右股骨颈发育不良；未见明显骨折征象。

腰椎、骶椎 CT 示（南皮县某医院 2017 年 6 月 17 日）：胸$_{12}$椎体爆裂骨折，椎体后缘骨折块向椎管移位，相应水平椎管狭窄。

四、初步诊断

1. 胸$_{12}$椎体爆裂骨折并脊髓损伤、双下肢不全截瘫。

2. 右侧髋关节及股骨颈发育不良。

五、鉴别诊断

1. 脊髓型颈椎病 一般起病缓解，早期可为单纯颈部疼痛和僵硬不适感，后期可逐步发展呈现双上肢麻木疼痛及双下肢行走时踩棉感。可伴有头晕、恶心、视物模糊、心悸等症。查体可有颈项部压痛，四肢肌力感觉减退，生理反射可减弱或亢进，病理征可阳性（Hoffman 征阳性为主），颈椎影像学检查可提示颈椎间盘突出、颈椎管狭窄、颈椎骨质增生、颈椎不稳及颈髓变性等。本病患者不符合上述表现，故不支持此诊断。

2. 急性脊髓炎 起病较急，常伴有全身不适，如发热、肌肉酸痛等前驱症状。脊髓损害症状往往骤然出现，数小时至数天内变发展到高峰。受累平面较清楚，肢体多呈迟缓性瘫痪，合并有感觉和括约肌功能障碍。脑脊液常规检查白细胞增多，以单核细胞及淋巴细胞为主，蛋白质亦有轻度增高。

六、诊疗过程

入院完善心电图、胸片、血常规、凝血常规等相关检查，暂予激素脱水对症支持治疗，急症行胸椎管减压内固定术，术后嘱卧床休息，制酸护胃防止应激性溃疡，营养神经，抗凝等对症支持治疗，嘱期配合医护人员定期翻身、加强营养、拍背以防止长期卧床引发的坠积性肺炎、压疮等病发症。

七、出院诊断

1. 胸$_{12}$椎体爆裂骨折并脊髓损伤、双下肢不全截瘫。
2. 右侧髋关节及股骨颈发育不良。

八、病例分析及诊断思路

患者高处坠落伤，伤后双下肢无力伴感觉减退，结合查体、X 片及 CT 结果，胸$_{12}$椎体骨折并脊髓损伤，诊断明确符合急症手术减压指征。

九、治疗经验

术前给予激素及脱水治疗，手术采用后路椎管减压＋内固定技术，充分减压的同时考虑了脊柱的稳定性，术后积极营养神经，对症治疗，预防并发症的发生，有利于患者的术后康复。

病例4：胸$_{12}$椎体骨折伴脱位

一、病史资料

患者，男，57 岁。主因"摔伤致胸背部疼痛伴双下肢麻木无力 4 小时"就诊。患者 4 小时前摔伤致胸腰背部疼痛不适伴双下肢麻木无力，二便障碍，当时无意识丧失，无胸闷憋气，为求治疗就诊于当地医院行 CT 检查示胸$_{12}$椎体骨折伴脱位，给予保守治疗未见好转，为求进一步治疗来我院收入我科。

患者自发病以来，精神差，未进食。

二、体格检查

T：36.8℃，P：75 次/分，R：18 次/分，BP：125/70mmHg。发育正常，营养中等，神志清楚，反应正常，自动体位，查体合作。全身皮肤黏膜无黄染，无肝掌、蜘蛛痣。皮肤弹性正常，未见皮疹、出血点等。周身浅表淋巴结未及肿大。头颅无畸形，眼睑无水肿，结膜无苍白，巩膜无黄染，双侧瞳孔正大等圆，对光反射灵敏。耳鼻无异常，双侧乳突区及鼻窦区无压痛。口唇红润，无苍白及发绀。伸舌居中，被薄白苔。咽无充血，扁桃体不大。颈部对称，无颈静脉怒张及颈动脉异常搏动。颈软无抵抗，气管居中，甲状腺不大。胸廓无畸形，双侧对称，呼吸动度一致；双侧触觉语颤均等，无增强或减弱；双肺叩清音，肺肝相对浊音界于右侧锁骨中线第五肋间；双肺呼吸音清晰，未闻干湿性啰音及胸膜摩擦音。心前区无隆起，未及震颤，心尖冲动不弥散，心界不大，心率75 次/分，律整，心音有力，A2＞P2，各瓣膜听诊区未闻及器质性杂音，无心包摩擦音及心包叩击音。周围血管征阴性。腹平坦，未见胃肠型及蠕动波，无腹壁静脉曲张；全腹无压痛、无反跳痛及肌紧张，肝脾未及，Murphy 征阴性；腹部叩鼓音，移动性浊音阴性，肝区、双肾区无叩击痛，肠鸣音正常存在。肛门及外生殖器未见异常。

专科情况：患者平车入病房，脊柱外观未见明显畸形，双上肢感觉活动可无异常，约平脐以下感觉减退，双侧股四头肌、踇长伸肌、胫骨前肌肌力 0 级，双下肢肌张力高，

["

第五节　神经外科门诊及急诊科

一、颅骨骨折

【诊断标准】(《医疗规范与质量标准》, 2004)

1. 颅盖骨骨折

(1) 有外伤史。

(2) 头皮有或无血肿或有无挫裂伤痕, 或扪及骨凹陷。

(3) 可有脑损伤症状。

(4) X 线片有线状、凹陷或粉碎骨折。

2. 颅底骨折

(1) 有头部外伤史。

(2) 有脑脊液鼻漏、耳漏、耳出血、乳突或眶部淤血斑, 或颅神经麻痹。

(3) 有或无神经系统局灶体征。

(4) X 线片有或无线状骨折改变。

二、脑震荡

【诊断标准】(《临床诊疗指南——神经外科学分册》, 2012)

1. 意识改变　受伤当时立即出现短暂的意识障碍, 可为神志不清或完全昏迷, 常为数秒或数分钟, 大多不超过半个小时。

2. 逆行性遗忘　患者清醒后多不能回忆受伤当时乃至伤前一段时间内的情况。

3. 短暂性脑干症状　伤情较重者在意识改变期间可有面色苍白、出汗、四肢肌张力降低、血压下降、心动徐缓、呼吸浅慢和各种生理反射消失。

4. 其他症状　可有头痛、头晕、恶心、呕吐、乏力、畏光、耳鸣、失眠、心悸和烦躁等。

5. 神经系统检查　无阳性体征。

6. 实验室检查　腰椎穿刺颅内压正常; 脑脊液无色透明, 不含血, 白细胞正常。

7. 影像学检查

(1) 头颅 X 线平片检查: 无骨折发现。

(2) 头颅 CT 检查: 颅、脑内无异常。

三、脑挫裂伤

【诊断标准】(《临床诊疗指南——神经外科学分册》, 2012 年)

1. 意识障碍　受伤当时立即出现。一般意识障碍时间均较长, 短者半小时、数小时或数日, 长者数周、数月, 有的为持续昏迷或植物生存。

2. 生命体征改变　常较明显, 体温多在 38℃左右, 脉搏和呼吸增快, 血压正常或偏高。如出现休克时, 应注意全身检查。

3. 局灶症状与体征　受伤当时立即出现与伤灶相应的神经功能障碍或体征, 如运动区损伤的锥体束征、肢体抽搐或瘫痪,语言中枢损伤后的失语以及昏迷患者脑干反射消失等。

四、脑干损伤

【诊断标准】(《临床诊疗指南——神经外科学分册》,2012 年)

1. 昏迷　受伤当时立即出现,且昏迷程度较深,持续时间较长。意识障碍恢复比较缓慢,恢复后常有智力迟钝和精神症状。如网状结构受损严重,患者可长期呈植物生存。

2. 瞳孔和眼球运动变化　双侧瞳孔不等大、极度缩小或大小多变。对光反射消失。眼球向外下或内凝视。

3. 去大脑强直。

4. 病理反射阳性　肌张力增高,交叉性瘫痪或四肢瘫。

5. 生命体征变化

(1)呼吸功能紊乱:常出现呼吸节律紊乱,表现为陈 - 施呼吸、抽泣样呼吸或呼吸停止。

(2)心血管功能紊乱:心搏及血压改变多出现在呼吸功能紊乱之后。

(3)体温变化:多数出现高热,当脑干功能衰竭后体温不升。

6. 内脏症状

(1)消化道出血:是脑干损伤后多见的一种临床表现。

(2)顽固性呃逆:症状持久,难以控制。

7. 腰椎穿刺　脑脊液多呈血性,压力多为正常或轻度升高,当压力明显升高时,应除外颅内血肿。

8. 头颅 X 线平片　多伴有颅骨骨折。

9. 头颅 CT 扫描　在伤后数小时内检查,可显示脑干有点片状高密度区,脑干肿大,脚间池、桥池、四叠体池及第四脑室受压或闭塞。

10. 头颅及上颈段 MRI 扫描　有助于明确诊断,了解伤灶明确部位和范围。

11. 脑干诱发电位　波峰潜伏期延长或分化不良。

五、脑脓肿

【诊断标准】(《医疗规范与质量标准》,2004)

1. 有开放性颅脑损伤、慢性中耳炎、慢性旁鼻窦或全身化脓性感染史。

2. 早期可有颅内感染症状及颈强直、Kernig 氏征阳性等体征。

3. 有头痛、呕吐、视盘水肿等颅内压增高症状、体征。

4. 可有神经系统定位征。

5. 腰穿压力增高,脑脊液白细胞计数可有增多,糖、氯降低蛋白定量增高,部分病例脑脊液正常。

6. 脑 CT 多呈类圆形低密度灶,周围大片水肿带,强化后呈现均匀环状强化。

【病例解析】

病例 1:左额部颅骨骨折

一、病史资料

患者,女性,34 岁。主诉头部摔伤后头痛头晕 2 小时。患者于 2 小时前骑电动车摔伤头部,伤后无昏迷,诉头痛、头晕、恶心,未呕吐,左侧额部皮肤裂伤,伴活动性出血,无意识障碍，未经治疗，来我院就诊，查头 CT：左额部颅骨骨折，患者自发病以来，无肢体抽搐，二便正常，体重无明显变化。

二、体格检查

神志清楚，自动睁眼，应答切题，遵嘱活动，头左额部可见长约5cm皮肤裂伤，深达骨质，形状不规则，伴活动性出血，双侧瞳孔等大等圆，左：右＝2.5：2.5mm，直间接对光反应灵敏，颈软无抵抗，双侧肢体肌张力正常，深浅反射存在，双侧肢体肌力5级，双巴氏征阴性。

三、辅助检查

头颅 CT 示：左额部颅骨骨折（图 5－22）。

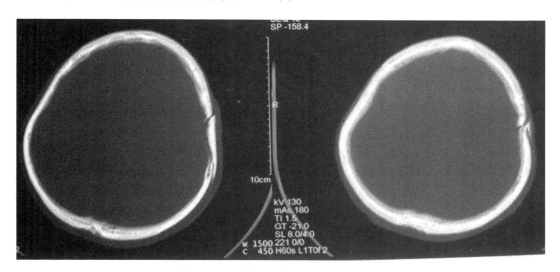

图 5－22　头颅 CT 示：左额部颅骨骨折

四、初步诊断

1. 颅骨骨折（左侧额骨）。
2. 头皮裂伤。

五、鉴别诊断

1. 急性硬膜下血肿　患者多有暴力外伤史，持续进行性意识障碍加重，CT 表现形状大多呈新月状，可超过颅缝，甚至可占据整个大脑半球的硬脑膜下腔。

2. 急性硬膜外血肿　患者多有暴力外伤史，有"昏迷－清醒－再昏迷"病史，头颅 CT 表现颅骨内板下双凸镜形或梭形高密度影。

六、诊疗过程

急诊行头皮清创缝合，破伤风肌内注射，口服抗炎药物，密切观察神志、瞳孔及生命体征变化，告知患者迟发型颅内血肿可能。

七、出院诊断

1. 颅骨骨折（左侧额骨）。

2. 头皮裂伤。

八、病例分析及诊治思路

患者轻型颅脑损伤来诊，颅骨骨折合并头皮裂伤，未合并脑挫裂伤及颅内血肿，处理原则为伤口清创缝合，肌内注射破伤风，急诊留观，注意神志、瞳孔及生命体征变化，必要时复查头部 CT，及时发现颅内迟发型血肿。

九、治疗经验

根据骨折情况进行手术处理。急诊行头皮清创缝合，破伤风肌内注射，口服抗炎药物。

病例 2：脑震荡

一、病史资料

患者，男性，38 岁。主因"外伤后头痛头晕 2 小时"就诊。患者于 2 小时前骑摩托车摔伤头部，伤后意识不清，持续约 10 分钟，醒后诉头痛、头晕，伴恶心、呕吐、烦躁，对受伤经过不能回忆，未经治疗，被同伴送至我院就诊，查头部 CT：颅内未见明显异常，患者自发病以来，无肢体抽搐，二便正常，体重无明显变化。

二、体格检查

神志清楚，精神差，自动睁眼，应答切题，遵嘱活动，头右枕部可见头皮擦伤，伴渗血，双侧瞳孔等大等圆，左:右 = 2.5:2.5mm，直接间接对光反应灵敏，颈软无抵抗，双侧肢体肌张力正常，深浅反射存在，双侧肢体肌力 5 级，双巴氏征阴性。

三、辅助检查

头颅 CT 示：颅内未见明显异常（图 5 - 23）。

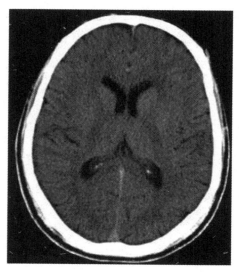

图 5 - 23 头颅 CT

四、初步诊断

1. 脑震荡。

2. 头皮擦伤。

五、鉴别诊断

1. 急性硬膜下血肿　患者多有暴力外伤史，持续进行性意识障碍加重，CT表现形状大多呈新月状，可超过颅缝，甚至可占据整个大脑半球的硬脑膜下腔。

2. 急性硬膜外血肿　患者多有暴力外伤史，有昏迷－清醒－再昏迷病史，头颅CT表现颅骨内板下双凸镜形或梭形高密度影。

六、诊疗过程

伤口消毒，嘱患者休息，给予神经营养药物治疗，密切观察神志、瞳孔及生命体征变化，告知患者迟发型颅内血肿可能。

七、出院诊断

1. 脑震荡。
2. 头皮擦伤。

八、病例分析及诊治思路

脑震荡患者常有头昏、头疼、恶心、呕吐、耳鸣、失眠等症状，一般多在数周至数月逐渐消失，但亦有部分病人存在长期头昏、头疼、失眠、烦躁、注意力不集中和记忆力下降等症状，伤后应在急诊室观察，注意意识、瞳孔、肢体活动和生命体征的变化。如症状加重即应进一步检查。

九、治疗经验

头痛较重时，嘱其卧床休息，减少外界刺激，可给予止痛药物，对于烦躁、忧虑、失眠者给予镇静或抗焦虑药物；另可给予改善自主神经功能药物，神经营养药物及钙离子拮抗药等。向病人做好病情解释，说明本病不会影响日常工作和生活，解除病人的顾虑。

病例3：轻型颅脑损伤　脑挫裂伤

一、病史资料

患者，女性，70岁，主因"头外伤后头皮破裂出血伴意识障碍"2小时入院。患者入院前2小时洗澡时不慎摔倒，枕顶部位着地，磕在暖气片上，头皮破裂出血，意识丧失10余分钟后好转，诉头痛，前额胀痛，恶心未吐，无肢体活动障碍，无四肢强直发作，无大小便失禁，急来我院，伤口位于枕顶部位，三角形裂伤口，仍有活动性出血，深达颅骨，行清创缝合，头颅CT：双额底，右侧颞底点片状高密度影，右侧颞叶内侧小脑幕缘高密度影。以"头部外伤 脑挫裂伤"收入院。自发病以来，精神差，未进食水，平素体健。否认相关病史。

二、体格检查

T：36.7℃，R：22次/分，P：75次/分，BP：110/80mmHg，GCS：15分。神志清楚，言语流利，对答切题，精神差，双瞳孔直径3mm，正大等圆，对光反射灵敏；四肢肌力肌张力正常，双膝腱反射正常存在，双侧巴氏征阴性，布氏征、克氏征阴性，枕顶部切口长约5cm，已缝合。

三、辅助检查

略。

四、初步诊断

1. 轻型颅脑损伤 脑挫裂伤。
2. 蛛网膜下隙出血。
3. 头皮裂伤。

五、鉴别诊断

1. 脑震荡 脑震荡昏迷时间短，无神经系统阳性发现，头颅 CT 扫描无异常。
2. 颅内血肿 一般颅内血肿患者症状多进行性加重，脑挫裂伤多伤后趋于稳定，CT 可明确诊断，但颅内血肿有时可在脑挫裂伤的基础上进一步出现，临床症状体征鉴别困难，关键鉴别要点为影像学检查。

六、出院诊断

1. 轻型颅脑损伤 脑挫裂伤。
2. 蛛网膜下隙出血。
3. 头皮裂伤。
4. 低钠血症。

七、诊治过程

患者入院后予完善破伤风抗毒素应用，抗感染等治疗，第二天患者出现躁狂，胡言乱语，随意下床活动，恶心呕吐，复查 CT 可见脑挫裂伤较前进展，但无手术指征。入院期间出现血钠低，最低 128mmol/L，予甘露醇脱水降颅压，缓解脑血管痉挛，醒脑，纠正离子紊乱，抗精神病药物等治疗，患者躁狂逐渐得到控制，2 周症状消失，好转出院。

八、病例分析及诊治思路

患者老年女性，有明确的外伤史，外伤时枕顶部位着地，CT：双额底，右侧颞底点片状高密度影，右侧颞叶内侧小脑幕缘高密度影。患者枕顶部位为直接暴力作用点，对侧额底，额极及颞极产生对冲伤。这是由于前颅底和蝶骨嵴表面凹凸不平，外力造成其与额底颞极相对滑动，相对摩擦造成损伤。额叶病变容易出现精神症状，需要相应的抗精神病药物治疗。

九、治疗经验

脑挫裂伤的治疗以保守治疗为主，脑挫裂伤后周围脑组织水肿，出血，受损组织缺血坏死、血管痉挛，应用甘露醇脱水降颅压，缓解脑血管痉挛治疗，防治并发症。额叶损伤的精神症状应用相应药物治疗，目前主要应用奥氮平治疗。颅脑损伤患者容易合并电解质紊乱，需要严密监测，静脉补浓盐时避免输注速度过快，防止出现脑桥髓鞘溶解综合征，从而加重病情。

病例 4：重型颅脑损伤 脑干损伤

一、病史资料

患者，男性，50 岁。主因"头部外伤后意识障碍 3 小时"入院。患者入院前 3 小时骑摩托时与汽车相撞，患者被撞飞 10m 后落地，被路人发现拨打 120，急来我院，患者神志不清，伴恶心呕吐，呕吐物为胃内容物，无四肢抽搐发作，头颅 CT：中脑，脑桥高密度影。以"头部外伤，脑干血肿"收入院。自发病以来，昏迷，平素体健。否认相关病史。

二、体格检查

T：36.7℃，R：11 次/分，P：75 次/分，BP：60/40mmHg。血氧饱和度：80%，GCS：5 分。神志昏迷，刺激不语，刺激四肢屈曲，双瞳左：右 = 5：5mm，光反应阴性，四肢肌张力低下，双膝腱反射未引出，双侧巴氏征阴性。腹部平软，肝脾肋下未触及，肠鸣音正常存在。

三、辅助检查

略。

四、初步诊断

1. 重型颅脑损伤 脑干损伤。
2. 休克。
3. 呼吸衰竭。

五、鉴别诊断

原发性脑干损伤与其他颅脑损伤常常同时存在，临床症状有时重叠，很难鉴别。但患者常常外伤后即昏迷且进行性加重，瞳孔变化，早期出现呼吸循环功能衰竭。原发性脑干损伤需与继发性脑干损伤进行鉴别，鉴别要点在于症状体征出现的早晚。原发性脑干损伤早期即出现脑干症状，而继发性脑干损伤症状逐渐出现，同时影像学检查有助于鉴别。

六、诊治过程

患者入院后予抗休克，气管插管，呼吸机辅助呼吸，入院期间出现肺部感染，抗感染治疗，中脑出血影响脑脊液循环进而出现脑积水，行脑室外引流术，拔除脑室外引流仍存在脑积水，并最终行脑室腹腔分流术，患者 1 周后血压稳定，停用升压药物，2 周行脑室腹腔分流术，第 3 周患者停用呼吸机后呼吸稳定，1 个月后但患者仍然处于昏迷状态。

七、出院诊断

1. 重型颅脑损伤 脑干损伤。
2. 休克。
3. 呼吸衰竭。
4. 脑积水。
5. 肺部感染。

八、病例分析及诊治思路

患者有明确的车祸外伤史，外伤后即出现昏迷，呼吸循环功能衰竭，双瞳孔散大，均属于典型的脑干损伤的临床表现。但患者锥体束症阴性，考虑与患者处于休克状态导致的反射消失有关。脑干不仅是人体呼吸循环中枢，全身感觉运动传导束也通过脑干，同时脑干网状结构参与维持机体觉醒，所以脑干损伤后意识障碍及感觉运动障碍较重，同时患者还可有呼吸循环功能的衰竭。脑干还有大部分的颅神经核，如中脑损伤可造成动眼神经核受损，导致瞳孔变化。患者脑积水与脑干血肿影响脑脊液循环有关。患者脑干血肿治疗原则主要是稳定生命体征，亚低温降低脑代谢，缓解脑水肿，预防并发症及全身支持治疗。

九、治疗经验

脑干损伤一旦出现，病情重，目前疗效欠佳。

治疗原则：

1. 早期抗休克，呼吸机辅助呼吸等措施稳定生命体征。
2. 保护神经系统应用神经营养药物，脱水降低脑水肿，亚低温降低脑代谢。
3. 积极处理并发症，如肺部感染、褥疮、深静脉血栓、癫痫等。
4. 全身支持，保障营养，调整体内电解质紊乱。

病例5：脑脓肿

一、病史资料

患者，女性，23岁，主因"发热21天，右侧肢体无力进行性加重1周"入院。患者入院前21天无明显诱因出现高热，持续性高热，最高体温达41℃，当地医院予抗感染等治疗后体温未得到有效控制，1周前患者出现右侧肢体无力，进行性加重，并伴有言语不利。来我院就诊，头CT显示：左侧基底节区边界清楚的类圆形低密度灶，周围可见大面积低密度水肿带，强化后可见典型的均匀环状强化。既往"先心病"，未予特殊处理。

二、体格检查

T：37.7℃，R：22次/分，P：75次/分，BP：100/70mmHg。心律齐，胸骨右缘第二肋间可闻及收缩期喷射样杂音。神志清楚，言语欠流利，可简单对答，右侧肢体肌力0级，肌张力高，右侧腱反射亢进，右侧巴氏征阳性。

三、辅助检查

血常规：白细胞：$26.5 \times 10^9/L$，中性粒细胞：90%。入院后腰穿压力为210mmH$_2$O，脑脊液细胞总数$2800 \times 10^6/L$，葡萄糖1.10mmol/L，蛋白1.52g/L。心脏彩色超声示主动脉瓣狭窄合并反流，赘生物可能性大。血液培养提示金黄色葡萄球菌。

四、初步诊断

1. 脑脓肿。
2. 感染性心内膜炎。

五、鉴别诊断

1. 化脓性脑膜炎　一般起病急，脑膜刺激征明显，高热，脑脊液细胞数高，蛋白高，糖低，多无神经定位体征。
2. 颅内肿瘤　一般根据病史，影像学检查如CT，核磁可鉴别，必要时有时需手术方能确诊。

六、诊治过程

入院后应用头孢曲松钠和盐酸万古霉素抗感染，甘露醇脱水降颅压，营养神经等治疗，入院后 3 天行颅内脓肿穿刺引流术，入院后 8 天复查 CT 显示颅内病灶明显缩小，拔除引流管后继续抗感染治疗，入院后 3 周患者复查 CT 颅内病灶明显吸收。颅内情况稳定后转心内科继续治疗。

七、出院诊断

1. 脑脓肿。
2. 感染性心内膜炎。
3. 先天性心脏病。

八、病例分析及诊治思路

患者年轻女性，发热后出现肢体无力入院。①患者有全身感染的病程表现；②患者影像学检查可见颅内占位，CT 可见环形强化；③患者既往先天性心脏病病史，且彩超提示心脏瓣膜赘生物，考虑感染性心内膜炎诊断。综合以上三点，本病系感染性心内膜炎感染播散至颅内引起的心源性脑脓肿。治疗原则为先处理颅内脑脓肿，足量足疗程应用透过血脑屏障的抗生素，待脑脓肿稳定后再处理原发病灶。

九、治疗经验

1. 抗生素的应用　及时、足量、足疗程应用透过血 – 脑屏障的抗生素，最初应用广谱抗生素，随后根据细菌培养和药敏结果来调整抗生素的使用。
2. 内科治疗　主要是抗生素和脱水剂的应用，一旦形成脑脓肿，如无手术禁忌，建议外科手术。
3. 一般先处理脑脓肿，随后处理原发病灶。

试题与答案

【单选题】

1. 下列说法正确的是（　）
A. 小型动静脉畸形直径 <2.5cm
B. 中型动静脉畸形直径为 2.5～5.0cm
C. 大型动静脉畸形直径 >5.0cm
D. 巨大型动静脉畸形直径 >6.0cm
E. 以上说法均正确

2. 以下关于血管畸形叙述错误的是（　）
A. 约一半的病人出现癫痫发作
B. 癫痫发作可为首发临床症状
C. 动静脉畸形越小，癫痫发生率越高
D. 盗血严重的血管畸形更容易发生癫痫
E. 以上都不正确

3. 蛛网膜下隙出血合并眼底出血最多见于（　）
A. 前交通动脉瘤
B. 后交通动脉瘤
C. 大脑中动脉瘤
D. 小脑后下动脉瘤

E. 基底动脉尖动脉瘤

4. 关于蛛网膜下隙出血 Hunt – Hess 分级错误的是（　）

A. Ⅰ级为无症状或轻度头痛、颈项强直

B. Ⅱ级为脑神经麻痹，中 – 重度头痛、颈项强直

C. Ⅲ级为轻度局灶神经功能缺失，嗜睡或错乱

D. Ⅳ级为意识恍惚，言语错乱，轻度偏瘫

E. Ⅴ级为深昏迷，去大脑强直，濒死状态

5. 常用来治疗蛛网膜下隙出血后脑血管痉挛的药物是（　）

A. 硝苯地平

B. 尼卡地平

C. 尼莫地平

D. 尼群地平

E. 氨氯地平

6. 导致自发性蛛网膜下隙出血的首要原因是（　）

A. 感染

B. 脑肿瘤

C. 脑动脉瘤

D. 动静脉畸形

E. 海绵状血管瘤

7. 蛛网膜下隙出血 Fisher 分级主要是根据以下哪项表现判断血管痉挛危险性和预后（　）

A. DSA 血管痉挛程度

B. CT 出血多少

C. CT 脑积水程度

D. 患者临床表现

E. 以上都不是

8. 烟雾病的病理学特征表现为（　）

A. 颈内动脉末端慢性进行性狭窄

B. 脑基底部出现由大量侧支循环形成的异常血管网

C. 后期双侧颈内动脉闭塞，烟雾状血管消失

D. 颈外动脉系统和椎基底动脉系统向颅内形成大量代偿

E. 上述都不是

9. 以下哪项不是烟雾病的病理表现（　）

A. 豆纹动脉和丘脑穿通动脉扩张和扭曲

B. 小动脉管壁增厚和弹力层重叠导致管腔狭窄

C. 血管弹力层断裂、中间层纤维化

D. 局部血管不规则扩张，形成巨大动脉瘤

E. 以上都不是

10. 关于烟雾病外科治疗正确的是（　）

A. 在出现不可逆神经功能障碍前，通过手术增加脑的侧支循环，改善脑供血

B. 手术方法可分为直接和间接血管重建术

C. 直接血管重建术可以立即改善缺血情况

D. 间接血管重建术常作为儿童患者的主要手术方法

E. 以上都是

11. 颅内肿瘤中最多见的是（　）

A. 脑膜瘤

B. 神经上皮性肿瘤

C. 转移瘤

D. 垂体腺瘤

E. 表皮样瘤

12. 女，55岁，进行性视力下降8个月，检查：双颞侧偏盲，眼底视盘萎缩，头颅平片示蝶鞍明显扩大，MRI 显示鞍内及鞍上占位，内分泌查垂体各项激素水平均

在正常范围内，诊断应首先考虑（ ）

A. 颅咽管瘤

B. 鞍区脑膜瘤

C. 垂体腺瘤

D. 空蝶鞍综合征

E. 垂体脓肿

13. 垂体腺瘤导致的视野障碍最常见的是（ ）

A. 双颞侧偏盲

B. 双眼同向性偏盲

C. 双鼻侧偏盲

D. 象限盲

E. 单眼偏盲

14. 患者，男性，42 岁，肢端肥大症，经蝶垂体瘤切除术后 2 个月，临床症状无明显缓解，MRI 复查肿瘤残留甚少，但血中 GH 值 0.56nmol/L，此时应采取（ ）

A. 开颅再次手术

B. 放射治疗

C. 经蝶再次手术

D. 药物治疗

E. 继续观察

15. 在神经上皮性肿瘤中最多见的是（ ）

A. 星形细胞瘤

B. 室管膜细胞瘤

C. 髓母细胞瘤

D. 胶质母细胞瘤

E. 少突胶质细胞瘤

16. 好发于小脑蚓部的肿瘤是（ ）

A. 星形细胞瘤

B. 室管膜细胞瘤

C. 髓母细胞瘤

D. 胶质母细胞瘤

E. 少突胶质细胞瘤

17. CT 常见钙化的是（ ）

A. 星形细胞瘤

B. 室管膜细胞瘤

C. 髓母细胞瘤

D. 胶质母细胞瘤

E. 少突胶质细胞瘤

18. 侧脑室内脑膜瘤多起源于（ ）

A. 室管膜细胞

B. 脑室内血管

C. 脑室内膜脉络丛组织

D. 上述都可能

E. 上述都不是

19. 患者，女性，43 岁。头痛伴呕吐、双眼视物不清 4 个月。查体：神志清。视力：左眼前数指，右眼大致正常。眼底：左视盘边缘清，色淡；右视盘边缘不清，乳头隆起。诊断应考虑（ ）

A. 多发性硬化

B. 颅前窝肿瘤

C. 视神经炎

D. 枕叶肿瘤

E. 颅后窝肿瘤

20. 与脑膜瘤发病有关的遗传性神经肿瘤综合征为（ ）

A. 神经纤维瘤病Ⅱ型

B. VonHippl – Lindau 病

C. 神经纤维瘤病Ⅰ型

D. 结节性硬化

E. 痣样基底细胞癌综合征

21. Foster – Kennedy 综合征常见于（ ）

A. 矢状窦旁脑膜瘤

B. 蝶骨嵴脑膜瘤

C. 镰旁脑膜瘤

D. 横窦脑膜瘤

E. 鞍结节脑膜瘤

22. 有关脑膜瘤的手术决策中哪项是错误的（ ）

A. 应切除受肿瘤侵蚀的硬脑膜及颅骨

B. 全切困难的肿瘤可残余,待术后放疗

C. 对骑跨肿瘤的中央静脉可予切断,以方便手术

D. 侵犯矢状窦前 1/3 的肿瘤,可连同矢状窦一并切除

E. 对颅底部位的脑膜瘤可先行囊内切除

23. 有关大脑镰旁脑膜瘤,下列哪项说法不恰当( )

A. 运动障碍出现顺序一般从上肢开始,逐渐影响下肢,最高波及头面部

B. 癫痫发作以大脑前 1/3 脑膜瘤多见

C. 起始于大脑镰

D. 大脑后 1/3 脑膜瘤常引起视野改变

E. CT 常可见点状或不规则钙化

24. 鞍结节脑膜瘤( )

A. X 线颅骨平片见蝶鞍扩大,蝶底变薄

B. X 线颅骨平片见蝶鞍不大,无钙化影

C. X 线颅骨平片见蝶鞍不大,鞍区点片状钙化

D. X 线颅骨平片见蝶区广泛骨破坏,并累及斜坡结节状钙化斑

E. X 线颅骨平片见蝶底骨质增厚,蝶鞍呈"球"形

25. 关于垂体瘤 X 线平片检查,下列叙述哪项不正确( )

A. 垂体瘤是鞍内型肿瘤,引起蝶鞍扩大是其特点

B. 垂体瘤向单侧性生长较大时,可致一侧鞍底下陷呈双重鞍底

C. 蝶鞍没有扩大不能考虑垂体瘤

D. 不同类型的垂体瘤引起的蝶鞍扩大形态上往往相同

E. 鞍旁型肿瘤可出现明显双重鞍底,

应与垂体瘤鉴别

26. 对颅脑损伤预后起决定性作用的是( )

A. 锐器对头部的伤害

B. 钝器对头部的伤害

C. 头皮、颅骨和脑损伤三者合并存在

D. 脑损伤的程度及其处理

E. 与身体其他部位的损伤复合存在

27. 头皮血肿的处理原则,正确的是( )

A. 均需用切开引流

B. 均需用穿刺抽除积血加压包扎

C. 采用局部适当加压包扎

D. 巨大头皮血肿易引起中线移位故脱水治疗

E. 均需静脉输血抢救休克

28. 诊断颅盖骨折通常依据是( )

A. 头颅 X 线摄片

B. 头皮伤痕

C. 局部触诊闻及骨擦音

D. 剧烈头痛伴呕吐

E. 对侧肢体偏瘫

29. 枕骨大孔疝与小脑幕切迹疝主要鉴别点在于( )

A. 头痛剧烈

B. 呕吐频繁

C. 脉搏加快,血压升高

D. 躁动不安

E. 呼吸骤停在早期出现

30. 下列哪项脑损伤的机制是错误的( )

A. 开放性脑损伤伴有头皮裂伤、颅骨骨折和脑硬膜破裂

B. 闭合性脑损伤伴有头皮、颅骨损伤但硬膜完整

C. 单由接触力造成的脑损伤,其范围局限,病情轻

D. 由惯性力引起的脑损伤,其范围广

泛，病情较重

E. 原发性脑损伤指伤后出现的水肿、脑出血

31. 急性小脑幕上硬膜外血肿，最常见的出血来源是（　）

A. 颅骨骨折引起的板障出血

B. 颅骨骨折导致脑膜中动脉破裂出血

C. 脑表面的血管破裂出血

D. 帽状腱膜下的血管破裂出血

E. 颞部肌肉的血管出血

32. 关于外伤性颅内血肿错误的是（　）

A. 硬膜外血肿最常发生于颞区

B. 硬膜下血肿好发于额颞区

C. 硬膜下血肿，可有意识好转期

D. 有中间清醒期，肯定是硬膜外血肿

E. 硬膜下血肿是最常见的颅内血肿

33. 小脑幕上慢性硬膜下血肿的治疗多可采用（　）

A. 开颅清除血肿

B. 简单的钻孔引流

C. 采用高渗脱水药物

D. 应用大剂量激素

E. 等待自行吸收

34. 闭合性颅脑外伤的早期治疗特点是（　）

A. 控制入水量，纠正水电解质平衡失调

B. 及时防治脑水肿和颅内血肿

C. 防治癫痫

D. 防治休克

E. 及时行气管切开

35. 小脑幕上急性硬膜下血肿的典型临床表现是（　）

A. 进行性意识障碍→血压升高，脉搏变慢→瞳孔不等大

B. 患侧瞳孔散大→意识障碍→呼吸变

慢脉搏变快，血压上升

C. 出现定位体征→瞳孔不等大→意识障碍

D. 双侧瞳孔同时散大→心率变慢，血压下降

E. 意识障碍→去大脑强直→呼吸暂停

36. 有一名男性患者右顶枕部着地，伤后2小时，左侧瞳孔散大，钻孔探查部位应首选（　）

A. 右顶枕部

B. 右额颞部

C. 左顶枕部

D. 左额颞部

E. 后颅凹

37. 患者，男性，50岁，2小时前被木棒打击左侧头部，此后自述头痛明显，伴呕吐，1小时前出现意识不清。查体：中度昏迷，左侧瞳孔比右侧大3mm，右侧病理征阳性。应考虑确切诊断为（　）

A. 颅骨凹陷骨折伴脑疝

B. 硬膜下血肿伴脑疝

C. 硬膜外血肿伴脑疝

D. 脑挫裂伤伴脑疝

E. 原发脑干损伤

38. 患者男性，头部外伤后2小时入院，伤后曾有昏迷约30分钟。入院查体：神志清楚，GCS评分10分，头顶有一头皮血肿约3cm×3cm，头皮无明显裂伤，左侧外耳道可见稀薄血性液体流出。CT：左颞可见一线形骨折，左额颞可见一薄层硬膜下血肿，左颞点、片状高密度影，颅内可见少量气体。应诊断为（　）

A. 轻型闭合性颅脑损伤

B. 中型闭合性颅脑损伤

C. 重型闭合性颅脑损伤

D. 轻型开放性颅脑损伤

E. 中型开放性颅脑损伤

39. 从高空坠落左枕部着地伤后进行性意识障碍、右侧瞳孔逐渐散大。诊断上应首先考虑（）

A. 右侧顶枕部急性硬脑膜下血肿

B. 左侧顶枕部急性硬脑膜下血肿

C. 右侧额颞极挫伤伴急性硬膜下血肿

D. 左侧额颞极挫伤伴急性硬膜下血肿

E. 左侧后颅窝小脑血肿

40. 脑震荡后综合征与神经衰弱的区别以下说法正确的是（）

A. 前者头晕、头疼、恶心呕吐、皮肤苍白、出冷汗、血压改变、心悸等自主神经症状表现轻微，后者表现严重

B. 前者脑电图、脑诱发电位可出现异常，后者检查结果多正常

C. 前者的头痛症状与疲劳、精神刺激、体位改变等无明显的关系，后者则否

D. 前者对心理治疗的反应较好，后者反应不佳

E. 前者为慢性病程，后者为发作性病程

41. 患者，男，28 岁，骑电动车摔伤头部来院，伤后昏迷约 10 分钟，醒后对事情经过不能回忆，诉头痛、头晕，恶心，伴呕吐，肢体活动良好，急诊查头颅 CT 未见明显异常，下列哪项是错误的（）

A. 卧床休息，症状减轻后可离床活动

B. 急诊留观，注意神志瞳孔及生命体征变化

C. 如出现意识障碍或头痛、头晕明显加重，及时复查 CT

D. 头痛较重或烦躁、焦虑患者可给予镇痛、镇静等对症治疗

E. 无须特殊处理

42. 患者，男性，60 岁，不慎跌倒枕部着地 1 小时，伴呕吐 2 次。受伤当时昏迷数

分钟。既往有糖尿病史 20 余年。GCS 评 11 分，躁动，双瞳孔等大等圆，直径约 3mm，对光反射迟钝，左枕部有一长约 3cm 头皮裂伤，右枕部见一 3cm×3cm 头皮血肿。四肢可活动，左侧 Babinski 氏征（－）。急诊首先检查（）

A. 头颅正侧位片

B. 脑血管造影

C. 头颅 CT

D. 脑电图

E. 头颅 MRI

43. 关于颅底骨折，下列哪项错误（）

A. 颅前窝骨折可出现"熊猫眼"

B. 颅中窝骨折可出现鼻漏

C. 颅后窝骨折可出现乳突区皮下瘀点

D. 有脑脊液漏时禁行腰穿

E. 脑脊液漏时一般应在 2 周内自行停止，若不停止，即应行手术修补

44. 关于 AVM 保守治疗正确的是（）

A. 避免剧烈运动、情绪波动和过度用力

B. 口服药物控制癫痫

C. 可试用凝血药物防止再出血

D. 颅高压者可适量使用脱水药物

E. 以上都是

45. 关于烟雾病 DSA 表现以下哪项是错误的（）

A. 并不是所有患者都有烟雾血管表现

B. 不是所有患者都有颅外血管代偿

C. 早期脑的烟雾血管有颈内动脉供血，后期主要来自大脑后动脉

D. 最常见的颈外侧支血管来自颞浅动脉

E. 脑膜中动脉是最主要的颈外侧支血管

46. 患者，男性，47 岁。头痛发病，病程 4 个月，入院前出现左侧肢体无力和呕

吐。查体：意识清，眼底视神经盘水肿，左上下至肌力Ⅳ级，腱反射活跃，病理征（＋）。CT检查：右颞顶部低密度灶，其外后方可见一略高密度结节，右侧脑室体受压，中线结构右移。增强示结节均匀强化，整个病灶呈类圆形，边界清晰，周围无水肿。最可能诊断是（　）

A. 脑膜瘤

B. 脑脓肿

C. 星形细胞瘤

D. 脑出血

E. 脑梗死

47. 当今对神经上皮肿瘤的最主要的治疗手段是（　）

A. 化疗

B. 手术加放疗、化疗的综合治疗

C. 放疗

D. 手术

E. 免疫治疗加激素治疗

48. 男性，48岁。双眼视力进行性减退1年。查体：双眼视力眼前数指。CT及MRI检查考虑鞍结节脑膜瘤，直径约5cm，首选治疗方法为（　）

A. 保守治疗

B. 放射治疗

C. 开颅肿瘤切除术

D. 化疗

E. 继续观察

49. 脑膜瘤的病理性质特点为（　）

A. 良性

B. 多数为恶性，少数为良性

C. 恶性

D. 多数为良性，少数为恶性

E. 良恶性各占半数

50. 颅脑创伤患者送达急诊室后应立即进行的评估分析是（　）

A. 气道通畅情况、视听功能、循环功能、神经功能、身体营养状况的评估

B. 气道通畅情况、呼吸功能、循环功能、神经功能、其他合并损伤的评估

C. 气道通畅情况、呼吸功能、循环功能、消化功能、身体营养状况的评估

D. 气道通畅情况、呼吸功能、循环功能、消化功能、其他合并损伤的评估

E. 气道通畅情况、视听功能、循环功能、消化功能、其他合并损伤的评估

51. 患者男性，35岁。因"车祸致头部受伤后昏迷2小时"来诊。入院检查：中度昏迷，右侧瞳孔散大，光反射消失，左侧上下肢肌张力增高，病理征（＋），右顶枕部有直径5.0cm头皮下血肿，CT提示：左额颞顶部新月形高密度影。最可能的诊断是（　）

A. 左额颞脑挫伤，脑疝

B. 左额颞急性硬膜下血肿，脑疝

C. 左额颞急性硬膜外血肿，脑疝

D. 左额颞急性硬膜下积液，脑疝

E. 左额颞脑内血肿，脑疝

52. 男性，28岁，半年前左侧头部外伤，当时神清，左颞部头皮裂伤，经清创缝合术并用抗生素治疗，但术后伤口化脓，虽取出粉碎骨片，感染伤口一直流脓不愈至今，近1周嗜睡。感头痛不适，呕吐。由于患者血常规正常，为确定并发症脑脓肿的诊断，最合适的检查措施是（　）

A. 脑电图或脑地形图

B. 颅脑超声波检查

C. 脑血管造影

D. 头颅CT

E. ICP监测

53. 较全面概括了中枢性感染病原体来源的选项是（　）

A. 相邻解剖部位来源的感染，外伤或医源性操作导致的感染，免疫功能低下者周围器官感染迁移而来

B. 鼻窦炎、中耳炎、肺炎、败血症、头部皮肤疖肿

C. 硬脑膜开放、脑脊液漏、耳漏、开放性硬脑膜裂伤；腰椎穿刺导致的椎管感染；脑室穿刺外引流术后

D. 术者的手、冲洗液、体内留置的引流管等带进的细菌

E. 肺感染、泌尿系统感染等周围系统感染病原体

54. 不能提示中枢性化脓性感染的指标是( )

A. 有导致颅内感染的病史

B. 明确的脑膜刺激征、相关颅内压增高症状

C. 体温≥38℃或≤36℃

D. 强化 CT 或 MRI 显示广泛或局灶的脑膜增强、条索状影

E. 血白细胞数高且脑脊液白细胞总数 >500×10^6/L，细菌涂片阳性发现，脑脊液细菌学培养阳性

55. 关于弥漫性轴索损伤，下列选项中错误的是( )

A. 受伤当时立即出现的昏迷时间较长

B. 造成广泛的脑皮质损伤

C. 意识好转后，可因继发脑损伤而再次昏迷

D. 昏迷原因主要是皮质与皮质下中枢失去联系

E. 颅脑 CT 检查可见皮髓质交界处，胼胝体等区域有多个点状出血灶

56. 患者女性，45 岁，因"突然全身抽搐伴高热 1 天"入院。急诊抗癫痫治疗有效。查体：体温 40℃，意识不清，频繁呕吐，双瞳孔等大等圆，光反射灵敏，躁动不安，左侧肢体力弱，右侧正常，颈强直，双侧巴氏征阳性。病史提示 30 天前有头部外伤脑脊液鼻漏史，目前鼻漏已停止；颅脑 CT 显示患

者右额颞顶有一月牙形低密度为主的混杂影像，邻近脑组织水肿明显，中线明显移位，但 <1cm。确诊最主要的依据是( )

A. 发热和癫痫发作

B. 体征与发热

C. 临床病史、临床表现、体征和影像学依据

D. 影像学证据

E. 抗癫痫有效

57. 脑外伤患者检查显示：右额、颞底面广泛脑挫裂伤伴右额、颞叶脑内血肿，量约 50ml，同侧脑室受压，中线向左移位 1.5cm，考虑受伤出血的机制为( )

A. 右额、颞部位的冲击伤所致

B. 右额、颞部位的加速性损伤所致

C. 右枕部的加速性损伤所致

D. 左枕部的减速性损伤所致

E. 左枕部的减速性损伤所致

58. 关于脑脓肿的说法，下列哪种是错误的( )

A. 耳源性脑脓肿约 2/3 发生于患耳同侧的颞叶

B. 先天性心脏病患儿常可并发脑脓肿

C. 血源性脑脓肿以额顶叶为最多

D. 脑脓肿形成分为 4 个阶段：脑炎早期，脑炎后期，包膜形成早期，包膜形成后期

E. 如进行脑脊液检查，一定能发现脑脊液细胞数异常。

59. 男性，56 岁，头痛 6 个月，左下肢无力 2 个月入院。查体：视神经盘水肿，左下肢肌力Ⅳ级，左侧巴氏征阳性。头颅平片可见有顶骨内板增厚，骨板弥漫性增生，外板骨质呈放射状增生。为明确诊断，首选( )

A. 脑电图

B. 脑血管造影

C. 头颅 CT

D. 气脑造影

E. 颅脑超声波检查

60. 患者，男性，23 岁。发作性四肢抽搐 6 个月，加重伴头痛、呕吐 2 周。半年前无诱因出现突发意识不清，四肢抽搐，持续数分钟停止，20 分钟左右完全清醒，无任何不适。此后每隔 1~2 个月发作一次，症状同前。曾服药治疗(药名和剂量不详)，疗效欠佳。2 周前症状加重，四肢抽搐发作较频繁，隔 2~3 天即发作一次，醒后感头胀痛明显，严重时出现呕吐，为胃内容物。查体：生命体征平稳，意识清楚。双侧视神经盘轻度水肿。神经系统检查无明显异常。初步诊断应考虑(提示：MRI 检查：左额叶脑内囊实性占位病变，增强扫描后，实质病灶及囊壁均有增强效应)( )

A. 脑脓肿
B. 脑膜瘤
C. 炎性肉芽肿
D. 脑胶质瘤
E. 神经鞘膜瘤

61. 下列化疗药物，最常用于脑胶质瘤且效果较好的是( )
A. 甲氨蝶呤
B. 顺铂
C. 长春新碱
D. 替莫唑胺
E. 氟尿嘧啶

62. 在功能性垂体瘤中，最常见的是( )
A. 生长激素瘤
B. 生长激素泌乳素混合瘤
C. 泌乳素瘤
D. 促甲状腺素瘤
E. 促肾上腺皮质激素瘤

63. 由下丘脑分泌并储存于神经垂体的激素( )
A. 抗利尿激素、催产素
B. 生长抑素

C. 促甲状腺激素释放激素
D. 黄体生成素、促卵泡素
E. 催乳素

64. 下列哪项不属于诊断垂体瘤的临床依据( )
A. 内分泌紊乱
B. 头痛
C. 视力、视野障碍
D. 蝶鞍扩大，鞍底和后床突骨质吸收破坏
E. 单侧耳聋

65. 影响烟雾病病情发展和预后的因素下列哪个不是( )
A. 前循环近端主要动脉内膜增生的程度
B. 侧支循环血管的形成和代偿能力
C. 患者的年龄
D. 患者的性别
E. 以上都不是

66. 颅内好发梭形动脉瘤和夹层动脉瘤的部位是( )
A. 大脑前动脉
B. 大脑中动脉
C. 颈内动脉
D. 椎动脉
E. 以上都不是

67. 容易形成颞叶和外侧裂血肿是( )
A. 前交通动脉瘤
B. 后交通动脉瘤
C. 大脑中动脉瘤
D. 后循环动脉瘤
E. 胼周动脉瘤

68. 治疗前循环动脉瘤最常用的手术入路为( )
A. 经大脑纵裂入路
B. 经翼点入路
C. 经乙状窦后入路

D. 经额底入路

E. 经颞下入路

69. AVM 出血的原因是（　）

A. 动脉扩张致血管壁受损破坏

B. 伴发动脉瘤并破裂

C. 静脉压增高致囊状扩张破裂

D. 脑盗血引起周围区域小动脉扩张，管壁结构改变

E. 以上都是

70. 动静脉畸形切除术后出血的首要原因是（　）

A. 止血不彻底

B. 术后血压波动

C. 脑局部过度灌注

D. 患者烦躁

E. 以上都不是

71. 以下叙述错误的是（　）

A. 80% 以上的 AVM 位于幕上

B. 大脑中动脉供血区域最多见

C. 幕下 AVM 多由大脑后动脉供血

D. AVM 供血和回流静脉常较正常血管粗大

E. 以上都是

72. 烟雾病患者脑部侧支循环系统有哪些组成（　）

A. 脑内侧支吻合系统

B. 脑底交通系统

C. 皮质软膜血管吻合系统

D. 硬脑膜血管吻合网

E. 以上都是

73. 以下哪个不是血管重建手术的常见并发症（　）

A. 脑梗死

B. 伤口感染

C. 颅内出血

D. 供体动脉损伤和受压

E. 脑积水

74. 有关垂体腺瘤病人，下列哪项不宜经鼻 - 蝶窦手术（　）

A. 无视力

B. 泌乳素腺瘤

C. 鼻部有感染

D. 成年病人

E. 额窦大

75. 目前关于垂体瘤最常用的分类方法是依据（　）

A. 按肿瘤大小分类

B. 按细胞的分泌功能分类

C. 按病理分类

D. 按肿瘤的性质分类

E. 按电镜及亚微结构分类

76. 脑膜瘤多发源于（　）

A. 软脑膜

B. 蛛网膜内皮细胞

C. 硬脑膜

D. 血管组织

E. 神经间质细胞

77. 关于小脑幕切迹疝的临床表现，描述正确的是（　）

A. 意识障碍，呼吸急促

B. 恶心、呕吐，视盘水肿

C. 同侧瞳孔扩大，同侧肢体肌张力增高，腱反射亢进

D. 意识丧失，同侧瞳孔散大，对侧肢体瘫痪

E. 同侧瞳孔缩小，对侧肢体肌张力下降，腱反射消失

78. 患者，男性，55 岁。因"摔倒时后枕部着地 5 小时，当时有一过性意识障碍，10 分钟后意识清醒，频繁呕吐"来诊。入院查体：嗜睡，双侧瞳孔等大等圆，对光反射迟钝，病理征阴性。颅脑 CT 示右侧枕部横

跨横窦上下方双凸透镜形高信号影。考虑血肿形成，量约 35ml。该患者的诊断应该是（　）

A. 右枕部（幕上下）急性硬膜下血肿

B. 右枕部（幕上下）急性硬膜外血肿

C. 右枕部（幕上下）急性脑内血肿

D. 右枕部（幕上下）急性硬膜下积液

E. 右枕部（幕上）急性硬膜外血肿

79. 小脑幕切迹疝最具诊断意义的临床表现是（　）

A. 神志不清

B. 剧烈头痛

C. 早期出现呼吸变慢和骤停

D. 瞳孔不等大

E. 生命体征紊乱

80. 急性颅内压增高的主要临床表现是（　）

A. 肢体偏瘫

B. 头痛、呕吐

C. 意识障碍

D. 少尿或无尿

E. 视网膜出血

【多选题】

1. 对于垂体瘤下列哪项是正确的（　）

A. 无功能垂体瘤不分泌具有生物学活性的激素

B. 无功能垂体瘤和促性腺激素瘤均为大腺瘤

C. 垂体瘤的诊断主要采用影像技术

D. 有功能垂体瘤可表现为占位病变和激素分泌异常

E. 垂体 PRL 瘤首选手术治疗

2. 垂体瘤的 CT 表现正确的是（　）

A. 蝶鞍扩大

B. 鞍底下陷

C. 瘤周水肿

D. 肿瘤有强化

E. 垂体柄移位

3. 下列颅内肿瘤中哪些在儿童常见（　）

A. 室管膜瘤

B. 髓母细胞瘤

C. 星形细胞瘤

D. 胶质母细胞瘤

E. 颅咽管瘤

4. 下列哪项是诊断脑震荡的依据：（　）

A. 伤后即刻出现意识障碍

B. 伤后逆行性遗忘

C. 意识障碍期间可有皮肤苍白、血压下降、呼吸浅慢

D. 清醒后头痛、恶心、呕吐

E. 脑脊液检查红细胞阳性

5. 以下哪个是诱发动脉瘤破裂的因素（　）

A. 重体力劳动

B. 情绪激动

C. 用力排便

D. 剧烈咳嗽

E. 血压突然增高

6. 可随脑脊液向椎管内播散种植的肿瘤有（　）

A. 室管膜瘤

B. 松果体细胞瘤

C. 髓母细胞瘤

D. 多形性胶质母细胞瘤

E. 侧脑室三角区脑膜瘤

7. 有关脑膜瘤的发生，以下哪项是正确的（　）

A. 发病率随年龄增长逐渐减少

B. 多发生于矢状面和凸面

C. 女性发病率较高

D. 多起源于蛛网膜细胞

E. 少数可恶性变

8. 有关脑膜瘤,下列说法哪项是正确的( )

A. 一般女多于男

B. 好发部位为上矢状窦旁、大脑镰旁等

C. 多数脑膜瘤为良性肿瘤,但有少数脑膜瘤在病程中发生恶性变

D. 脑膜瘤多发源于软脑膜细胞

E. 脑膜瘤发病率约占颅内肿瘤的20%

9. 以下哪项是 AVM 常见的临床表现( )

A. 硬膜外血肿

B. 脑内血肿

C. 脑室出血

D. 硬膜下血肿

E. 蛛网膜下隙出血

10. 脑动静脉畸形血管内介入治疗的主要危险为( )

A. 术中术后出血

B. 栓塞正常供血动脉导致脑缺血或梗死

C. 治疗后供血动脉再通

D. 术中血管痉挛致退管困难或断管等

E. 术中栓子脱落形成栓塞

11. 以下哪个是烟雾病的临床表现( )

A. 脑缺血

B. 脑出血

C. 癫痫、不随意运动

D. 头痛和智力障碍

E. 以上都是

12. 直接血管重建术包括以下哪个( )

A. 颞浅动脉 – 大脑中动脉吻合术

B. 枕动脉 – 大脑中动脉吻合术

C. 枕动脉 – 大脑后动脉吻合术

D. 眶上动脉 – 大脑前动脉吻合术

E. 以上都是

13. 下述哪项是脑膜瘤放疗的适应证( )

A. 恶性脑膜瘤切除术后

B. 未能全切的肿瘤

C. 大脑凸面脑膜瘤 Simpson Ⅰ级切除

D. 手术困难的复发脑膜瘤

E. 无法手术切除的脑膜瘤

14. 关于头皮血肿下列哪项是正确的( )

A. 按血肿出现于头皮内的具体层次可分为三种

B. 皮下血肿一般体积小,易误认为凹陷性颅骨骨折

C. 头皮血肿需用颅骨 X 线摄片作鉴别

D. 骨膜下血肿局限于某一颅骨范围之内

E. 帽状腱膜下血肿可蔓延至全头部,可导致全部病人休克

15. 关于头皮裂伤,下列哪项是正确的( )

A. 伤口有脑组织外溢,须立即缝合头皮,变开放为闭合

B. 处理时着重检查有无颅骨和脑损伤

C. 尽早清创缝合

D. 清创时限放宽至 24 小时

E. 即使伤口不大,出血也较多

16. 关于颅骨损伤,下列哪项是正确的( )

A. 有颅骨骨折,存在严重的脑损伤

B. 没有颅骨骨折,可能存在严重的颅脑损伤

C. 有颅骨骨折,说明伤者受暴力较重

D. 颅骨骨折,以凹陷性骨折发生率最高

E. 颅骨骨折,可由间接暴力所致

17. 颅底骨折的治疗,哪项是错误的( )

A. 血性脑脊液鼻漏时,腰穿放出脑脊液至清亮为止

B. 脑脊液耳漏，需尽早修补硬膜以封闭瘘口

C. 伤后脑脊液耳漏，超过 1 个月未恢复，可考虑手术

D. 颅底骨折需手术治疗，以便神经减压作用

E. 着重于观察有无脑损伤及处理脑脊液漏、颅神经损伤等

18. 颅底骨折合并脑脊液鼻漏正确的治疗方法是( )

A. 肾上腺素纱条填塞鼻腔

B. 抗菌素治疗

C. 安静卧床

D. 防止便秘及上呼吸道感染

E. 行腰大池引流促进瘘口闭合

19. 关于弥散性轴索损伤，下列哪项是正确的( )

A. 受伤当时立即出现的昏迷时间较长

B. 神志好转后，可因继发脑损伤而再次昏迷

C. 造成广泛的脑皮质损伤

D. 昏迷原因主要是皮层与皮层下中枢失去联系

E. CT 可见皮髓质交界处，胼胝体等区域有多个点状出血灶

20. 下列哪个是动脉瘤破裂的前驱症状( )

A. 头痛

B. 单侧眼眶或球后痛伴动眼神经麻痹

C. 恶心呕吐

D. 肢体麻木无力

E. 癫痫发作

答案

单选题

1－5：E、C、A、D、C
6－10：C、B、A、D、E
11－15：B、A、A、B、A
16－20：C、E、C、B、A
21－25：B、C、A、B、C
26－30：D、C、A、E、E
31－35：B、D、B、B、A
36－40：D、A、E、C、B
41－45：E、C、E、D、D
46－50：C、B、C、D、B
51－55：B、D、A、B、B
56－60：D、D、E、C、D
61－65：D、C、A、E、D
66－70：D、C、B、E、C
71－75：C、E、E、C、B
76－80：B、D、B、D、B

多选题

1－5：ABCD、ABDE、ABCE、ABCD、ABCDE
6－10：ABCD、BCDE、ABCE、BCDE、ABCD
11－15：ABC、ABC、ABDE、ABCD、BCDE
16－20：BCE、ABD、BCD、ACDE、ABC

附：基本操作技术

一、脑室穿刺术

(一)适应证

经颅骨钻孔，或婴幼儿患者经前囟外侧角穿刺侧脑室。

1. 用于诊断

（1）测脑室内压力，行脑室颅内压监护和检查脑脊液成分。

（2）同时行腰椎穿刺了解脑室系统有无梗阻。

（3）行脑室造影术。

（4）脑室内注入酚磺酞或靛胭脂，根据腰椎穿刺色素出现的时间，或尿中排出酚磺酞量，判断脑积水的性质。

（5）颅后窝手术中脑室内注入靛胭脂，了解中脑导水管是否通畅。

2. 用于治疗

（1）阻塞性脑积水、颅内压增高出现脑疝等险情时，应迅速行脑室穿刺。

（2）开颅术揭开骨瓣后或颅后窝手术时虽应用脱水药物，但脑张力仍很高，切开硬脑膜有困难者应行脑室穿刺减压。

（3）化脓性脑室炎，脑脊液呈脓性，药物控制有困难时，应行脑室穿刺，以大量生理盐水反复冲洗，然后注入抗生素。

（4）行脑室引流或侧脑室－小脑延髓池、颈内静脉、腹腔等分流术。

（二）方法及内容

1. 前角穿刺　在冠状缝前或发际内 2cm 和距正中矢状线 2.5cm 的交点做标记，局麻后用颅骨锥或颅骨钻钻孔，达硬脑膜。以穿刺针经钻孔刺入，刺入方向与矢状面平行，针尖向后向下，对准两侧外耳道连线，刺入 5～6cm 即可进入侧脑室前角（婴幼儿可经前囟外侧角刺入）。紧急情况下，也可经前额或眶顶穿刺前角。

2. 后角穿刺　在枕外粗隆上 6cm 和距矢状线旁 3cm 的交点处用颅骨锥或颅骨钻钻孔。用穿刺针指向前外方，与矢状面成 15°角，即向穿刺侧眉弓的外端，刺入 5～6cm 即可进入后角。

3. 其他部位穿刺　术后脑疝急救时，为了争取时间，亦可选择骨瓣的某一骨孔，穿刺侧脑室前角、后角或下角。

（三）注意事项

脑室穿刺有一定危险性，须由有经验的医师操作或在其指导下进行。穿刺时应严格掌握穿刺的方向和深度，排液的速度不宜过快，注意无菌操作。

二、腰椎穿刺术

腰椎穿刺术（lumbar puncture）是神经科临床常用的检查方法之一，对神经系统疾病的诊断和治疗有重要价值、简便易行，亦比较安全；但如适应证掌握不当，轻者可加重原有病情，重者甚至危及病员安全。

1. 适应证

（1）中枢神经系统炎症性疾病的诊断与鉴别诊断：包括化脓性脑膜炎、结核性脑膜炎、病毒性脑膜炎、真菌性脑膜炎、乙型脑炎等。

（2）脑和脊髓血管性病变的诊断与鉴别诊断：包括脑出血、脑梗死、蛛网膜下腔出血等。

（3）肿瘤性疾病的诊断与治疗：用于诊断脑膜白血病，并通过腰椎穿刺鞘内注射化疗药物治疗脑膜白血病。

（4）测定颅内压力和了解蛛网膜下腔是否阻塞等。

（5）椎管内给药。

（6）区别阻塞性和非阻塞性脊髓病变。

（7）蛛网膜下腔出血放出少量血性脑脊液以缓解症状。

2. 禁忌证

（1）脑疝或疑有脑疝。

（2）颅内占位性病变引起高颅压或后颅凹占位性疾病。

（3）开放性颅脑损伤或有脑脊液漏者。

（4）穿刺部位有局灶性感染、压疮或脊柱结核。

（5）有严重的凝血功能障碍，如血友病患者等。

（6）休克等危重患者。

（7）严重脊柱畸形者。

3. 准备工作　腰椎穿刺包、手套、闭式测压表或玻璃测压管、治疗盘（碘酒、酒精、棉签、胶布、2% 利多卡因），需做培养者，准备培养基。

4. 操作方法

（1）嘱患者侧卧于硬板床上，背部与床面垂直，头向前胸部屈曲，两手抱膝紧贴腹部，使躯干呈弓形；或由助手在术者对面用一手抱住患者头部，另一手挽住双下肢腘窝处并用力抱紧，使脊柱尽量后凸以增宽椎间隙，便于进针。

（2）确定穿刺点，以髂后上棘连线与后正中线的交会处为穿刺点，一般取第 3 ~ 4 腰椎棘突间隙，有时也可在上一或下一腰椎间隙进行。

（3）常规消毒皮肤后戴无菌手套，盖洞贴，用 2% 利多卡因自皮肤到椎间韧带逐层做局部浸润麻醉。

（4）术者用左手固定穿刺点皮肤，右手持穿刺针以垂直背部的方向缓慢刺入，成人进针深度为 4 ~ 6cm，儿童则为 2 ~ 4cm。当针头穿过韧带与硬脑膜时，可感到阻力突然消失有落空感。此时可将针芯慢慢抽出（以防脑脊液迅速流出，造成脑疝），即可见脑脊液流出。

（5）在放液前先接上测压管测量压力。正常侧卧位脑脊液压力为 0.67 ~ 2.00kPa 或 40 ~ 50 滴/分。若了解蛛网膜下腔有无阻塞，可做脑脊液动力学测定（Queckenstedt 试验）。即在测定初压后，由助手先压迫一侧颈静脉约 10 秒，然后再压另一侧，最后同时按压双侧颈静脉；正常时压迫颈静脉后，脑脊液压力立即迅速升高一倍左右，解除压迫后 10 ~ 20 秒，迅速降至原来水平，称为梗阻试验阴性，示蛛网膜下腔通畅。若压迫颈静脉后，不能使脑脊液压力升高，则为梗阻试验阳性，示蛛网膜下腔完全阻塞；若施压后压力缓慢上升，放松后又缓慢下降，示有不完全阻塞。凡颅内压增高者，禁做此试验。

（6）撤去测压管，收集脑脊液。若初压超过 2.94kPa（300mmH$_2$O）时则不宜放液，仅取 2 ~ 5ml 的脑脊液送细胞计数及蛋白定量即可。如需做培养时，应用无菌操作法留标本。

（7）术毕，将针芯插入后一起拔出穿刺针，覆盖消毒纱布，用胶布固定。

（8）术后患者去枕俯卧（如有困难则平卧）4 ~ 6 小时，以免引起术后低颅压头痛。

5. 注意事项

（1）严格掌握禁忌证，凡疑有颅内压升高者必须先做眼底检查，如有明显视神经水肿或有脑疝先兆者，禁忌穿刺。凡患者处于休克、衰竭或濒危状态以及局部皮肤有炎症、颅后窝有占位性病变者均禁忌穿刺。

（2）穿刺时患者如出现呼吸、脉搏、面色异常等症状时，应立即停止操作，做作相应处理。

（3）鞘内给药时，应先放出等量脑脊液，然后再等量转换性注入药液。

三、全脑血管造影术

全脑血管造影术是将含碘造影剂注入脑动脉，使血管显影，快速连续摄片，根据血管显影的形态和部位来诊断脑血管病的方法。脑血管造影既可以显示血管本身的形态改变，如扩张、畸形、痉挛、狭窄、梗死、出血等，又可根据血管位置的变化，确定有无占位。因此，它对诊断颅内血管本身的病变具有特殊意义。

（一）适应证

1. 颅内血管性病变

（1）出血性脑血管病变：自发性脑内血肿或蛛网膜下腔出血（SAH）病因检查、颅内动脉瘤、颈动脉动脉瘤、椎动脉动脉瘤、动静脉畸形、硬脑膜动静脉瘘、颈动脉海绵窦瘘、Galen 静脉瘤、海绵状血管瘤、颅内静脉血管畸形。

（2）缺血性脑血管病变：颅内、颈内系统动脉狭窄（大脑前动脉、大脑中动脉、颈动脉、椎动脉、基底动脉狭窄），颅内静脉或静脉窦血栓形成，烟雾病。

2. 颅内肿瘤　如脑膜瘤、血管网织细胞瘤、颈静脉球瘤、脑胶质瘤，观察颅内占位性病变的血供与邻近血管的关系及某些肿瘤的定性。

3. 头颈部血管性肿瘤　鼻咽纤维血管瘤、颈动脉体瘤，了解血供状况。

4. 头面部及颅内血管性疾病治疗后复查。

（二）禁忌证

1. 对碘过敏者（需经过脱敏治疗后进行，或使用不含碘的造影剂）。

2. 有严重出血倾向者。

3. 有严重心、肝或肾功能不全者。

4. 脑疝晚期，脑干功能衰竭者。

5. 休克患者。

（三）术前准备

1. 常规术前检查　包括血、尿常规，出、凝血时间，肝、肾功能，丙肝抗体、梅毒螺旋体抗体、艾滋病抗体、心电图及胸部 X 线片。

2. 患者的现病史、既往史、过敏史（尤其麻醉药、造影剂）。

3. 体格检查　了解患者的全身情况。注意：双侧股动脉搏动。

4. 查阅 TCD、CT、MRI 等资料，了解病变部位，以便术中重视。

5. 签订手术协议书

（1）客观地介绍手术情况、获益、风险。

（2）患者（病情不允许时注明）和家属同时签字、盖手印。

6. 患者准备

（1）双侧腹股沟及会阴区备皮。

（2）操作时间长的患者术前保留导尿。

（3）碘过敏试验：造影拟使用的造影剂 1ml，静脉推注。无心慌、气短、荨麻疹及球结膜充血等过敏体征，注射前后测量血压搏动低于 20mmHg 者为阴性。碘过敏试验阳性而必须行造影者应术前 3 天进行激素治疗，并尽量使用非离子碘水溶液造影制剂。

（4）术前 30 分钟肌肉注射苯巴比妥。

（5）酌情术前 24 小时静脉持续给予钙离子拮抗剂。

7. 器械准备 血管造影手术包 1 个，压力袋 2 个，软包装等渗盐水 500ml×4 袋，"Y"形阀 1 个，三通接头 2 个，脑血管造影导管 1 根（5F 或 4F，血管迂曲者酌情选不同形状的造影导管），导管鞘 1 个（5F、6F），30cm 短导丝和 160cm 长导丝各 1 根。高压注射器及连接管，100～200ml 造影剂。穿刺针（成人选 16G 或 18G，儿童选 18G 或 20G）。

8. 药物准备 非离子型造影剂 200ml、2% 利多卡因 10ml、软包 0.9% 氯化钠 1000ml×2、肝素钠 4 支、鱼精蛋白 2 支、0.9% 氯化钠 500ml×2 及常用抗过敏、降压药和抢救用药物。

（四）操作程序

1. 体位 患者仰卧，调整头位适宜，固定上肢，双腿稍分开并外展，接监护导联。

2. 消毒 0.05% 碘伏双侧腹股沟区消毒，上界平脐，下界大腿上 1/3 处，外界为腋中线，内界大腿内侧。以穿刺点为中心向周围消毒两遍。

3. 铺无菌单 由脐部至会阴铺第 1 块手术巾，第 2 块手术巾在穿刺点上方并与第 1 块垂直，第 3、4 块手术巾与第 1、2 块成 45°角暴露右、左穿刺点。

4. 无菌套覆盖影像增强器、操作面板和遮挡板。

5. 穿手术衣，戴无菌手套，生理盐水冲洗手套，铺大手术单。

6. 冲洗与抽吸 肝素盐水冲洗穿刺针、动脉鞘、泥鳅导丝、猪尾管，浸透"J"形导丝。

7. 连接 冲洗管、"Y"形阀、三通。

8. 抽吸 2% 利多卡因备用。

9. 抽吸造影剂并接高压连接管。

10. 穿刺置鞘 优先右侧股动脉穿刺，以右侧腹股沟与股动脉交界处沿股动脉向下 1～1.5cm 为穿刺点，局麻后穿刺股动脉，穿刺针成角 30°～45°，喷血良好后插入 J 形导丝（注意：必要时透视了解导丝位置），置入动脉鞘，撤出导丝，注射器抽吸肝素盐水，连接动脉鞘侧管并回抽，回血良好时注入肝素盐水，接冲洗管 30 滴/分左右持续冲洗。

11. 肝素化 置鞘成功后即刻肝素化，首剂：体重 kg×2/3 = 肝素量 mg，1 小时后给首剂 1/2 量，以后每 1 小时给上次剂量的 1/2，减至 10mg 时，则每小时给 10mg。

12. 主动脉弓造影

（1）连接猪尾管与"Y"形阀，泥鳅导丝插入猪尾管导丝不出头，猪尾管进入动脉鞘后进导丝 20cm 左右，透视下将猪尾管置于升主动脉。

（2）摆体位：左侧斜 30°～45°（一般年龄越大斜度越大），上缘到牙齿平面，造影剂

20～25ml/s，总量25～30ml，压力700Pa，投照。

（3）插入泥鳅导丝，展开猪尾管头端，撤出猪尾管。

13．颈总动脉造影

（1）肝素水浸泡造影管，接"Y"形阀，冲洗管腔，进泥鳅导丝，导丝不出头，造影管头进动脉鞘后进导丝20cm左右，透视下达升主动脉弓，导丝撤到导管内，翻转导管头回撤，弹入无名动脉（或左颈内动脉），固定导管，撤出导丝，做路径图，路径图下将导丝置合适位置，沿导丝上导管达颈总动脉起始部。

（2）摆体位：标准侧位，上缘到眶下线水平，第三颈椎位于屏幕正中，一般造影剂5ml/s，总量7ml，压力300Pa，投照，如发现血管重叠或病变显示不好，可右侧斜适当角度（一般45°）再次投照。

14．颈内动脉造影

（1）如果颈内动脉开口狭窄，导丝、导管不通过狭窄段（红绿灯原则），导管置于颈总动脉造影，一般造影剂5～6ml/s，总量6～9ml，压力200Pa，投照。

（2）若无颈内动脉开口狭窄，颈总动脉造影后做路径图，上导丝到颈内动脉，沿导丝推进导管到颈动脉窦远端，撤出导丝。摆体位：侧位，上界平颅盖骨，左界到额骨前缘。正位＋汤氏位：上界平颅盖骨，下界平牙齿。造影剂一般用5ml/s，总量7ml，压力200Pa投照。

15．锁骨下动脉造影　无名动脉或左锁骨下动脉开口做路径图，如有锁骨下动脉狭窄即投照，一般5ml/秒，总量7ml，压力200Pa。如无狭窄即上导丝，将造影管头端置于椎动脉开口近端行椎动脉造影。

16．椎动脉造影

（1）路径图下造影管沿导丝推进到椎动脉开口近端，撤出导丝，投照（如椎动脉开口显示不好，可适当加汤氏位并对侧斜），一般造影剂4～5ml/s，总量6～7ml，压力200Pa。

（2）颅内造影，正位时头颅位于屏幕正中，侧位时屏幕下界平第二颈椎椎体下缘、屏幕右界平枕骨最后部造影，一般造影剂4～5ml/s，总量6～7ml，压力200Pa。

17．弓上血管造影　原则上先做已知病变血管，也可由右侧向左侧依次造影，或导管进入那条血管，做哪条血管。根据主动脉弓造影情况选择造影管，常用导管5F单弯管、猎人头管、西蒙管2型。